監修にあたって

　病態生理とは簡単に言うと病気の発症・進展機序である。教科書で，ある疾患について勉強するとき，病名の項目を開き，その主訴（医療施設を訪れるおもな理由），臨床症状および身体（診察）所見（徴候），検査データ，そして治療などの順で記載されている内容から学ぶことが多い。しかし実際の臨床現場では，例えば患者の外来受診時や入院時点で，その患者の診断は未確定（病名や病気の原因は不明）のことがしばしばである。このような臨床現場では，発熱，腹痛，嘔吐などを訴えて（主訴）来院し，主訴に伴って咽頭・扁桃の発赤，関節の腫れ，腹部のしこり（腫瘤）などの診察上の異常な身体徴候（身体所見）から，逆に病名を考えて（診断）いかなければならない。学生時代などに教科書を読みながら，病名をまず頭に入れてその症状，身体所見，検査データを想起するというのと逆の流れの発想転換が求められる。そのためには，各疾患の病因とそれによって進展する病気の機序や臨床症状，徴候，すなわち病態生理を十分理解する必要がある。

　病態生理とは，その疾患の病因から機能不全に至る経過を主として意味するが，組織が構造変化を起こし，病状発現に至る過程も含む，と理解してよいであろう。病態生理をよく理解していれば，その疾患の症状，徴候そして検査の異常なども容易に理解できる。患者を診察，看護する際に，現病歴，症状，徴候からいくつかの疾患の可能性を推定し，かつ適切な検査を施行するのに役立つ。病態生理に基づき，どのような点の異常が重要であるかを判断し，これらを診断と治療そして看護上の重要なテーマに結びつけることができるからである。言い換えれば，病態生理を理解することにより，理にかなった適切な治療とよりよい看護が可能になる。

　臨床に携わる医師も看護師も，前述した理由から病態生理の勉強を怠ってはならない。研究の進歩によって疾患の原因が解明されれば，病態生理の考え方も違ってきて，これが看護や治療法にも影響を及ぼしていくからである。また，小児では，同じ疾患でも年齢，成長発達の状態により，その症状や臨床経過が大きく異なることも留意することは重要である。

　本書は「ナースのための小児の病態生理事典」と題して，日常よくみられる症状にはじまり，新生児疾患，および器官系統別に各種疾患，さらには心理・社会的問題まで幅広く小児のおもな疾患の病態生理をカバーした内容になっている。本書に記載されている内容を理解していれば，看護ケアがより充実し，患者本人はもちろん，ケアする当人も満足度が向上するものと期待される。

　執筆は，新進気鋭の学者で，かつ臨床現場で活躍されている方々にお願いした。最新の知見と自らの経験に基づき，非常にわかりやすく，内容も立派な論文をご執筆いただいた。本書が病める子どもたちのケアに多少なりとも寄与できたら，執筆者の方々とともに素直に監修者として喜びたい。

平成 21 年 1 月

順天堂大学大学院プロバイオティクス研究講座特任教授
山城雄一郎
Yuichiro Yamashiro

執筆者一覧 (執筆順)

山城雄一郎（順天堂大学大学院プロバイオティクス研究講座）
大日方　薫（越谷市立病院小児科）
市川　　剛（獨協医科大学小児科）
志村　直人（獨協医科大学小児科）
有阪　　治（獨協医科大学小児科）
豊田　　茂（神奈川県立汐見台病院小児科）
金子　一成（関西医科大学小児科）
清水　直樹（国立成育医療センター手術・集中治療部）
中澤　友幸（順天堂大学医学部附属浦安病院小児科）
富澤江実子（東京北社会保険病院小児科）
神山　　潤（東京北社会保険病院小児科）
松井　猛彦（東京都保健医療公社荏原病院小児科）
加藤　晴一（東北厚生年金病院小児科）
大谷　清孝（順天堂大学医学部小児科・思春期科）
大塚　宜一（順天堂大学医学部小児科・思春期科）
榊原　洋一（お茶の水女子大学チャイルドケアアンドエデュケーション講座）
楠田　　聡（東京女子医科大学母子総合医療センター）
宮城　雅也（沖縄県立南部医療センター・こども医療センター小児科）
磯部　健一（香川大学医学部小児科）
久保井　徹（香川大学医学部小児科）
伊藤　　進（香川大学医学部小児科）
沼﨑　　啓（国際医療福祉大学病院小児科）
黒崎　知道（千葉市立海浜病院小児科）
勝沼　俊雄（東京慈恵会医科大学小児科）
賀藤　　均（国立成育医療センター循環器科）
脇田　　傑（帝京大学医学部小児科）
森川　良行（こども支援総合クリニックもりかわよしゆき小児科）
宮田　理英（東京北社会保険病院小児科）
奥村　彰久（順天堂大学医学部小児科・思春期科）
荒井　康裕（順天堂大学医学部小児科・思春期科）
有馬　正高（東京都立東部療育センター）
山下進太郎（順天堂大学医学部附属練馬病院総合小児科）
新島　新一（順天堂大学医学部附属練馬病院総合小児科）
余田　　篤（大阪医科大学小児科）

執筆者一覧

新井　勝大（国立成育医療センター第一専門診療部消化器科）
加藤　善史（順天堂大学医学部小児外科・小児泌尿生殖器外科）
乾　あやの（済生会横浜市東部病院こどもセンター）
藤澤　知雄（済生会横浜市東部病院こどもセンター）
連　利博（茨城県立こども病院小児外科）
中村　佳恵（小平記念東京日立病院小児科）
大友　義之（順天堂大学医学部附属練馬病院小児科）
関根　孝司（東京大学医学部小児科）
岡崎　任晴（順天堂大学医学部小児外科・小児泌尿生殖器外科）
斎藤加代子（東京女子医科大学附属遺伝子医療センター）
滝川　一晴（静岡県立こども病院整形外科）
町田　治郎（神奈川県立こども医療センター整形外科）
前田　美穂（日本医科大学小児科）
櫻井　嘉彦（奈良県立医科大学小児科）
真部　淳（聖路加国際病院小児科）
齋藤　正博（順天堂大学医学部小児科）
川田　康介（藤田保健衛生大学坂文種報德會病院小児科）
宇理須厚雄（藤田保健衛生大学坂文種報德會病院小児科）
相原　雄幸（横浜市立大学附属市民総合医療センター・小児総合医療センター）
松原　知代（順天堂大学医学部附属浦安病院小児科）
鈴木　潤一（駿河台日本大学病院小児科）
浦上　達彦（駿河台日本大学病院小児科）
岡田　知雄（日本大学医学部小児科）
井田　博幸（東京慈恵会医科大学小児科）
藤巻　拓郎（順天堂大学医学部眼科）
髙橋　晴雄（長崎大学大学院医歯薬学総合研究科展開医療科学講座　耳鼻咽喉・頭頸部外科学分野）
渡辺　久子（慶應義塾大学医学部小児科）
奥山眞紀子（国立成育医療センターこころの診療部）
前田　洋佐（国立成育医療センターこころの診療部）
宮本　信也（筑波大学大学院人間総合科学研究科）

（所属等は執筆当時のもの）

目次

I 日常よくみられる症状とその病態生理

発　熱 ……………………………………… 大日方　薫　　2

成長障害 …………………………………… 市川　剛他　　8

下痢・嘔吐 ………………………………… 豊田　茂　　15

脱水症 ……………………………………… 金子　一成　22

ショック …………………………………… 清水　直樹　30

痙　攣 ……………………………………… 中澤　友幸　34

頭　痛 ……………………………………… 富澤江実子他　40

呼吸困難 …………………………………… 松井　猛彦　48

急性腹痛 …………………………………… 加藤　晴一　57

吐血・下血 ………………………………… 大谷　清孝他　64

意識障害 …………………………………… 榊原　洋一　73

II 器官系統別の病態生理

A. 新生児疾患

低出生体重児 ……………………………… 楠田　聡　　80

呼吸障害 …………………………………… 宮城　雅也　85

| 黄　疸……………………………………………… | 磯部　健一他 | 93 |

B．呼吸器疾患

急性細気管支炎…………………………………	沼﨑　　啓	104
肺　炎……………………………………………	黒崎　知道	109
気管支喘息………………………………………	勝沼　俊雄	115

C．循環器疾患

先天性心疾患……………………………………	賀藤　　均	121
心不全……………………………………………	脇田　　傑	132
不整脈……………………………………………	森川　良行	137

D．神経疾患

髄膜炎……………………………………………	宮田　理英他	143
脳炎・脳症………………………………………	奥村　彰久	150
脳性麻痺…………………………………………	荒井　康裕他	158
二分脊椎…………………………………………	山下進太郎他	166

E．消化器疾患

胃食道逆流症……………………………………	余田　　篤	171
炎症性腸疾患……………………………………	新井　勝大	178
Hirschsprung病…………………………………	加藤　善史	188
肝　炎……………………………………………	乾　あやの他	193
胆道閉鎖症………………………………………	連　　利博	198

F．腎・泌尿器疾患

急性糸球体腎炎 …………………………………… 中村　佳恵　206

ネフローゼ症候群 ………………………………… 大友　義之　209

腎不全 ……………………………………………… 関根　孝司　214

先天性尿路奇形 …………………………………… 岡崎　任晴　221

G．筋・骨格系疾患

筋ジストロフィー ………………………………… 斎藤加代子　230

骨髄炎 ……………………………………………… 滝川　一晴　238

骨折 ………………………………………………… 町田　治郎　243

H．血液・腫瘍疾患

貧血 ………………………………………………… 前田　美穂　250

出血性疾患 ………………………………………… 櫻井　嘉彦　258

白血病 ……………………………………………… 真部　　淳　265

神経芽腫 …………………………………………… 齋藤　正博　273

I．免疫・アレルギー疾患

食物アレルギー …………………………………… 川田　康介他　278

若年性特発性関節炎 ……………………………… 相原　雄幸　283

川崎病 ……………………………………………… 松原　知代　290

J．内分泌・代謝疾患

糖尿病 ……………………………………………… 鈴木　潤一他　298

先天性副腎過形成症……………………………………… 志村　直人他 305

　　肥　満………………………………………………………… 岡田　知雄　312

　　リソソーム病………………………………………………… 井田　博幸　319

K．眼・耳鼻咽喉疾患

　　先天性網膜異常，網膜芽細胞腫…………………………… 藤巻　拓郎　325

　　中耳炎………………………………………………………… 髙橋　晴雄　332

III 心理・社会的問題

神経性食欲不振症……………………………………………… 渡辺　久子　340

不登校…………………………………………………………… 奥山眞紀子他 347

自閉症…………………………………………………………… 榊原　洋一　353

被虐待児症候群………………………………………………… 宮本　信也　359

索　引…………………………………………………………………………… 367

I 日常よくみられる症状とその病態生理

発　熱

> **ケアに対するポイント**
> ・生後 3 カ月未満の発熱では 10％に重症感染症がある。
> ・傾眠，皮膚色不良など重篤感がある場合には敗血症を疑う。
> ・3 歳未満の発熱では，全身状態がよくても菌血症が存在し，5％前後が髄膜炎に移行する。
> ・生後 4 カ月未満児では，低体温になるため解熱薬は用いない。

● 原　因

　体温は視床下部の体温調節中枢でコントロールされている。グラム陰性桿菌の細胞壁由来リポポリサッカライドなど外因性発熱物質は，マクロファージ，単球，リンパ球に作用し，IL-1，IL-6，IFN-γ，TNF-αといったサイトカイン産生を促進させる。これらの内因性発熱物質は，視床下部近くの第三脳室前腹壁にある organum vasculosum laminae terminalis（OVLT）の血管系に働く。OVLT には血液-脳関門がなく，体温調節中枢に作用すると，体温調節のセットポイントが高温側にリセットされ発熱する。皮膚の末梢血管が収縮し，熱の発散を防ぐとともに，四肢や顎の筋肉を震わせることにより，熱を産生する。このため患児は寒気を感じ，悪寒戦慄を呈する。

● 観察のポイント

　小児は成人に比べ体温が高く，病的発熱は腋窩温 37.5℃以上であり，39℃以上を高熱とする。しかし 37.0〜37.4℃であっても随伴症状の有無で病的か否かを判断する。小児期は発熱の機会が多いが，乳幼児期は「免疫学的学習期」にあり，とくに抗体価の低い時期にある 3 歳未満では一般細菌やウイルス感染症による発熱が多い。原因疾患や炎症臓器が特定されずに 1〜2 週間以上持続する発熱は「不明熱」とされる。

　小児科一般外来では発熱以外の症状が乏しい病初期での受診が多く，初診時に診断を確定することは困難である。多くの重症感染症では後に重篤な症状がみられる。発熱児の診療で大切なのは，リスクを適正に評価することである。診断確定できない場合は，年齢，既往歴，身体所見，検査所見などに基づき発熱児のリスク評価を行う。

年齢による特徴

　生後 1 カ月未満では B 群溶連菌，腸内細菌，リステリアなどによる周産期感染があるため，

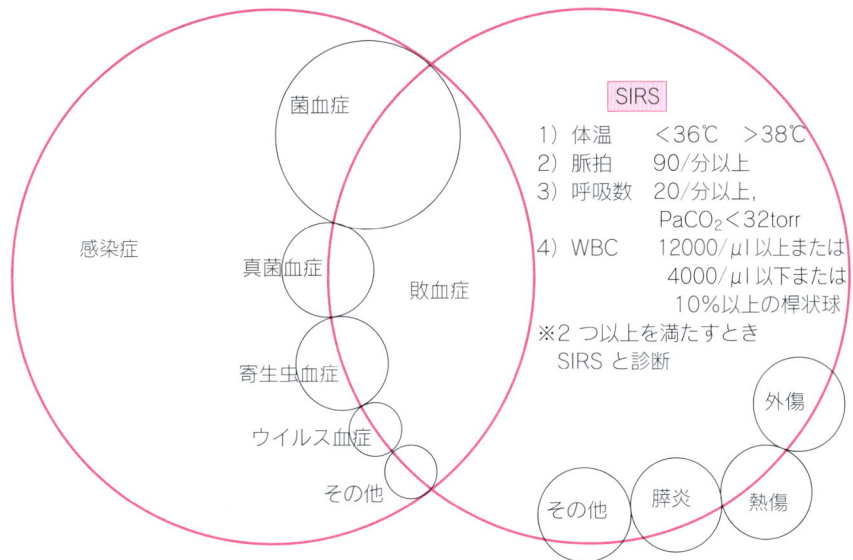

図1 敗血症とSIRSの関係[2]

末梢血白血球数・分画，検尿，血液・尿培養，腰椎穿刺などの sepsis workup が必要である。生後6週以降では，細菌感染症は肺炎球菌，インフルエンザ菌によるものが主となり，ウイルス性ではRSウイルス，エンテロウイルス感染が多い。生後3カ月以内の小児では，約10％に重症細菌感染症（髄膜炎・敗血症・尿路感染症・股関節炎など）が認められるため注意が必要である。

重篤感（toxic）の有無

傾眠傾向・皮膚色不良・多呼吸・血圧低下などを認め，"toxic"であれば入院管理として，sepsis workup 後，直ちに抗菌薬を開始する。"non-toxic"ならば白血球・分画，検尿所見を確認する。検査値の目安として，白血球数 5000/μl 以下あるいは 15000/μl 以上，尿中白血球 10/各視野以上では血液・尿培養を行い，抗菌薬の静注投与開始を決定する[1]。

全身性炎症反応症候群（SIRS；systemic inflammatory response syndrome）

敗血症は従来，菌血症に基づく病態と理解されていた。しかし，先行抗菌薬投与による影響や非細菌性病原体による敗血症も考慮されるようになった（図1）。新しい診断基準では感染症に起因した全身性炎症反応症候群（SIRS）が敗血症とされ，必ずしも菌血症の証明は必要ではなくなった[3]。さらに severe sepsis は敗血症に循環不全など臓器機能障害を合併したものであり，さらに輸液に反応しない血圧低下に陥った状態は septic shock と定義さている（表1）。SIRS とは，生体に侵襲が加わったときに，炎症性サイトカインが多量に放出され，全身の炎症反応が亢進した病態をさす概念であり，4項目のうち2項目以上を満たせば SIRS と診断される[3]。しかし，この基準は小児においては基準値が成人とは異なり，年齢による変動が大きいため実際的ではない。最近になり，小児における SIRS の診断基準案[4]が提示され（表2），年齢別基準値（表3），小児臓器障害の定義についても詳細に示されている（表4）。この

表1　Sepsis の定義；ACCP/SCCM Consensus Conference[3]

- SIRS（全身性炎症反応症候群）の2項目を含む
  - 体温　　＞38℃ または ＜36℃
  - 心拍数　＞90/min
  - 呼吸数　＞20/min または $PaCO_2$＜32mmHg
  - ＷＢＣ　＞12000/ml または＜4000/ml
  - または未熟顆粒球＞10％
- sepsis
  - SIRS + 感染症（菌血症の有無は問わない）
- severe sepsis
  - sepsis + 血圧低下・循環不全・臓器機能障害
- septic shock
  - severe sepsis + 輸液に反応しない血圧低下

表2　小児 SIRS の診断基準[4]

(1) 中心体温＞38.5℃または＜36℃
　　直腸温，膀胱温，口腔温，中心静脈温で計測
(2) 頻脈または徐脈（1歳以下のみ）
　　頻脈：年齢の 2SD 以上または30分以上の脈拍持続上昇
　　徐脈：年齢の 10th ％以下または30分以上の持続低下
　　※外部刺激，薬剤，迷走神経刺激などの影響を除く
(3) 呼吸数変化
　　年齢平均の 2SD 以上急性経過において
　　※人工呼吸管理下，神経筋疾患，全身麻酔は除く
(4) 白血球数変化
　　白血球の増加・減少
　　幼若白血球の 10％以上増加
　　※化学療法による白血球減少は除く

(1) または (4) は必須項目，2 項目以上を SIRS とする

表3　年齢別基準値[4]

年齢	心拍数（拍/min）		呼吸数（回/min）	白血球数 $\times 10^3/mm^3$	収縮期血圧（mmHg）
	頻脈	徐脈			
0日〜1週	＞180	＜100	＜50	＞34	＜65
1週〜1月	＞180	＜100	＜40	＞19.5 または＜5	＜75
1月〜1歳	＞180	＜90	＜34	＞17.5 または＜5	＜100
2〜5歳	＞140	NA	＜22	＞15.5 または＜6	＜94
6〜12歳	＞130	NA	＜18	＞13.5 または＜4.5	＜105
13〜18歳	＞110	NA	＜14	＞11 または＜4.5	＜117

NA：not applicable　＜5th percentile, ＞95th percentile

表 4　小児臓器障害の定義[4)]

循環障害	40ml/kg/hr 以上の輸液にもかかわらず 　　収縮期血圧が年齢平均の 2SD 以下 　　年齢平均の 5 パーセンタイル以下の血圧低下 　　血圧維持に薬剤が必要（ドーパミン 5μg/kg/min 以上，ドブタミン，アドレナリン，ノルアドレナリンは用量に無関係） 以下のうち 2 項目以上を満たすとき 　　①BE 5.0mEq/l 以上の代謝性アシドーシス 　　②正常値 2 倍以上の乳酸アシドーシス 　　③乏尿（尿量：0.5ml/kg/hr 以下） 　　④5 秒以上の capillary refill 延長 　　⑤末梢と深部の体温差 3℃以上
呼吸障害	チアノーゼ性心疾患，肺疾患を除く $PaO_2/FiO_2<300$　（ARDS は＜200） $PaCO_2>65$ torr または平常時の 20mmHg 以上 SpO_2 92%以上維持に FiO_2 0.5 以上の酸素が必要 人工呼吸管理が必要
神経障害	グラスゴーコーマスケール：GCS≦11 意識状態の急激な変化（GCS にて 3 点以上の変化を伴う）
血液障害	血小板数＜8 万/mm^3，PT INR＞2 過去 3 日間の最高値の 50%減少（慢性血液疾患，腫瘍性疾患）
腎障害	血清 Cr　年齢平均の 2 倍以上，または平常時の 2 倍以上
肝障害	T-bil≧4 mg/dl （新生児は除外）または ALT 正常値の 2 倍以上

SIRS の概念，基準により，従来困難であった小児の重症度・リスク評価を客観的に行うことが可能になった。しかし，啼泣・薬剤などによるバイアスを除く必要があり，体温評価に深部温が用いられることから，時間的制限のある一般診療では煩雑である。今後は日本人の年齢別基準値に基づく実用的な小児 SIRS ガイドラインへの改訂が待たれる。

● 症状・検査

まず原因として頻度の高い感染症の診断あるいは除外が行われる。一部感染症は迅速検査で早期診断が可能（インフルエンザ・RS・アデノ・ロタウイルス，A・B 群溶連菌など）である。検尿は，6 カ月未満男児や 2 歳未満女児では必須であり，カテーテルによる採尿も積極的に行う。急性中耳炎は 3 歳までに 80%が一度は罹患（インフルエンザ菌，肺炎球菌）する。最近の乳幼児中耳炎では，耐性菌増加のため難治化しており，反復性の経過をとることが多くなっている。発熱児の診療では，必ず鼓膜所見をとり，後鼻腔培養など細菌学的検査を行うことが大事である。

● おもな疾患

小児における非感染性の発熱としては全身性血管炎である川崎病，自己免疫疾患，自己炎症

成長障害

> **ケアに対するポイント**
> ・成長
> ・発達
> ・低身長
> ・成長曲線
> ・思春期

● はじめに

　小児の特徴は常に成長（growth）・発達（development）していることである。成長とは身長や体重といった計測できる形態的変化を意味する。これに対し発達とは，精神，運動，生理など機能面の成熟に対して用いられる。成長と発達は密接に関連しており，両者を合わせて発育ともいう。

　成長障害とは，小児でその時期に見合った成長が得られないことをいう。成長障害は，遺伝的・内的要因および環境・外的要因が影響するが，背後にはさまざまな基礎疾患が存在し，治療で改善できる場合もあるため早期発見が重要である。

● 成長に影響する因子

　身長や体重の成長には，遺伝的・内的要因および環境・外的要因が影響する。

遺伝的・内的要因

1）遺伝，人種，性差

　成長の制御には多くの遺伝子が関与している。一卵性双生児では，身体の形と大きさ，脂肪の蓄積，成長パターンが一致する傾向が強い。人種により平均身長は異なり，女子は男子より思春期が早く，身長増加の停止も早い。

2）先天異常

　Turner症候群やDown症候群，軟骨無形成症では低身長となり，Klinefelter症候群やMarfan症候群，脳性巨人症（Sotos症候群）は高身長となる。

3）内分泌異常

　成長ホルモン（GH），インスリン様成長因子Ⅰ（IGF-1：ソマトメジンC），甲状腺ホルモン，性ステロイドホルモンなどは成長を促進するが，これらのホルモンの分泌異常や作用異常によりさまざまな成長障害をきたす。

環境・外的要因

1）栄　養

食物を適切に摂取することは、ヒトが正常に成長するためには不可欠である。とくに適切なエネルギーと蛋白質が必要である。胎児期および生後3歳くらいまでの乳児期の身長増加はとくに栄養状態に大きく依存する。エネルギーや蛋白質の不足のみならず特定の栄養素の不足も問題となり、亜鉛欠乏は思春期発達の遅延をきたし、ヨード不足は甲状腺ホルモン合成を障害して成長障害をきたす。

2）精神心理的因子

被虐待児や愛情遮断症候群では身体発育が障害される。原因として、摂取エネルギーの不足や心理的ストレスによる成長ホルモン分泌低下がある。環境を適切に整えることにより、身長や体重の増加が認められる。

3）その他

① 社会経済的因子（栄養不良、養育不良）、② 季節・気候（日照時間、ビタミンD、運動）、③ 疾患（慢性疾患の存在、ステロイドホルモンなどの治療）なども成長に影響する。

1948年の日本人男子の平均身長は160.6cm、女子が152.1cmであったが、現在では男性で平均約171cm、女性で平均約158cmとなっている。栄養状態や衛生状態の向上により日本人の平均身長は増加したが、1980年以降はこの現象は鈍化している。

● 発育期の区分と成長

成長発育の時期は大きく6つに区分される。

出生前の成長

出生前期は胎生期とも呼ばれ、胎児の成長は精子と卵子のもっていた遺伝情報だけでなく、子宮内で内的・外的なさまざまな影響を受ける。

① 受精卵期（受精後0〜2週）：受精卵が急速に分割、分化する期間で胚芽期ともいう。
② 胎芽期（3〜8週）：外胚葉・中胚葉・内胚葉のそれぞれが多くの組織や器官を形成し、ほぼヒトの原型ができあがるので器官形成期ともいう。遺伝や環境からの悪影響（感染、化学物質、放射線など）を受けやすく、奇形や流産の原因となる。
③ 胎児期（9週〜出生）：胎児の体重は在胎24週〜34週頃までは急速に増加するが、36週を過ぎると子宮内腔の大きさの制限を受け、また胎盤機能が劣化して栄養供給が落ちるためにその成長は鈍化する。

胎児の成長はGH非依存性であるが、GHに依存しないで局所組織で産生されるIGF-1が胎児成長にきわめて重要である。

出生後の成長

① 新生児期（出生後4週間）、② 乳児期（生後1年まで）：身体的成長が生涯を通じてもっとも急速な時期であり、1年間で身長が平均25cm伸びる、③ 幼児期（1〜6歳）、④ 学童期（満6歳〜12歳）、⑤ 思春期（二次性徴の出現から生殖器官が成熟して生殖能力をもつまでの期間）に区分される。

1）身　長

出生時の身長は50cm，乳児期にあたる出生後1年間で25cm伸び，4年で2倍，12年で3倍になる。出生後の身長発育は，① 胎児期から乳児期を経て幼児期前半に至る急激な発育を示す時期，② それ以降から10歳くらいまでの比較的発育のゆるやかな時期，③ 10～15歳にかけて再び急激な発育が起こり，成長速度曲線のピークが認められる時期，その後，骨成熟が最終段階に入り，④ 骨端線が閉鎖して身長増加が停止するまでの時期に区分される。

2）体　重

正常新生児の体重は3000g前後である。出生後に体重が10%を超えない範囲で減少（生理的体重減少）するが，7～10日で出生体重に復帰する。出生後の体重増加は，生後3カ月間は1日30gであり，生後4カ月で出生体重の2倍，満1年で3倍，2年で4倍となる。

3）頭囲および胸囲

出生時の頭囲は平均33cmで，胸囲平均32cmより少し大きく，産道通過時に頭部が娩出されると体幹も容易に通過する。2歳以降は胸囲が頭囲を上回る。1歳で頭囲，胸囲ともに約45cmとなる。

4）身体のプロポーション

出生時は頭の割合が大きく4頭身であるが，成長とともにこの比は小さくなり，12歳では7頭身となる。

5）歯牙の発育

歯は生後6～8カ月から生え始め，3歳までに乳歯は20本となる。6～8歳で生え換わり始め，永久歯は計32本となる。

6）体組成の変化

体重に占める脂肪量の割合を体脂肪率という。出生後，体脂肪率は1歳まで増加し，その後6歳ごろまでに徐々に低下し，再び思春期に向けて増加する。思春期には性ホルモンの働きにより男子では筋肉などの除脂肪量が増加し，女子では体脂肪量が増加する。

7）骨密度

骨密度は男女とも思春期に急激に増加し，20歳前に最大骨密度を獲得する。過剰な思春期の栄養制限や性腺機能低下症では骨密度の増加が障害され，将来の骨粗鬆症の原因となる。

● 成長の評価と成長障害の検査

成長の評価

小児では身長，体重，頭囲，胸囲，座高を測定し，発育の基本的評価を行う。

1）成長曲線による評価

個々の小児の身長や年齢ごとの計測値を標準成長曲線上に描いて経時的に発育を評価する方法である。いつから異常かが一目でわかり，成長障害の鑑別診断を進めるうえできわめて有用である。

標準偏差（SD）：標本が正規分布する場合には，±2標準偏差（SD）の範囲内（−2SD〜+2SD）には95.5%が含まれる。身長の曲線で−2SD以下を低身長とするが，−2SDより小さい場合や+2SDより大きい場合，健康なこともあるが，何らかの理由で成長障害をきたしている可能性もあり精査が必要である。

2）体格指数

体格指数は身長と体重から栄養状態ややせ，肥満を評価するものである．乳幼児にはKaup指数（体重g÷身長cm÷身長cm），学童にはRohrer指数が用いられるが，年齢により変化するので注意を要する．

幼児期以降の体重の評価には，わが国では年齢による影響を受けない肥満度〔（体重−標準体重）÷標準体重×100〕が広く用いられている．幼児期では15％以上，学童期以降では20％以上を肥満と判定する．肥満度−15％以下の場合はやせと判定される．

3）パーセンタイル値

正規分布しない体重のような場合はパーセンタイル値を用いる．97パーセンタイル値以上，あるいは3パーセンタイル値以下は異常として精査が必要であり，10パーセンタイル未満あるいは90パーセンタイル以上は要注意として経過観察が必要である．母子手帳は身長，体重ともにパーセンタイル表示となっている．

成長障害の検査

成長の評価で異常が疑われた場合，両親の身長，生下時の状況（骨盤位，仮死など），生後の身長体重の変化（成長曲線の記載），生活環境，既往歴，他の症状の有無，身体所見などを確認し，必要に応じて下記の検査を行う．

① 手根骨X線（骨年齢の検査）
② 頭部X線写真，胸部X線写真（要すれば全身骨）：骨系統疾患や側彎症の疑われるとき
③ 血液一般検査，尿検査
④ CT，MRI（脳腫瘍や下垂体の異常の有無）
⑤ 染色体検査
⑥ 内分泌検査（下垂体機能検査，性腺・副腎機能検査，甲状腺機能検査，IGF−1測定）
⑦ 知能・精神運動発達の検査
⑧ 成長率（成長速度）曲線や肥満度判定曲線の記入（身長が低くなる前，太りすぎる前に早期に成長障害を発見するために年間の身長増加や肥満度の変化を比べることも重要）

成長障害をきたす主な疾患と治療

成長障害をきたす疾患は多岐にわたるがその分類を表1に示し，代表的疾患につき解説する．なお，成長ホルモンが投与可能である適応疾患として日本では，成長ホルモン分泌不全性低身長，Turner症候群，骨系統疾患，Prader-Willi症候群，慢性腎不全などがある．成長ホルモンは，週に6回もしくは7回殿部や大腿部などに皮下注射する必要がある．

図1に代表的な疾患の成長曲線の例を図示した．

- **家族性低身長**：低身長の約70％を占める．少なくとも両親の片方が低身長であることが多い．
- **体質性思春期遅発症**：思春期の成長促進が遅れるため，一時的に身長が−2SD以下となる．骨年齢も遅延するのが特徴である．
- **思春期早発症**：成長の促進で発見されるが，早く成長が止まるため無治療では最終身長は低くなることが多い．もともと低身長で経過をみていた児で思春期が早く発来し，最終身長が低く終わることもある．下垂体からのホルモン（LH，FSH）の思春期レベルの分泌による高

表1　低身長の原因分類

1　家族性低身長	6　奇形症候群
2　体質性思春期遅発症	Prader-Willi症候群
3　内分泌疾患	Noonan症候群など
成長ホルモン分泌不全性低身長	7　慢性疾患
甲状腺機能低下	心疾患
偽性副甲状腺機能低下症	慢性腎不全
クッシング症候群	慢性腸疾患
思春期早発症など	血液疾患など
4　骨系統疾患	8　その他
軟骨無形成症	子宮内発育不全性低身長
軟骨低形成症など	愛情遮断症候群
5　染色体異常	先天代謝異常症
Turner症候群	薬剤など
Down症候群など	

ゴナドトロピン性（中枢性）思春期早発症と副腎や性腺からの性ホルモン分泌による低ゴナドトロピン性中枢性思春期早発症がある。中枢性思春期早発症の診断基準を満たせば性早熟による社会的な側面と身長を考慮して、LHRHアナログ製剤などで治療する。

- **子宮内発育不全性低身長**：出生時の体重または身長が、在胎週数相当の10パーセンタイル以下の場合。85〜90％は2〜3歳までに身長がcatch up（正常に近づく）するが、catch upせず低身長が続く場合がある。欧米では、成長ホルモンの治療が認められており、最終身長の改善が報告されている（日本でも治験は終了し、現在承認待ちである）。なおIUGRを呈する児の臍帯血中IGF-1濃度は低値である。その他、IUGRをきたす病的因子としては、胎児側では染色体異常、先天奇形、子宮内感染症などがあり、母体側では、薬物、喫煙、アルコール摂取、妊娠高血圧症、多胎妊娠、母体低栄養などがある。

- **Turner症候群**：頻度1500〜2000人に1人。染色体45XOが多い。低身長、思春期発来不全（原発性性腺機能低下、索状性腺）、外反肘などを呈する。生下時の浮腫、低身長女児では本症を考え精査を行う。低身長に対して成長ホルモン、性腺機能低下、骨粗鬆症の予防に女性ホルモン投与が行われている。糖尿病や難聴なども合併することが多い。

- **Down症候群**：頻度800〜1000人に1人。21番染色体のトリソミー。特異顔貌（短頭、扁平な顔、眼裂斜上、鞍鼻など）、小奇形（頸周囲の余分な皮膚、短指など）、猿線、筋緊張低下などから疑う。低身長の他、心奇形（心室中隔欠損症、心内膜床欠損など）（50％）、消化管奇形（十二指腸狭窄、鎖肛など）、聴覚障害（50％）浸出性中耳炎（70％）なども認める。低身長の原因として染色体の不均衡によるものと考えられているが、GH-IGF-1系の異常も指摘されている。GH分泌不全が確認されればGH補充療法の適応となる。

- **Prader-Willi症候群**：頻度10000〜15000人に1人。15番染色体q11-13領域に責任遺伝子座群がある。乳児期は筋緊張低下、外性器低形成、哺乳障害が主な症状だが、3歳前後から過食に伴う肥満が出現し、学童期には発達障害が問題となる。学童期から思春期にかけては低身長、肥満に加え盗食、嘘などの反社会的行動も目立ち苦慮することが多い。思春期発来不全や高度肥満から糖尿病に移行することがある。治療としては、食事療法、運動療法、

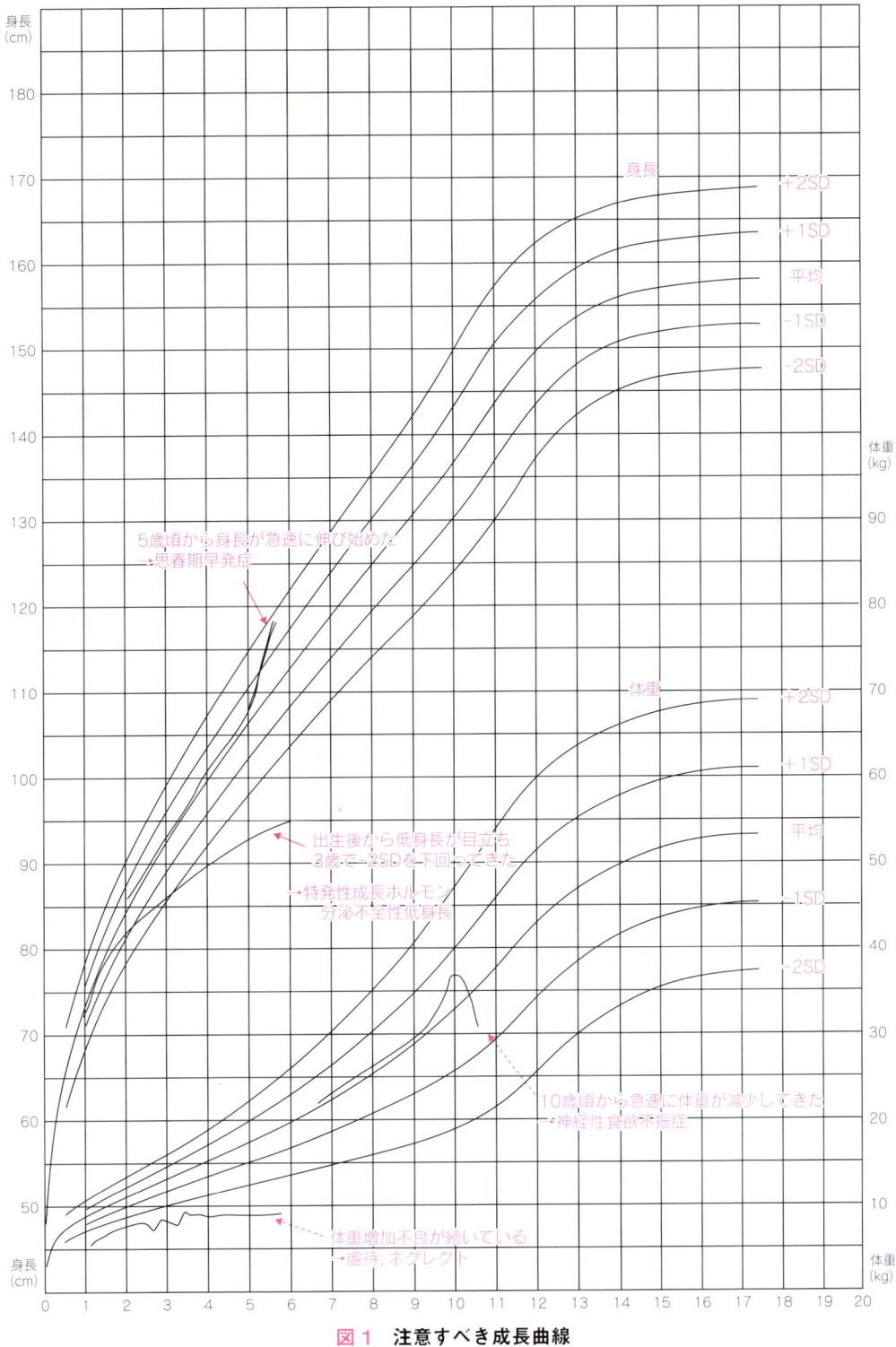

図1　注意すべき成長曲線

性ホルモン補充療法に加え，低身長や代謝の改善目的に GH を投与する。
- **Noonan 症候群**：頻度 1000〜2000 人に 1 人。12 番染色体 q24 にある PPTN11 の異常などで発症する。低身長，眼瞼下垂，心疾患，浮腫など Turner 症候群に似た症状を呈する。一般的に GH 分泌能は正常であり，低身長の原因は不明である。
- **成長ホルモン分泌不全性低身長**：低身長全体の 5％弱。原因は 5％が頭蓋咽頭腫などの器質性であるが，その他の多くは特発性である。新生児期の低血糖症状の他，2〜3 歳頃から低身長を認めることが多い。早期からの成長障害，著明な低身長，家族暦や血族婚がある場合は，遺伝性の成長ホルモン分泌不全症も考慮する。GH 投与で身長の改善が望める。
- **骨系統疾患**：四肢短縮型の低身長が特徴的。軟骨無形成症・軟骨低形成症では，成長ホルモン投与が行われており，成人身長が 5〜7cm 改善している。さらに下腿骨，大腿骨に対し整形外科的に骨延長術を行うことにより，1 カ所につき 10cm 程度の脚延長が可能である。
- **先天性甲状腺機能低下症**：頻度 4000 人に 1 人。低身長，知能低下などが特徴的。1979 年から先天性甲状腺機能低下症に関しては新生児期に採血検査にてスクリーニングが行われており，身長・知能が改善している。治療としては，不足する甲状腺ホルモンの補充を行う。慢性甲状腺炎などの後天性甲状腺機能低下症でも身長増加の低下を認めることがある。
- **慢性腎不全**：低身長の 2〜3％。痙攣や体重増加不良，成長障害が発見の契機になることがある。低身長の原因は多岐にわたるが，治療としては腎機能の保存，栄養，アシドーシスや脱水の補正に加え，GH 抵抗性に対して GH を投与することで成長が改善する。
- **慢性疾患**：消化管疾患，心疾患などを長期に患うと，吸収障害，摂食量の低下，エネルギー消費の増大などから成長障害になることがある。低栄養の影響は「体重→身長→頭囲」の順に現れるので体重増加不良の段階で発見し，原疾患の治療が重要である。
- **薬剤性**：原因としてステロイド剤の長期投与が多い。プレドニゾロン 5mg/m^2 以上を連日投与すると成長障害は避けられない。吸入ステロイド剤は，開始 1 年目に成長速度を低下させるが，最終身長は正常であり成長障害はないとされている。
- **Sotos 症候群（脳性巨人症）**：精神発達遅滞と出生前から始まる過身長，前額突出などが特徴である。5 番染色体上の *NSD1* 遺伝子が責任遺伝子である。最終身長はそれほど高くならない。

おわりに

　成長障害は，低身長を呈することが多い。低身長は必ずしも病気ではないが，治療適応があることもあり早期発見が大事である。
　臨床の現場では，まず成長曲線を記入する習慣をつけることが重要である。

〔市川　剛／志村　直人／有阪　治〕

下痢・嘔吐

ケアに対するポイント
- 原因を考慮すること。
- 急性発症では脱水の程度を判断すること。
- 慢性の経過では発育障害や栄養障害に留意すること。

はじめに

　下痢や嘔吐は一見，消化器疾患を思い浮かべるが，小児ではその限りではない。例えば乳幼児では日常の呼吸器感染症においても，往々にして吐き気や便性の異常を伴いやすい。しかし消化器疾患があっても，この症状は常に同時に認められるわけではない。このため診断に際しては随伴症状や身体所見をしっかりととらえて判断すべきである。さらに年齢に応じて先天性あるいは後天性の好発疾患があることを考慮しなければならない。

原因と主な疾患

下　痢

　下痢の発症機序としては，まず浸透圧性下痢があげられる。これは小腸絨毛上皮における乳糖不耐症などの糖質消化酵素活性低下や非吸収性溶質の吸収障害により腸管内の浸透圧が上昇するために水様性下痢となる。分泌性下痢は，主に小腸粘膜での水，電解質の吸収低下あるいは分泌亢進により，多量の電解質が喪失される水様便である。これにはコレラやカンピロバクターなどの毒素産生菌の感染，神経節腫や神経節芽腫などのホルモン（vasoactive intestinal polypeptide）産生腫瘍，先天性ナトリウムあるいはクロル下痢症などによるものがある。炎症性下痢は細菌性腸炎や炎症性腸疾患（Crohn病，潰瘍性大腸炎）などの感染あるいは免疫反応による炎症で，血性，膿性あるいは粘液性下痢を生じる。腸管蠕動運動亢進による下痢は過敏性腸症候群が代表的で，甲状腺機能亢進症や腸管外感染症でも軟便になることがある。逆に糖尿病などでは腸管蠕動運動低下により腸内容が停滞し，腸内細菌が増加するため下痢がみられる。

　下痢の原因となる疾患は大きく分けて，腸管内外の感染症，形態異常，免疫異常や代謝内分泌異常などである（表1）。日常の診療のなかでは，まず2週間以上持続しているか否かで急性下痢か慢性下痢かの判断をするのがよい。急性の感染性下痢はウイルスによる場合が多く，主病変は小腸である。感染経路は糞口感染で潜伏期は1〜3日と短い。空気感染，飛沫感染や

I 日常よくみられる症状とその病態生理

表1 下痢の原因

1. 哺育過誤		
2. 腸管感染	ウイルス性	ロタウイルス，腸管アデノウイルス，ノロウイルス，エンテロウイルス（エコー，コクサッキーなど），サイトメガロウイルスなど
	細菌性	サルモネラ，カンピロバクター，エルシニア，大腸菌（病原性大腸菌，腸管出血性大腸菌など），ブドウ球菌，腸炎ビブリオ，クロストリジウム
	原虫性	クリプトスポリジウム，ジアルジア
3. 腸管外感染	上下気道感染，中耳炎，尿路感染，敗血症，髄膜炎	
4. 免疫異常	アレルギー性胃腸症（アレルギー性胃腸炎，好酸球性胃腸炎など），**免疫不全症候群**，新生児壊死性腸炎，**自己免疫性腸炎**，**炎症性腸疾患（潰瘍性大腸炎，Crohn病）**	
5. 代謝内分泌異常	**糖類分解酵素欠損症（乳糖不耐症など）**，**先天性クロール下痢症**，**先天性ナトリウム下痢症**，**グルコース・ガラクトース吸収不全**，**単糖類吸収不全**，**先天性エンテロキナーゼ欠損症**，**先天性リパーゼ欠損症**，**先天性アミラーゼ欠損症**，**先天性トリプシノーゲン欠損症**，**無βリポ蛋白血症**，**セリアック病**，**囊胞性線維症**，**Wolmann病**，**胆汁酸代謝異常症**，**Shwachman-Diamond症候群**，**腸性肢端皮膚炎（亜鉛欠乏）**，甲状腺機能亢進症，副甲状腺機能低下症，Addison病，Zollinger-Ellison症候群，VIP産生腫瘍，肝硬変	
6. 形態異常	**短腸症候群**，**Hirschsprung病**，**慢性偽性腸閉塞**，腸回転異常，**blind loop症候群**，**先天性微絨毛萎縮**，**蛋白漏出性胃腸症（リンパ管拡張症）**，腹壁破裂，悪性リンパ腫，腸管ポリープ	
7. その他	**過敏性腸症候群**，**慢性非特異性下痢（トドラーの下痢）**，川崎病，薬剤（抗菌薬，抗腫瘍薬，下剤など），中毒（鉛，有機リンなど）	

太字は慢性下痢をきたす疾患

人を介しての接触感染もみられる。ロタウイルス（RV）の流行時期は移動しており，最近では2〜4月に流行がみられる。初感染は主に乳幼児期で水分，電解質や栄養素の吸収が不良になり，脱水になりやすい。成人では再感染しても軽症に終わることが多い。ノロウイルス（NV）は11〜3月にかけて流行するが，二枚貝などにウイルスが蓄積されるため，現状では食中毒の発生数がもっとも多くなっている。腸管アデノウイルス（AV）は通年性に認められ，エンテロウイルスは夏季に流行する。細菌性下痢は一般に重篤で，潜伏期は短く，毒素産生菌では24時間以内のことも多い。大腸菌はその種類が多く，病原（腸管付着性）大腸菌，毒素原性大腸菌，組織侵入性大腸菌，および腸管出血性大腸菌に分類されている。とくに腸管出血性大腸菌（enterohemorrhagic *Escherichia coli*；EHEC）は血清型O-157を代表とし，志賀赤痢菌の毒素と類縁毒素であるベロ毒素（VT1およびVT2）といわれる外毒素を産生する。EHECとともにサルモネラ，カンピロバクター，エルシニア各菌は人畜共通感染症の原因として重要であり，鶏肉や獣肉，汚染された水，またはペットなどから感染する。以前は生卵などによるサルモネラ菌の食中毒が多かったが，近年はカンピロバクター腸炎が急増している。ブドウ球菌は毒素産生菌で感染経路はヒト由来のことが多く，小児の発症頻度は少ない。また腸炎ビブリオは生体内毒素を有する菌であるが，小児では魚介類の生食が少ないためか発症は

表2 嘔吐をきたす疾患

新生児および乳児期早期

1. 感染症	上下気道炎，中耳炎，敗血症，尿路感染症，髄膜炎など	
2. 消化器疾患	特発性嘔吐，胎便性イレウス，壊死性腸炎，消化管穿孔，先天性消化管狭窄あるいは閉鎖（食道，十二指腸，回腸，結腸，肛門），輪状膵，気管食道瘻，噴門無弛緩症（アカラシア），胃食道逆流症，ヘルニア（食道裂孔，横隔膜），肥厚性幽門狭窄症，胃軸捻症，腸回転異常，重複腸管，Hirschsprung病，消化管アレルギー	
3. 代謝性疾患	低血糖症，低カルシウム血症，核黄疸，先天性副腎過形成，先天性代謝異常症（高アンモニア血症，有機酸代謝異常など）	
4. 出血性疾患	新生児メレナ（ビタミンK欠乏），仮性メレナ（母体血嚥下），頭蓋内出血	
5. その他	呑気症	

乳児期中期および幼児期

1. 感染症	上下気道炎，副鼻腔炎，中耳炎，胃腸炎，ライ症候群および類縁疾患（急性脳症など）など	
2. 消化器疾患	胃食道逆流症，食道静脈瘤，食道狭窄，胃十二指腸炎，消化性潰瘍（主に二次性），腸重積症，便秘，消化管アレルギー，アレルギー性紫斑病，肝炎，胆道拡張症，膵炎	
3. 代謝性疾患	アセトン血性嘔吐症，ケトン性低血糖症，周期性ACTH・ADH放出症候群，腎不全，糖尿病，薬物中毒（テオフィリン，アスピリン，ジギタリス，マクロライド系抗生物質など）	
4. 血液悪性腫瘍	固型腫瘍（神経芽腫，Wilms腫瘍，奇形腫，脳腫瘍など），凝固障害（血友病など），血小板減少症および機能障害，白血病	
5. その他	気道異物，頭部外傷，水腎症，心不全，鼻出血	

学童期

1. 感染症	咽頭扁桃腺炎，副鼻腔炎，胃腸炎，髄膜脳炎，腎盂腎炎など	
2. 消化器疾患	食道炎，食道静脈瘤，Mallory-Weiss症候群，胃十二指腸炎，急性胃粘膜病変，消化性潰瘍，上腸間膜動脈症候群，虫垂炎，腹膜炎，炎症性腸疾患，アレルギー性紫斑病，肝炎，胆道拡張症，膵炎	
3. 代謝性疾患	糖尿病，腎不全，周期性ACTH・ADH放出症候群，Addison病，薬物中毒	
4. 血液悪性腫瘍	白血病，脳腫瘍	
5. その他	頭部外傷，偏頭痛，自律神経発作，発作性頻拍症，心筋炎，鼻出血，車酔い	

まれである．長期に抗菌薬を使用すると菌交代が起こり，嫌気性菌で外毒素をもつクロストリジウム菌（*Clostridium difficile*）が増殖すると偽膜性大腸炎を，クレブシエラ菌（*Klebsiella oxytoca*）の増殖では出血性大腸炎をきたす．赤痢菌やコレラ菌による感染は最近では輸入感染症として集団発症することがある．

慢性下痢をきたす疾患も多岐にわたる（表1）．とくに乳児は原因のいかんにかかわらず，2週間以上下痢が持続すると消化管粘膜防御機構が破綻し，栄養障害，消化吸収不全や免疫異常の状態に陥って悪循環を生じ，難治性になる．難治性下痢になると脂溶性ビタミン（A, D, E, K）の吸収不良とともに鉄欠乏性貧血，低蛋白血症，低血糖や微量元素欠乏（Fe, Cu, Zn, Se, Mnなど）などを生じる．そして免疫不全を惹起し，易感染傾向となる．また障害された

粘膜から牛乳や卵蛋白を中心とした多くの抗原物質が流入し，消化管アレルギーの原因となる。近年，明らかな感染性胃腸炎を契機として遷延する下痢を腸炎後腸症（あるいは腸炎後症候群）とよび，二次的な乳糖不耐や消化管アレルギーを合併することがある。年長児では潰瘍性大腸炎やCrohn病といった慢性炎症性腸疾患が増加傾向にある。

　嘔吐とは種々の臓器，高位中枢，化学受容体から送られてくる遠心性刺激により嘔吐中枢が活性化され，嘔吐症状に関連する組織を支配する近傍細胞に刺激が加わった結果として生じる胃内容の吐出である。嘔吐は消化器疾患に限定されたものではなく，全身臓器の形態学的あるいは機能的異常，感覚器の異常刺激，内因性あるいは外因性の有毒物質，精神的障害などでも発現する（表2）。吐逆とは主に食道の問題などで食後に食物を排出する中枢を介さない機能的なもので，嘔吐とは異なる。

　出生早期には特発性嘔吐といった機能的な病態がみられることがある。また生理的な胃食道逆流現象（gastroesopahgeal reflux；GER）がよくみられ，溢乳や嘔吐となる。体重減少や食道炎などの病的状態をきたすと胃食道逆流症（GERD）と呼ばれる。新生児低血糖症や低カルシウム血症では四肢振戦とともに嘔吐がみられる。激しい嘔吐で発症する疾患として，高アンモニア血症，有機酸代謝異常や副腎皮質過形成の塩類喪失型（新生児スクリーニング）があげられる。肥厚性幽門狭窄症の嘔吐は生後数週頃に始まるのが特徴的である。新生児および乳児期早期における重篤な感染症では発熱もみられずに，嘔吐や哺乳力低下のみが主症状のことがある。乳児期中期から幼児期では上下気道感染や胃腸炎に伴い嘔吐しやすい。腸重積症では一般に，嘔吐に先行して機嫌が不良となる。またケトン性低血糖症（前日の食事量が少ないときに発症しやすい）やアセトン血性嘔吐症は反復する傾向がある。学童期に入ると嘔吐がみられる機会は少なくなる。消化性潰瘍は十二指腸に好発し，80％以上はヘリコバクター・ピロリ菌感染による。慢性に経過する嘔吐では片頭痛や脳腫瘍に留意する。

● 症　状

下　痢

　ウイルスによるものは水様便で，細菌性の下痢では膿性や粘血性の便になることがある。RV感染では20〜30％に帯白色便がみられるが，AVやNV感染でも同様の便がみられることがあり，特異的な所見ではない。浸透圧性下痢は飲食制限すれば便性は改善するが，分泌性下痢は水分制限しても変化がない。ウイルス性胃腸炎では腹痛の程度は軽い。これに反し，細菌性胃腸炎では痛みが強く発熱を伴うことが多い。乳児は年長児に比し，細胞外液量の比率が高いため急性下痢による脱水に陥りやすい。体重減少の割合から軽度（3〜5％），中等度（6〜9％），高度（10％以上）かを推定する。ほとんどが等張性脱水であるが，血清Na濃度から低張性（＜130 mEq/l）か高張性（＞150 mEq/l）かを判断する。慢性下痢では消化吸収障害や栄養障害により成長障害をきたす。とくにCrohn病の初期には消化器症状が少なく，貧血や成長障害が顕著の場合がある。

嘔　吐

　吐物が凝固乳であれば，胃酸で処理された状態であり吐逆ではない。胆汁を混入すれば十二指腸の胆道出口（Vater乳頭）より下部の狭窄ないしは閉塞が推察されるが，乳幼児は幽門括

約筋機能が未熟であるため，嘔吐が頻回であるとその限りではない．肥厚性幽門狭窄症では徐々に噴水状嘔吐となる．鼻出血ではタール様の吐物で食道静脈瘤破裂や急性胃粘膜病変では新鮮血を混じる．RVやNV胃腸炎の初期症状では嘔吐がみられることが多く，夜間から明け方に突然吐き始める．ケトン性低血糖症では嗜眠傾向をきたす．GERDでは食道炎による吐血，肺炎や喘息様の呼吸器症状が前面にみられることがある．

合併症

原発性リンパ管拡張症や好酸球性胃腸炎では低蛋白血症のため浮腫がみられる．RVやNV感染では無熱性痙攣を誘発することがある．痙攣は頻発しやすく，なかには脳炎や脳症を併発することもあるが，多くは脳波異常などの後遺症もなく軽快する．サルモネラ感染では敗血症や脳症を誘発したり，関節炎，胆嚢炎，髄膜炎，骨髄炎などの腸管外合併症をきたす．新生児のカンピロバクター感染では敗血症や髄膜炎を併発したり，年長児ではGuillain-Barré症候群の合併がある．エルシニア感染症では敗血症，腸間膜リンパ節炎（虫垂炎に類似），急性腎炎，溶血性尿毒症症候群（hemolytic uremic syndrome；HUS）や川崎病に類似した病像（冠動脈瘤を含む）を呈する．EHEC感染ではベロ毒素によるHUSの合併があるが，下痢の開始後，平均して第7病日頃に約10％の確率で発症する．中枢神経症状（意識障害，痙攣など），溶血性貧血や腎不全を認める．

● 検　査

血液一般検査では末梢白血球数やCRPなどから炎症の程度を把握する．脱水の程度を判断するため，ヘマトクリット値，血清尿素窒素，クレアチニン，電解質および総蛋白を測定する．慢性の栄養障害を推測するため，血清プレアルブミン，レチノール結合蛋白やトランスフェリンなどは蛋白代謝改善の早期指標となる．また微量元素や胆汁酸，脂溶性ビタミンを測定する．乳糖不耐では便中の還元糖検出のためクリニテストを，糖吸収試験としてD-xyloseテストを行う．脂肪便の診断にはズダンIII染色が有用である．分泌性下痢が疑われれば便中の電解質測定を行う．RVおよびAVに関しては，便中のウイルス抗原が同定できる．NVに関しても便中抗原診断キットが開発されている．細菌感染に対しては便培養や塗抹標本（グラム染色など），原虫や特徴的な形態を有する細菌については糞便の直接鏡検が有用である．クロストリジウム菌は便中毒素が検出できる．アレルギー性胃腸症では血清IgE RIST値やRAST値および末梢好酸球数の算定を参考とする．確定診断には食物抗原負荷試験や小腸粘膜の生検による組織学的検索を行う．腸管蛋白漏出の確認には便中α_1アンチトリプシン・クリアランスとともにシンチグラムや小腸粘膜生検を行う．反復する嘔吐症では代謝異常を考慮して血清アンモニア，乳酸，ピルビン酸，血液ガスや有機酸分析など，GERD，周期性ACTH・ADH放出症候群や脳腫瘍などを鑑別するためには上部消化管造影，pHモニタリング，超音波検査，CTやMRIを施行する．

● 観察のポイント

急性下痢では便の性状や回数・量に注目し，飲水量や体重の増減から脱水量を知る．腹痛が

強く発熱を伴い，便に血液や膿が混入する場合は重篤な細菌感染を考える。慢性下痢では栄養状態の把握が重要である。成長曲線にプロットすることにより，体重，身長への影響すなわち栄養障害の度合いが判断できる。急激な嘔吐では吐物は性状の観察と，意識レベルなどの神経症状の有無を観察する。慢性の反復する嘔吐では食事摂取や内容との関連性や嘔吐しやすい時間帯，さらに随伴症状などに留意する。

● 処理・治療

食事療法

急性下痢では悪心，嘔吐が持続する時間帯や下痢が水様で量的に多い場合は水分を主体とする。とくに，嘔吐しやすい間は，少量の水分から増加していく。経口補水液（oral rehydration solution；ORS）療法が効果的で，嘔吐出現の3〜4時間以内に迅速に開始することにより，脱水の回避そして脱水の治療にも有用である。基本は十分な電解質を含み，浸透圧の低いものがよい。市販のスポーツ飲料は浸透圧が高く，電解質の含有が少ないので，長期飲用には問題がある。母乳栄養は継続してもよく，ミルクは希釈する必要はない。市販の果汁は糖分が多いので希釈する。嘔吐がみられず食欲が亢進すれば，可及的すみやかに固形物の摂取を再開するほうが腸粘膜修復を促進する。初めは脂肪分を控え，炭水化物を主体とする。乳児の難治性下痢では，後述の特殊ミルクや成分栄養剤などを応用する。蛋白漏出性胃腸症での脂肪成分は吸収のよい中鎖脂肪酸（medium‑chain triglyceride；MCT）を主とする。

輸液療法

嘔吐や脱水の症状軽減には経静脈的な電解質輸液が有効である。慢性下痢で栄養状態が保たれている例では乳糖除去や蛋白加水分解した特殊ミルクを試みる。無効であればアミノ酸混合物としたミルクや経腸成分栄養剤（エレンタールP®）とする。栄養状態が不良の例ではまず，絶食とし電解質補液で脱水などの是正を図り，下痢の改善がみられればアミノ酸乳か経腸栄養剤を開始する。これでも無効であれば完全静脈栄養とする。脂肪乳剤とともにビタミン製剤，微量元素製剤の補充を並行して行う。

薬物療法

細菌性下痢では抗生物質（ホスホマイシンを第一選択）を併用する。感染性下痢では乳酸菌製剤を主とした整腸薬，乳酸カルシウムやタンナルビン（卵アレルギーには禁）といった収斂薬そしてロペラミドのような腸管蠕動抑制薬や消化酵素薬などが用いられる。腸管蠕動抑制薬の使用は細菌性腸炎では使用を控える。一部の乳酸菌製剤（エンテロノンR®）や酪酸菌製剤（ビオスリー：現在カゼインフリーに切り替え中）は乳成分（カゼイン）を含有するためアレルギーを有する児には禁忌である。鎮吐薬として，抗ドパミン薬（ナウゼリン®，プリンペラン®など）が頻用されている。GERDや消化性潰瘍ではH_2レセプター拮抗薬（シメチジン®，ガスター®など）やプロトンポンプ阻害薬（proton pump inhibitor；PPI）が使用されている。ピロリ菌の除菌はアモキシシリン，クラリスロマイシンとPPIの併用で行う。

● おわりに

　小児の日常診療で嘔吐と下痢は遭遇する機会の多い症状である。これらの症状が単独でみられるのか，あるいは相乗して認められるかで鑑別する疾患には差異があり，さらに年齢的に特有の疾患があることを念頭に入れることが重要である。また急性と慢性の経過では診断法や治療内容に大きな相違がある。以上のことを踏まえ，一般状態や随伴症状とともに合併症をも考慮しながら診療を進めていく必要がある。

■文　献

1) 豊田茂：乳児下痢症．小児内科，29：107-111, 1997.
2) 豊田茂：日常よくみられる症状とその病態生理；下痢・嘔吐．小児看護, 21：1045-1049, 1998.
3) 豊田茂：EBMに基づく小児科診療；乳児下痢症．Modern Physician, 19：1021-1024, 1999.
4) 豊田茂：乳児難治性下痢症．山口徹，北原光夫，福井次矢・編，今日の治療指針2008, 医学書院，東京，2008, pp.1012-1013.
5) Baldassano, R.N. and Cochran, W.J.：Diarrhea. *In* Clinical Pediatric Gastroenterology. ed. by Altschuler, S.M. and Liacouras, C.A., Churchill Livingstone, Philadelphia,1998, pp.9-18.

〔豊田　茂〕

脱水症

ケアに対するポイント
- 脱水症の重症度評価
- 脱水症の種類
- 脱水症の原因疾患
- 脱水症に対する輸液療法

● 概　念

　脱水症とは体液量，すなわち細胞外液量が減少した状態をさし，体液の主要構成分である水と溶質〔とくにナトリウム（Na）〕の喪失をきたしている（水とNaの喪失程度に差のある場合が多い）。

　体液の浸透圧は，腎髄質などの例外を除き体内では均一であるが，脱水症では，細胞内液と細胞外液の間に浸透圧差が生じ，細胞内外で浸透圧差が解消するように水の移動が起こる。

● 病　因

　下痢・嘔吐や腎・皮膚からの体液喪失，あるいは摂取水分量の減少などによって脱水症は起こる。成人に比べ小児は，① 体重に占める水分の割合が大きい，② 1日に出入りする水分量が大きい（体重当たり成人の約3倍），③ 水分摂取量減少や排泄量増加（下痢，嘔吐，発汗など）が容易に起こる，④ 尿濃縮力が未熟で水分を喪失しやすい，などの理由で脱水症をきたしやすい[1]。したがって，2歳未満の乳幼児の急性疾患では常に脱水症の合併を念頭におく。

● 病状・検査

　脱水症の小児に適切な治療を行うためにはその原因や重症度を把握することが必須で，そのためには問診と全身状態の評価，および簡易検査が重要である[2]。

問　診

　患児の体重を測定するとともに発症前の体重を確認する。急激な体重変動は体水分量の変化を表しているので受診時の体重と発症前の体重との差を計算すれば脱水症の程度の評価が容易に行える。乳児では体重減少が5％未満を軽症脱水症，5〜10％未満を中等症脱水症，10％以上を重症脱水症とする（年長児ではそれぞれ3％未満，3〜9％未満，9％以上）。発症前の体重

表 1　脱水症の程度と臨床症状と検査所見

臨床症状・所見		軽　度	中等度	高　度
体重減少				
	乳　児	<5%	5〜10%	>10%
	年長児	<3%	3〜9%	>9%
皮　膚				
	緊張度	良好	低下	かなり低下
	色　調	青白い	浅黒い	斑点状
	四肢体温	ややひんやり	ひんやり	冷たい
意識状態		正常	正常	嗜眠
粘　膜		乾燥	かなり乾燥	からからに乾燥
啼泣時の涙		出る	出るが少ない	出ない
大泉門		平坦	少し陥凹	明らかに陥凹
循環状態				
	血　圧	正常	正常か低下	低下
	脈　拍	正常または軽度頻脈	頻脈	頻脈（触れにくい）
尿　量		軽度低下	低下	無尿
検査所見				
	pH	7.3〜7.4	7.0〜7.3	<7.1
	Base Excess	0〜−5	−5〜−15	<−15
	尿素窒素	正常	上昇	著明に上昇
	尿比重	≒1.020	>1.030	>1.035

が不明のときには以下に示す全身状態や検査所見から脱水症の程度を推測する。

そのほか，いつから症状（嘔吐，下痢など）が始まったのか，その性状や量，発熱の有無，排尿の状況，経口摂取ができているか，とくに1日の水分摂取量や食事量の情報を聴取する。

全身状態の評価

表1に示したように，全身状態，バイタルサイン（血圧，脈拍）の評価，身体所見を診察することは重症度を評価するうえで有用である。皮膚の緊張感（turgor）の客観的評価は難しいが，末梢循環不全の徴候については毛細血管の再充血（capillary refilling）時間の測定である程度，客観的に評価できる。爪床を蒼白になるまで圧迫し，それを解除したときに元の充血した状態に回復するまでの時間を測る。1.5秒以内なら正常で，1.5〜3.0秒なら50〜100ml/kgの水分喪失（軽症から中等症の脱水症），3秒以上かかるなら100ml/kg以上の水分喪失（中等症以上の脱水症）である[3]。

簡易検査

脱水症で行う簡易検査を表2に示した。これらから脱水症の程度やタイプを判断する。たとえばHb高値（>16.0g/dl），ヘマトクリット高値（>50%），血清総蛋白高値（>8.0g/dl），

表2 脱水症における簡易検査項目

血液検査
ヘモグロビン，ヘマトクリット，総蛋白，電解質（Na, K, Cl, Ca），尿素窒素（BUN），クレアチニン，血糖，浸透圧
血液ガス分析
pH, Base Excess, HCO_3^-
尿検査
浸透圧（比重），ケトン体，糖，蛋白，潜血，尿沈渣（赤血球・白血球・円柱），尿$β_2$マイクログロブリン，クレアチニン，電解質（Na, K, Cl）

尿素窒素（BUN）高値といった検査所見は中等症以上の脱水症を示唆する。

検査成績の評価におけるポイント

・脱水症の小児ではしばしばBUNが上昇し，血清クレアチニン値が正常値を示す。しかし，重症脱水症によって高度循環不全で二次的腎機能障害をきたすと血清クレアチニン値も上昇する。FENa（fractional excretion of sodium）は（尿Na濃度×血清クレアチン濃度）÷（血清Na濃度×尿クレアチニン濃度）×100［%］で求められるが，この値が1以下なら脱水症のみと考えてよいが，2を超えると腎機能障害を合併している可能性が高い。
・一般に脱水症では代謝性アシドーシスに傾くので，血液のpHや重炭酸イオン（HCO_3^-）濃度も重症度の参考になる。
・尿崩症，糖尿病あるいは尿濃縮障害をきたす疾患による脱水症を除いて一般に脱水症では尿量は減少し，尿は濃縮されるため高比重，高浸透圧となる。尿比重が1.020以上であれば脱水症であると判断する。重症になるほど上昇する。ただし重症脱水症で二次的腎機能障害をきたすと1.016以下になる。
・多くの脱水症では体内のケトン体産生が高まり，尿ケトン体が陽性となる。尿蛋白は脱水症の程度が強いと一過性に陽性になることがある。
・尿糖が陽性の場合，糖尿病性ケトアシドーシスを疑う。
・反復性の嘔吐発作で脱水症をきたす疾患では発作時の検査が重要であるので後日，必要な検査に提出できるよう，血清保存をしておく。

● 観察のポイント

脱水症は血清Na濃度から等張性（130〜150mEq/l），高張性（>150mEq/l），および低張性（<130mEq/l）に分類する。頻度は60〜65%が等張性，30〜35%が高張性で低張性は5%以下である[4]。表3に低張性脱水症や高張性脱水症をきたす原因と疾患を示した。低張性脱水症では細胞外液からNaのほうが水分よりも多く失われ血漿浸透圧は低下する。細胞外液の浸透圧の低下は細胞外から細胞内への水分移動を促し，細胞外脱水症が著明になる。一方，高張性脱水症では細胞外液からのNaの喪失よりも水分の喪失のほうが大で，血漿浸透圧は上昇する。その結果，細胞内から細胞外へと水分が移動し細胞外液量や循環血漿量の減少は補われる

表3　血清ナトリウム濃度異常を伴う脱水症の原因

低張性（低Na血症性）脱水症の原因

Ⅰ. Na摂取量の減少
Ⅱ. Na喪失量の増加
　1. 腎性Na喪失（尿中Na濃度＞20mEq/l）
　　利尿薬の過剰使用，急性腎不全（利尿期），慢性腎不全（多尿期），浸透圧利尿，Na喪失性腎症，副腎不全，先天性副腎過形成，低アルドステロン症
　2. 腎外性Na喪失（尿中Na濃度＜10mEq/l）
　　1）消化管からの喪失（嘔吐，下痢，胃・腸瘻，胃・腸液吸引）
　　2）皮膚からの喪失（発汗過多，膵嚢胞性線維症）
　　3）third spaceへの移行（腹膜炎，急性膵炎，熱傷）

高張性（高Na血症性）脱水症の原因

Ⅰ. 細胞外液量減少（H_2O喪失量＞Na喪失量）
　1. 腎性喪失（尿中Na濃度＞20mEq/l）
　　浸透圧利尿（糖，尿素，マンニトール），利尿薬投与（フロセミドなど）
　2. 腎外性喪失（尿中Na濃度＜10mEq/l）
　　消化管からの喪失（嘔吐，下痢，瘻孔），過度の発汗
Ⅱ. 細胞外液量正常（主にH_2Oの喪失）（尿中Na濃度：不定）
　1. 腎性喪失
　　中枢性尿崩症，腎性尿崩症
　2. 腎外性喪失
　　呼気や皮膚よりの不感蒸泄

ものの，細胞内は脱水症状態となる。したがって，高張性脱水症では外見上の脱水症所見が著明でないことがあるので注意が必要である。

また表4には脱水症の年齢別の原因疾患を示したが，このうち，"よくみられるもの"に関しては適切な輸液療法を行えば1～2日で全身状態は改善する。一方，それ以外の疾患は輸液療法のみでは改善せず，また外科的治療を要するものも多い。したがって，1～2日の輸液療法で改善を認めない場合には専門医に紹介・相談すべきである。

● 原因疾患

表4に示した脱水症の年齢別原因疾患[2]の鑑別ポイントについて以下に述べる。
・消化液のpHの差によって一般に胃幽門部より下部の消化液が失われるとアシドーシス，上部の消化液が失われるとアルカローシスになる。小児期の脱水症の多くは代謝性アシドーシスをきたすが，肥厚性幽門狭窄症では代謝性アルカローシスを呈する。頻度の高い疾患（1000出生に1～8人）で，女児に比べ男児に約5倍多い。生後2～3週頃から嘔吐が出現し脱水症，体重増加不良をきたす。胃液を喪失するため，低クロル性代謝性アルカローシスとなる。
・先天性副腎過形成（頻度は18000出生に1人）の90％以上は21-水酸化酵素欠損症で，75％の症例はミネラルコルチコイド欠乏を伴う。この場合，生後1～4週に副腎不全症状を

I 日常よくみられる症状とその病態生理

表4 年齢による脱水の原因疾患

新生児期・乳児期	幼児期・学童期
よくみられるもの	
・急性胃腸炎 ・急性熱性疾患（肺炎，川崎病，麻疹など） ・喘息性気管支炎，細気管支炎，クループ ・口腔内炎症疾患 　ヘルペス性口内炎，ヘルパンギーナなど	・急性胃腸炎 ・急性熱性疾患（肺炎，川崎病，麻疹など） ・気管支喘息発作 ・アセトン血性嘔吐症
時にみられるもの	
・肥厚性幽門狭窄症 ・脳炎，髄膜炎 ・熱傷 ・腸重積	・糖尿病性ケトアシドーシス ・ケトン性低血糖症 ・脳炎，髄膜炎 ・熱傷 ・熱射病 ・腸重積
まれだが注意すべきもの	
・先天性副腎過形成 ・脳膿瘍・頭蓋内出血 ・尿崩症（中枢性および腎性） ・腎濃縮力障害 　Fanconi症候群，腎尿細管性アシドーシス，間質性腎炎など ・育児過誤 　発熱時の高温環境，過度の食事制限 ・消化器奇形 　先天性腸閉鎖，輪状膵，腸回転異常など ・吸収不全症候群 ・食物アレルギー，アトピー性皮膚炎 ・医原性の原因 　造影剤，利尿薬の投与，過度の水分制限 ・Münchhausen syndrome by proxy	・脳腫瘍・脳膿瘍・頭蓋内出血 ・周期性ACTH-ADH分泌症候群 ・尿崩症（中枢性および腎性） ・腎濃縮力障害 　慢性腎不全，Fanconi症候群，間質性腎炎，腎尿細管性アシドーシスなど ・医原性の原因 　造影剤，利尿薬の投与，過度の水分制限

きたすことがある。したがって，嘔吐，哺乳力低下を呈し，全身状態の悪い新生児では念頭におく。女児は男性化症状（新生児期では陰核肥大，陰唇癒合など）も重要な所見となる。検査上，低Na血症，高K血症，代謝性アシドーシス，血漿レニン活性上昇や血清17-OHP（hydroxyprogesterone）高値が特徴である。

・尿崩症は中枢性・腎性ともに他の原因による脱水症と異なり，低浸透圧尿（低比重）が大量に排泄される（多尿）。乳幼児期は体重増加不良，不明熱，嘔吐や便秘などの非特異的症状を呈し，高Na血症で診断されることが多い。水制限試験で尿崩症と診断したらバソプレシン感受性試験で中枢性と腎性の鑑別を行う。

・腎濃縮力障害：Fanconi症候群，腎尿細管性アシドーシス，間質性腎炎などで先天的・後天的に腎の尿濃縮力障害が生じると低浸透圧尿が大量に排泄され脱水症となる。尿酸性化障害

表5 急性の下痢・嘔吐のときの小児の経口補水療法

脱水の程度	経口補水液による水分補給の方法	栄養
脱水症でないか、きわめて軽症の脱水症	下痢または嘔吐の都度、経口補水液*を与える ●体重10kg未満：60〜120ml ●体重10kg以上：120〜240ml	母乳を継続して与えるか、初回の水分補給後は、年齢に合った通常の食事を再開
軽症から中等症の脱水症	経口補水液*を3〜4時間で50〜100ml/kgを投与したのち、下痢または嘔吐の都度、繰り返し与える ●体重10kg未満：60〜120ml ●体重10kg以上：120〜240ml	母乳を継続して与えるか、初回の水分補給後は、年齢に合った通常の食事を再開
重症の脱水症	医師を受診する（点滴などで水分・ミネラルおよび栄養補給を行う）	

*経口補水液：わが国ではOS-1やアクアライトORSが市販されている 〔文献6）より改変して引用〕

のため脱水症の程度に見合わない代謝性アシドーシスを呈する。
・育児過誤（発熱時の高温環境，食物アレルギーに対する過度の食事制限）も脱水症に至ることがある。
・重症アトピー性皮膚炎でも皮膚からの水分喪失が著増する（発汗など）と脱水症をきたす。
・アセトン血性嘔吐症は3〜10歳に好発し頑固な嘔吐発作を繰り返す。吐物に胆汁成分，コーヒー様残渣，血液をも混ずる。呼気にアセトン臭があり，ケトン体，有機酸蓄積のため血液は代謝性アシドーシス，尿はケトン体が強陽性となる。
・糖尿病性ケトアシドーシスは1型糖尿病の約30％に認められる。高血糖のため浸透圧利尿で多尿となり脱水症をきたす。① 血糖値200mg/dl以上，② 血液pH7.3未満，③ 血液重炭酸イオン濃度15mmol/l未満，④ 中等度以上のケトーシス・ケトン尿の存在，で診断される。
・ケトン性低血糖症は2〜6歳の男児に好発する。幼児期の低血糖の原因でもっとも頻度が高い（30％）。加齢とともに頻度は減少し10歳までには消失する。低出生体重児であった児や皮下脂肪の少ない児に多い。発作時の血糖は低下し，血漿ケトン体は上昇，尿ケトン体も陽性となる。
・繰り返す嘔吐発作に高血糖，低Na血症，高血圧を合併したときには周期性ACTH-ADH分泌症候群を疑う。発作時の血液検査では低Na血症，血漿コルチゾル，ACTH，ADHの上昇が認められる。

● 処置・治療

経口補水療法

家庭において実施可能な生理的方法で脱水症の進行が防げる[5]。したがって，急性胃腸炎などのさいの脱水症予防や中等症以下の脱水症治療に用いられる。表5に具体的な方法を示した[6]。

表6　経静脈輸液剤の組成

商品名	電解質濃度（mEq/l）						糖濃度（%）
	Na	K	Cl	Ca	Mg	HCO_3^-	
細胞外液型溶液							
ラクテックD注	130	4	109	3		28	5
ハルトマンD液	130	4	109	3		28	5
ソリタT1号	90	−	70	−		20	2.6
ソルデム1号	90	−	70	−		20	2.6
均衡多電解質液							
KN補液3B	50	20	50	−		20	2.7
ソリタT3号	35	20	35	−		20	4.3
ソルデム3A	35	20	35	−		20	4.3
フィジオゾール3号	35	20	38		3	20	10

経静脈輸液療法

中等症以上の脱水症では以下の要領で経静脈輸液療法を行う。

1）喪失水分量と維持水分量の評価

喪失水分量は脱水症の程度（軽症：乳幼児で50ml/kg, 年長児で30ml/kg, 中等症：乳幼児で100ml/kg, 年長児で60ml/kg, 重症：乳幼児で150ml/kg, 年長児で90ml/kg）から判断する。

一方，維持水分量（ml/day）は体重が10kg未満の場合は100×（体重），10〜20kgの場合は1000＋（体重−10）×50, 20kg以上の場合は1500＋（体重−20）×20とされてきた[7]が，近年「疾患の小児に，この式に基づいた維持水分量を経静脈投与すると医原性低Na血症を起こしやすい」との報告がある[8〜10]。そのため筆者はこの式の算出量の2/3〜3/4を投与している[11]。

脱水症での投与量は当初の24時間で（喪失水分量の1/2）＋（維持水分量）とする。2日目以降，その残りをすべて補う必要はなく，喪失水分量の1/3〜1/4を維持量に加える。

2）輸液製剤の選択

脱水症の輸液は第Ⅰ期の急速初期輸液（2〜3時間）と第Ⅱ期の緩速均等輸液（20〜23時間，重症では48時間以上）に分けられる。急速初期輸液は循環血液量の回復が目的で，脱水症のタイプ（低張性・等張性・高張性）を問わず，血清の電解質組成に近い細胞外液型溶液（Na濃度90〜130mEq/l, K濃度0〜4mEq/l：表6）を用いる。緩速均等輸液には表6の均衡多電解質液を用いる。

3）輸液速度，輸液量，輸液期間の決定

急速初期輸液では細胞外液型溶液を1時間に10〜20ml/kg（乳児150ml/hr, 幼児250ml/hr, 学童500ml/hr）の速度で点滴する。ただし，高張性脱水症ではソリタT1号を1時間に5〜10ml/kg（乳幼児100ml/hr以下，学童150ml/hr以下）の速度で点滴する。小児では2回排尿を確認することで循環血液量が正常化したとみなし，緩速均等輸液に移る。通常急速初期輸液の輸液量は乳児500ml, 幼児750ml, 学童1000ml程度となる。緩速均等輸液は均衡多電解質液（表

6)を用い，Ⅱ期の時間，すなわち（24時間）−（Ⅰ期に要した時間）で均等に輸液する．したがって，その速度は，予定輸液量から急速初期輸液で輸液した量を差し引いた量をⅡ期の時間で徐して求める．高張性脱水症では輸液量は通常の75％にし，48時間程度かけてゆっくり補正する．

　上記の経静脈療法を実施する際には，①急速初期輸液には必ずK濃度が0〜4mEq/lの細胞外液型溶液を用いる（高K血症，不整脈，心停止の危険がある），②高張性脱水症でも急速初期輸液にNa濃度の低い均衡多電解質液は用いない（脳浮腫，低Na血症の危険がある），③Na濃度の低い均衡多電解質液を早い速度（10〜20ml/kg/hr）で投与しない（脳浮腫，低Na血症の危険がある），といった点に十分留意する．

■文　献

1) 金子一成：急性脱水症に伴う急性腎不全．小児内科，32：901 - 905, 2000.
2) 金子一成：脱水．小児科診療，66：1881 - 1886, 2003.
3) Saavedra, J.M., Harris, G.D., Li, S., et al.：Capillary refilling（skin turgor）in the assessment of dehydration. Am. J. Dis. Child., 145：296 - 298, 1991.
4) 川戸英彦：脱水症．小児科，28：51 - 57, 1987.
5) 金子一成：経口補水療法；わが国における現状と今後の展望．小児科臨床，61：13 - 23, 2008.
6) King, C.K., Glass, R., Bresee, J.S., et al.：Managing acute gastroenteritis among children：Oral rehydration, maintenance, and nutritional therapy. MMWR Recomm. Rep., 52：1 - 16, 2003.
7) Holliday, M.A. and Segar, W.E.：The maintenance need for water in parenteral fluid therapy. Pediatrics, 19：823 - 832, 1957.
8) Duke, T. and Molyneux, E.M.：Intravenous fluids for seriously ill children：Time to reconsider. Lancet, 362：1320 - 1323, 2003.
9) Kaneko, K., Shimojima, T. and Kaneko, K.：Risk of exacerbation of hyponatremia with standard maintenance fluid regimens. Pediatr. Nephrol., 19：1185 - 1186, 2004.
10) 清水直樹，阪井裕一，宮坂勝之：脱水の評価と輸液の戦略．小児内科，35：1205 - 1209, 2003.
11) 金子一成：小児への維持輸液製剤のNa濃度は35mEq/lより濃くすべきである；賛成．小児内科，38：995 - 999, 2006.

〔金子　一成〕

ショック

> **ケアに対するポイント**
> ・ショック徴候の早期認識が大切
> ・頻拍と末梢冷感に注意
> ・低血圧はショックの晩期症状である。
> ・まずは細胞外液を 20ml/kg 投与
> ・アシドーシスの有無，乳酸値，SvO_2 値を参考に。

　ショックの治療を議論する以前に，ショックの病態診断が可能であることが前提となる。呼吸不全とともに小児における心肺停止の二大原因のひとつでもあるショックは，迅速に，かつ臨床的に把握されなければならない。低血圧や徐拍はショックの晩期症状であり，こうした末期的徴候が出てからの病態認識は，遅きに失している。

定　義

　ショックとは，細胞レベルにおけるエネルギー需給のアンバランスを意味する概念である。
　この定義が正しく理解されていれば，血圧が正常範囲内であっても酸素供給量の相対的不足によってショックに陥り得ることや，酸素供給量が正常範囲内であっても細胞レベルでの酸素摂取障害があればショックに陥り得ることも了解される。こうした状態では嫌気性代謝が優位になって乳酸産生が増加し，目に見える結果として血中乳酸値の上昇やアシドーシスが認められる。また，ショックの治療が血圧などの数値正常化が目標なのではなく，細胞レベルにおける好気性代謝を回復することにあることも納得されるであろう。

病態・原因に基づく分類

ショックの生理学的指標に基づく分類

　ショックの病態は，年齢相当の血圧の正常範囲内を保っている代償性ショック（compensated shock）と，それから逸脱した非代償性/低血圧性ショック（decompensated/hypotensive shock）に二分される。年齢ごとの収縮期血圧の正常下限を**表1**に，代償性ショックから非代償性ショックに至る各種バイタルサインの経時的推移を**図1**に示す。
　代償性ショックでは，血圧は正常範囲内であるものの組織への酸素・基質の需要供給がアンバランスに陥っており，臓器還流障害の徴候として乏尿や意識変容を認める。血圧が低下してくる前には，減少した1回心拍出量を代償する機転として，心拍の上昇や末梢循環の悪化すなわち capillary refill の延長などが臨床的な徴候として認められる。しかしこれらは，ショック

表1　収縮期血圧の正常下限

1カ月未満	>60mmHg
1カ月〜1歳	>70mmHg
1〜10歳	70＋（2×年齢）
10歳以上	>90mmHg

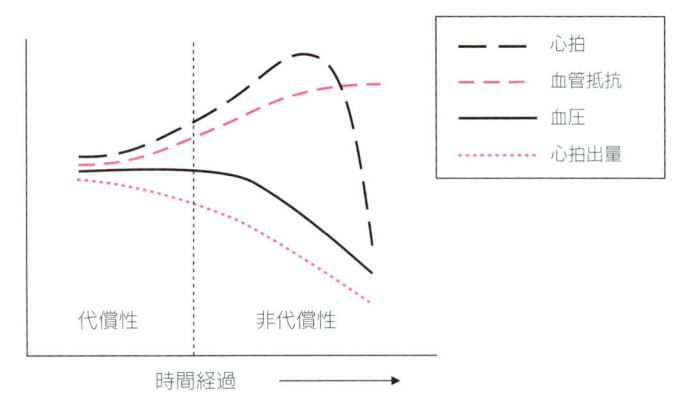

図1　ショックの時間経過とバイタルサインの変化

を疑う目でみていないと容易に見過ごしやすい軽微な徴候である。発熱の子どもをみて"脈が速いのは熱のせい"と単純に片付けていては、こうした徴候の早期発見にはおぼつかない。代償性ショックの段階でいかにショックの潜在を認識し、早期に治療を開始できるかが分かれめになるので、常に警戒すべきである。

　非代償性ショックにまで進行すると、血圧の低下、心拍のさらなる増加、終末期には心拍が逆に減少して徐拍となり、最終的に心肺停止に至る。ショックの病態認識は冒頭に記したとおり、代償性ショックのうちになされるべきであり、非代償性ショックに陥ってからでは、すでに遅い。

ショックの病態に基づく分類

　ショックの原因は、さまざまな成書によってアプローチの方法が異なるが、下記の分類がよいと考えている。
　(1) 循環血液量減少性ショック　　（hypovolemic shock）
　(2) 血液分布異常性ショック　　　（distributive shock）
　(3) 心原性ショック　　　　　　　（cardiogenic shock）
　(4) 閉塞性ショック　　　　　　　（obstructive shock）

　循環血液量減少性ショックとは、血管内容量の不足によるショックである。このタイプは小児におけるショックの原因としてはもっとも多くみられる。脱水症が最たる原因となるが、外傷や出血性疾患に伴う出血性ショック（hemorrhagic shock）も含まれる。血管透過性亢進により血管内容量が"third space"へ漏出することによっても生じ、こうした病態は熱傷や敗血症においてみられる。

　血液分布異常性ショックとは、血管内容量の総量は正常であるものの、末梢血管拡張により相対的な血管内容量の不足が生じることによるショックの形態である。アナフィラキシーショック（anaphylaxy shock）、神経原性ショック（neurogenic shock）、敗血症性ショック（septic shock）が含まれる。敗血症性ショックは複雑な病像を呈し、血液分布異常性ショックとしての単一病態だけでは説明され得ない。心原性ショック〔心筋抑制物質（myocardial depressant substance；MDS）によると推測される〕の要素も含まれていることは、治療戦略

心原性ショックは心筋の機能不全がその特徴である。血管内容量は正常かむしろ増加しているが，心機能が低下しているために適切な心拍出量を得ることができない。

閉塞性ショックの原因としては，緊張性気胸，心タンポナーデなどが含まれる。

● 処置・治療

ショックの治療の原則は，原因に即した治療であるが，原因診断を進めると同時に初期対応も迅速に進める必要がある。初動としては常にABC（Airway/Breathing/Circulation）の評価とサポートであり，気道と呼吸の保証なしには治療を進めることはできない。意識障害の強いショックや病勢が著しく強いショックの場合は，骨髄針による骨髄内輸液を含めた薬剤投与経路確保と初期輸液を開始すると同時に，積極的に気道確保をしてABを保証したうえで，Cの治療を進めることが求められる。

容量負荷と輸液製剤の選択

初期輸液製剤の選択は，いわゆる3号維持液などの低張輸液は問題にならないが，小児初期輸液として過去の日本の伝統でもあった1号開始液の類も，いまや選択肢には入らない。生理食塩液か乳酸リンゲル液，もしくはヴィーンF®などの等張液が適切である。初期輸液量の設定は20ml/kgを原則とし，再評価のうえで繰り返し投与する。

心原性ショックが明らかな場合は，投与量の設定には慎重であってもよいが，収縮力が低下した心筋におけるStarlingカーブを考えれば，ある程度の容量負荷が必要なことは理解されるであろう。結果として肺水腫になったとしてもそれは人工呼吸管理で治療できるが，ショックの基本病態は最低限の容量負荷なしに解決されることはない。

敗血症性ショックの際の容量負荷は，結果的に100ml/kg以上を必要とすることをしばしば経験する。バイタルサインの変化や末梢循環の状態，尿量などの臨床症状を経時的に評価し，血中乳酸値の測定や血液ガスでのアシドーシスの改善を臨床的指標として容量負荷を継続する。低血圧からの回復の際に血管収縮薬だけに頼っていては臓器灌流の改善は見込めず，最終的に多臓器不全を招来してしまう。ショックの治療においては各臓器の細胞レベルの酸素と基質の需給関係を回復させることに専心する必要があるのである。

初期輸液量の設定で，ひとつだけ注意すべき疾患は，糖尿病性ケトアシドーシスである。脳浮腫によるmorbidity/mortalityを防止するためには，循環虚脱に陥っていない限り，初期輸液量の設定は5〜10ml/kgに留めるべきである。

血管作動薬の使用と選択

必要最低限の容量負荷を行いつつ，ショックの原因に応じた血管作動薬も考慮する。

心原性ショックではドパミンを第一選択として，必要に応じてミルリノンやアドレナリンを追加する。劇症型心筋炎などでは著しく低下した心機能に加えて難治性不整脈を呈するため，機械的循環サポートとしてのECMO（extracorporeal membrane oxygenation，模型人工肺）が必要になることも多い。

血液分布異常性ショックであるアナフィラキシーショックではアドレナリンが第一選択とな

るし，敗血症性ショックではドパミン，アドレナリンに続いてノルアドレナリンが必要になることが多い。ノルアドレナリン不応性の重篤な敗血症性ショックの場合は，ECMOによる循環サポートを準備しつつ，バソプレシンの使用を考慮する。

血管作動薬不応性のショックのなかには，ステロイド反応性のショックが存在する。rapid-ACTHの負荷試験をしたうえで，ステロイド投与を考慮することもあるが，ACTH反応性がある症例ではかえって予後を悪くする可能性も理解し，適応の選択には厳格であるべきである。

酸素需給バランスのコントロールと評価

ショックの治療の最終目標は，血圧値の正常化にある訳ではない。"ショックとは，細胞レベルにおけるエネルギー需給のアンバランスを意味する概念である。"すなわち，ショック治療の最終目標は，細胞レベルにおけるエネルギー需給のバランスを回復させることにある。

酸素供給量（oxygen delivery）は $CaO_2 \times CO = (1.34 \times Hb \times SaO_2 + 0.003 \times PaO_2) \times CO^*$ の式で示されるように，ヘモグロビン値，酸素飽和度，心拍出量に依存する。上記に示した治療手段は，酸素供給量を規定する一部である心拍出量を保証する治療であり，さらに積極的な人工呼吸によって酸素飽和度を保証することや，場合によっては輸血をしてヘモグロビン値を上げることも，ショックの治療の一環として必要になることもある。また，酸素需要を減少させることで需給バランスをコントロールすることもショックの治療戦略の一環となり，人工呼吸管理下で鎮静・筋弛緩をしたり，高体温を避けるように体温管理をすることが有効なことも多い。

こうした総合的なショックの治療効果判定には，リアルタイムな臨床的指標と，生化学的指標をともに用いる。上昇した心拍の回復と末梢循環や尿量の改善は，臨床的に重要な指標である。生化学的指標としては，アシドーシスや血中乳酸値の正常化が有効な治療指標となる。SvO_2 は集中治療の領域以外ではあまり使われることはないものの，酸素消費量を推し量るための重要なパラメーターである。心原性ショックではいうまでもないが，敗血症性ショックでも心エコーの実施が求められるし，肺動脈カテーテル挿入下で体血管抵抗や心係数を計測しつつ，積極的治療を継続する必要に迫られることもある。

---

* ： CaO_2 ；blood O_2 content, CO；cardiac output

■ 文　献

1) International Liaison Committee on Resuscitation：2005 International Consensus on CPR and ECC Science and Treatment Recommendations. Circulation, 112：III-1-125, 2005.
2) PALS provider manual, American Heart Association.
3) Sepsis Handbook, 2nd edition, Society of Critical Care Medicine, 2004.
4) 日本救急医療財団心肺蘇生法委員会・監，日本版救急蘇生ガイドライン策定小委員会・編：救急蘇生法の指針2005, 改訂3版，へるす出版，東京，2007.

〔清水　直樹〕

痙攣

ケアに対するポイント
・痙攣の具体的な様子を確認する。
・年齢により痙攣の原因が異なることを理解する。
・痙攣重積には速やかな対応が必要である。

● 痙攣[1]

痙攣とは，全身または身体の一部の筋群の不随意かつ発作性の収縮をいう。大脳，脊髄，末梢神経，いずれの部位からも起こり得るが，一般に大脳ニューロン過剰発射に起因する痙攣（convulsion）をさすことが一般的である。cramp は痛みを伴う強直性の筋痙攣をさし，いわゆる「こむら返り」が代表的である。seizure は脳起源の発作であって必ずしも痙攣でなくともよい（欠神てんかんでみられる意識混濁など）。

● 痙攣のメカニズム[2)3)]

細胞レベルにおいては，興奮性シナプス伝達と抑制性シナプス伝達の不均衡が生じ，細胞内電位は大きな興奮性後シナプス電位を示す脱分極変位を示す。この現象にはグルタミン酸，アスパラギン酸などの興奮性アミノ酸や GABA，タウリンといった抑制性アミノ酸とそのレセプター，Ca^{2+} や K^+ といったイオンのチャネルを介した流入・流出などが関与している。要約すると，①GABA 作動性神経系の抑制，②グルタミン酸作動性神経系の亢進，③電解質のホメオスターシスの異常，④イオンチャネルの異常を基に，多数の神経細胞で同期性の放電を生じると，臨床的に痙攣を生じることになる。

● 痙攣の症状・観察のポイント

痙攣にはさまざまなタイプがあるが，大別すると強直痙攣（筋の硬直が持続する），間代痙攣（筋の収縮と弛緩が交互に繰り返す），強直間代痙攣（強直相からはじまり間代相に移行する），スパズム（1〜3秒の短い強直），ミオクローヌス（1筋または数筋の短い不随意性収縮）などがあげられる。

痙攣の多くは診察中に確認できず，観察者の目撃情報に頼る部分が大きい。"痙攣"という表現をうのみにせず，具体的な表現あるいは身振りで確認する。病歴を聴取する際のポイント

① 精神状態,意識レベル
　　意識障害：なし,あり　（JCS　　　　　　　　　　,E　　V　　M　　）
　　精神状態（natural, apathetic, irritable, その他　　　　　　　　　　　　　）
　　知的障害（なし,あり　　　　　　　　　　　　　　　　　　　　　　　　　）
② 脳神経
　　瞳孔 R（　）mm, L（　）mm,　対光反射（prompt, sluggish, absent）
　　眼底（異常なし,あり　　　　　　　　　　　　　　　　　　　　　　　　　）
　　眼球運動制限（なし,あり　　　　　　　　　　　　　　　　　　　　　　　）
　　顔面非対称（なし,あり　　　　　　　　　　　　　　　　　　　　　　　　）
　　音への反応（なし,あり　　　　　　　　　　　　　　　　　　　　　　　　）
　　口蓋垂偏位（なし,あり　　　　　　　　　　　　　　　　　　　　　　　　）
　　構語，嚥下障害（なし,あり　　　　　　　　　　　　　　　　　　　　　　）
　　舌の異常（なし,あり　　　　　　　　　　　　　　　　　　　　　　　　　）
③ 運動系（筋力,歩行,不随意運動）
　　筋力（正常,低下　　　　　　　　　　　　　　　　　　　　　　　　　　　）
　　歩行異常（なし,あり　　　　　　　　　　　　　　　　　　　　　　　　　）
　　不随意運動（なし,あり　　　　　　　　　　　　　　　　　　　　　　　　）
④ 感覚系
　　表在知覚・深部知覚（異常なし,あり　　　　　　　　　　　　　　　　　　）
⑤ 反射
　　正常,異常　（消失,低下,亢進,病的反射　　　　　　　　　　　　　　　　）

⑥ 小脳症状
　　異常なし,あり　（ataxia, dysmetria　　　　　　　　　　　　　　　　　）
⑦ 髄膜刺激症状,大泉門膨隆
　　なし,あり　（項部硬直, Kernig, Brudzinski　　　　　　　　　　　　　　）
⑧ 自律神経症状
　　なし,あり　（　　　　　　　　　　　　　　　　　　　　　　　　　　　）

図1　神経学的スクリーニング所見チェックリスト

をまとめると以下のようになる。
・過去にも痙攣の既往があるか。
・痙攣前の状況（発熱，頭痛，嘔吐・下痢，頭部外傷，投薬の有無など）。
・痙攣時の状況（睡眠中か覚醒時か，室内か室外か，啼泣や転倒などの誘因，痙攣の左右差，チアノーゼ，眼球上転・偏位，流涎・嘔吐，尿失禁，持続時間）
・痙攣後の状況（意識の回復，麻痺）
　問診に平行して診察を行うが，この際のポイントは以下のとおりである。

一般身体所見ではバイタルサイン，貧血，黄疸，チアノーゼ，心音・呼吸音，肝脾腫，口腔内・皮膚の外傷，母斑などに注目する．神経学的所見では意識レベル，髄膜刺激症状，腱反射（亢進・低下，左右差），瞳孔（位置，径，左右差，対光反射），眼底（うっ血乳頭，出血），四肢の緊張，乳児であれば大泉門の膨隆の有無を評価する．神経学的所見は見落としがないように最低限のチェックリスト（図1）を利用するのもよい．

痙攣の原因・検査

痙攣の原因として，脳内に一次的な原因がある場合（出血，腫瘍，水頭症，感染，先天奇形，てんかん・熱性痙攣を代表とする発作性疾患）と全身性疾患に起因するもの（低血糖，低カルシウム血症，電解質異常，代謝異常，薬剤，中毒，低酸素など）に大別される．後述する年齢別の原因も考慮しながら，検査計画を立てる．

緊急に行うべき検査は血算，生化学（血糖，肝酵素，電解質，カルシウム，アンモニア），血液ガス，尿検査（テープチェックのみでも可）であり，後日追加の検査が必要となるときのために一部は保存しておくとよい．髄液検査は中枢神経感染症が疑われる場合施行するが，なるべく細い針で細胞，蛋白，糖，培養を優先に採取する．脳血管障害や外傷が疑わしい場合，画像診断（CT/MRI）が有用である．てんかん・意識障害の診断および評価には脳波検査を行うのが望ましい．

年齢別にみた代表的な疾患[4]

新生児期

新生児期の痙攣として，もっとも頻度が高いのは低酸素性虚血性脳症であり，その他，頭蓋内出血，低血糖症，低カルシウム血症，低マグネシウム血症，高アンモニア血症，髄膜炎，ヘルペス脳炎，てんかん性疾患（良性新生児痙攣，大田原症候群）などがあげられる．新生児期の痙攣の特徴として，発作型が全身性強直間代性痙攣でなく，限局性の間代，姿位の異常，眼球偏位や舌なめずり，無呼吸や急激な心拍数の変化など，痙攣と判断しにくいタイプが多い．逆に，振戦，jitterinessなどの非痙攣性の運動もよく認められることから，診断においては発作時脳波所見の確認が有用である[5]．

乳幼児期

乳幼児期は，一生のなかでもっとも痙攣が好発する時期である．その多くは良性の経過をたどり，もっとも頻度の高い熱性痙攣をはじめ，良性乳児痙攣，憤怒痙攣，胃腸炎に伴う痙攣などが代表的である．一方，脳性麻痺・脳先天奇形などの基礎疾患を有する難治性てんかんが発症するのもこの時期である．また，痙攣重積をきたしやすいのも乳幼児期であり，熱性痙攣重積，細菌性髄膜炎，急性脳炎/脳症（HHV-6，インフルエンザほか），頭部外傷（一部には虐待を含む）など早急な対応を必要とする状況も起こり得る．

学童期

てんかんがもっとも多く，脳血管障害，脳腫瘍，中枢神経系ループスなども原因となる．痙

表1　年齢別痙攣の原因（頻度の多いもの）

新生児期	乳幼児期	学童期
低酸素性虚血性脳症	熱性痙攣	てんかん
頭蓋内出血	良性乳児痙攣	脳炎/脳症
低血糖症	胃腸炎に伴う痙攣	頭部外傷
低カルシウム血症，低マグネシウム血症	憤怒痙攣	脳血管障害（もやもや病，脳動静脈奇形）
脳奇形	髄膜炎・脳炎	脳腫瘍
髄膜炎・脳炎	急性脳症（HHV-6，インフルエンザなど）	脳変性疾患
先天性代謝異常	脳奇形，神経皮膚症候群	心因反応（ヒステリー）
家族性・非家族性新生児痙攣	頭部外傷，ビタミンK欠乏による頭蓋内出血	高血圧性脳症
てんかん性脳症	中毒（薬物，毒物）	循環器疾患に伴う失神，不整脈
	先天性代謝異常	

攣に加えて発達退行を示す場合は脳変性疾患や slow virus 感染症（亜急性硬化性全脳炎）を疑う。この年代では循環器疾患，心因反応も鑑別すべきである。

　各年代で代表的な痙攣の原因を表1に示す。

● 痙攣の処置・治療[6]

救急外来での対応

1）痙攣が認められない場合

　すでに痙攣が止まっており，意識が清明でバイタルサインと全身状態が安定していれば無処置で経過をみる。短時間での再発リスクや家族の不安が強い場合は，ジアゼパム坐剤（0.3〜0.5mg/kg）を投与する。胃腸炎に伴う痙攣は短時間の痙攣を繰り返し，ジアゼパム製剤の有効性が劣るので，カルバマゼピン（5mg/kg）1回内服投与が推奨されている。痙攣はなく意識障害のみが存在する場合，代謝異常（血糖異常，電解質異常，血液ガス，アンモニア）や中毒（毒物・薬剤）の可能性を考慮しての対応が必要である。

2）痙攣が持続している場合

　痙攣が30分以上持続しているか，頻回に反復しその間，意識障害が持続する状態を痙攣重積（重延状態）といい，非可逆的脳障害や生命的危険をもたらす可能性がある。30分以内であっても病院受診時に持続している痙攣はそれに準じた対処が必要である。

　一般的処置として嘔吐による窒息を防ぐため顔ないし体を横向きとする（口の中にものをはさまない）。吐物や分泌物が多量のときは口腔を吸引する。点滴・静注用の血管を確保し，舌根沈下や呼吸抑制があればアンビューバッグによる補助呼吸を行う。

　薬剤の第一選択はジアゼパムである。投与量は0.3〜0.5mg/kgまたは（年齢+1）mgを呼吸抑制に注意しながらゆっくり（3mg/min以下），痙攣が消失するまで原液を静注する。ジアゼパムが一時的に有効でも痙攣を反復する場合，15〜30分あけて3回までは同量の再投与が可能である。

　フェニトインは10〜20mg/kgを心電図モニター下で不整脈に注意しながら，ゆっくり1mg/

図2 来院時の治療手順

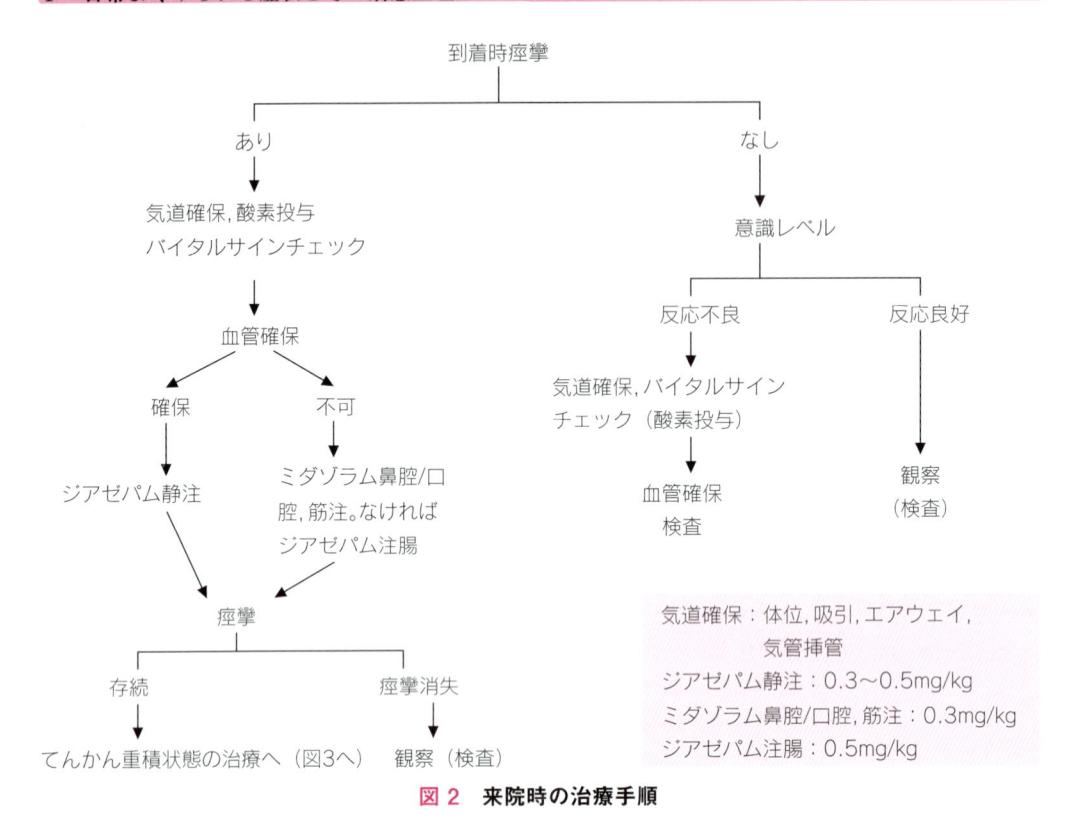

```
到着時痙攣
├─ あり
│   気道確保，酸素投与
│   バイタルサインチェック
│   ↓
│   血管確保
│   ├─ 確保 → ジアゼパム静注
│   └─ 不可 → ミダゾラム鼻腔/口腔，筋注。なければジアゼパム注腸
│   ↓
│   痙攣
│   ├─ 存続 → てんかん重積状態の治療へ（図3へ）
│   └─ 痙攣消失 → 観察（検査）
└─ なし
    意識レベル
    ├─ 反応不良
    │   気道確保，バイタルサインチェック（酸素投与）
    │   ↓
    │   血管確保
    │   検査
    └─ 反応良好 → 観察（検査）
```

気道確保：体位，吸引，エアウェイ，気管挿管
ジアゼパム静注：0.3〜0.5mg/kg
ミダゾラム鼻腔/口腔，筋注：0.3mg/kg
ジアゼパム注腸：0.5mg/kg

kg/min 以内のスピードで経静脈的に投与する．効果出現まで20〜30分かかるが有効であれば，維持療法（7〜10mg/kg/day　分2）に移行する．

適応外使用であるが，その他使用される薬剤としてミダゾラム，リドカイン，バルビツレート製剤がある．ミダゾラムは0.1〜0.3mg/kgを1回静注し，引き続き0.1〜0.3mg/kg/hrで持続投与が可能である．リドカインは0.6〜3mg/kg単回静注に続き1〜4mg/kg/hrの持続投与を行う．チオペンタールは初回量4〜6mg/kgをゆっくり静注し，持続点滴で維持（2〜4mg/kg/hr）するが，呼吸・循環動態の厳重なチェックのため，ICU管理が必要である．

参考に「小児のけいれん重積に対する薬物療法のエビデンスに関する臨床研究」班（平成14〜16年度，主任研究者：大澤真木子）においてまとめられた『小児のけいれん重積状態の診断・治療ガイドライン（案）―よりよい治療法を求めて―』から，痙攣重積への対応を示す（図2，3）[7]．

一般外来での対応

機会性痙攣で，再発のリスクが少ないか再発しても長期的予後良好と考えられる痙攣（憤怒痙攣，胃腸炎に伴う痙攣，単純型熱性痙攣など）は原則として無治療で経過をみる．その際，保護者の不安には十分な説明と対応を行う．熱性痙攣をすでに複数回反復していたり重積発作の既往がある場合は，ジアゼパム坐剤の発熱時頓用投与（0.3〜0.5mg/kgを8時間間隔で2回投与）を試みる．てんかんの場合，単に"てんかん"の診断では不十分であり，発作型や脳波所見，長期的予後を考慮したてんかん症候群分類まで行ったうえで，適切な抗てんかん薬を選

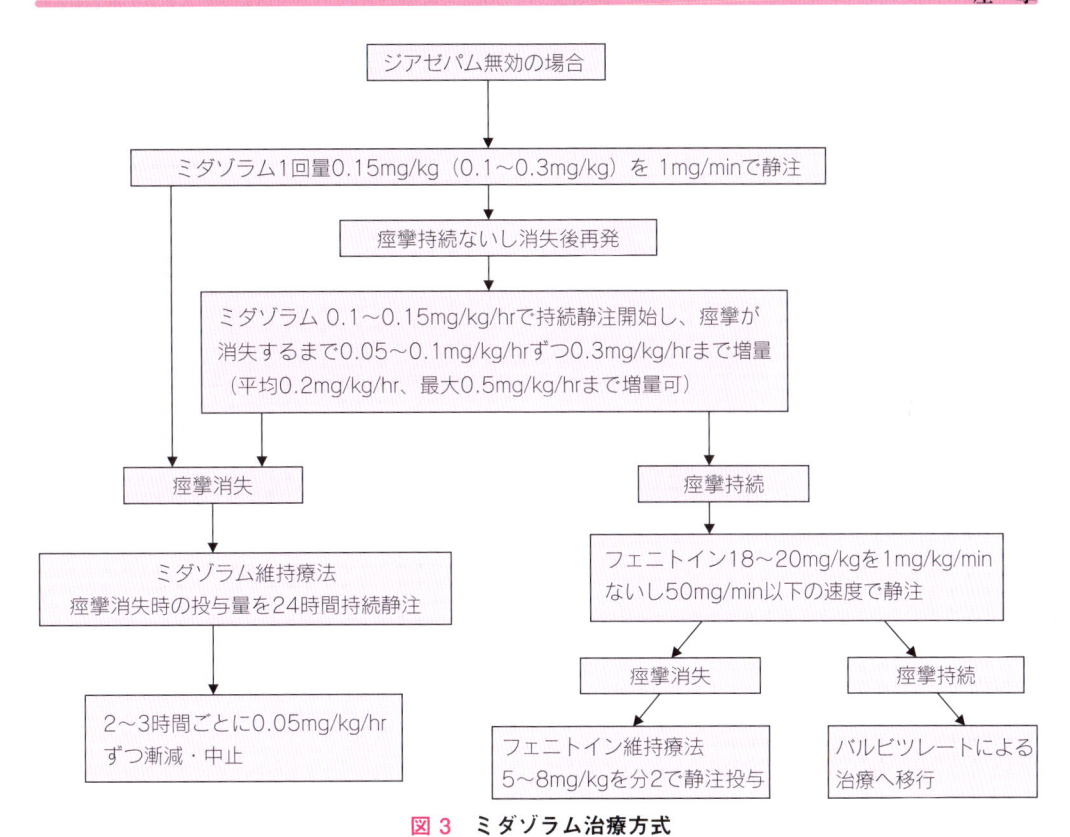

```
                    ┌──────────────────────┐
                    │  ジアゼパム無効の場合  │
                    └──────────┬───────────┘
                               ▼
        ┌────────────────────────────────────────────────┐
        │ ミダゾラム1回量0.15mg/kg（0.1〜0.3mg/kg）を1mg/minで静注 │
        └────────────────────────┬───────────────────────┘
                                 ▼
                    ┌──────────────────────┐
                    │ 痙攣持続ないし消失後再発 │
                    └──────────┬───────────┘
                               ▼
        ┌────────────────────────────────────────────────┐
        │ ミダゾラム 0.1〜0.15mg/kg/hrで持続静注開始し、痙攣が │
        │ 消失するまで0.05〜0.1mg/kg/hrずつ0.3mg/kg/hrまで増量 │
        │   （平均0.2mg/kg/hr、最大0.5mg/kg/hrまで増量可）    │
        └──────┬─────────────────────────────┬───────────┘
               ▼                             ▼
        ┌──────────────┐              ┌──────────────┐
        │   痙攣消失    │              │   痙攣持続    │
        └──────┬───────┘              └──────┬───────┘
               ▼                             ▼
   ┌──────────────────────┐      ┌──────────────────────────┐
   │ ミダゾラム維持療法    │      │ フェニトイン18〜20mg/kgを1mg/kg/min │
   │ 痙攣消失時の投与量を   │      │ ないし50mg/min以下の速度で静注     │
   │ 24時間持続静注        │      └──────┬───────────────┬───┘
   └──────┬───────────────┘             ▼               ▼
          ▼                      ┌──────────┐    ┌──────────┐
   ┌──────────────────────┐      │ 痙攣消失  │    │ 痙攣持続  │
   │ 2〜3時間ごとに0.05mg/kg/hr │      └────┬─────┘    └────┬─────┘
   │ ずつ漸減・中止         │           ▼               ▼
   └──────────────────────┘  ┌──────────────┐ ┌──────────────┐
                              │フェニトイン維持療法│ │バルビツレートによる│
                              │5〜8mg/kgを分2で │ │治療へ移行      │
                              │静注投与        │ │              │
                              └──────────────┘ └──────────────┘
```

図3 ミダゾラム治療方式

択する．ローランドてんかんを代表とする良性小児部分てんかんのように，一生涯で数回の反復で治癒すると予想される場合，抗てんかん薬の長期投与は必須ではない．

痙攣は小児においてありふれた症状であるが，保護者の不安は強い．脳に与える影響や再発予防の必要性や方法については，十分な説明が必要かつ有用である．

■文　献

1) 渡辺一功：「けいれん」の定義と種類．小児内科，31：413-417, 1999.
2) 山野恒一：けいれん発症のメカニズム；神経細胞のレセプター．小児内科，31：429-432, 1999.
3) 森本武彦：けいれんのメカニズムと病態．小児内科，35：128-129, 2003.
4) 椎原弘章：けいれんをおこす疾患の鑑別．小児内科，31：461-467, 1999.
5) Okumura, A., Hayakawa, F., Kato, T., et al.：Ictal electroencephalographic findings of neonatal seizures in preterm infants. Brain Dev., 30：261-268, 2008.
6) 中澤友幸：けいれん・意識障害の対処法．柳澤正義監，小児科研修医ノート，診断と治療社，東京，1999, pp.701-704.
7) 大澤真木子，山野恒一，相原正男，他：小児のけいれん重積状態の診断・治療ガイドライン（案）—よりよい治療法を求めて—2005. 3. 27版　version 8.2. 小児のけいれん重積に対する薬物療法のエビデンスに関する研究班・編，2005, pp12-13.

〔中澤　友幸〕

頭　痛

ケアに対するポイント
・頭痛の診断にもっとも重要なことは，問診である。
・その問診の重要事項は病歴の聴取であり，それにより，その後の対応は大きく変化する。

● 原因・症状

　頭痛は臨床の場でよく認められる症状であり，その原因はさまざまである。急性疾患に随伴した症状のひとつとしての頭痛，繰り返される長期にわたる頭痛，その時々に応じての対応が要求される。患児の訴えが明瞭ではない場合には，頭痛の性状や随伴症状に関しての情報を得るために，注意深い状態の観察や問診を行う必要がある。

● 観察のポイント

問　診

1）病歴の聴取

　急性期の頭痛と思われる際には，発症時の全身状態（発熱・意識障害・痙攣の有無など），その他の症状の有無（上気道症状・嘔吐など）の聴取を要する。

　反復性・慢性の頭痛と思われる際には，開始時期，出現頻度，持続時間，出現部位，性状，随伴する他の症状を聴取する。また，前駆症状，誘因，増悪因子，軽快因子，頭痛の家族歴，合併疾患の有無などの聴取も必要である。

　国際頭痛学会（International Headache Society；IHS）による国際頭痛分類第2版（ICHD-Ⅱ）[1]の診断基準に基づき，問診していくことが望ましい。

2）家族歴

　片頭痛など，しばしば遺伝性を認めるものもあるため，家族内に頭痛を有する者に関しての聴取も要する。また，高血圧，アレルギー，神経疾患（てんかん，腫瘍，神経皮膚疾患など）など，頭痛に関連する疾患の有無が患児の頭痛の診断に有用なこともある。

3）既往歴

　周産期歴，発達歴，外傷（とくに頭部外傷）・手術歴，アレルギー歴，常備薬を含めた投薬歴，器質的疾患（高血圧・痙攣などの神経疾患・耳鼻科的疾患・眼科的疾患など）の既往歴など，頭痛につながる要因となる可能性のある事柄についての詳細な評価を要する。また，患児のお

かれている環境も頭痛につながる要因となる可能性もあり，家庭環境・学校の環境の評価も重要である。

診察

1）身体所見

発熱の有無，血圧を含めた vital sign，胸腹部の聴診・触診などを順次行っていく。視診において，皮膚の状態を確認する。発疹・出血斑・内出血・線条・カフェオレ斑・蝶形紅斑などを認めた際には，そこから器質的疾患を疑うことができる。眼科疾患，耳鼻咽喉科疾患，歯科疾患による放散痛も考えながら診察をすすめる。また，患児の様子・表情の観察を行い，併せて，受診に付き添っているだろう保護者の様子も観察する。家族関係や患児との親子関係を推測することができ，そこから頭痛につながる要因を見いだすこともできるだろう。

2）神経学的所見

意識レベルは問診にて判断できるだろう。その後，脳圧亢進徴候（髄膜刺激症状・大泉門の膨隆）などのチェック，問診・身体所見から必要と考えられる脳神経についての所見（瞳孔の大きさ，対光反射・眼球運動制限の有無など），歩行異常の有無，小脳失調の有無などについて，順次，確認していく。歩行の状態からは，麻痺・筋力低下・失調の有無などを確認することができ，ヒステリーなど心因性の要素の可能性も推測できる。また，視覚症状や脳圧亢進徴候が認められる場合には，眼科にて眼底検査・視力検査を行う必要もある。

臨床検査

検査は，臨床症状・鑑別診断から選択して行っていく。おもな検査としては，画像診断として頭部 CT・MRI・MRA，脳波，髄液検査，心理学的検査などがあげられる。

髄液検査は中枢神経感染症の診断には必須であるが，脳圧亢進があると脳ヘルニアをきたす危険があるため，画像診断終了後に行われることが望まれる。ただし，細菌性髄膜炎のような急性感染がもっとも疑われる場合には，速やかに検査を進める必要がある。

頭部 CT・MRI では先天奇形，外傷，頭蓋内感染，血管性病変，腫瘍などの診断に有益である。とくに MRI は，下垂体部病変，頭蓋頸椎移行部病変，白質病変，副鼻腔病変などの検出に CT より優れている。

もやもや病など血管性病変の存在を疑わせる所見を認める場合には，頭部 MRA を行う必要がある。

脳波検査は必ず行うべき検査ではないが，意識状態の変化，異常行動が認められ，てんかんが鑑別にあがる場合には必要となる。ただし，片頭痛患者の約 10％にてんかんや頭痛と関連のない良性局在性のてんかん様脳波が認められることを認識しておく必要がある。

頭痛の原因として心因性を疑うときには，心理学的検査は有用であり，性格検査・知能検査などを行う。

● おもな疾患

ICHD-Ⅱ[1])には数多くの原因疾患が記載されている（**表1**）。頭痛発作を繰り返す一次性頭痛と，器質的疾患により症状として頭痛が発生する二次性頭痛とに大別される。二次性頭痛の

表1　国際頭痛分類第2版（ICHD-Ⅱ）

第1部　一次性頭痛（機能性頭痛）

1　片頭痛
  1.1　前兆のない片頭痛
  1.2　前兆のある片頭痛
    1.2.1　典型的前兆に片頭痛を伴うもの
    1.2.2　典型的前兆に非片頭痛様の頭痛を伴うもの
    1.2.3　典型的前兆のみで頭痛を伴わないもの
    1.2.4　家族性片麻痺性片頭痛
    1.2.5　孤発性片麻痺性片頭痛
    1.2.6　脳底型片頭痛
  1.3　小児周期性症候群（片頭痛に移行することが多いもの）
    1.3.1　周期性嘔吐症
    1.3.2　腹部片頭痛
    1.3.3　小児良性発作性めまい
  1.4　網膜片頭痛
  1.5　片頭痛の合併症
  1.6　片頭痛の疑い
2　緊張型頭痛——頭蓋周囲の圧痛を伴うものと伴わないものがある
  2.1　稀発反復性緊張型頭痛
  2.2　頻発反復性緊張型頭痛
  2.3　慢性緊張型頭痛
  2.4　緊張型頭痛の疑い
3　群発頭痛および他の三叉神経・自律神経性頭痛
  3.1　群発頭痛——反復性・慢性
  3.2　発作性片側頭痛——反復性・慢性
  3.3　結膜充血および流涙を伴う短時間持続性片側神経痛様頭痛発作
  3.4　三叉神経・自律神経性頭痛の疑い
4　その他の一次性頭痛

第2部　二次性頭痛（症候性頭痛）

5　頭頸部外傷による頭痛
6　頭頸部血管障害による頭痛
7　非血管性頭蓋内疾患による頭痛
  7.1　頭蓋内圧亢進性頭痛
    7.1.1　特発性頭蓋内圧亢進による頭痛
    7.1.2　代謝・中毒・内分泌に起因する頭蓋内圧亢進による頭痛
    7.1.3　水頭症に起因する頭蓋内圧亢進による頭痛
  7.2　低髄液圧による頭痛
  7.3　非感染性炎症疾患性頭痛——神経サルコイドーシス・無菌性（非感染性）髄膜炎
  7.4　脳腫瘍による頭痛
  7.5　髄注による頭痛
  7.6　てんかん発作による頭痛
  7.7　キアリ奇形Ⅰ型による頭痛

頭痛

8 物質またはその離脱による頭痛
  8.1 急性の物質使用または曝露による頭痛
     一酸化窒素・一酸化炭素・アルコール・グルタミン酸ナトリウム・ヒスタミン　他
  8.2 薬物乱用頭痛
  8.3 慢性薬物使用による有害事象としての頭痛
  8.4 物質離脱による頭痛
9 感染症による頭痛
  9.1 頭蓋内感染症による頭痛──髄膜炎・脳炎・脳腫瘍・硬膜下膿瘍
  9.2 全身性感染症による頭痛──細菌感染・ウィルス感染
  9.3 ヒト免疫不全ウィルス/後天性免疫不全症候群による頭痛
  9.4 慢性感染症後の頭痛
10 ホメオスターシスの障害による頭痛
   低酸素血症・高炭酸ガス血症・透析・高血圧・甲状腺機能低下・絶食　他
11 頭蓋骨，頸，眼，耳，鼻，副鼻腔，歯，口あるいはその他の顔面・頭蓋の構成組織の障害に起因する頭痛あるいは顔面痛
12 精神疾患による頭痛

第3部　頭部神経痛，中枢性・一次性顔面痛およびその他の頭痛

13 頭部神経痛および中枢性顔面痛
14 その他の頭痛，頭部神経痛，中枢性あるいは原発性顔面痛

〔文献1）より抜粋〕

詳細に関しては各項に譲る。
　一次性頭痛において，小児では片頭痛と緊張型頭痛がもっとも多い。また，小児の頭痛では，起立性調節障害（orthostatic dysregulatoin；OD）に伴う頭痛も多い。

片頭痛（表2）

　小児の片頭痛の特徴は，成人に比し発作持続時間が短いことである。頭痛の部位も必ずしも片側とは限らず，両側の前頭部に起こることも多い。発作時には悪心・嘔吐など消化器症状を伴うことが多く，光や音に過敏になるなど，随伴症状を認めることもある。典型的な前兆は片頭痛発作の直前または同時に起こる閃輝暗点（視界にチカチカした光が現れ拡大し，元のところはぼやけて見えにくくなる現象）である。予兆は発作の数時間〜2日前から生じ，疲労感，集中困難，頸部のこり，光・音過敏，悪心，霧視，あくび，顔面蒼白などがある。頭痛発作の誘発因子として，ストレス，疲労，空腹や飢餓，月経，睡眠不足，食品（チョコレート・チーズ・アルコールなど）などが指摘されている[5]。
　ICHD-Ⅱ[1]では片頭痛に移行することが多いものとして，小児周期性症候群が追加されている。

・周期性嘔吐症
　1時間に4回以上の頻度で1時間〜5日間続く，強い悪心と嘔吐の周期性発作。
・腹部片頭痛
　反復発作性の腹部正中部・臍周囲もしくは非局在性の1〜72時間持続する痛みを繰り返す。悪心，嘔吐，食欲不振，顔面蒼白などを伴う。

表2 片頭痛の診断基準（ICHD-Ⅱ）

1.1 前兆のない片頭痛（小児に適応）
 A. B〜D を満たす頭痛発作が5回以上ある
 B. 頭痛の持続時間は1〜72時間（未治療もしくは治療が無効の場合）
 C. 頭痛は以下の特徴の少なくとも2項目を満たす
  1. 両側性（前頭/側頭）あるいは片側性
  2. 拍動性
  3. 中等度〜重度の頭痛
  4. 日常的な動作（歩行や階段昇降などの）により頭痛が増悪する，あるいは頭痛のために日常的な動作を避ける
 D. 頭痛発作中に少なくとも以下の1項目を満たす
  1. 悪心または嘔吐（あるいはその両方）
  2. 光過敏および音過敏
 E. その他の疾患によらない

1.3 小児周期性症候群（片頭痛に移行することが多いもの）
1.3.1 周期性嘔吐症
 A. BおよびCを満たす発作が5回以上ある
 B. 1時間〜5日間続く，強い悪心と嘔吐の周期性発作（個々の患者で毎回同様の発作）
 C. 発作中嘔吐は少なくとも4回/1時間の頻度で1時間以上続く
 D. 発作間欠期は無症状
 E. その他の疾患によらない
1.3.2 腹部片頭痛
 A. B〜Dを満たす発作が5回以上ある
 B. 1〜72時間持続する腹痛発作（未治療もしくは治療が無効の場合）
 C. 腹痛は次の特徴をすべて満たす
  1. 正中部，臍周囲もしくは局在性に乏しい
  2. 鈍痛もしくは漠然とした腹痛（just sore）
  3. 中等度〜重度の痛み
 D. 腹痛中，以下の少なくとも2項目を満たす
  1. 食欲不振　2. 悪心　3. 嘔吐　4. 顔面蒼白
 E. その他の疾患によらない
1.3.3 小児良性発作性めまい
 A. Bを満たす発作が5回以上ある
 B. 前触れなく生じ数分〜数時間で自然軽快する，頻回・重度の回転性めまい発作
  （眼振または嘔吐を伴う場合が多い。片側性拍動性頭痛がめまい発作の際に生じることがある）
 C. 発作間欠期には神経所見および聴力・平衡機能は正常
 D. 脳波所見は正常

〔文献1）2）より抜粋〕

・小児良性発作性めまい
 前触れなく生じ数分〜数時間で自然軽快する，頻回・重度の回転性めまい発作。

緊張型頭痛（表3）

小児では学童期以降にその頻度が増加する。両側頭部か頭全体，時には後頭部が締め付けら

表 3 緊張型頭痛の診断基準（ICHD-Ⅱ）

2.1 稀発反復性緊張型頭痛
　　平均して 1 カ月に 1 日未満（年間 12 日未満）の頻度で発現する頭痛が 10 回以上
2.2 頻発反復性緊張型頭痛
　　3 カ月以上にわたり，平均して 1 カ月に 1 日以上，15 日未満（年間 12 日以上 180 日未満）の頻度で発現する頭痛が 10 回以上
2.3 慢性緊張型頭痛
　　3 カ月以上にわたり，平均して 1 カ月に 15 日以上（年間 180 日以上）の頻度で生じる頭痛
　A．かつ B〜D を満たす
　B．頭痛は 30 分〜7 日間持続する（2.3 は数時間持続，あるいは絶え間なく続く）
　C．頭痛は以下の特徴の少なくとも 2 項目を満たす
　　1．両側性
　　2．性状は圧迫感または締め付け感（非拍動性）
　　3．強さは軽度〜中等度
　　4．歩行や階段の昇降のような日常的な動作により増悪しない
　D．以下の両方を満たす
　　1．悪心や嘔吐はない（食欲不振を伴うことはある）
　　2．光過敏や音過敏はあってもどちらか一方のみ
　E．その他の疾患によらない

〔文献 1）2）より抜粋〕

れるような重苦しい感じの痛みが出現する。ふわっとしためまいや嘔気を伴うこともある。長期間の同じ姿勢，ストレスによって悪化し，頭の筋肉が緊張して起こるといわれている。頭の筋肉と肩の筋肉は連続しているため，肩こりを伴うことも多く，肩・首の筋肉のこりで悪化する。頭痛の頻度によって，稀発反復性・頻発反復性・慢性と分類されている。

起立性調節障害（OD）

起立時の心血管循環調節不全により，起立耐性が低下する自律神経失調のひとつであり，心理的ストレスに影響されやすい一面をもつ。現時点では，起立直後性低血圧，体位性頻脈症候群，神経調節性失神，遷延性起立性低血圧の 4 種類のサブタイプが存在すると考えられている[9)10)]。それぞれのサブタイプにより症状が異なる部分もあり，頭痛は必発の症状ではない。診断基準において，頭痛は小症状に分類されている。

● 処置・治療

二次性頭痛に関しては，各疾患の治療がまず優先される。そのうえで，症状としての頭痛の程度が強いときには頓服として鎮痛薬を服用してもよいであろう。また，心因性要素の関与も考えられる頭痛に関しては，心理的アプローチを要することもある。

頭痛の急性期治療・対症療法としては，アセトアミノフェン（10mg/kg/回：最高 500mg），イブプロフェン（5mg/kg/回：最高 200mg）を頓用として使用する。

以下，一次性頭痛に関して述べる。

片頭痛

1）急性期治療

① 鎮痛薬

第一に，上記記載の鎮痛薬を使用する。十分な鎮痛効果発現のためには，頭痛発作出現早期に，十分量を内服することが望ましい。頭痛に伴う嘔気に対しては，積極的に制吐剤を使用する。

② エルゴタミン製剤

鎮痛薬が無効な症例に対し，トリプタン系薬が発売される以前は，エルゴタミン製剤（ジヒデルゴット®，カフェルゴット®）を使用していた。しかし，添付文書には「小児に対する安全性は確立されていない」と記載されている。頭痛極期に服用すると嘔気が増強され，頭痛が悪化する可能性もあり注意が必要である[5]。

③ トリプタン系薬

頭痛発作開始後，時間が経過して使用しても有効であるとされている。現在，4種類のトリプタン系薬が承認されている。しかし，添付文書には「小児に対する安全性は確立されていない」と記載されている。小児使用に関しては，12歳以上でスマトリプタンの点鼻液の推奨度が高い。本剤は，ICHD-IIの診断基準に基づき片頭痛の診断が確実になされ，鎮痛薬・エルゴタミン製剤が無効で学業に支障をきたす可能性がある場合に限定して使用するべきであろう。トリプタン系薬と同様の作用を有するエルゴタミン製剤は，トリプタン系薬投与後24時間は併用禁忌であり，24時間以内のトリプタン系薬同士の併用も禁忌であるなど，使用方法は慎重を要する[5)8)]。

2）予防療法

規則正しい生活（睡眠・食事など），頭痛発作の誘因の除去など，非薬物療法も推奨される。そのうえで，月に何度も頓服薬が必要な場合には予防薬投与を考慮する。予防薬として，抗ヒスタミン薬であるシプロヘプタジン，カルシウム拮抗薬である塩酸ロメリジン，抗痙攣薬であるバルプロ酸ナトリウム，β遮断薬であるプロプラノロール，抗うつ薬であるアミノトリプチンなどがあげられる[5)8)]。予防薬の平均投与期間は6カ月程度であり，6〜12カ月の投与期間中は予防薬投与をやめても，頻度は著減し，持続的な効果が得られると考えられている[3]。

緊張型頭痛[2]

1）薬物療法

片頭痛治療と同様に，鎮痛薬が第一選択になる。その他として，カフェイン，抗うつ薬であるアミノトリプチン，抗不安薬であるジアゼパム，筋弛緩薬であるチザニジン・エペリゾン・ダントロレンなどがあげられる。

2）非薬物療法

頭痛体操，認知行動療法，頸部指圧，鍼灸，催眠療法などをはじめとした種々の治療法があり，有用なものは治療法として推奨される価値がある。

起立性調節障害（OD）

日本小児心身医学会により，心身両面からOD診療を円滑に進めるための『小児起立性調節障害ガイドライン』が発行された。身体的重症度と心理社会的関与の有無によって治療的対応，

①説明・説得療法,②非薬物療法,③学校への指導や連携,④薬物療法,⑤環境調整(友達・家族),⑥心理療法,を組み合わせていく[10]。

● おわりに

頭痛は臨床の場でよくみられる症状であり,その病因は多岐にわたる。重大な基礎疾患を示唆することも多く,適切な診断治療が重要であり,安易な鎮痛薬の処方・使用は慎むべきである。また,薬物乱用頭痛のように,鎮痛薬・頭痛頓挫薬の乱用によってさらに頭痛が引き起こされることもあり,患児・家族への使用方法の指導も徹底されなければならない。

■文　献

1) 日本頭痛学会新国際分類普及委員会:国際頭痛分類第2版日本語版.日頭痛会誌,31:1-188,2004.
2) 日本頭痛学会・編:慢性頭痛の診療ガイドライン,医学書院,東京,2006, pp.1-227.
3) Winner, P. and Rothner, A.D.:小児の頭痛.寺本純・訳,診断と治療社,東京,2002, pp.1-176.
4) 中野省三:頭痛.小児科診療,69:62-65, 2006.
5) 山中岳,星加明徳:片頭痛.小児内科,39:1349-1352, 2007.
6) 竹島多賀夫,今村恵子,中島健二:急性頭痛.小児科診療,70:352-355, 2007.
7) 藤田光江:慢性・反復性の頭痛.小児科診療,70:356-359, 2007.
8) 藤田光江:小児の片頭痛治療薬.小児科診療,70:1183-1188, 2007.
9) 田中英高:起立性調節障害.小児内科,39:1345-1348, 2007.
10) 日本小児心身医学会:小児起立性調節障害診断・治療ガイドライン2005, 2006.

〔富澤　江実子／神山　潤〕

呼吸困難

> **ケアに対するポイント**
> ・呼吸困難・循環器障害の程度（緊急処置の必要性）を迅速に判断
> ・全身状態，バイタルサイン，SpO_2 をまずチェック
> ・呼吸数・リズム，胸郭，鼻翼などの動き，喘鳴・呻吟呼吸・循環器症状の有無は重要なチェックポイント
> ・緊急処置を必要に応じ行いながら，原因疾患を鑑別していく。

種々の疾患の一症状として出現するが，小児では解剖・生理学的に急激に呼吸困難をきたしやすく，緊急処置が予後を左右することもあり，迅速，適切な処置と原因究明が求められる。新生児については，「A.新生児疾患；呼吸障害」の項（p.85）を参照されたい。

● 原　因

呼吸困難（dyspnea）は，元来呼吸するのに不快を感じる状態（主観的な自覚症状）と定義される。しかし，乳幼児では自覚症状として訴えられないので努力呼吸を呈する状態〔呼吸窮迫（respiratory distress）〕と換言される。

呼吸困難をきたす原因としては，①換気力学的（拘束性，閉塞性などの換気障害），②代謝性（低酸素血症，高炭酸ガス血症，アシドーシスなど），③心・循環性（肺高血圧症，肺うっ血，肺水腫など），④精神神経性（中枢神経系・呼吸筋などの疾病），⑤心因性（息切れの意識を増加させる心理・身体的な要因）などに大別できる。

一方，呼吸不全（respiratory failure）は客観的症状で定義されており，肺がガス交換を果たせなくなった状態をさし，換気不全またはガス交換障害または両者の合併によりもたらされ，I型：低酸素症（$PO_2 < 60$ torr）のみ，II型：低酸素症と高炭酸ガス血症（$PCO_2 > 45$ torr）に大別される。

呼吸困難をきたすおもな疾患を**表1**に示す。

● 問診・症状・検査

幼若な患児であるほど呼吸状態が悪化すると悪循環に陥りやすく，急速に呼吸不全に陥る可能性がある。身体所見と手短な問診から呼吸不全状態にあるか，あるいは短時間に呼吸不全に陥る可能性があるか否かを判断し，適切な救急処置を行いながら原疾患の診断，治療を進める

表1 呼吸困難をきたす疾患

障害部位	障害要因	おもな病名
I. 気道性	1. 先天的構造異常	
	①上気道狭搾，閉塞	喉頭・気管軟化症
		血管輪
		小顎症，Pierre Robin syndrome
		巨舌症，舌根部囊腫
		後鼻孔閉鎖
	②下気道狭窄	気管支狭搾
		BPD（bronchopulmonary dysplasia）後遺症
		囊胞性線維症
	2. 異物	喉頭・気管・気管支内異物
	3. 腫瘍	
	①上気道腫瘍	甲状舌管囊胞，乳頭腫
	②下気道腫瘍	気管支腺腫
	③気道外腫瘍	甲状腺腫
	4. 上気道感染	鼻炎
		扁桃周囲膿瘍・咽後膿瘍
		クループ症候群（急性喉頭炎，喉頭蓋炎）
	5. 下気道感染	急性細気管支炎
		急性気管支炎
		百日咳
	6. アレルギー疾患	気管支喘息，血管性浮腫（喉頭浮腫）
	7. その他	無気肺
		舌根沈下
		抜管後声門下浮腫
		胎便吸引症候群
II. 肺性	1. 感染	肺炎，敗血症
	2. アレルギー疾患	過敏性肺炎，アレルギー性気管支肺アスペルギルス症（ABPA）
		PIE症候群
	3. 出血	肺出血
	4. 肺水腫	心原性肺水腫…心血管系疾患
		ARDS（急性呼吸窮迫症候群）
		急性糸球体腎炎
		神経原性肺水腫…頭部外傷，脳内出血，髄膜炎後水頭症，白血病性髄膜浸潤など
	5. 先天的構造異常	先天性肺囊胞性腺腫様奇形（CCAM）
		肺葉性気腫（LE）
		先天性肺リンパ管拡張症（総肺静脈還流異常症合併症）
	6. 腫瘍	Histiocytosis X，転移性癌
	7. その他	特発性びまん性間質性肺炎
		慢性閉塞性肺疾患（α_1アンチトリプシン欠損症など）
		肺気腫，慢性気管支炎
		嚥下性肺炎

			肺ヘモジデローシス
			縦隔気腫
			肺胞蛋白症
			肺塞栓症
			肺挫傷，溺水
			ショック
Ⅲ．胸膜腔性	1．気胸		
	2．液体貯留		胸膜炎，水胸，乳び胸，血胸，膿胸
	3．縦隔・胸膜腫瘍		
Ⅳ．呼吸筋性	1．神経性		Guillain-Barré症候群
			重症筋無力症
			脊髄性筋萎縮症
			サリン（毒物）
			破傷風
			急性脊髄前角炎（ポリオ，急性灰白髄炎）
			ジフテリア，（乳児）ボツリヌス症
	2．筋性		進行性筋ジストロフィー症
	3．先天的構造異常		横隔膜ヘルニア
	4．外傷		横隔膜麻痺
	5．膠原病		皮膚筋炎
Ⅴ．心・血管性	1．先天性心疾患		
	①肺血流量減少型…無呼吸発作		Fallot四徴症など
	②肺血流増加型…うっ血性心不全		心室中隔欠損症（VSD），動脈管開存症，左心低形成症候群，総肺静脈還流異常など
	2．その他		心筋炎，心内膜炎，心外膜炎
Ⅵ．中枢性	1．脳圧亢進		脳内出血，髄膜炎，脳炎，脳浮腫，脳腫瘍
	2．痙攣発作		熱性痙攣，てんかん
	3．呼吸中枢異常		原発性肺胞低換気症候群（Ondieneの呪い）
	4．呼吸抑制		薬物・毒物
	5．頭部外傷		
Ⅶ．心因性			過換気症候群
			神経性咳嗽
			ヒステリー発作
			vocal cord dysfunction
			詐病
Ⅷ．代謝性	1．代謝性アシドーシス		糖尿病性昏睡，先天性腎形成不全
	2．代謝性アルカローシス		上部消化管通過障害
	3．高炭酸ガス血症		仮死，肺気腫，気管支喘息，肺炎，気道閉塞，囊胞性線維症，ポリオ
	4．低カルシウム血症		テタニー（副甲状腺機能低下症，ビタミンD欠乏症，アルカリ塩過剰摂取）
Ⅸ．その他	1．発熱		感染症
	2．高度の貧血		外傷性出血など
	3．腹部伸展		巨大腹部腫瘤，腹水貯留，腹膜炎，空気嚥下症
	4．気道熱傷		上気道型気道熱傷，肺実質型気道熱傷
	5．その他		Pickwickian症候群

必要がある。

呼吸困難をきたす疾患で呼吸器系，循環器系以外の場合は，基礎疾患に基づく所見や症状を参考に診断を進める。

問 診

急性と慢性，感染性，呼吸筋・神経性と非感染性，反復性と持続性を区別することにより，呼吸困難をきたす頻度の高い疾患の鑑別がある程度可能である（図1）。

現病歴：発症様式（急性，慢性，反復性，労作性），発症時期，感染徴候（発熱など）
既往歴：アレルギー疾患，アナフィラキシー，気胸など
基礎疾患：未熟児出生（人工呼吸管理の有無），先天奇形，心疾患，膠原病，免疫不全，心身症など
ワクチン歴：DPT（三種混合），ポリオ
異物誤嚥，薬物誤飲・接触歴，食物摂取歴（ボツリヌス：いずし，なれずしなど，乳児では蜂蜜），外傷，咬傷歴（破傷風）

症 状

1）視診・触診

(1) 意識レベル：呼吸困難が高度のときは興奮，不穏状態，さらに昏睡を呈する。

(2) チアノーゼ：中枢性チアノーゼは一般に低酸素血症（還元ヘモグロビン 5g/dl 以上）または異常ヘモグロビンの存在を示す。チアノーゼは貧血で現れにくく，多血症で現れやすい。一酸化炭素中毒では一酸化炭素ヘモグロビン（COHb）が鮮紅色を示すためにチアノーゼは現れない。

［原　因］
①肺性機序
②心血管系の肺血流減少型心疾患（右左短絡型先天性心疾患，Fallot四徴症などでは肺野の所見に乏しく，多呼吸，チアノーゼがみられる場合は無酸素発作を疑う）
③肺血流増加型心疾患（心室中隔欠損症などの左右短絡型先天性心疾患，左心低形成症候群，総肺静脈還流異常，肺動脈狭窄を伴わない単心室などでは重症になると，チアノーゼ，多呼吸，呻吟，喘鳴，陥没呼吸がみられる）

(3) 瞳孔：両側の著明な縮瞳（サリンなど有機リン中毒，橋出血）

(4) 呼吸数，呼吸の深さ，リズム

多呼吸（polypnea）：呼吸の深さ（1回換気量）も呼吸数も増加した状態，高体温などでみられる。

頻呼吸（tachypnea）（呼吸促迫；rapid breathing）：1回の呼吸の深さ（換気量）はほぼ正常であるが呼吸数が増加した状態で，下記のような状態でみられる。
①運動，恐怖，精神的興奮，発熱など
②換気能の低下を補う場合：呼吸面積の減少，呼吸筋力の低下，肺膨張不全など
③その他，心理的要因が関与した場合などにみられる。

過呼吸（hyperpnea）（過呼吸症候群）：代謝や酸素消費量以上の換気量の増加状態で，分時換気量が増大し，動脈血二酸化炭素分圧（$PaCO_2$）が低下して呼吸性アルカローシスになる。

大分類	中分類	小分類	疾患
急性疾患	感染性疾患	呼吸器感染	下気道感染症(細気管支炎,気管支炎,肺炎) クループ症候群 百日咳 胸膜炎,膿胸
		中枢性	髄膜炎,脳炎
	呼吸筋・神経性疾患		急性脊髄前角炎(ポリオ,急性灰白髄炎) ジフテリア (乳児)ボツリヌス症 破傷風 Guillain-Barré症候群 サリン(毒物)など
	非感染性疾患	呼吸器	異物誤飲 気胸,外傷,血胸 縦隔気腫 肺塞栓症 気道熱傷(上気道型・肺実質型)など
		アレルギー性	アナフィラキシー,喉頭浮腫
		中枢性	脳内出血
慢性疾患	反復性疾患	アレルギー性	気管支喘息 アレルギー性気管支肺アスペルギルス症 過敏性肺炎など
		心因性	過換気症候群 神経性咳嗽 ヒステリー発作 vocal cord dysfunction 詐病など
	持続性疾患	先天性	先天的構造異常(上・下気道狭窄,閉鎖) BPD (bronchopulmonary dysplasia)後遺症 先天性心疾患など
		肺疾患	特発性びまん性間質性肺炎 慢性閉塞性肺疾患 慢性気管支炎,肺気腫など
		呼吸筋性	重症筋無力症 脊髄性筋萎縮症 進行性筋ジストロフィー症など
		膠原病	皮膚筋炎
		中枢性	脳腫瘍など 原発性肺胞低換気症候群など

図1 呼吸困難をきたすおもな疾患の鑑別

①低酸素環境（高山），びまん性間質性肺炎，肺梗塞など
　②精神不安・ヒステリー
　③中枢障害・興奮：サリチル酸中毒など薬剤による呼吸中枢の刺激，痛み刺激や恐れ，妊娠，脳腫瘍・脳外傷・脳血管障害，代謝性アシドーシスに対する代償など
　④調節呼吸：人工呼吸管理
　不規則な呼吸・無呼吸（apnea）：重篤な呼吸不全の徴候で，とくに乳児では呼吸筋の疲労をきたしやすいとされている[1]。
　Kussmaul 呼吸：深い多呼吸：糖尿病，腎不全など代謝性アシドーシスでみられる。
　下顎呼吸：吸気時ごとに下顎を下方に動かして口をあけ，呼吸補助筋（胸鎖乳突筋など）を始動して最大の分時呼吸量を得ようとする無意識な呼吸運動で，予後不良の徴候である。
　Cheyne Stokes 呼吸：呼吸と無呼吸が交互に出現する。脳幹障害，うっ血性心不全などでみられる，予後不良の徴候である。
　Biot 呼吸：呼吸の数・深さ・リズムが不規則で，呼吸期と無呼吸期に規則性がない。脳出血，髄膜炎などによる脳幹障害でみられる。
　（5）胸郭などの動き
　①陥没呼吸：吸気時胸腔内陰圧の程度を示す。
　胸骨上窩の陥没は中等度，乳線上の肋間陥没は高度であることを示唆し，さらに高度になるとシーソー様呼吸（吸気時胸部全体が陥没し，腹部が上昇して呼気には逆となる，胸腹部が同調しない呼吸状態）を呈する。上気道閉塞，気管支喘息，急性細気管支炎などでみられる。
　②鼻翼呼吸，肩呼吸，起坐呼吸：呼吸困難が強くなると呼吸量増大をはかるため，吸気時両鼻翼を広げ，さらに肩呼吸を行うようになる．呼吸困難が強くなると循環動態を改善し呼吸筋の活動性の回復しやすい，起坐位をとるようになる。
　（6）喘鳴：気道閉塞の存在を示唆する。
　①吸気性喘鳴または呼吸困難：上気道閉塞，声門下移動性異物
　②呼気性喘鳴または呼吸困難，呼気の延長：下気道閉塞，声門下移動性異物
　（7）呻吟呼吸：呼気時の"うめき声"で，肺胞虚脱を防ぐため PEEP（positive end expiratory pressure）をかけている状態。高度の肺炎，気管支喘息，肺水腫，新生児呼吸窮迫症候群などでみられる。
　（8）循環器症状：血圧低下，不整脈，奇脈，異常発汗（皮膚は冷たいのに異常に発汗）の有無，脈拍数をチェックする。
　奇脈：胸腔内圧が上昇すると，収縮期血圧が吸気時に低く呼気時に高く変動する状態。吸気期と呼気時の最高血圧の差が 10mmHg 以上で異常とみなし，喘息発作では 20mmHg 以上になると $PCO_2>40$mm になっていることが多い[2]と報告されている。その他，心膜液貯留による心タンポナーデ，緊張性気胸，収縮性心筋炎，左室肥大，心不全，上大静脈閉塞症候群などでもみられる。

2）聴　診
　（1）呼吸音減弱：気管支閉塞状態，胸膜滲出液，気胸，横隔膜ヘルニア，肺腫瘍など
　（2）音声共鳴減弱：気管支閉塞状態，胸膜滲出液，気胸など
　（3）喘鳴：気道閉塞の存在を示唆する。
　①吸気性喘鳴または呼吸困難…上気道閉塞，声門下移動性異物

②呼気性喘鳴または呼吸困難，呼気の延長…下気道閉塞，声門下移動性異物

検査

呼吸困難の鑑別は，表1，図1を参考に，検査を進める。

SpO_2：呼吸困難の程度を経時的に評価するうえで有用である。呼吸困難が強いにもかかわらず SpO_2 が正常である場合は，心因の関与を疑う。

血液ガス分析：呼吸困難の程度，閉塞性障害とガス拡散障害，代謝性疾患，過換気症候群などを鑑別するうえで有用である。

白血球数，白血球分類，CRP：感染症の関与について情報を与えてくれる。

電解質：テタニー（低カルシウム血症）や低クロル血症などをチェックする。

胸部単純 X 線：気管支炎，肺炎，間質性肺炎，急性呼吸促迫症候群（acute respiratory distress syndrome；ARDS），無気肺，気胸（縦隔陰影の偏位），気管支喘息（横隔膜扁平化，過膨張），肺気腫（肺過膨張），急性細気管支炎（肺過膨張），気道異物（無気肺，吸気時と呼気時の含気量の差），液体貯留，横隔膜ヘルニア（胸腔内腹腔臓器陰影），縦隔・皮下気腫などは重要な所見である。心拡大・偏位は先天性心疾患が疑われ，心電図，心エコー，心臓カテーテルなどを考慮する。

繰り返す肺炎は気道の奇形，気管支内異物などを考慮する必要があり，肺 CT や気管支造影，食道造影（食道気管支瘻）が有用なことがある。

鼻咽頭部 X 線：喉頭の狭窄所見（ペンシルサインなど）はクループ症候群の診断に有用である。

中枢性呼吸障害では髄液検査（髄膜炎，脳炎，Guillian - Barré 症候群），頭部 MRI や CT（脳腫瘍，出血）が必要である。

血清 KL - 6 は特発性間質性肺炎の診断と病勢判断に有用である。

病原体の迅速診断が可能な RS ウイルス，アデノウイルス，溶連菌，肺炎球菌，マイコプラズマは病因診断に有用である。

呼吸筋性で末梢神経性または筋性疾患が疑われる場合は，生化学検査，髄液検査，筋電図（重症筋無力症，脊髄性筋萎縮症，進行性筋ジストロフィー症など）などが有用である。

● 観察のポイント

全身状態と呼吸状態を素早く観察し，バイタルサインをチェックする。

多呼吸は頻脈を伴うことが多い。小児の多呼吸，頻脈の目やすを表2[3]に示す。

呼吸困難の程度は，身体所見と同時にパルスオキシメータを装着して SpO_2 を測定して判断し，緊急処置の必要性を検討する。

発疹，縮瞳，項部硬直や筋麻痺の有無をチェックする。

慢性・持続性疾患であっても感染を機会に急性増悪をきたした可能性もあり，注意が必要である。

意識障害，チアノーゼ，ショック状態，不整呼吸，呻吟呼吸，鼻翼・肩呼吸，起坐呼吸，肋間陥没，シーソー呼吸，奇脈，異常発汗，縮瞳があるときなどは救急処置が必要である。

表2　覚醒時の小児の正常呼吸数，脈拍数の目安

年齢	呼吸数（/min）	脈拍数（/min）
＜2カ月	＜60	
2〜12カ月	＜50	
1〜5歳	＜40	
6〜8歳	＜30	
2〜12カ月		＜160
1〜2歳		＜120
2〜8歳		＜110

●処置・治療

急性呼吸不全と診断したら，脳の不可逆的病変を避けるため呼吸管理を優先し，低酸素血症の改善を図る。呼吸不全の治療の詳細については別章を参照。

1）気道確保・胃管挿入

（1）上気道閉塞：原因によって処置は異なるが，閉塞解除が困難なら気管挿管，これが不可能な場合は気管切開で気道を確保する。

舌根沈下：肩枕で頭部軽度後屈，下顎を挙上させ，鼻腔・口腔内分泌物を吸引し開道させ，必要であれば，鼻・咽頭チューブを鼻孔から喉頭蓋直上まで挿入する。

気道異物：除去

クループ：エピネフリン（ボスミン®）0.2ml（1歳以下 0.1ml）＋生理食塩水 1ml ＋デキサメタゾン（デカドロン®）1〜2mg を吸入，これで改善しない場合は熟練した医師による気管挿管あるいは気管切開を考慮する。

（2）重症呼吸不全，呼吸停止，下気道分泌物喀出不能では気管挿管を行う。

（3）呼吸困難が高度の場合は嘔吐，胃過膨張を防ぐため胃管を挿入・留置し，吸引する。

（4）喘息，心不全では意識障害がなければ起坐位をとることが多く，患児がもっとも楽な体位をとらせる。

2）酸素投与・換気改善

（1）PaO_2 ＜ 60mmHg，SpO_2 ＜ 90％で酸素投与を開始，PaO_2 80〜100mmHg，SpO_2 95〜98％を維持する。

慢性閉塞性肺疾患は，小児ではまれだが，CO_2 ナルコーシスに陥っていると急激な高濃度酸素投与で呼吸抑制をきたすことがあり，吸入酸素濃度（FiO_2）は 40％程度から徐々に上げていく。

（2）$PaCO_2$ ＞ 65 mmHg または pH ＜ 7.25 で人工呼吸管理を考慮する。

Downes の Criteria[4]〔ⅰ）意識障害，痛覚鈍麻，ⅱ）著明な陥没呼吸，ⅲ）呼吸音の著明な減弱または消失，ⅳ）肺過膨張による胸郭運動低下，ⅴ）40％酸素吸入下でのチアノーゼ〕のうち 3 項目以上で急性呼吸不全と診断し，人工呼吸管理を行う。

3）血管確保・薬剤投与

（1）血管確保：薬剤投与経路確保と輸液を目的に血管を確保する。

（2）炭酸水素ナトリウム注射液（メイロン®）：代謝性アシドーシスでは，換気をしたうえで，

必要になら投与する。

（3）気管支喘息：β_2刺激薬の吸入，ステロイド薬の静注，適応があればネオフィリン®の静注などを行う。

4）その他

（1）緊張性気胸では胸腔穿刺または持続脱気，胸水大量貯留では胸腔穿刺または持続排液する。

（2）原因疾患の治療：呼吸困難に対処しながら原因疾患を鑑別して治療を行う。

■文　献

1) 阪井裕一：呼吸困難．小児科診療，60（Suppl.）：349-351, 1997.
2) Knowles DK and Clark, T.J.H.：Pulsus paradoxus as a valuable sign indicating severity of asthma. Lancet, ii：1356-1359, 1973.
3) NIH：Establish plans for managing exacerbations. *In* Global Strategy for Asthma Management and Prevention. NIH Publication, 2002, pp.133-142.
4) Downes, J.J., Fulgencio, T. and Raphaely, R.C.：Acute respiratory failure in infants and children.　Pediatr. Clin. North Am., 19：423-445, 1972.

〔松井　猛彦〕

急性腹痛

ケアに対するポイント
- 原因疾患の年齢特異性
- 急性ウイルス症候群
- 急性腹症の除外
- 安易な補液・薬物療法の回避

　急性腹痛の明確な定義はないが，小児科外来の5〜10％を占める重要な症状である。小児の急性腹痛の多くは自然軽快するが，先入観念をもたずに器質的・外科的疾患の可能性を念頭におき，鑑別診断を進めていくことが肝要である。残念ながら，日本の医療体制や教育制度の不備により，小児科医の多くは自身の診療圏に小児消化器病専門医や小児外科医をもっていない。したがって，成人の消化器病医や一般外科医などと連携し，自己の診断スキルを向上させる努力が必要である。

● 原　因

　腹部の内臓知覚（疼痛）伝達は2つの経路により行われる。ひとつは腹部臓器から自律神経系を介した経路，そして腹膜や腹壁などから体性神経を介した経路である。消化管に由来する疼痛はその伸張刺激が原因している。機序は明らかでないが，消化管炎症による疼痛は局所の疼痛閾値の低下によると考えられている。
　急性腹痛は緊急性，重症度の観点から3つに分類するのが実際的である（**表1**）[1]。具体的には，A）緊急の外科処置が必要（急性腹症），B）とりあえずは保存的に経過をみるが，場合により外科処置が必要，そしてC）内科的治療主体とする，である。

● 診察・検査

　急性腹痛の原因疾患は年齢特異性が存在することを認識し，診断を進める（**表2**）。

問　診

　随伴症状の有無を聴取する。咳嗽，咽頭痛，鼻汁，急性下痢や嘔吐の存在は急性ウイルス性症候群（急性上気道炎ないし急性胃腸炎）を疑わせる。便通異常（下痢ないし便秘，および排便による腹痛の改善）を伴う場合は，機能性の過敏性腸症候群の可能性が高い。消化管の出血症状として，吐血は急性出血性胃炎や急性胃潰瘍の急性胃粘膜病変（acute gastric mucosal

表1 緊急性による急性腹痛のおもな疾患

A) 緊急手術が必要（急性腹症）
- 消化管捻転
- 腸回転異常症
- 嵌頓ヘルニア
- 急性虫垂炎
- 非整復性腸重積症
- 卵巣捻転
- 睾丸捻転

B) 場合により外科処置が必要
- 術後癒着性イレウス
- 腹腔内膿瘍
- 胆嚢炎
- 膵炎
- 膵仮性嚢胞

C) 内科的治療を主体とする
- 急性ウイルス性症候群
- 細菌性腸炎
- 食中毒
- 肺炎
- 急性胃炎
- 消化性潰瘍
- 麻痺性イレウス
- 急性便秘
- 機能性腹痛の発作
- 炎症性腸疾患
  - Crohn病
  - 潰瘍性大腸炎
- Henoch-Schönlein紫斑病
- 急性肝炎
- 溶血性尿毒症症候群
- 膠原病
- 腎盂腎炎
- 腎結石
- 鎌状赤血球貧血溶血発作
- 糖尿病性ケトアシドーシス
- ポルフィリン症

〔文献1）より一部改変〕

表2 年齢別のおもな急性腹痛の原因疾患

(1) 新生児
- 壊死性腸炎
- 胃穿孔
- Hirschsprung病
- 胎便性イレウス
- 消化管閉鎖・狭窄

(2) 乳児（＜2歳）
- 急性ウイルス性症候群
- 外傷性内臓破裂
  - 児童虐待
- 腸重積症
- 嵌頓ヘルニア
- 消化管捻転
  - 腸回転異常症

(3) 学童（2～13歳）
- 急性ウイルス性症候群
- 尿路感染症
- 急性虫垂炎
- 外傷
- Henoch-Schönlein紫斑病
- 便秘
- 肺炎

(4) 思春期
- 急性ウイルス性症候群
- 尿路感染症
- 急性虫垂炎
- 外傷
- 便秘
- 急性胃炎
- 消化性潰瘍
- 機能性腹痛の発作
- 炎症性腸疾患
- 急性肝炎

〔文献1）より一部改変〕

lesion；AGML），鮮血色の血便は潰瘍性大腸炎や虚血性大腸炎，赤紫色調の便は Meckel 憩室や腸管重複症などを疑う．出血性十二指腸潰瘍は吐血よりはタール便や貧血を呈することが多い．四肢の紫斑や関節痛・腫張は Henoch-Schönlein 紫斑病に特徴的である．黄疸があれば，肝・胆道系疾患の鑑別が必要となる．

　体性痛と異なり，腹部臓器からの痛みは局在が不明瞭である．年少時においては訴えの信頼性が低いことも加わり，腹痛の部位の特定に苦慮することも少なくない．一般に，胃，十二指腸や上部小腸，膵臓，肝臓や胆道系に起因する疼痛は心窩部痛として，下部小腸，虫垂，盲腸や上行結腸は臍周囲痛として，下行結腸や骨盤腔内臓器は下腹部痛として自覚される．そして，疼痛が固定性か移動性か，限局性かびまん性か，持続性か間欠性か，持続時間，発生は覚醒時だけか就寝中もか，などを聴取する．一般に，機能性腹痛は部位が限局せず，夜間の訴えはない．持続性腹痛の場合は，消化管よりは実質臓器に原因を求める．

触診・視診

　問診で得られた情報に基づき，腹部の身体所見を正確に把握する．腹部触診は確定診断への必須のステップである．腹痛・圧痛の部位，腹部膨隆や腹膜刺激症状の有無を確かめる．触診にあたっては，患児の協力を持続させるために，疼痛のない部位から開始し，次第に目的の部位に移るように配慮する．また，腸グル音（正常，減弱ないし亢進）を聴取する．穿孔性虫垂炎による腹腔内膿瘍では，直腸診も有用な情報を提供することがある．

血液・生化学検査など

　血液・生化学検査が腹部疾患の診断に役立つことは少ない．肝・胆道系疾患に対する肝機能検査や膵炎に対する血清アミラーゼやリパーゼなどを除けば，基本的に非特異的検査である．血便により細菌性胃腸炎が疑われる場合，便培養検査で原因細菌の同定を行う．しかし，潰瘍性大腸炎などの非細菌性疾患の可能性を念頭におく．偽膜性腸炎は毒素産生性 *Clostridium difficile* が原因であり，内視鏡検査・生検のほか *C. difficile* toxin 陽性で診断が確定する．

Helicobacter pylori 検査

　胃炎や消化性潰瘍の原因検索と治療のために必須であり，侵襲的（生検法）および非侵襲的診断法に大別される．前者には胃生検試料を用いたウレアーゼ試験，組織検査と培養法が，後者には ^{13}C-尿素呼気試験[2]，便中抗原検査[3]，および血清 IgG 抗体検査がある．血清抗体検査を除き，各検査法の感度と特異度は高い．

腹部画像検査

1）単純 X 線撮影

　適宜，立位像ないし臥位像が選択される．得られる情報は少なく，放射線被曝を考慮し実施の是非を判断する．free air の存在，ニーボー形成・腸液貯留，腸管ガスの著明な増加・消失，あるいは胆石・膵石などが有意な陽性所見である．胃捻転（mesenteroaxial type）ではしばしば二つの鏡面像がみられる．

2）消化管造影検査

　急性腹痛の適応として胃捻転などの消化管狭窄・閉塞があり，おもに充満法が実践される．

発症後の経過にもよるが，腸回転異常は緊急検査（上部消化管ないし注腸造影法）の適応である。腸重積症においては，消化管壊死や腹膜炎を呈する症例（通常，発症後48時間以上の経過例）は禁忌であるが，注腸造影法が診断（カニ爪様所見）および治療（非観血的整復法）のgold standardである。

3) 超音波検査

実質臓器の画像診断に有用で，胆石症，総胆管拡張症，急性膵炎や仮性囊胞などに威力を発揮する。一方，含気の管腔臓器である消化管では超音波の透過性が悪いため，その検査限界を知る必要がある。腸重積症における重積部の横断像target signと縦断像pseudokidney signは診断的である[4]。急性虫垂炎では，腫大した虫垂や膿瘍の証明が診断的である。しかし，消化管ガスや超音波プローブの圧迫による疼痛で検査が困難な場合は，腹部CT検査が選択される。これらの画像検査の普及により，穿孔例や不必要な虫垂摘出術は減少した[5]。Henoch-Schönlein紫斑病において，消化管の壁肥厚の描出は皮疹出現前の診断（疑診）に有用である。

4) CT・MRI検査

両検査の発達・普及は小児の消化器疾患の診断を著しく向上させた。しかし，実施に際しては検査の限界，放射線被曝，そして鎮静・麻酔の是非を熟考する。CT検査の実質臓器に対する有用性は論をまたないが，消化管や深部臓器に対しても威力を発揮する。経口ないし経静脈的造影CTの併用により，消化管についても得られる情報量は多い。腸管壁の肥厚が主な所見であるが，細菌性腸炎，Henoch-Schönlein紫斑病や偽膜性大腸炎の消化管病変の鑑別は困難である[6]。

MRI検査は放射線被曝がなく小児にも有用である。しかし，体動や呼吸による画質低下のため，年少児ではCT検査以上に鎮静が要求されることがある。消化管では蠕動によるartifactも問題となる。肝・胆管や膵管の描出にはmagnetic resonance cholangiopancreatography（MRCP）が有用である。

5) 消化管内視鏡検査

粘膜病変の診断に必須である。亜急性・慢性腹痛が主体となるが，急性腹痛の対象疾患として，上部消化管では胃・十二指腸潰瘍，急性胃炎，下部消化管では潰瘍性大腸炎，Crohn病，虚血性大腸炎，抗生物質起因性大腸炎（出血性大腸炎，偽膜性大腸炎）などがあげられる。

出血や貧血の進行を伴う場合は緊急検査が必要となる。最近，Henoch-Schönlein紫斑病などの小腸病変に対し，カプセル内視鏡検査の施行例が報告されている。

● 観察のポイント

表1の分類に沿って，順序よく陽性・陰性所見をとることが診断のコツである。

まず，急性腹症の可能性に関して，全身状態とバイタルサインを把握する。進行・重篤化すれば，顔面蒼白，苦悶様顔貌，発汗，傾眠傾向，頻脈，血圧低下などの徴候がみられる。同時に，圧痛の部位，筋性防御，Blumberg徴候（腹壁の圧迫を解除したときにみられる疼痛）や腹部膨満などの身体所見をとる。以上に問題がなければ，もっとも頻度の高い急性ウイルス性症候群に合致するか否かを判断する。上述した随伴症状があれば可能性は高い。腹痛は通常，1～2日で消退するため，臨床経過も加味する。通常，嘔吐は非胆汁性で，胆汁性の場合は器質的疾患を想定する。以上のカテゴリーに合致しないときは，腹痛の性状や身体所見，必要に

応じて画像検査などを組み合わせて鑑別診断を進める．

診断の遅れ，誤診を回避するためのポイントを列挙する．

① 盲目的な補液療法は慎む．補液の目的は脱水の矯正である．腹痛に対する一時しのぎの行為は無意味であり，診断の遅れを招来する．

② H_2ブロッカーやプロトンポンプ阻害薬の安易な使用は控える．これら酸分泌抑制薬の適応は逆流性食道炎，胃炎や消化性潰瘍などであり，いずれも内視鏡検査で診断される疾患である．急性腹痛に投与して症状の改善・消失がみられる場合，その多くは一過性の機能性腹痛であり投薬の効果ではない．酸分泌抑制薬の是非を考えることは，内視鏡検査の適応を検討することにほぼ等しい．

③ 腹痛の原因としての"ストレス"の使用は慎重にする．脳腸相関を介した脳（心）と消化管機能・免疫のかかわりが明らかになってきた．ストレスは過敏性腸症候群などの増悪因子として注目され，"ストレス学"は消化器病学においても確固たる地位を築きつつある．しかし，小児の内視鏡検査を数多く手がけてきた立場からすれば，"ストレス"を中核にすえる必要があった急性腹痛の症例はほとんどない．"ストレス"が原因とされた消化性潰瘍は *H. pylori* 感染症に他ならないことは小児でも周知の事実である[7]．盲目的な"ストレス"の使用は，患児と家族を"精神的弱者"として追い詰めることになる．

● おもな疾患（表2，3）

急性ウイルス性症候群

もっとも頻度の高い急性腹痛の原因であり，おもな疾患は急性胃腸炎と急性上気道炎である．診断は容易であるが，全身状態や腹部の身体所見に問題ないことが前提となる．圧痛がみられる場合，部位は一定しないが一般に軽度である．関連する随伴症状を加味して，ウイルス性症候群に伴う"急性腹痛"と診断される．

細菌性腸炎

急性ウイルス性胃腸炎の鑑別疾患として重要であり，一般に重篤感がある．全身状態は病勢や原因菌によるが，突然の高熱，びまん性の激しい腹痛，少量頻回の下痢や血便などがみられる．

急性虫垂炎

発症からの経過時間を考慮し，まず疾患のステージ，すなわち非穿孔性（カタル性，蜂窩織炎性）か穿孔性（壊疽性，穿孔性）かを推定することが重要である．非穿孔性では右下腹部主体の限局性圧痛，筋性防御やBlumberg徴候がみられる．穿孔により腹痛は一時的に軽減することが多いが，穿孔性虫垂炎の臨床像は腹膜炎が限局性か否かで差異がある．患児の動きは制限され，歩行の際は痛みのため前屈姿勢をとることが多い．開腹術の是非が問われるため，慎重に鑑別診断を進める（表3）．

表 3 小児期虫垂炎のおもな鑑別疾患

腸間膜リンパ節炎
ウイルス性胃腸炎
エルシニア感染症（*Yersinia enterocolitica*）
カンピロバクター腸炎（*Campylobacter jejuni*）
Crohn 病
Meckel 憩室炎
原発性腹膜炎
胆嚢炎
肝炎
膵炎
腎盂腎炎
卵巣捻転
付属器炎
Henoch‐Schönlein 紫斑病
肺炎

Henoch‐Schönlein 紫斑病

四肢の紫斑により診断は容易である。一方，腹痛が紫斑に先行する場合，画像検査により広範囲の消化管炎症を確認することで誤診（開腹術）を回避できる。内視鏡検査が適応となることは少ないが，上部消化管では十二指腸遠位部優位にさまざまな粘膜所見がみられ，粘膜の毛細血管壁に IgA 沈着が証明される[8]。最近，筆者らは，紫斑を除き臨床像・所見が一致する IgA 腸症（IgA enteropathy）の存在を提唱している[9]。

機能性腹痛の発作

慢性・反復性の機能性腹痛において，初回のエピソードや急性増悪も急性腹痛の鑑別上注意を払う必要がある。過敏性腸症候群などは Rome III criteria に基づき臨床症状から診断できるが，一般小児科医にとって"器質的疾患の除外"が診断上大きな障害になると思われる。

急性胃炎

"胃炎"は胃粘膜の細胞浸潤（単核球，好中球）に基づく病理学的診断名であり，問診や身体所見から診断することは間違いである。*H. pylori* や薬剤（aspirin などの NSAIDs，ステロイド）が原因として重要である。

消化性潰瘍

臨床経過から急性および慢性潰瘍に，そして *H. pylori* 陽性および陰性潰瘍に大別される[7]。胃潰瘍と十二指腸潰瘍に特異的な症状はない。両潰瘍の臨床像や病態に多少差異があるが，一般に急性型は再発せず *H. pylori* 陰性であることが多い。

● 処置・治療

処置・治療は疾患によって決定される．急性腹症に対しては，速やかな診断と外科処置が必要となる．とくに，腸回転異常症などの診断の遅れは壊死腸管の切除を意味し，生涯にわたる短腸症候群を患者に強いることを銘記する．

■文　献

1) Boyle, J.T.: Abdominal pain. *In* Pediatric Gastrointestinal Disease. 4th edition, ed. by Walker, W.A., Goulet, O., Kleinman, R.E., et al., DC Decker, Hamilton, 2004, pp.225-243.
2) Kato, S., Ozawa, K., Konno, M., et al.: Diagnostic accuracy of ^{13}C-urea breath test for childhood *Helicobacter pylori* infection: A multicenter Japanese study. Am. J. Gastroenterol., 97: 1668-1673, 2002.
3) Kato, S., Ozawa, K., Okuda, M., et al.: Accuracy of the stool antigen test for the diagnosis of childhood *Helicobacter pylori* infection: A multicenter Japanese study. Am. J. Gastroenterol., 98: 296-300, 2003.
4) Verschelden, P., Filiatrault, D., Garel, L., et al.: Intussusception in children: Reliability of US in diagnosis: A prospective study. Radiology, 184: 741-744, 1992.
5) Pena, B.M., Taylor, G.A., Fishman, S.J., et al.: Effect of an imaging protocol on clinical outcomes among pediatric patients with appendicitis. Pediatrics, 110: 1088-1093, 2002.
6) Siegel, M.J., Friedland, J.A. and Hildebolt, C.F.: Bowel wall thickening in children: Differentiation with US. Radiology, 203: 631-635, 1997.
7) Kato, S., Nishino, Y., Ozawa, K., et al.: The prevalence of *Helicobacter pylori* in Japanese children with gastritis and peptic ulcer disease. J. Gastroenterol., 39: 734-738, 2004.
8) Kato, S., Shibuya, H., Naganuma, H., et al.: Gastrointestinal endoscopy in Henoch-Schönlein purpura. Eur. J. Pediatr., 151: 482-484, 1992.
9) Kato, S., Ozawa, K., Ando, N., et al.: Immunoglobulin A enteropathy: A possible variant of Henoch-Schönlein purpura. Dig. Dis. Sci., 49: 1777-1781, 2004.

〔加藤　晴一〕

吐血・下血

ケアに対するポイント
- 吐物，排泄物の性状
- 年齢別の疾患
- 全身状態の把握
- 飲食物，薬物の摂取歴

はじめに

　吐血・下血は急性の出血性ショックを有するものから炎症性腸疾患などの慢性的な疾患まで，さまざまな疾患で認められる。年齢特有の器質的な疾患・病態が存在するため成人とは診断，処置などが異なることもある。症状の進行が速く，致死的な状態に陥ることもあり，症状，吐物および便の性状，検査結果などより患者の全身状態を把握し，迅速かつ的確な診断，治療をする総合的な診療能力が必要である。

症　状

吐　血

　吐血とは口鼻腔・咽頭から出血した際の嚥下血や上部消化管から出血したものを嘔吐することをいう。多くはTreitz靱帯より上部の消化管からの出血であるが，腸管麻痺があるとTreitz靱帯より下部の消化管からの出血でも吐血をきたす。
　血液が胃内に滞留する時間が長期になるほど赤血球が破壊され，塩酸ヘマチンが生成され黒褐色（コーヒー残渣様）となる。食道や胃からの急速の出血は鮮血を示す。一方，胃・十二指腸からの大量出血は鮮血や凝血が混在し，出血量が少量や滞留時間が長期であれば胃酸の影響によりコーヒー残渣様となる。
　ちなみに喀血とは鼻腔・咽頭を除く呼吸器からの出血であり，通常，咳嗽を伴う。

下　血

　下血は血液が肛門から排出されることをいい，全消化管から出血している可能性がある。基本的に便中に排泄されたmelena（光沢のある黒色様の粘着悪臭便）またはhematochezia（新鮮血かこれを混入した有形あるいは下痢便）を示す。食道から空腸の出血は黒色便（タール便；tarry stool），回腸から上行結腸の出血は暗赤色便，横行結腸から肛門側の出血は鮮血便（hematochezia）を認めることが多い。しかし，大量出血や下痢を伴うときは部位に関係なく新

表1 問診のポイント

- 患者の情報
    年齢，性別，妊娠・出産歴，発達歴など
- 初発症状
    いつから，どの症状からなど
- 随伴症状の有無
    全身状態，発熱，腹痛，腹部膨満，紫斑，鼻出血や口腔内所見など
- 既往歴
    外科的疾患の有無，アレルギー，凝固異常などの血液疾患など
- 家族歴
    ポリポーシスや Hp 感染症，膠原病，血液疾患，肝腎疾患など
- 食事や服薬歴
    赤みのある飲食物，抗菌薬・鉄剤・鎮咳薬・ステロイド薬などの薬剤（セフジニル，ヒベンズ酸チペピジン）など
- 周囲の感染状況
    食中毒，胃腸炎など
- 吐血・下血の色調，性状，回数など
    胆汁様，黒色様，タール様，新鮮血，粘血便，イチゴジャム様など
- 嘔吐，下痢などの症状
    頻回の嘔吐，下痢など
- それぞれの症状の継続性
    急性，慢性，周期的，増悪傾向，寛解傾向など

鮮血様になることもあり，また色調は血液が消化管内に滞留する時間や量などに影響される。

● 観察のポイント

吐 血

最初に救命を必要とするような急性大量出血なのか，慢性少量出血なのか，または吐物に血液が少量混入しただけなのか，バイタルサインを確認しながら，全身状態を把握する。

問診（表1）では，年齢，発熱，腹痛の有無や部位などの随伴症状を聴取し，薬剤の内服（NSAIDS，ステロイド薬，鎮咳薬，抗菌薬など），食事内容（赤色の飲食物，トマト，ジャムなど），異物の誤飲などに注意する。既往歴では，アレルギー，凝固異常などの血液疾患，外科手術歴など基礎疾患の有無，家族歴では出血傾向などの血液疾患，肝腎疾患，消化性潰瘍〔とくに Helicobacter pylori（Hp）感染症〕などに注意する。

新生児では，ビタミンK製剤の内服の有無を忘れずに聴取する。以前，新生児メレナはビタミンK欠乏と考えられてきたが，急性胃粘膜病変（acute gastric mucosal lesion；AGML）の可能性も指摘されている[1]。

身体所見上では鼻出血や口腔内の出血の確認を十分に行い，眼球・眼瞼結膜において貧血，黄疸の有無をチェックする。貧血は出血量や経過時間の程度，黄疸は肝疾患などの指標になる。嚥下困難，腹痛部位，腹部膨満，腸蠕動の聴取，腹膜刺激徴候，肝脾腫，皮膚などの点状出血・紫斑なども確認する。例えば前胸部痛や嚥下困難が存在すれば食道病変を疑い，頻回の嘔吐後

の吐血の場合は Mallory‐Weiss 症候群を考慮する。また上腹部痛や右季肋部痛ならば胃・十二指腸潰瘍を考慮し，肝脾腫があれば門脈圧亢進症による食道静脈瘤破裂なども考慮する[2]。

血管性紫斑病では紫斑の前に腹痛，消化管出血が先行する場合もある。また，異物誤飲により粘膜損傷が生じ出血する場合もある。さらに本人の詐病や保護者による詐病（代理 Münchhausen 病）もあるので注意する。

下　血

問診，身体所見は吐血の場合とほぼ同様であり，特異的な便所見を認める疾患もある。口唇色素斑があれば Peutz‐Jeghers 症候群に伴う消化管ポリープを疑い，四肢の紫斑があれば血管性紫斑病を疑う。また右上腹部にソーセージ様腫瘤を触れ，間欠的啼泣，腹痛，粘血便，嘔吐などがあれば腸重積症を考える。この際は，イチゴジャム様の粘血便を認める。さらに腸炎では蠕動音亢進，単純性イレウスでは金属音を聴取できることもある。大腸を中心に病変が存在するものでは，粘液を多く含む新鮮血の場合には大腸ポリープ，ポリポーシスを考え，また斑状に出血を認める場合にはリンパ濾胞増殖症を考える。胎生期の卵黄腸管が遺残したものに Meckel 憩室や重複腸管があり，ブルーベリージャム様の便を呈する。さらに，膿性の血便の場合では細菌性腸炎を考え，下痢や粘血便が慢性的に持続する場合には炎症性腸疾患などもある[3]。

便秘などによる裂肛では，新鮮血が便の表面に限局して付着する。また痔核などの肛門病変の可能性もあるため視診，直腸診，肛門鏡などを行うことも重要である。

鉄剤内服後の黒色便の他，トマト，赤かぶ，スイカなどの摂取後に赤色便を認め，血便と間違えられることもあり，飲食物，内服歴の聴取も忘れてはいけない。

紫斑病による下血も考え，溶連菌感染（発熱，発疹，咽頭痛などに関する2～3週前の病歴）の有無の確認も重要である。

● 原　因

年齢別に上部，下部消化管出血の原因疾患を表に示した（表2，3）。色調や性状などで出血部位を判断する。

● 鑑別診断

吐血・下血の診断のためのフローチャートをそれぞれ示した（図1，2）。症状発現の有無により診断に至らない場合もあり，そのときは必要な検査を繰り返し施行する。症状の進展・増悪に伴い診断に至ることも少なくない。フローチャートはあくまでも参考であり，緊急度や重症度により適宜変更する。例えば，食道静脈瘤破裂の疑いでは，先に上部消化管内視鏡を施行することもある。

表2 上部消化管出血をきたすおもな疾患（年齢，部位別）

	新生児	乳児	乳幼児	学童
食道	逆流性食道炎 食道裂孔ヘルニア	逆流性食道炎 食道裂孔ヘルニア 胃食道逆流 周期性嘔吐症 食道静脈瘤	逆流性食道炎 食道裂孔ヘルニア 胃食道逆流 周期性嘔吐症 食道静脈瘤	逆流性食道炎 周期性嘔吐症 食道静脈瘤
胃	胃潰瘍 急性胃粘膜病変 ビタミンK欠乏症 肥厚性幽門狭窄症	胃潰瘍 血管腫 胃静脈瘤 Mallory-Weiss症候群 薬剤性潰瘍 異物誤飲など	胃潰瘍 血管腫 胃静脈瘤 Mallory-Weiss症候群 薬剤性潰瘍 異物誤飲 周期性嘔吐症など	胃潰瘍 血管腫 胃静脈瘤 Mallory-Weiss症候群 薬剤性潰瘍 異物誤飲 周期性嘔吐症など
十二指腸		十二指腸潰瘍	十二指腸潰瘍	十二指腸潰瘍
その他	出産時，乳頭出血の母体血嚥下（仮性メレナ） 消化管アレルギー	鼻出血，口腔内出血 全身性の出血傾向 赤色の飲食物 消化管アレルギー	鼻出血，口腔内出血 全身性の出血傾向 赤色の飲食物 消化管アレルギー	鼻出血，口腔内出血 全身性の出血傾向 赤色の飲食物 消化管アレルギー

表3 下部消化管出血をきたすおもな疾患（年齢，部位別）

	新生児	乳児	乳幼児	学童
小腸	大腸リンパ濾胞増殖症 ミルクアレルギー 新生児メレナ	大腸リンパ濾胞増殖症 細菌性腸炎 ミルクアレルギー	細菌性腸炎 腸重積症 血管性紫斑病	細菌性腸炎 血管性紫斑病 ポリープ
大腸	Hirschsprung病 壊死性腸炎 腸軸捻転 全身性の出血傾向など	腸重積症 Meckel憩室 全身性の出血傾向 血小板減少症など	ポリープ （Peutz-Jeghers症候群） 炎症性腸疾患 Meckel憩室 溶血性尿毒症症候群 全身性の出血傾向 血小板減少症など	（Peutz-Jeghers症候群） 炎症性腸疾患 Meckel憩室 溶血性尿毒症症候群 全身性の出血傾向 血小板減少症 血管炎など
肛門		痔核などの肛門病変	痔核などの肛門病変	痔核などの肛門病変
その他	赤色の飲食物 薬剤性	赤色の飲食物 薬剤性 偽膜性腸炎	赤色の飲食物 薬剤性 偽膜性腸炎	赤色の飲食物 薬剤性 偽膜性腸炎

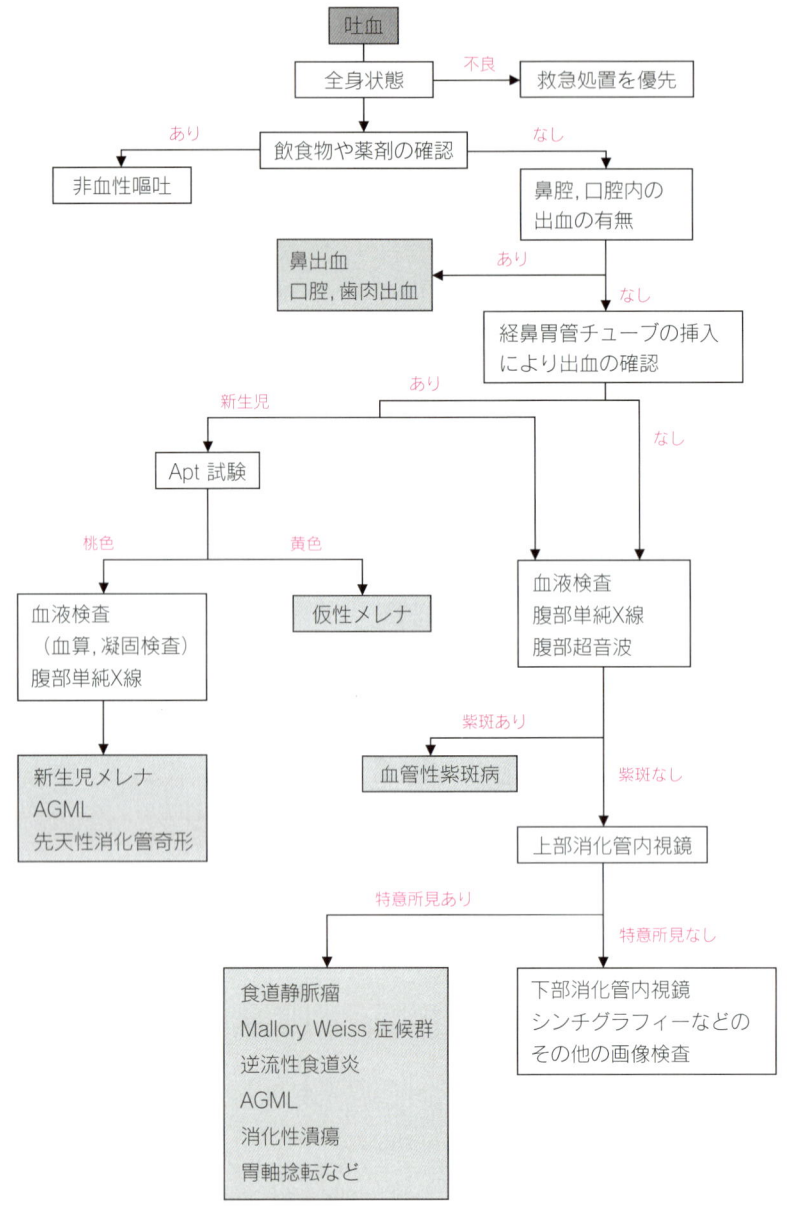

Ⅰ 日常よくみられる症状とその病態生理

```
                            吐血
                             │
                           全身状態 ──不良──→ 救急処置を優先
                             │
                      あり   │   なし
                    ┌────飲食物や薬剤の確認────┐
                    ↓                        ↓
                 非血性嘔吐                鼻腔,口腔内の
                                          出血の有無
                                             │
                             鼻出血     あり │
                             口腔,歯肉出血 ←─┤
                                         なし↓
                                     経鼻胃管チューブの挿入
                                     により出血の確認
                                             │
                          新生児    あり      │   なし
                       ┌─────────┬───────────┤
                       ↓                    ↓
                     Apt試験              血液検査
                       │                 腹部単純X線
                  桃色 │ 黄色             腹部超音波
                 ┌────┴────┐                │
                 ↓         ↓          紫斑あり│
              血液検査   仮性メレナ   ←─────────┤
             (血算,凝固検査)       血管性紫斑病  │
              腹部単純X線                  紫斑なし↓
                 │                        上部消化管内視鏡
                 ↓                             │
             新生児メレナ              特意所見あり│ 特意所見なし
             AGML                    ┌─────────┴─────────┐
             先天性消化管奇形          ↓                    ↓
                                  食道静脈瘤           下部消化管内視鏡
                                  Mallory Weiss症候群   シンチグラフィーなどの
                                  逆流性食道炎          その他の画像検査
                                  AGML
                                  消化性潰瘍
                                  胃軸捻転など
```

図1 吐血の診断のためのフローチャート

● 検 査

血液検査

　貧血の程度の確認のみならず,血小板や凝固因子の確認のほか,炎症反応や生化学検査なども施行する.急性出血の場合,ヘモグロビンやヘマトクリットの低下まで数時間かかるため注意する.出血量によっては輸血が必要になる場合があり,血液型判定,クロスマッチを同時に

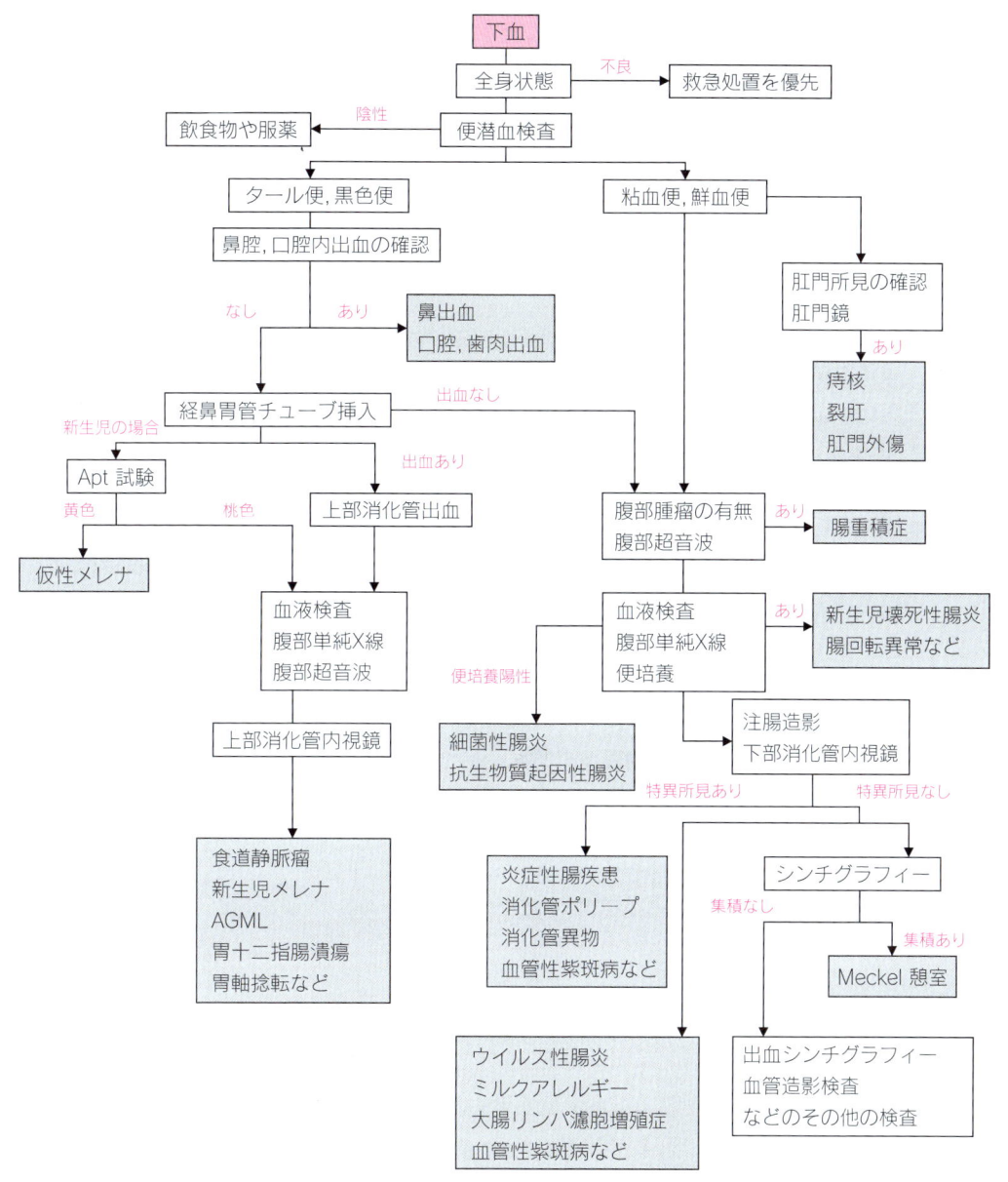

図2 下血の診断のためのフローチャート

施行してもよい。また尿素窒素（BUN）／クレアチニン（Cre）の比率を参考にし，30以上であれば上部消化管出血の疑いが強い[4]。

ビタミンKの欠乏チェック[5]

1）ヘパプラスチンテスト

凝固因子のⅡ，Ⅶ，Ⅸ，Ⅹの活性を確認できるテストであり，ビタミンK欠乏症のスクリーニングに汎用されている。

2）PIVKA-Ⅱ

ビタミンKが欠乏するとビタミンK依存性凝固因子は活性をもたない前駆物質のPIVKAの状態でとどまる。このPIVKAが血漿中に流出したものがPIVKA-Ⅱであり，ビタミンK欠乏症では血漿中PIVKA-Ⅱが上昇する。

3）プロトロンビン時間（PT）

ビタミンK依存性凝固因子の指標であるため，ビタミンK欠乏の目安になる。

Apt試験

母体血と児血の鑑別に施行する。検体量1に対して蒸留水5を加え，十分に混和し遠心分離を行い，上清を溶出させる。次に約1%NaOH溶液を上清の溶液量に対して1/4量を加える。母体血であれば血色素は変性して黄色となり，児血であれば桃色のままである。HbF（胎児血）がHbA（母体血）に比べてアルカリに対して安定であることを利用した検査である。

便潜血検査

出血の存在を確認するため全例で施行すべきである。グアヤック反応では摂取した食物によっては偽陽性となり，ビタミンC投与では偽陰性となる可能性がある。そのため蛍光抗体法など免疫反応を利用し確認する必要がある。

便培養

細菌性腸炎の鑑別のために抗生物質使用前に全例で施行する。

尿検査

腎合併症の有無を評価する目的で施行する。

画像検査

1）腹部単純X線検査

異物などの有無，消化性潰瘍などからの穿孔によるfree air，イレウス時のair fluid levelなどの検索のため施行する。新生児壊死性腸炎ではpneumatosis cystoides intestinalis，portal vein gasが認められる。胃軸捻転や腸管回転異常などの器質的な疾患も消化管出血の原因となる。

2）腹部超音波検査

非侵襲的であり診断的価値が高い検査である。例えばBull's eye様（pseudokidney, target sign）の消化管が観察できれば腸重積症を疑う。

3）内視鏡検査

出血源の部位，状態の確認および診断のために行う。止血処置も可能である。ただし，穿孔や大出血などの合併症には十分注意する。慢性に経過する下血，腹痛などでは炎症性腸疾患の可能性もあり，腸管粘膜の生検を同時に行う。

4）核医学検査

Meckel憩室が疑われる場合は$^{99m}TcO_4^-$を用いたシンチグラフィーを施行する。これは，胃粘膜上皮に集積するため，異所性胃粘膜上皮の存在を確認できる。出血源が不明な場合は$^{99m}TcRBC$を用いた出血シンチグラフィーも有用である。

5）消化管造影検査

上部消化管造影は消化性潰瘍の診断，下部消化管造影はCrohn病の大腸病変，潰瘍性大腸炎の診断に有用である．腸重積症では診断かつ治療に有用であるため施行する．その際には陰影欠損としてカニ爪状に抽出される．

6）血管造影検査

出血源検索のため腹腔動脈からの造影検査をすることもある．

● 処置・治療

初期治療

まずバイタルサインをチェックし，気道を確保し，呼吸および循環状態の確認を行う．必要ならば酸素投与，輸液，輸血，昇圧薬などの治療を施行し，同時に原因疾患の鑑別，治療を開始する．出血量が少量の場合や出血が断続的な場合は出血源の確認に時間がかかることもある．止血が困難，全身状態が不良であれば，迷わず高次医療機関への転院や内視鏡専門医，外科医などに相談する．

吐 血

出血部位，持続的出血の有無を診断するため経鼻胃管を挿入（新生児4～8Fr，乳児10～12Fr，幼児・学童14～16Fr）する．挿入時に医原性の鼻出血や消化管出血を起こさないように慎重に行う．多量の新鮮血や凝血塊が吸引されれば，生理食塩水で反復洗浄（約15分間）し，止血の有無を確認する．成人では止血目的で冷生理食塩水を使用するが，乳児では低体温をきたすことがあるので留意する．ただし，胃洗浄は再出血を助長する可能性もあるため出血傾向の有無などを評価した後に行う．

全身状態，血液検査結果などを参考にし，輸液，輸血，アルブミンなどの膠質溶液，凍結血漿，カルシウム製剤，バソプレシン，ソマトスタチンなどの投与を考慮する．

新生児では出生時に嚥下した母体血や乳頭の出血を嚥下したものを嘔吐する場合（仮性メレナ）があり，鑑別にはApt試験を行う．また出生時のストレスや低酸素血症により生じるAGMLも吐血の原因となり得る．診断には内視鏡が施行できれば最適だが，施設が限られ，侵襲的な検査であるため，暫定的にビタミンKやH_2ブロッカーの投与をする場合が多い．

下 血

吐血に準じて初期治療を行う．

もっとも多いのは細菌性腸炎であるため便培養を全例で施行する．食事歴や流行状況から抗生物質の投与を選択した場合はまずホスホマイシン系を用いる．その後の便培養の結果を参考にして抗生物質の変更，または中止する．紫斑，関節内出血，血尿，血便などを認めた場合は*E.coli*：O-157感染を考慮し，溶血性尿毒症症候群に準じた治療を進める．

大腸リンパ濾胞増殖症が疑われ，全身状態が良好な場合は，自然軽快することが多いため体重増加に注意しながら，外来にて経過を観察する．この際，感染性腸炎やミルクアレルギーなどの存在に留意する．ミルクアレルギーでは，加水分解乳を用いる．また，アレルゲン特異IgE（RAST）は陽性にならないこともあるので，ミルク除去や負荷試験などにより診断し治

療を開始する。
　腸重積症が疑われた場合は腹部超音波検査を施行し，高圧浣腸または空気整復などにより診断，整復をする。万が一，整復不可能であれば開腹手術にて徒手整復（Hutchinson手技）を行う。
　下部内視鏡検査にて炎症性腸疾患が疑われた場合は栄養療法や5-ASA，ステロイド薬などの薬物療法を開始する。しかし，腸管穿孔や中毒性結腸拡張症が存在すれば緊急手術の適応である。
　その他に血管性紫斑病，Meckel憩室，血小板などの凝固異常の疾患などが考えられ，各々の疾患に準じた処置・治療を行う。

●おわりに

　小児科領域においては，吐血・下血は保護者が不安になりやすい訴えのひとつであり，診察，検査，診断，治療に関し，十分な説明をしなければならない。本人が症状の訴えを話せない年齢であれば，両親からの問診，診察，検査などを丁寧に行い，問題解決の糸口としたい。

■文　献

1) 漆原直人，長谷川史郎，小倉薫，他：新生児・乳幼児の急性大量消化管出血．日腹部救急医会誌，25：35-40, 2005.
2) 今野武津子：症状から見た鑑別診断と臨床検査．吐血，下血．小児科診療，11：1997-2003, 2003.
3) 大塚宜一：小児の主な症候を学ぼう—便秘，下痢，血便．佐治勉，他・編，講義録　小児科学，初版，MEDICAL VIEW，東京，2007, pp.126-127.
4) Urashima, M., Toyoda, S., Nakano, T., et al.：BUN/Cr ratio as an index of gastrointestinal bleeding mass in children. J. Pediatr. Gastroenterol. Nutr., 15：89-92, 1992.
5) 鈴村宏：小児の主な症候を学ぼう—吐血，下血．佐治勉，他・編，講義録　小児科学，初版，MEDICAL VIEW，東京，2007, pp.128-130.

〔大谷　清孝／大塚　宜一〕

意識障害

ケアに対するポイント
・日本コーマスケール
・バイタルサイン
・神経症状

● はじめに

　意識障害は，痙攣と並んで，緊急の治療を要する神経症状である．意識障害を定義する前に，まず人の意識とは何かについて定義する必要がある．意識の定義は，哲学や脳科学の大きなテーマであり，現在も議論が続いているが，臨床医学における「意識がある」ことの定義は，①目覚めていること（alertness）と，②周囲の状況や感覚刺激を認知（感知）し，それに反応できる状態（awareness）ということができる．成人では，後述するように言語を介した意識状態の判定が可能であるが，言語発達の未熟な乳幼児では，成人の判定方法は使用できず，特別の工夫が必要になる．

　哲学的あるいは脳科学的な「意識」の定義は，本人の主観的な意識を扱っているが，臨床医学においては，他覚的な意識，つまり他人（医療者）から見てある特定の個人（患者）の意識の状態を扱うという差異がある．自覚的な意識と他覚的な意思に乖離のある状態として閉じ込め症候群（locked-in syndrome）があるが，橋（Pons）の出血などで起こるこの状態では，感覚入力はすべて正常であるにもかかわらず，眼球運動などを除くすべての随意運動ができなくなる．本人の意識は清明であるにもかかわらず，他覚的には外界からの刺激に対して反応がないために，「意識がない」あるいは「意識障害がある」とみなされてしまうことになる．本人の内側からの意識と，他人の観察による意識の判断が異なる意識の定義について示唆に富む症候群である．

● 原　因

　意識を支える脳内機構は，定義で述べた覚醒状態を形成する脳幹網様体と，認知（気づき）にかかわる視床を含む求心性感覚路と大脳皮質に大別することができる．なお，生理的な睡眠は，厳密に考えれば一種の意識障害と考えることができるが，睡眠は脳幹網様体にある覚醒システムの生理的な変動によってもたらされるものであるので，病的な意味をもつ意識障害には含めない．意識障害は，これらの脳機能の遂行を障害する多様な原因によって起こる．

表1 意識障害の原因

	状態名	主な疾患名
解剖学的原因	外傷	脳挫傷，脳裂傷
	出血	外傷性硬膜下出血，硬膜外出血，くも膜下出血，脳室内出血，脳実質内出血，揺さぶられっこ症候群
	梗塞	脳梗塞，もやもや病
	腫瘍	脳腫瘍
生化学的原因	低酸素性脳症	新生児仮死，窒息，溺水
	脳虚血	ショック，不整脈，過呼吸症候群，失神，起立性調節障害，心不全
	感染症	髄膜炎，脳炎，急性脳症
	電解質異常	低ナトリウム血症，低カルシウム血症
	代謝性	ケトアシドーシス，低血糖，ミトコンドリア脳症
		高アンモニア血症，肝不全
	薬剤	麻酔薬，バルビツレート系薬剤
生理学的原因	痙攣性疾患	原発性てんかん，熱性痙攣，複雑部分発作
	頭部外傷	脳震盪
	睡眠障害	ナルコレプシー
	感覚遮断	全脊髄麻酔（total spinal anesthesia）
心理学的原因	精神疾患	ヒステリー性意識障害

　一般に意識障害は脳内の機能障害に起因すると考えられているが，上述のように，求心性感覚路からの知覚刺激が，意識の発生に必要であるため，腰椎麻酔の事故としてまれに起こる全脊髄麻酔（total spinal anesthesia）による脊髄後根からの求心性神経刺激の喪失によっても，意識消失が起こりうる．

　意識障害の原因を大別すると，①解剖学的原因，②生化学的原因，③生理学的原因，④心理学的原因に分けることができる．表1に大別した原因別の具体的な疾患（障害）名を示す．解剖学的に上記の意識を支えるシステムに障害を起こす原因としては，脳出血，脳梗塞，脳腫瘍が代表的なものである．出血や梗塞は，意識の生ずるニューロンや，意識生成の神経回路の神経線維を破壊し，意識障害の原因となる．生化学的原因は，さまざまな薬物や代謝産物あるいは炎症などによって，ニューロンの機能，とくにシナプス伝達の障害などを通じて意識障害を起こすものである．麻酔薬，バルビツール系薬剤，低酸素性脳症，低血糖，糖尿病性ケトアシドーシス，低ナトリウム血症などの電解質異常，ショック，不整脈（による脳虚血）などがこの分類に入る．生理学的原因は，明らかな解剖学的異常や生化学的異常を伴わないが意識障害を引き起こす状態である．原発性てんかんはその代表例である．原発性てんかんの原因として，近年のてんかん機構についての研究から，ニューロン膜のイオンチャネル異常の関与が明らかになりつつあり，てんかんは生化学的原因に含めることも可能かもしれない．全身痙攣や，複雑部分発作による意識消失や，無意識に一定の動作を続ける自動症などは，このカテゴリーの意識障害に含めることができる．脳震盪で一時的に意識を失う原因については，まだはっきりわかっていないが，頭部の打撲による振動が脳内の微小血管の攣縮を起こすことが関与している可能性がある．心理的原因による意識障害は，覚醒や認知を支える脳の構造や生化学的環

表2 Japan coma scale（JCS）

意識レベル	状態
Ⅲ 群	刺激しても覚醒しない
300	まったく動かない
200	手足を少し動かしたり顔をしかめる
100	払いのける動作をする
Ⅱ 群	刺激すると覚醒する
30	かろうじて開眼する
20	痛み刺激で開眼する
10	呼びかけで容易に開眼する
Ⅰ 群	覚醒している
3	名前，生年月日が言えない
2	見当識障害がある
1	清明とはいえない

境に異常はないが，意識を形成する大脳皮質内の機能障害が原因で起こる意識障害である。いわゆる「ヒステリー性の昏睡」などはその代表例である。他覚的には，覚醒や認知に障害があるように見えるが，本人は周りの状況を記憶していることがある。

● 症状・検査

意識障害の患者の診察では，①経過，症状の聴取（現病歴），②診察，③検査の3つの診断手順を踏んだうえで，意識障害の程度と，原因疾患の鑑別診断を進めてゆく。

意識障害の原因疾患を確定するために，手短に現病歴（頭部外傷既往など）を聞き，心拍，呼吸，血圧などのバイタルサインを確認しながら，意識障害の程度を判定する。かつては，意識障害の程度を，清明（alert），混乱状態（confusion），傾眠（somnolence），昏迷（stupor），半昏睡（semicome），昏睡（coma）などと定性的に表現していたが，現在では定量的に意識障害の程度を判定する尺度が開発されている。

成人や年長の小児の意識障害程度を判定する尺度として繁用されるのが，日本コーマスケール（Japan coma scale）である（表2）。

一見してわかるように，軽度の意識障害を示すⅠ群の状態のアセスメントは，小児では施行困難である。

言語を介した意識障害の判定が困難な幼児の意識障害の程度評定に有用なのが，Glasgow coma scale（表3）である。Glasgow coma scaleでは，出生時の仮死を判定するApgarスコアと同様に，素点の和で意識障害の程度を定量化する。合計点が8以下の場合を重篤な意識障害（昏睡）としている。Glasgow coma scaleでは，第2項目の言語的反応（verbal responses）の項目に乳児用バージョンを用意している。

意識障害の程度の判断は，その原因疾患の特定や予後に直接繋がらないが，その時間的経緯は背景にある病態を反映していると考えることができる。ある特定の原因による意識障害であ

表3　Glasgow coma scale（GCS）

素点	観察項目	乳児バージョン
	開眼	
4	自発的	
3	声に対して	
2	痛みに対して	
1	なし	
	発語	
5	見当識良好	適切な発語，笑い，追視
4	混乱した会話	あやすとおさまる泣き
3	混乱した単語	持続的な易刺激状態
2	理解不明の声	不穏，興奮状態
1	発語なし	発語なし
	運動機能	
6	指示に従う	
5	痛みの場所を示す	
4	痛みに対して四肢を屈曲	
3	四肢屈曲	
2	四肢伸展	
1	反応なし	

8点以下を重度意識障害とする

れば，観察された意識障害の程度は病勢を反映すると考えてよい。

　バイタルサインの確認と，意識障害程度が把握できた時点で，神経症状の診察に移る。意識障害の程度が重い場合には，言語による指示を介する神経機能検査は不可能であり，神経学的診察のみが可能である。神経学的診察で有用なのは，①眼所見，②姿勢，四肢の運動，③反射である。

　眼所見からは，瞳孔径，瞳孔径の左右差，対光反射（減弱，消失），眼球偏位，前庭動眼反射の有無（人形の眼反応），角膜反射，眼底所見など多数の鑑別診断上有効な情報が得られる。瞳孔径は，動眼神経中の副交感神経（縮瞳）と頸部交感神経節からくる交感神経（散瞳）によって調節される。視床下部，脳幹，頸部交感神経節の障害による意識障害では，縮瞳が見られる。例えば橋出血は縮瞳をきたす。逆に散瞳は，動眼神経核，動眼神経経路の障害のいずれでも生じる。中脳の血管障害や，小脳テントヘルニアなどが散瞳の代表的な病態である。

　瞳孔径の左右差は，脳幹から中脳の片側に，出血，梗塞などの病変があることを示唆する所見である。

　対光反射の反射弓は，網膜 → 視神経 → 中脳 → 動眼神経であり，この経路のどの部分が障害されても対光反射の消失が起こる。

　人形の眼現象（頭位変換眼球運動）は，意識障害患者の頭部を左右に急速に動かしたときに，前庭動眼反射によって，眼球が元の位置を保つように動く反射である。人形の眼現象が見られ

れば，前庭動眼反射の反射弓の機能が保たれていることを示す．逆に消失していれば，脳幹から中脳にかけての病変が疑われる．

　角膜反射は，角膜に紙こよりなどで触れたときに誘発される瞬目運動である．瞬目が見られなければ，これらの脳神経経路に障害があることの証拠である．

　眼底検査では，乳頭浮腫，網膜出血などの所見が，意識障害の原因についての重要な情報を提供する．乳頭浮腫は，頭蓋内圧上昇を示す所見であり，頭蓋内出血，脳浮腫の存在を示唆する．眼底出血は，くも膜下出血を示唆する所見であり，近年注目されている乳児の揺さぶられっこ症候群の診断にきわめて有用な所見である．

　姿勢も，意識障害の性質についての有用な情報源である．除脳硬直姿勢は，脳幹部の障害によって引き起こされる姿勢で，両上肢の伸展，回内，手首の伸展，両下肢の伸展が特徴である．除皮質硬直姿勢は，皮質機能の低下はあるが脳幹部の機能は保たれている場合に見られる姿勢で，上肢は肘で屈曲し，手首も屈曲位をとる．

　腱反射では，意識障害の原因，性質によって，減弱ないし消失，あるいは亢進が観察される．腱反射の左右差は，脳内病変の左右差を示す．Babinski反射陽性は，中枢神経系の機能低下を判定する重要な参考所見である．

　意識障害の原因は多岐にわたり，迅速な治療を要するものが大部分である．バイタルサインにかかわる検査（心電図，動脈血酸素飽和度）に引き続き，頭部CT（あるいはMRI）撮影，単純頭部X線撮影，緊急血液検査（血算，血糖，Na，K，Ca，アンモニア，GOT，BUN，CRP，pH，$PaCO_2$）を行う．髄膜炎を疑うときには，頭蓋内圧亢進の徴候（徐脈，CT所見）がないことを確認の後，髄液検査を行う．てんかん，とくに重積小発作（minor epileptic status）を疑うときには，脳波検査も必要である．

● 治　療

　治療は，原因疾患によって異なる．診断が確定できない場合には，酸素投与や人工換気の開始，輸液ルート確保を行い，バイタルサインの安定化をはかる．確定できなくとも，随伴症状などから感染症が疑われるときには抗生物質や抗ウイルス薬（アシクロビル）投与，頭蓋内圧亢進が疑われるときには，浸透圧性利尿薬（グリセオール®，マンニトール®）や人工換気下に過換気を行う．

〔榊原　洋一〕

器官系統別の病態生理 II

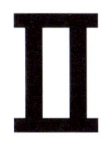

A. 新生児疾患

低出生体重児

ケアに対するポイント
- 保温
- 感染防止
- 栄養の確立

定義

出生体重 2500g 未満の児を低出生体重児とよぶ[1]。さらに，出生体重 1500g 未満の児を極低出生体重児，出生体重 1000g 未満の児を超低出生体重児とよぶ（図1）。出生体重 2500g はおよそ在胎期間では 37 週となるため，低出生体重児は在胎期間 37 週未満の早産児と同じ対象となることが多い。すなわち，低出生体重児は早産児であり，従来の未熟児を示す言葉といえる。

原因および分類

低出生体重となる理由は大きく次の2つに分かれる。1つは早期産である。当然在胎期間が短くなれば出生体重は軽くなる。したがって，早産児は低出生体重児となる。体重が在胎期間相当で AFD（appropriate for date）であっても，低出生体重児となる。低出生体重児となる次の理由は胎児発育遅延（intrauterine growth restriction；IUGR）である。当然出生体重は在胎期間に比し軽く 10 パーセンタイル以下であれば LFD（light for date）となる。さらに，身長も在胎期間に比して 10 パーセンタイル以下の場合は SFD（small for date）とよばれる。

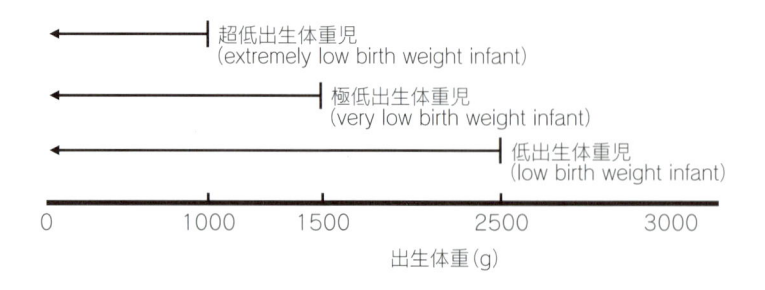

図1 低出生体重児の定義

表1 低出生体重児の原因と分類

原因	分類
早期産	AFD が基本
胎児発育遅延	LFD または SFD
母体側に原因	asymmetrical IUGR
胎児側に原因	symmetrical IUGR

LFD あるいは SFD の場合には，早期産でなくても低出生体重児となる場合がある．胎児発育が障害される原因も大きく2つに分けることが可能である．1つは胎盤からの栄養補給が不十分な場合である．この場合には頭囲の発育は保たれ，躯幹のみが小さい asymmetrical IUGR となる．一方，胎児に染色体異常を含むなんらかの異常がある場合には，母体の状況とはかかわりなく胎児発育は障害される．この場合には頭囲発育も障害され，均整のとれた体格となり，symmetrical IUGR とよばれる．したがって，低出生体重の原因は結果的に3つに分けられ表1のようになる．

● 症状・検査

低出生体重児では，早期産としての問題，低出生体重児としての問題，IUGR としての問題が発生する．早期産としての問題は各臓器の機能の未熟性に起因して発生する（表2）[2]．臓器の未熟性でもっとも問題となるのは，呼吸機能の未熟性である．すなわち，出生時に十分な自発呼吸を開始することができず，新生児仮死となる．その結果，低酸素血症を起こす．さらに，肺呼吸に不可欠な肺サーファクタントの産生は妊娠35週頃に完成する．そのため，それ以前に出生した場合には，肺サーファクタント欠乏を起こす．その結果，肺胞は広範囲に無気肺となり重度の呼吸障害である呼吸窮迫症候群（respiratory distress syndrome；RDS）を合併する．無治療であれば致死的であるが，近年は肺サーファクタントの補充療法で治療可能である．

低出生体重児としてとくに高頻度に問題となるのは代謝内分泌機能と体温調節である．

次に IUGR として特有に発生する問題があり，表3に示す．IUGR では，出生直後の低血糖および発育の遅延に加え成人後にも問題を発生することが近年明らかとなった．すなわち，胎児期の栄養障害の影響がプログラミングされ，その結果，成人後にメタボリックシンドロームを発症する頻度が高くなる．これを胎児プログラミング仮説（Barker 仮説）とよんでいる[3]．

呼吸障害と黄疸に関しての詳細は次項を参照．

● 観察のポイント

低出生体重児では，多くの問題が同時期に発生するので，常に全身を考慮に入れて観察することが必要である．出生直後の観察ポイントと処置は日本版新生児蘇生法に詳細に記載されている[4]．観察のポイントは自発呼吸の確立である．ただし，自発呼吸の確立に大きく注意をとられて体温管理の重要性を忘れてはいけない．低体温はすべての臓器の機能を低下させ，その影響は低出生体重児にとって甚大であるため，出生後の体温低下に注意する必要がある．体温

Ⅱ 器官系統別の病態生理

表2 各臓器の機能の未熟性に起因する障害

臓器	疾患	原因	症状	検査
呼吸機能	新生児仮死	呼吸適応障害	出生児仮死	アプガー
呼吸器	RDS	肺サーファクタント欠乏	出生直後から認める呼吸障害	胸部X線
	TTN	肺水の吸収障害	出生後の多呼吸	胸部X線
	CLD	肺の線維化	生後1カ月以降での呼吸障害	胸部X線
循環器	PDA	動脈管の閉鎖遅延	肺うっ血，左心不全	心臓超音波
中枢神経	IVH	脳室上衣下血管の破綻	易刺激性，痙攣	頭部超音波
	PVL	脳室周囲白質の虚血	脳性麻痺	頭部超音波
	核黄疸	脳血液関門の未熟	脳性麻痺	黄疸検査
消化器	NEC	腸管粘膜の壊死	腹部膨満，穿孔	腹部X線
代謝内分泌	低血糖	貯蔵糖の不足，糖新生障害	痙攣	血糖検査
	低Ca血症	貯蔵Caの不足，摂取不足	痙攣，くる病	血液検査，手関節X線
腎臓	酸血症	尿細管機能障害	代謝性アシドーシス	血液ガス分析
網膜	ROP	網膜血管の未発達	視力障害	眼底
血液免疫	貧血	造血能の低下，鉄欠乏	早期と晩期貧血	血液
	重症感染症	免疫の低下（特に液性免疫）	細菌感染症	血液，培養
体温調節	低体温	熱産生と喪失の不均衡	体温低下	体温測定

RDS：respiratory distress syndrome　呼吸窮迫症候群，TTN；transient tachypnea of newborn　新生児一過性多呼吸，CLD；chronic lung disease　慢性肺疾患，PDA；patent ductus arteriosus　動脈管開存，IVH；intraventricular hemorrhage　脳室内出血，PVL；periventricular leukomalacia　脳室周囲白質軟化症，NEC；necrotizing enterocolitis　壊死性腸炎，ROP；retinopathy of prematurity　未熟網膜症

表3 IUGRに特有の問題と予後

発症時期	問題	原因	症状・予後
出生直後	低血糖	貯蔵糖の不足	痙攣，脳障害
幼児期	発育の遅延	成長の遅れ	低身長
成人期	メタボリックシンドローム	胎児期のプログラミング	高血圧，糖尿病，肥満

維持方法を確立してから呼吸の確立に取りかかる。呼吸刺激後に自発呼吸が不十分であれば，陽圧換気が必要であるが，自発呼吸の確立には必ずしも気管挿管を必要としない。適切なバッグとマスクによる陽圧換気を実施することが重要である。

　呼吸の管理が可能となれば次に観察すべきは血糖である。なぜなら，低血糖を放置すると永続的な脳障害を起こす危険性がある。しかし，血糖を早期に観察することで確実に低血糖による脳障害を予防できるからである。血糖測定のための血液検体採取時に他の検査も実施する。血液検査の後は画像検査として心臓および頭部の超音波検査を実施する。心臓では先天性心疾患の有無とともに動脈管の血流を記録する。出生直後は動脈管を流れる左-右あるいは右-左シャントが存在するが，生後数日でこのシャントは消失する。出生直後の状況を記録しておくことが重要である。頭部では脳室内出血（intraventricular hemorrhage；IVH）の有無を確認

表4　疾患の治療あるいは予防法

疾患	治療または予防
新生児仮死	新生児蘇生
RDS	肺サーファクタント補充療法，人工換気
TTN	酸素投与，重症では人工換気および肺サーファクタント投与
CLD	肺にやさしい呼吸管理，ステロイド投与
PDA	水分制限，インドメタシン投与，結紮術
IVH	血圧の安定
PVL	血圧の維持，低CO_2血症の回避
核黄疸	光線療法，交換輸血
NEC	母乳，ビフィズス菌
低血糖	グルコース輸液
低Ca血症	カルシウム輸液，リン補充，ビタミンD投与
酸血症	重炭酸ソーダ投与
ROP	酸素使用の制限，網膜凝固，硝子体手術
貧血	輸血，エリスロポエチン，鉄剤
感染症	清潔操作，免疫グロブリン，抗菌薬投与
低体温	保育器収容
発育の遅延	出生後の積極的栄養管理
メタボリックシンドローム	乳児期の過剰栄養の回避

略語は表2参照

する。通常IVHは生後72時間に発生するので，経時的な観察が必要である。

急性期の後にも定期的な観察が必要である。定期的な血液検査および頭部超音波検査が重要である。必ず低出生体重児に起こり得る合併症を予測して観察することが重要である。

● おもな疾患とその治療法

おもな疾患とその治療方法を**表4**に示す[5]。RDSでは原因に対する直接的な治療であるが，他の多くは対症療法あるいは予防となる。しかし，低出生体重児の病態生理に応じた対応が重要であることは当然である。ただし，RDSと黄疸に関しては次項で述べる。

新生児仮死に関してはすでに新生児蘇生法が標準化されているので，この標準化法に基づいて実施する[4]。新生児一過性多呼吸（transient tachypnea of newborn；TTN）は通常は酸素投与のみで十分であるが，重症例では人工換気および肺サーファクタント投与が必要となる。慢性肺疾患（chronic lung disease；CLD）は高頻度振動換気（high frequency oscillatory ventilation；HFO）などを用いて肺にやさしい呼吸管理を実施して肺損傷を予防することが重要である。もしCLDが重症化した場合には，救命を目的にステロイド投与を行う。動脈管開存（patent ductus arteriosus；PDA）が症候化した場合には水分制限を行うが，心負荷が進行すればインドメタシン投与あるいは結紮術を実施する。脳室内出血は予防が重要で，出生後72時間の循環動態の安定が必要である。

脳室周囲白質軟化症（periventricular leukomalacia；PVL）も治療法が存在せず予防が重要である。確実な予防法は存在しないが，出生後の血圧の維持と人工換気による低CO_2血症の

予防が重要である。

　壊死性腸炎（necrotizing enterocolitis；NEC）はもっとも予防が重要な低出生体重児の疾患である。早期の少量の経腸栄養開始，母乳の利用，段階的な投与量の増加，ビフィズス菌の使用が発症を抑制する。低血糖と低Ca血症は輸液による補正を行う。

　くる病に対してはカルシウム，リン，ビタミンD投与が必要である。

　代謝性アシドーシスによる酸血症に対しては重炭酸ソーダ投与を考慮するが，投与自体が基礎病態を改善するわけではないので，原因の治療がより重要である。

　未熟網膜症（retinopathy of prematurity；ROP）の発症は低出生体重児ではある程度避けられないが，重症化の予防には酸素の使用制限が有効である。酸素を使用する場合には，酸素飽和度モニターであれば，90〜95％をターゲットとする。進行した場合には，眼科専門医による治療が必要である。

　低出生体重児に認める貧血は出生後1〜2カ月以内の早期貧血と2カ月以降の晩期貧血がある。前者にはエリスロポエチン投与で，後者には出生後早期の鉄剤投与で予防する。

　重症感染症には抗菌薬の使用だけでなく，免疫グロブリンの併用も考慮する。治療以上に重要なことは，感染防止であることはいうまでもない。

　低出生体重児の低体温の予防には保育器の使用が不可欠である。出生後の発育の遅延には積極的栄養投与が必要であるが，急激な体重のキャッチアップを起こすと将来成人後にメタボリックシンドロームを発症する頻度が上昇することが知られている。そのため，低出生体重の乳幼児期の栄養については，過剰とならないように注意する必要がある。

■文　献

1) 楠田聡：ハイリスク児．ネルソン小児科学第17版日本語版，エルゼビア・ジャパン，東京，2005, pp.562-588.
2) 楠田聡：小児疾患診療のための病態生理2—超低出生体重児，第3版，東京医学社，東京，2003, pp.65-69.
3) 山﨑千佳，楠田聡：light-for-dates（LFD）の新生児期・小児期の栄養．ペリネイタルケア，25：142-147, 2006.
4) 田村正徳：新生児蘇生法テキスト，日本周産期・新生児医学会編，メジカルビュー社，東京，2007.
5) 楠田聡：極低出生体重児の養護．山口徹，他編，今日の治療指針2003, 2003年版，医学書院，東京，2003, p.881.

〔楠田　聡〕

A. 新生児疾患

呼吸障害

> **ケアに対するポイント**
> ・妊娠分娩情報の把握
> ・新生児呼吸器系の解剖学的・生理的特徴を理解する。
> ・呼吸障害の原因究明を早期に的確に行う。
> ・非呼吸器疾患を常に考えておく。

　新生児の呼吸障害には，呼吸症状（多呼吸，陥没呼吸，呻吟）に加えて，呼吸を停止する無呼吸も含まれるので，その原因，症状，検査，治療などは多岐にわたる。そのため臨床上鑑別診断は重要であり，診断を早期に的確に行うことで，効果的な治療に結びつき救命率の向上に繋がる。

　新生児の呼吸障害は，低酸素状態から細胞障害へと繋がり，新生児独特の連鎖反応が悪循環を惹起し，呼吸状態の悪化を呈するようになる（図1）。悪循環に陥る前に治療を施すことが，もっとも有効な治療方法である。しかし悪循環を惹起したときには，どこかで悪循環を遮断する治療を行うことが重要である。悪循環を，種々の薬物療法，医療機器などで遮断して，本人の治癒力を十分に引き出し改善へと結びつけていく。

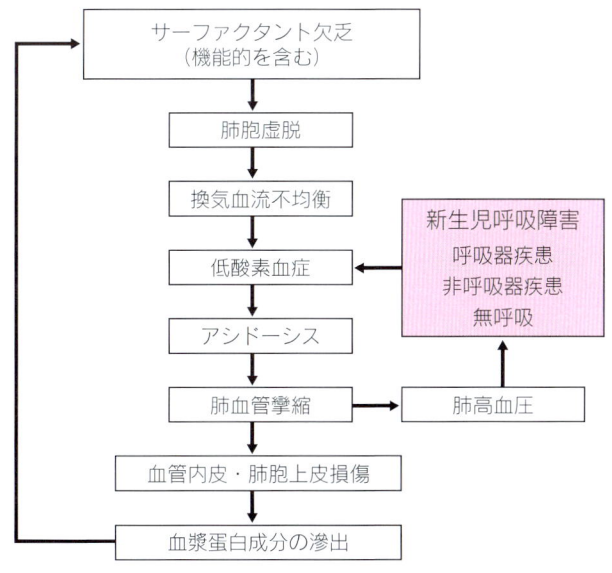

図1　呼吸障害の病態

II 器官系統別の病態生理

表1 新生児の呼吸器系の特徴

1. 解剖学的特徴
    1) 体表面積は成人の1/9だが，肺の呼吸面積（ガス交換面積）は成人の1/20で体表面積に対して約1/2と小さい．また基礎代謝（kcal/kg/day）は成人の3倍となり，酸素消費量，CO_2産生量も大きい
    2) 気道が細い（とくに12〜15分岐以降）
    3) 気道および気道を支える組織が脆弱
    4) 肺胞間を連絡するKore孔が少ない
    5) 気管支動脈・肺動脈瘻が残存
2. 生理学的特徴
    1) 呼吸調節機能が未熟で，無呼吸・低換気に陥りやすい
    2) 肺動脈血管抵抗が高い
    3) 胎児ヘモグロビンが多く，酸素運搬能が低い
    4) 横隔膜優位の腹式呼吸のため腹部臓器の影響を受けやすい
    5) 強制的鼻呼吸であるので，外鼻腔，気道抵抗が強い
    6) 咳嗽反射が弱い
    7) 肺サーファクタント産生能が未熟

〔文献1）を一部改変〕

● 新生児呼吸器系の特徴

　成人とは異なる新生児呼吸器系の特徴（表1）を理解し，診断・治療に結びつけていくことが大切である．呼吸障害の病態生理は新生児呼吸系の特徴を踏まえたうえで理解していく．

● 新生児呼吸障害の原因

　新生児では，呼吸器疾患以外の原因にて，呼吸症状が出現することが特徴である．そのため呼吸障害のある新生児を診たときには，常に呼吸器疾患以外の原因も念頭におく．また呼吸器以外の原因で呼吸障害が出現しているときは，緊急を要することが多く，早急に診断と治療を的確に行う．

　呼吸障害の原因（表2）を示すが，大きく分けると呼吸器疾患，非呼吸器疾患と無呼吸に分けられる．呼吸器疾患では，気道閉鎖性疾患，肺実質の疾患，胸腔の異常，先天性肺奇形に分けられ，非呼吸器疾患は，循環器疾患，神経筋疾患，代謝性疾患，血液疾患，感染症に分類されている．無呼吸は，中枢性，閉塞性，混合性に分けられる．

● 病態生理

1．呼吸器疾患

気道閉鎖性疾患

　新生児の気道は，内径が小さく脆弱であるために狭窄をきたしやすく，気道狭窄は喘鳴として症状を呈することが多い．吸気性喘鳴（胸腔外狭窄）なのか，呼気性喘鳴（胸腔内狭窄）なのかで閉塞部がある程度予測ができる．しかし実際の臨床上は吸気性喘鳴と呼気性喘鳴の混在

表2　新生児に呼吸障害をきたす疾患

呼吸器疾患の異常
　気管閉塞をきたす疾患：後鼻腔閉鎖，巨舌症，小顎症，舌根沈下，先天性甲状腺腫，頸部リンパ管腫，
　　　　　　　　　　　喉頭軟化症，声門下狭窄，気管軟化症，気管食道瘻，血管輪，舌根囊腫
　肺実質の疾患：呼吸窮迫症候群，新生児一過性多呼吸，胎便吸引症候群，肺出血，肺気腫，無気肺，
　　　　　　　慢性肺疾患，肺炎
　胸腔の異常：気胸，気縦隔，胸水，乳び胸
　先天性肺奇形：肺低形成，片肺無形成，横隔膜ヘルニア，先天性囊胞性腺腫様奇形
非呼吸器疾患
　循環器疾患：先天性心疾患，新生児遷延性肺高血圧（PPHN），不整脈，心筋障害
　神経筋疾患：新生児仮死，頭蓋内出血，先天性筋緊張症
　代謝性疾患：低血糖，先天性代謝異常，低体温，電解質異常，代謝性アシドーシス
　血液疾患：多血症（過粘稠症候群），貧血
　感染症疾患：敗血症，髄膜炎
無呼吸
　中枢性，閉塞性，混合性，先天性中枢性肺胞低換気症候群（CCHS）

した場合が多い．胸郭のコンプライアンスが高いために，上気道狭窄があるときには，胸腔内の強い陰圧による陥没呼吸が観察される．また気道狭窄に伴う呼吸障害は，呼吸仕事量を増加させうるので二次的な無呼吸の原因となる．

肺実質の疾患

出生時は羊水から大気への劇的な環境変化に適応していかなくてはならないので，胎児環境からの離脱に伴い，新生児特有の種々の肺実質障害が出現する．

1) 新生児一過性多呼吸（TTNB；transient tachypnea of the newborn）

出生前には胎児肺は，肺水で満たされており，出生を機にその肺水は吸収・排泄される．カテコラミン，ステロイド，バソプレシンなどの分泌が促進して，肺水の分泌を抑え吸収を促す．第一呼吸後より，膠質浸透圧により肺胞から間質腔へと肺水の移動が起こる．そして自発呼吸により，吸気圧が肺胞内に肺水を押し出すことになる．肺水の吸収排泄には，分娩前よりさまざまな因子が関わり肺の拡張を促している．分娩前の準備段階を経ないで出生してくる帝王切開児に，TTNBが多いのはそのためである．呼吸障害は一過性に改善するものがほとんどで，改善しない場合には別の疾患が考えられる．

2) 呼吸窮迫症候群（RDS；respiratory distress syndrome）

肺胞II型細胞より分泌される肺サーファクタントの量的・機能的欠乏により肺胞が虚脱し，無気肺を生じて肺内シャントで低酸素血症を生じる．同時に肺コンプライアンスが低下し肺の拡張が十分に機能せず，肺胞換気が十分でなく呼吸性アシドーシスを呈す．そして肺動脈の攣縮をきたし卵円孔，動脈管での右左シャントを生じ，低酸素血症を悪化させる．早期に適切な治療方法をとらないと重症化して二次的障害を起こす可能性が高くなる．早産児の代表的疾患で，在胎週数が少なければ少ないほど発症頻度は高くなり，重症度も増してくる．在胎30週過ぎても，機能的欠乏を起こすこともあり，late preterm児にも注意が必要である．

3）胎便吸引症候群（MAS；meconium aspiration syndrome）

胎便による羊水混濁分娩の13％に起こり，そのうち5％にMASが起こり，MAS児の30％が人工呼吸を必要としている。66％に遷延性肺高血圧症を合併し，4％が死亡したとアメリカよりの報告がある[2]。子宮内で胎児低酸素血症が続くと，腸管の蠕動運動の亢進と，肛門括約筋の弛緩が起こり，胎便が羊水腔に排泄される。胎児低酸素血症があると呼吸様運動をして胎便が混じった羊水を肺内に吸引する。

胎便の直接な障害，二次的障害（肺胞マクロファージ刺激，肺胞II細胞障害など）に加えて，羊水混濁の原因となった胎児の低酸素血症，子宮内感染症などの程度が重症度と関係する[3]。

4）慢性肺疾患（気管支肺異形成，Wilson-Mikity症候群など）

定義は先天性奇形を除く肺の疾患により酸素投与を必要とするような呼吸窮迫症状が新生児期に始まり，日齢28日を超えて続くものとなっている。わが国の病型分類は厚生労働省分類からI型からVI型まで分かれる。原因の一つとしては，未熟な肺に対して人工換気によるvolutraumaが関与する。予防には，それぞれの病型に対応して人工呼吸管理に工夫をしていく。

その他の原因では胎内感染症の関与が考えられる。早産児の2/3に絨毛膜羊膜炎がみられ，胎内でのサイトカインの曝露で，すでに肺に炎症性反応を生じている。絨毛膜羊膜炎が，*Ureaplasm urealytium* 感染と関連があるとの報告もある[4]。その他に動脈管開存症による肺浮腫の増悪，胃食道逆流症（gastroesophageal reflux disease；GERD）の繰り返す誤嚥があげられる。

胸腔の異常

乳び胸，胸水，気胸，気縦隔などがある。漏出した液体・空気により胸腔内圧が上昇し，肺容積の減少，縦隔の偏位，静脈還流の低下をきたす。とくに緊張性気胸は，緊急に脱気が必要であり，X線撮影が間に合わないときには，透光試験を行い直ちに脱気を行う。

先天性肺奇形

胎生期の呼吸器発生過程を考えながら病態を把握していくと，その疾患に付随する合併症への対応がより確実となる。その他，胸腔外臓器・腫瘍様病変による長期の圧迫により肺形成をきたすこともある。羊水過少により呼吸様運動の消失などで肺低形成をきたすこともある。

1）横隔膜ヘルニア

先天性に横隔膜の一部または全部に欠損があり，肝臓，腸管，胃などの腹部臓器が胸腔内に脱出している。患側の肺は，低形成の状態にある。左側に欠損孔があるBochdalek孔ヘルニアがもっとも多い。肺低形成の程度が高度であれば，遷延性肺高血圧症の状態に陥る。予後は肺低形成の程度により重症度が決まる。

2）先天性嚢胞性腺腫様奇形（CCAM；congenital cystic adenomatoid malformation）

胸腔内に認められる嚢胞性変化が多胞性にみられる。嚢胞の大きさでI～III型に分類される。出生後空気が入ることで嚢胞の拡大や縦隔の圧迫により症状が急速に出現する。

2. 非呼吸器疾患

循環器疾患

　循環器と呼吸器は，出生後同時に適応が進行するので，循環器異常では呼吸器症状は必ず出現し，呼吸と循環は別々の病態と考えることはできない。チアノーゼは強いが，その割には呼吸障害が強くない動脈管依存性の先天性心疾患が多いので，酸素投与は慎重にし，心エコー検査にて早期診断する。

神経筋疾患

　新生児仮死では低酸素性虚血性脳症を呈し，呼吸中枢も障害され，多呼吸や無呼吸が出現する。原因不明の新生児仮死のなかには，先天性筋緊張ジストロフィーの重症型がある。数カ月後重度新生児仮死ではみられない運動機能の回復を示す。児の診断後母親が診断されることが多い。

代謝性疾患

　なんとなく元気がない症状から発症することが多い。高度のアシドーシス，高アンモニア血症，低血糖，高血糖などが直接呼吸中枢に影響を与えるために呼吸異常をきたす。

血液疾患

　多血症は過粘度症候群として末梢循環不全より種々の症状を生じる。貧血は無呼吸などの原因になる。

感染症

　新生児では特徴的なものは，胎内感染症があげられる。垂直感染症ともいわれており，子宮内での感染症である。そのなかには先天性子宮内感染症（TORCH）もあり，子宮内発育不全も伴い臍帯血のIgMの上昇がみられるので初期判断がつく。
　劇的な敗血症もあり，進行は早く，救命できない症例も経験している。これは母体情報より判断できるものは，早期に抗生物質投与による治療法しかみられない。

3. 無呼吸発作

　呼吸中枢の未熟性（低酸素血症が呼吸中枢を直接的に抑制），化学受容体機能の未熟性（CO_2に対して感受性低下），反射の特殊性（Hering-Breuer反射が優位），呼吸筋協調障害・易疲労性，などの生理的特徴より無呼吸を呈しやすい。

中枢性

　脳幹の呼吸中枢ニューロン機能の未熟により，呼吸中枢から呼吸筋への刺激が止まるため，呼気終末に呼吸運動と空気の流入が停止する。

閉塞性

　胸郭の呼吸運動はみられるが，鼻腔内気流は認められない。舌根沈下，分泌物による物理的閉塞だけではなく，肺の拡張障害や呼吸筋疲労などでも起こる。

Ⅱ 器官系統別の病態生理

混合性
中枢性と閉塞性の要因の混合型で，もっとも頻度は高い。

先天性中枢性肺胞低換気症候群（CCHS）
睡眠時に，低換気または呼吸停止となる疾患で，延髄呼吸中枢の二酸化炭素に対する感受性の低下または欠如が病態と考えられている。出生直後より無呼吸で発見され，SIDS（sudden infant death syndrome）または ALTE（apparent life threatening event）として発見されることがある。*PHOX2B* 遺伝子変異が主たる原因と考えられている[5]。

● 呼吸障害の症状

多呼吸
新生児は横隔膜の運動による腹式呼吸のため，換気量不足でも容易に1回換気量を増加することが困難で，換気不足には呼吸数を増加して対応する。安静時に60回/min以上あれば多呼吸となる。

陥没呼吸
拡張障害のある肺を，吸気時に十分な空気を取り込むためにより強い陰圧で吸い込まなくてはいけない。そのときに胸郭が柔らかい新生児では，その陰圧に耐えることができなく肋間，胸骨上窩が陥没し肋骨弓，胸骨が陥没するようになる。

シーソー呼吸
肺コンプライアンスが低いとき吸気時に横隔膜が収縮して腹壁が膨隆しても，肺が拡張しないので，胸郭は陰圧により逆に虚脱する。すなわち吸気時に腹壁の膨隆と胸壁の陥没が起こる。

鼻翼呼吸
吸気時に鼻孔を拡大して吸気量を増加させようとする呼吸運動である。

呻 吟
サーファクタント不足では，肺胞が容易に虚脱してしまうので，それを防ぐために，声帯をしめて呼気時に気道内圧を上げ，肺胞虚脱を防止する働きをしている。重症になると聴診器なしに聞こえてくる。

周期性呼吸・無呼吸
1）周期性呼吸
呼吸が10〜15秒間続いてのち5〜10秒の無呼吸が出現する。生後24時間以内と日齢5日以降は少ない。

2）無呼吸
呼吸停止が20秒以上あるときと20秒以下でも徐脈やチアノーゼが伴うものと定義されている。原因は多岐にわたるために，原因の検索が必要である。

チアノーゼ

新生児では胎児ヘモグロビンが大部分を占めるので，酸素結合能が高く実際に低酸素血症があってもチアノーゼは出現しにくい。動脈管を経ての右左シャントは，酸素飽和度の上下肢差がでてくるので，2台のパルスオキシメーターにて上下肢を測定することは診断や治療の管理にも有用である。

● 観察のポイント

妊娠分娩の情報

診断の手掛かりとしては重要で，母親の病歴から発症予想疾患を予想でき，診断への近道となる。

身体所見

呼吸障害がまずは問題となるが，その他の症状所見が診断の助けとなる。

● 鑑別診断に必要な検査

1）血液検査
2）X線
呼吸障害の鑑別診断には欠かせない検査である。
3）マイクロバブル（stable microbubble test）
サーファクタント産生の有無をみる。
4）超音波検査
① 頭部エコー：頭蓋内出血，脳浮腫，脳奇形の有無を判断する。
② 心エコー：先天性心奇形は，早期に診断する。
5）喉頭・気管支ファイバースコープ
上気道・下気道病変を直接観察し診断を行う。気管チューブの固定位置の確認もできる。慣れたところでは，気道内の肉芽の処置もできる。
6）24時間pHモニタリング
胃食道逆流症（GERD）の診断のために使用し，十二指腸チューブの使用を検討する。

● 処置・治療

呼吸障害の治療は，救命処置を必要とするので，新生児蘇生法に基づいて行い状態を安定させる。新生児呼吸管理方法の進歩で多様な治療法があるが，病態生理に適した治療を選択することが大切である。NICUで行われている全身管理（ミニマムハンドリング，非侵襲モニタリング，体温管理，感染予防，水分管理，栄養管理）を確実に行う。とくに積極的な栄養補充が注目されている。全身管理と同時に呼吸管理を行っていく。

1）人工サーファクタント補充
サーファクタント欠乏状態の改善に投与するが，補充時間は早いほどよい。

2) nasal DPAP または nasal CPAP (directional or continuous positive airway pressure)

未熟な肺に対しても損傷が少ないので，人工呼吸器から早期の離脱を図るため積極的に使用する。

3) 人工換気療法

肺の損傷を少なくするために，自発呼吸に合わせた新しい換気モード（PTV，SIMV，PSV，PAV）が開発されてきている。呼吸障害の病態生理を考えながら使用していく。

4) 高頻度振動換気法 (HFOV ; high frequency oscillatory ventilation)

一回換気量が解剖学的死腔量以下と小さく肺損傷が少ない。MAP（平均気道内圧）を通常の人工呼吸器より 2～4cm H_2O 高めに設定したほうがよい。

5) 一酸化窒素（NO）吸入療法

選択的に肺動脈のみを拡張する働きがあり，体循環には影響がほとんどないので，遷延性肺高血圧の治療に適している。

6) 膜型人工肺 (ECMO ; extracorporeal membranous oxygenation)

体外循環を使用した呼吸管理法で，カニュレーションが可能な患児に対して，内科的薬物療法に反応しない重度な呼吸不全か新生児持続性肺高血圧症（PPHN）の疾患に対して適応となる。低出生体重児にはまだ適用はない。

■文 献

1) 仁志田博司：胎児・新生児の呼吸生理．小児科 MOOK，44：1, 1986.
2) Wiswell, T.E., Tuggle, J.M. and Turner, B.S. : Meconium aspiration syndrome : Have we made a difference? Pediatrics, 85 : 715‐721, 1990.
3) Ghidini, A. and Spong, G.Y. : Severe meconium aspiration syndrome is not caused by aspiration of meconium. Am. J. Obstet. Gynecol., 189 : 931‐938, 2001.
4) Honma, Y., Yada, Y., Takahashi, N., et al. : Certain type of chronic lung disease of newborns is associated with *Ureaplasma urealyticum* infection in utero. Pediatr. Int., 49 : 479‐484, 2007.
5) Sasaki, A., Kanai, M. and Kijima, K. : Molecular analysis of congenital central hypoventilation syndrome. Hum. Genet., 114 : 22‐26, 2003.

〔宮城　雅也〕

A. 新生児疾患

黄　疸

ケアに対するポイント
・新生児黄疸のスクリーニング
・生理的黄疸か病的黄疸かの判断
・早発黄疸を見逃さないこと
・核黄疸の予防

はじめに

　ヒトにおける主要な胆汁色素であるビリルビン（BR）は，ヘモグロビンをはじめとするヘム含有蛋白質のヘムの最終代謝産物である。この色素の過剰産生，肝の排泄障害ないし腸肝循環の亢進あるいはそれらの合併した異常があり，血中BR濃度が上昇し，眼球結膜，皮膚，粘膜，およびその他の組織にBRが沈着し黄染した状態を黄疸という。

　新生児期は，ヒトの一生で生理的に黄疸が認められる唯一の時期である。胎生期には肝での抱合能が低いため，BRはそのまま胎盤を通過し母体で処理される。出生後，BRは肝でビリルビンUDP‐グルクロン酸転移酵素（BR UDP‐glucuronosyltransferase）で抱合され胆汁中へ排泄されるが，抱合能がBR産生に追いつかないことや[1]，新生児赤血球の酸化ストレスに対する脆弱性[2]などによって体内に蓄積する。日本人のほとんどの新生児は生後24時間以降に黄疸が出現し，生後48〜96時間にもっとも強くなり平均で10.3mg/dlとなり，大部分では生後2週以内に消失する[3]。病的黄疸は生理的黄疸の範囲を越えて血清BRが高値をとる場合をいう。

原　因

　新生児期に認められる黄疸の病態生理を理解するためには，BRの物理化学的性質とBR代謝の特徴を知ることが大切である（図1）。

ビリルビンの物理化学的性質

　ビリルビン（BR）IXαの分子量は585で，多数の極性基を有するにもかかわらず，分子内にすべての極性基を閉じこめるため分子表面が非極性となり，水にほとんど不溶できわめて強い疎水性を示すユニークな性質の化合物である（図1）。BRはその疎水性のため神経毒性が強く，核黄疸を惹起する有害な排除されるべき物質と考えられてきた。一方，BRの生理学的作用については，1987年Stockerらが生理的濃度のBRはリノレン酸の脂質過酸化に関して，生

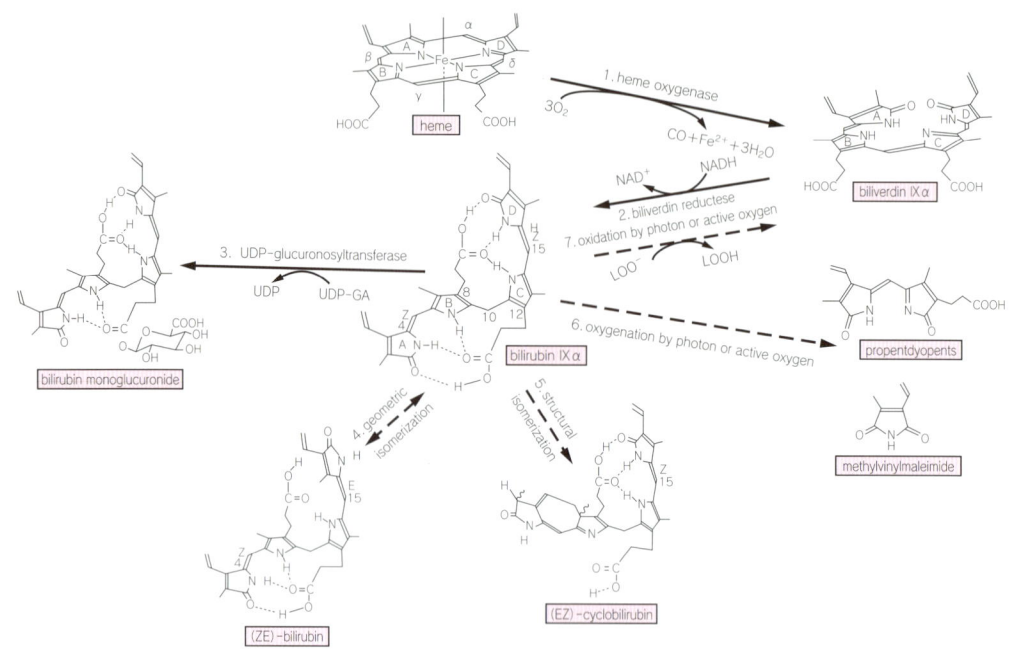

図1 ヘムからのビリルビンIXαの生成とその代謝

理的な細胞内酸素濃度でビタミンEを凌ぐ抗酸化作用を示すことを報告[4]して以来，その生理的意義について注目され数多くの研究が行われるようになった。BRは活性酸素種と反応し，それを捕捉あるいは消去する抗酸化物質として，BR自身が酸化分解されビリベルジンやその他の酸化生成物質に変化する（図1）。

ビリルビン代謝
1）ビリルビンの生成

ヒトの生体内のBRの由来は，主として老化した赤血球のヘモグロビンのヘムに由来し，全生成量の70〜80％を占めるといわれている。残りは無効造血由来や肝臓における代謝回転の早いヘム由来のシャントBRと臓器ヘム蛋白（チトクロームP450，カタラーゼなど）や遊離のヘムに由来する。正常成人のBRの産生速度は3.89 ± 0.67 mg/kg/day（M±SE）である。これに対して新生児では8.5 ± 2.3 mg/kg/dayと成人の2倍以上の速さでBRが産生されている[5]。この理由として，体重kg当たりの循環血液量が多いこと，平均赤血球寿命が成人の約120日に対して約90日と短縮していることや早期ビリルビン量が多いことなどがあげられる。

老化した赤血球は，肝臓，脾臓，腎臓，骨髄の実質細胞をはじめとする細網内皮系に分布するヘムオキシゲナーゼによりポルフィリン環のメテン基のα位が酸化的に開裂し，ビリベルジンIXaへと代謝される（図1）。この際，1分子の鉄とCOが放出され，鉄は再利用される。COは生体でシグナル伝達物質として働くが，これは生体内におけるCOの唯一の生成源である。ヘムオキシゲナーゼ（HO）には分子量33kDaのHO-1と36kDaのHO-2がある[6]。HO-1は鋭敏なストレス蛋白で種々の要因で高度に誘導され，細網内皮系に富む脾臓で活性が高い。HO-2は副腎皮質ホルモンで誘導され，肝実質細胞で活性が高い。触媒作用機序はHO-1とHO-2で同じである。ビリベルジンIXaはさらにビリベルジン還元酵素によって速

やかに BR IXαへ還元される。この２つのステップで BR はヘムから生成されるが，ヘムオキシゲナーゼが律速段階である。HO 活性は，ラット肝臓では成獣に比べ新生仔で高いことが証明されている。ヘムの分解は非常に速やかに起こり，ヘムからビリベルジンを経て BR が生成されるのに要する時間は１〜２分の単位である。結局 1g のヘモグロビンから 34mg の BR が生成される。

2）血管内のビリルビン

このように網内系で生成された BR IXα は水にきわめて不溶であるため遊離の状態ではほとんど存在し得ず，pH7.4 の水溶液中では 7nM（0.4ng/dl）と微量である。このため血中ではほとんどがヒト血清アルブミン（ALB）と結合した状態で循環する。一部はリポ蛋白に結合する。ALB には BR に対して高親和性部位（結合定数：10^8 M^{-1}）と低親和性部位（結合定数：10^6 M^{-1}）の２カ所の結合部位が存在する。ALB と BR のモル比が１までは，BR は ALB と強固に結合するがモル比が１を超えると遊離の BR（unbound bilirubin）が急激に増加する。モル比１では約 8.3mg の BR が 1g の ALB に結合する。したがって，血漿 ALB 濃度が 3 g/dl であれば 24.9 mg/dl の BR と結合する。

3）肝でのビリルビンの代謝

血液中では ALB と結合して運搬される BR は，Disse 腔で類洞側肝細胞膜に接すると，ALB が膜の受容体に結合し BR を解離して膜の輸送蛋白によって肝細胞に取り込まれると考えられている。ヒト類洞側肝細胞膜には，Na^+ 非依存性に種々の有機陰イオンを輸送する少なくとも３つの organic anion transporting polypeptides（OATPs：OATP1B1, OATP1B3, OATP2B1）が存在する[7]。なかでも OATP1B1（OATP‐C, LST‐1, OATP2, SLC21A8）と OATP1B3（LST‐2, OATP8, SLC21A8）は肝臓で特異的に発現している。OATP2B1（OATP‐B, SLC21A9）は肝臓以外に腎臓や小腸にも発現している。抱合 BR と非抱合 BR の肝細胞内への取り込みに関与するのは OATP1B1 であるとの報告があるが，反対意見もあり結論は得られていない[8,9]。

肝細胞内へ取り込まれた非抱合 BR は細胞内結合蛋白である glutathione S‐transferase に結合し滑面小胞体へ運ばれ，小胞体膜に存在するビリルビン UDP‐グルクロン酸転移酵素（BR UDP‐glucuronosyltransferase）によりグルクロン酸抱合される[10]。抱合された BR は毛細胆管側肝細胞に運ばれ，膜蛋白（multidrug resistance‐associated protein 2；MRP2）により ATP 依存性に能動輸送され胆管内腔へ排泄される[11]。また肝細胞血管側に MRP1 や MRP3 が発現し抱合 BR を含む種々の有機陰イオンを能動輸送することが知られており，肝障害での肝細胞内の抱合 BR 増加時に血中へ抱合 BR を逆流させて黄疸発症に関与している[12]。

胆汁中へ排泄された抱合 BR は腸内細菌により還元されてウロビリノーゲンとなるが，新生児期は腸内細菌叢の発達が悪いため還元されず，腸管内や母乳中の β‐グルクロニダーゼによって BR とグルクロン酸に加水分解され，BR は腸管から再吸収され腸肝循環する。

● 症状・検査

新生児生理的黄疸は，表1 に示した種々の因子が複雑に関与して生後 24 時間以上経過した後に出現する。可視的黄疸は血清 BR 濃度が 4〜5mg/dl で認められ，頭部から胸部へと広がり四肢末梢へ及び，手掌や足底の黄染は黄疸が強度であることを示している。黄疸の観察は眼

表 1 生理的黄疸の増強因子

1. ビリルビンの過剰産生
   循環赤血球量の増加，赤血球寿命の短縮，早期ビリルビンの増加
2. 肝細胞によるビリルビン取り込みの低下
   結合蛋白の低下，その他の有機陰イオンとの競合
3. ビリルビン抱合能の低下
   ビリルビンUDP-グルクロン酸転移酵素活性の低下
4. 肝循環血量の低下
   静脈管の機能的開存
5. ビリルビンの腸肝循環の亢進
6. 人種差
   黄色人種は，白色人種に比較して黄疸の程度も強く，ピークも遅い
7. その他
   高い海抜

球結膜の黄染がもっともわかりやすい。消退は頭部を含む末梢から始まる。

新生児黄疸の検査として，黄疸の程度としてBR濃度を測定する方法とBRによる脳障害を判定する検査に大別される。

BR濃度を測定する方法

血清総BR濃度，全血を用いた総BR濃度と経皮的に黄疸濃度を測定する方法がある。

1）血清総BR濃度測定

吸光度法，ジアゾ法，酵素法およびバナジン酸酸化法でなされる。新生児黄疸の検査に一般的に用いられるのは，毛細管による吸光度法である。毛細管法の精度は総BR濃度が20mg/dlを超えると測定値が低くなるので，希釈による測定が必要になる[13]。この点，UB-アナライザーは希釈して測定するので，高値まで安定して測定できる。つまりBRの値によって測定機器を使い分けることが肝要である。ジアゾ法など反応を用いて測定する方法（自動分析器）では，成人用のコントロールで校正されていることもあり，新生児黄疸の測定が可能であるか確認することが必要である。またUB-アナライザーを用いてアンバウンドビリルビンを測定する際には，下記の注意が必要である。この測定原理はヒト血清アルブミンに結合していない遊離のBRがグルコースオキシダーゼ・ペルオキシダーゼの基質になることに基づいている[14]。光異性体の（ZE）-BRは基質として反応しないが，（EZ）-cycloBRとグルクロン酸抱合BRは基質として反応する[15]。また，ビタミンCが影響し低値を示す場合がある。

2）全血による総BR濃度測定

血液を超音波で溶血させBRに特異的な吸収帯を差スペクトルにより抽出し総BR濃度に変換する方法で，ラジオメーター社の血液ガス分析装置（ABL 735 blood gas analyzer）に装備されている。

3）経皮的黄疸濃度測定

コニカミノルタ経皮黄疸計（JM-103）がある[16]。この装置はフラッシュ光の皮膚からの2経路の反射光を測定し，皮膚表面情報を取り除いて血清総BR濃度に換算して表示する。JM-103で測定した血清総BR濃度はHPLC法で測定したそれと近似した値を示し，母乳栄養児で

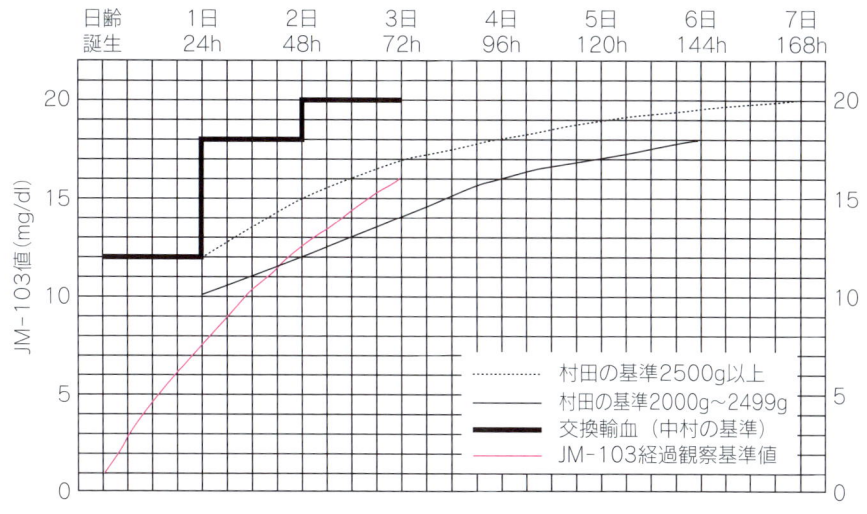

図2 新生児黄疸スクリーニングのノモグラム

表2 診断または治療の対象となる新生児黄疸

1. 生後24時間以内に発症した可視的黄疸（早発黄疸）
2. ビリルビン濃度の上昇速度が5mg/dl/day以上（新生児溶血疾患の疑い）
3. 血清間接ビリルビン濃度
   生後72時間以後の正期産児で17mg/dl，未熟児で15mg/dl以上（出生体重を考慮する）
4. 遷延性黄疸（生後2週以上持続）
5. 血清直接ビリルビン濃度が2mg/dl以上

は生後72時間の経皮的BRはほぼ直線的に上昇する。この機器の特性は血清総BR濃度を直接測定しているのではなく，あくまで皮膚に分布したBR色素を測定して血清総ビリルビン濃度に換算していることを理解する必要がある。これらの理由で出生直後から測定し，その変動（単位時間当たりの変動やノモグラムの利用，図2）で判断するのがよいと考えられる[17]。

血清総BR濃度および直接BR濃度の基準値は，村田の基準[18]，アンバウンドBRを指標とした中村の基準[19]や表2を参考にする。

脳障害を判定する検査法

聴性脳幹反応（auditory brainstem response；ABR）と核磁気共鳴像（MRI）による画像診断があげられる。ABRはBRの脳への影響を調べる検査で臨床で使用されている。一定の音を聞かせた後に出現するI波からV波のおのおののピークまでの時間（潜時）とアンプリチュド（波の高さ）で判定する。BRが脳へ影響すると，I波およびV波の潜時の延長，V波閾値の上昇などの末梢性聴力障害やIV-V波の欠如，I-V波間潜時（脳幹伝達時間）の延長などの中枢性聴力障害が報告されている[20]。治療により回復する症例も多い。MRIでは，急性期にはT1強調画像のみで淡蒼球の高信号が認められるが[21]，慢性期ではT1およびT2強調画像で同部位の高信号で診断される[22]。

II 器官系統別の病態生理

```
                        新生児黄疸
                            │
                血清総ビリルビンあるいは経皮的ビリルビン
          ┌─────────────────┼─────────────────┐
       病的黄疸                                生理的黄疸
    血清直接ビリルビン測定    高間接ビリルビン血症    経皮的ビリルビン測定で
          │              Coombsテスト，血液型    経過観察，必要ならば
          │              ┌──────┴──────┐        血清総ビリルビン測定
     高直接ビリルビン血症  Coombs陰性    Coombs陽性
        図4参照           Ht, Hb       新生児溶血性疾患
                       ┌───┴───┐
                    低値か正常  高値
                       │      多血症
                    網状赤血球数
                  ┌────┴────┐
                 正常      高値
                        赤血球形態
                           │
                          異常
                       ┌───┴───┐
                     非特徴的   特徴的
     血管外出血      血色素異常症   赤血球膜異常症
     腸肝循環の異常  赤血球酵素異常症
     取り込みの減少  薬剤
     抱合の減少      DIC
     不明
```

図 3　新生児黄疸の診断手順

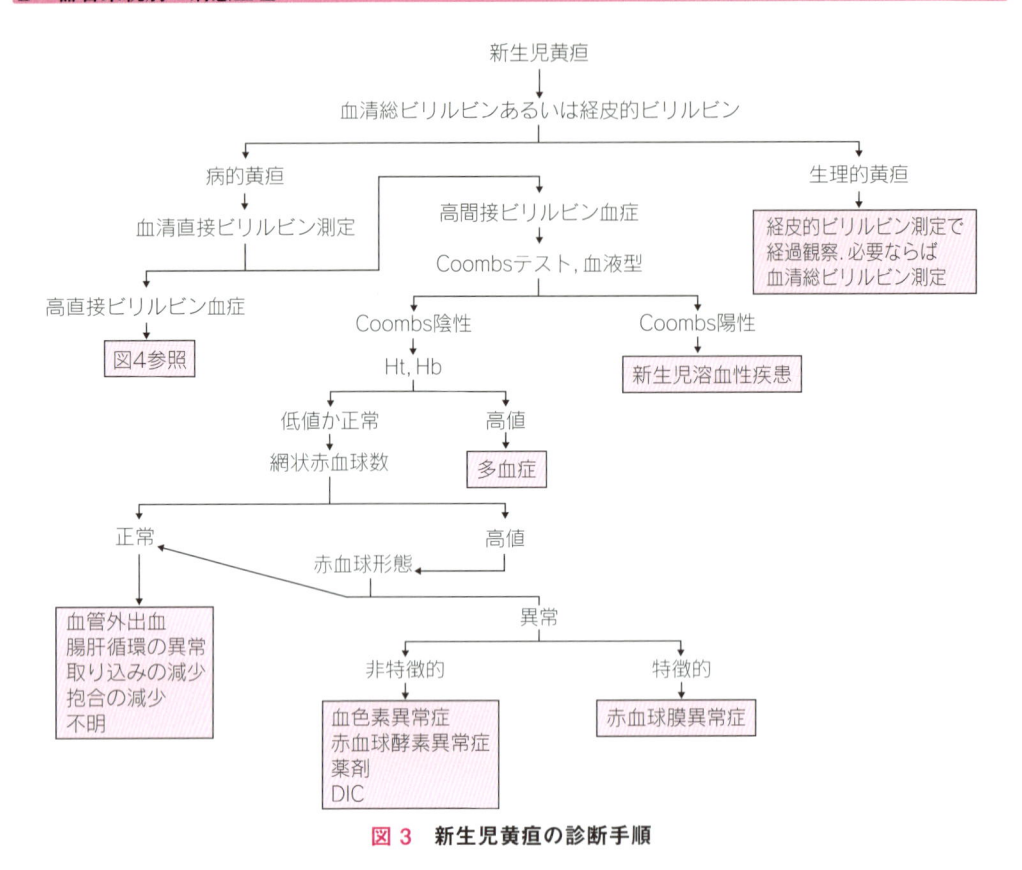

実用的検査に基づいた診断法を図3と図4に示す[23]。まず、母体情報（妊娠・分娩歴，血液型，同胞の黄疸の程度，薬剤投与）の分析を行う。

● 観察のポイント

臨床の実際においては核黄疸の予防を第一の目的とするが，黄疸の程度や経過を参考にして，生理的黄疸（表1）か治療を要する黄疸（表2）かを判断することが重要である[24]。とくに，核黄疸の初期症状を見逃さないことである。正期産児では通常特徴的な神経症状が前面に出る。運動の減少，哺乳力の低下，落陽現象，後弓反張，据わった眼差し，嗜眠，高い調子の泣き声などがみられ，発熱を伴うことが多い。表3にPraaghの核黄疸の症状分類を示す。一方，早期産児ではチアノーゼ，呻吟，呼吸数減少などの呼吸障害の症状，または出血傾向などが先行するなど，正期産児と異なり，①核黄疸に特徴的な神経症状を呈する型，②呼吸障害の症状に終始する型，③呼吸障害が先行した後，神経障害を呈する型，④軽度の黄疸で軽い核黄疸を残す型などに分類される[25]。

● おもな疾患

新生児高ビリルビン血症は，生理的なBR濃度の範囲を越えて高値を示す場合を病的黄疸の

A. 新生児疾患

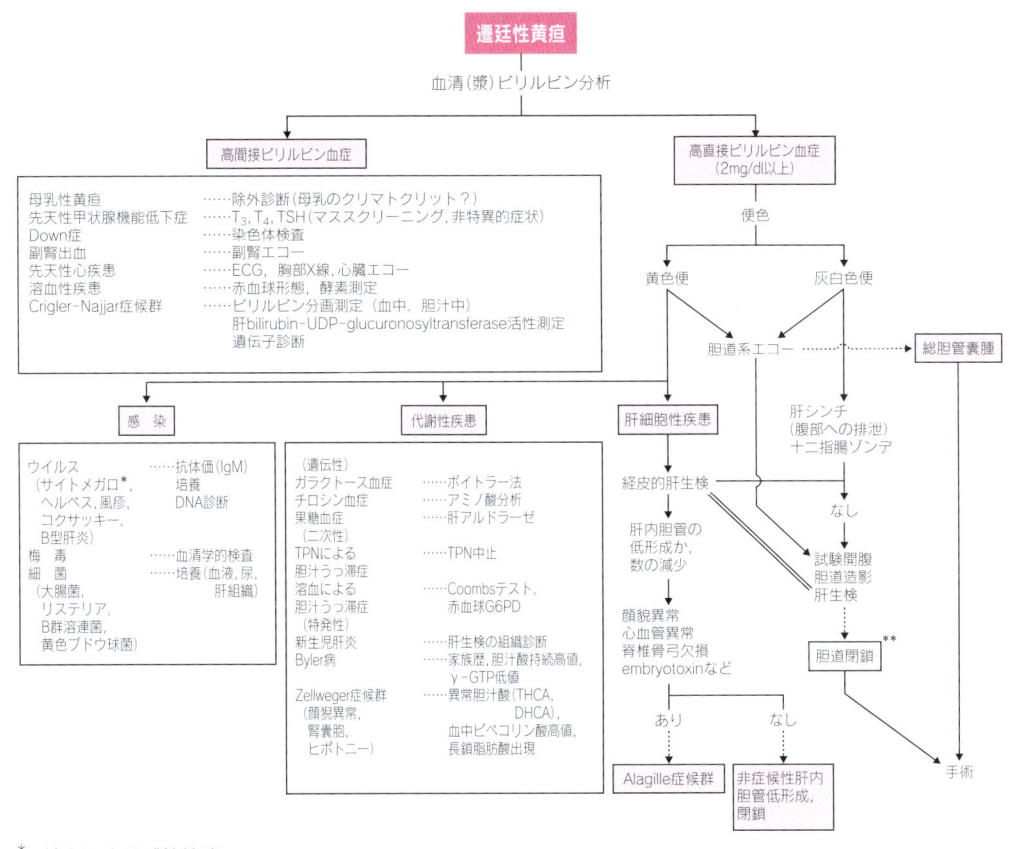

図4 遷延性黄疸の診断手順

```
                       遷延性黄疸
                           │
                   血清(漿)ビリルビン分析
                     ┌─────┴─────┐
            高間接ビリルビン血症      高直接ビリルビン血症
                                      (2mg/dl以上)
                                           │
                                          便色
                                    ┌──────┴──────┐
                                  黄色便         灰白色便
```

高間接ビリルビン血症の原因:
- 母乳性黄疸 …… 除外診断(母乳のクリマトクリット?)
- 先天性甲状腺機能低下症 …… T_3, T_4, TSH(マススクリーニング, 非特異的症状)
- Down症 …… 染色体検査
- 副腎出血 …… 副腎エコー
- 先天性心疾患 …… ECG, 胸部X線, 心臓エコー
- 溶血性疾患 …… 赤血球形態, 酵素測定
- Crigler-Najjar症候群 …… ビリルビン分画測定(血中, 胆汁中)
  肝bilirubin-UDP-glucuronosyltransferase活性測定
  遺伝子診断

感染
- ウイルス(サイトメガロ*, ヘルペス, 風疹, コクサッキー, B型肝炎) …… 抗体価(IgM), 培養, DNA診断
- 梅毒 …… 血清学的検査
- 細菌(大腸菌, リステリア, B群溶連菌, 黄色ブドウ球菌) …… 培養(血液, 尿, 肝組織)

代謝性疾患
- (遺伝性)
  - ガラクトース血症 …… ボイトラー法
  - チロシン血症 …… アミノ酸分析
  - 果糖血症 …… 肝アルドラーゼ
- (二次性)
  - TPNによる胆汁うっ滞症 …… TPN中止
  - 溶血による胆汁うっ滞症(特発性) …… Coombsテスト, 赤血球G6PD
- 新生児肝炎 …… 肝生検の組織診断
- Byler病 …… 家族歴, 胆汁酸持続高値, γ-GTP低値
- Zellweger症候群(顔貌異常, 腎嚢胞, ヒポトニー) …… 異常胆汁酸(THCA, DHCA), 血中ピペコリン酸高値, 長鎖脂肪酸出現

肝細胞性疾患
- 経皮的肝生検
- 肝内胆管の低形成か, 数の減少
- 顔貌異常, 心血管異常, 脊椎骨弓欠損, embryotoxinなど
  - あり → Alagille症候群
  - なし → 非症候性肝内胆管低形成, 閉鎖

胆道系エコー …… 総胆管嚢腫
肝シンチ(腹部への排泄)
十二指腸ゾンデ
なし → 試験開腹, 胆道造影, 肝生検 → 胆道閉鎖** → 手術

* 輸血による感染注意
** inspissated bile/mucous plug, 胆石症, 胆道の自穿孔, 胎便性イレウス, 腫瘍など鑑別を要する

表3 Praaghの核黄疸の症状分類

第Ⅰ期(発症後1両日)
  筋トーヌス低下, 嗜眠, 哺乳力低下などの非特異的症状
第Ⅱ期(第Ⅰ期後1~2週間)
  後弓反張, 四肢強直, 落陽現象。四肢強直は核黄疸の存在を強く示唆する症状である
第Ⅲ期(第Ⅱ期後1~2カ月)
  四肢強直の減少ないし消失。外見上無症状
第Ⅳ期(生後2カ月以後)
  永続的後遺症としてアテトーゼ, 凝視麻痺などの錐体外路症状, 乳歯形成異常, 難聴など

目安とする(表2)。**表4**に示す種々の原因によって起きる[26]。

新生児は臍帯血BR濃度が1~2mg/dlであるため,通常は生後24時間以内の可視黄疸は出現しない。生後24時間以内に認められる黄疸は早発黄疸で,そのおもな原因は血液型不適合による溶血性疾患である。その他,遺伝性球状赤血球症,glucose-6-phosphate dehydrogenase欠損症,α-thalassemiaなどの赤血球異常症や副腎出血,帽状腱膜下出血,消化管出血などの内出血がある。一般に溶血性黄疸では黄疸の出現時間とその程度は溶血の亢進によるBRの産

表4 新生児高ビリルビン血症の原因

ビリルビンの産生過剰	ビリルビンの排泄減少	混合型
A. 溶血性疾患 (1) 胎児-母体間血液型不適合 　ABO, Rh, その他 (2) 遺伝性疾患 　a. 遺伝性球状赤血球症 　b. 酵素異常 　　グルコース-6-リン酸脱水素酵素欠損症（G6PD），ピルビン酸キナーゼ欠損症（PKD），その他 　c. 異常ヘモグロビン症 　　α-サラセミア 　　β-サラセミア，その他 　d. ガラクトース血症 (3) 薬剤による溶血 　ビタミンK，ナフタリン，フェナセチン，その他（浸透圧異常） B. 血管外血液 　血腫，肺出血，頭蓋内出血，副腎出血，嚥下した血液 C. 多血症 (1) 慢性胎児低酸素症 (2) 母児あるいは胎児間輸血 (3) 胎盤性輸血 D. 腸肝循環の増加 (1) 機械的閉鎖 　a. 消化管閉鎖および狭窄 　b. Hirschsprung病 　c. 胎便性イレウス 　d. 胎便栓症候群 (2) 蠕動の減少 　a. 飢餓または授乳不足 　b. 先天性肥厚性幽門狭窄症 　c. 薬剤（ヘキサメトニウムなど） (3) ビリルビンの吸収増加（母乳黄疸）	E. 肝細胞内へのビリルビン取り込み減少 (1) 肝血流量の減少（静脈管閉鎖遅延） (2) 類洞側肝細胞膜輸送蛋白の阻害 　a. 薬剤による 　b. 母乳中の阻害物質（NEFFA, 遊離脂肪酸） F. ビリルビン抱合の低下 (1) 先天性グルクロン酸転移酵素活性低下 　a. Crigler-Najjar症候群（I型，II型） 　b. Gilbert病 　c. 甲状腺機能低下症 (2) 酵素抑制因子 　a. 薬剤とホルモン（ノボビオシン，プレグナンジオール） 　b. ガラクトース血症（早期） 　c. Lucey-Driscoll症候群？ 　d. 異常母乳 G. 肝細胞外への抱合ビリルビンの輸送障害 (1) 先天性輸送障害 　Dubin-Johnson症候群 　Rotor症候群 (2) 代謝異常による肝細胞の二次的障害 　a. ガラクトース血症 　b. α₁-アンチトリプシン欠乏症 　c. チロジン血症 　d. 高メチオニン血症 　e. 先天性果糖不耐症 H. 胆汁流出路の閉鎖 (1) 胆道閉鎖症 (2) 胆道拡張症 (3) 囊胞性線維症 (4) 外部からの圧迫	I. 出生前感染症 (1) TORCHES 　a. トキソプラズマ症 　b. その他（肝炎ウイルス，アデノ） 　c. 風疹 　d. サイトメガロウイルス 　e. 単純ヘルペス（1型，2型） 　f. エンテロウイルス（コクサッキー，エコー，エンテロ） 　g. 梅毒 J. 出生後感染症（敗血症，尿路感染症など） K. 複合異常 (1) 未熟性＋呼吸窮迫症候群 (2) 糖尿病母体児 (3) 重症赤芽球症

生量と肝での処理能との兼ね合いによって決まるが，新生児では肝の予備能が低いため，わずかのBR産生の増加に対しても黄疸は増強する。また，日本人に多いBR UDP-グルクロン酸転移酵素の遺伝子多型〔エクソン1A（Gly71Arg）点変異のホモおよびヘテロ〕の関与も報告されている[27]。

　日本人において可視的黄疸が生後2週間以上続く場合を遷延性黄疸と定義する。一方，白色人種では1週間以上続く可視的黄疸とされている。血清高間接BR血症のうち，もっとも頻度の高いのは腸肝循環の亢進による母乳性黄疸であるが，日本人ではBR UDP-グルクロン酸転移酵素の遺伝子多型の関与も報告されている[28]。血清直接BR濃度が高値を示す場合は，胆道閉鎖症などの閉塞性黄疸の鑑別を要する。新生児期の敗血症，尿路感染症，髄膜炎，肺炎な

どの重症感染症においては，一般状態が良好で黄疸が唯一の症状である場合や，また随伴症状として黄疸が高頻度で出現することが臨床の実際においては比較的よく経験される。この場合，早発型，重症型，遷延型，一度軽快した後で再度増強するものなどいろいろの型がある。

● 処置・治療

新生児高ビリルビン血症の治療法としては，光療法と交換輸血が主体であるが，血液型不適合溶血性黄疸に対するγ-グロブリン療法も行われている。

光療法

光化学反応により BR を体外へ排泄させる治療法である。生体内に存在する BR IXα は，図1のように 4Z,15Z 配置をとり安定した分子内水素結合を形成し，ほとんど水に不溶であるが，光エネルギーによりこれらの部位で Z 体から E 体への立体異性体〔(EZ/ZE/EE)-BR IXα〕が形成される。E 体では分子内水素結合は不可能になり，親水性の基は分子の外側へ露出し分子全体で親水性となる。4E はさらに endovinyl 基を介して環状構造を形成し，構造異性体の (EZ/EE)-cycloBR IXα が生成される（図1）。これらの立体異性体と構造異性体は肝で抱合されることなく速やかに胆汁中に排泄される。とくに構造異性体は親水性がより強く胆汁中や尿中へ容易に排泄され，しかも立体異性体と異なり，胆汁中へ排泄された cycloBR は (ZZ)-BR IXα に復帰することなく便中へ排泄される[29)~31)]。もっとも主要な排泄経路は (EZ)-cycloBR の生成と排泄である。この構造異性体の生成にもっとも有効な波長は，500～520nm の緑色光である[32)]。(EZ)-cycloBR の胆汁中への排泄が障害されるとこれが重合し，皮膚色および血清，尿がブロンズ色を呈するブロンズベビー症候群が発症する[33)]。

光療法用の光源として，青白色光，昼色光，緑色光，ハロゲン光や発光ダイオード（LED，青色，緑色）が利用できる。照射法は蛍光灯，LED，スポットライトを児の上から照射する方法および児の背部から照射する fiber optic light や light bed などがある。超低出生体重児から正期産児において治療に用いる適切な光源と光照射エネルギー量に関しては明確に決められていない。

交換輸血

高間接 BR 血症による核黄疸発症の危機的状態にある児の血中から BR を機械的方法によって除去することで，核黄疸の防止を図るもっとも効果的な治療法である。交換輸血に使用する血液として，Rh（−）不適合の場合は ABO 同型 Rh（−）血，ABO 不適合は合成血または O 型血，特発性は ABO 同型血を用いる。交換血液量は 150～170ml/kg，交換速度は 100ml/kg/hr とする。

γ-グロブリン療法

新生児溶血性疾患に対するγ-グロブリン療法は，1987年，原らによって RhE 不適合による晩発性貧血に対する有効性が報告された[34)]。次いで 1989 年に佐藤らが 3 例の血液型不適合溶血性黄疸での有効例を報告した[35)]。1992 年に Rubo らが直接 Coombs 試験陽性の Rh 不適合溶血性黄疸に対する大量γ-グロブリン投与（500mg/kg）のランダム化比較試験を行い，総 BR

濃度の低下と交換輸血回避の有効性を報告した[36]。また2002年のコクランライブラリーのシステマティック・レビューで副作用と有効性においてエビデンスレベルⅠの評価を得ている[37]。ただし，わが国では血液型不適合による溶血性黄疸に対して，この薬剤は適応外使用になるので，両親に十分説明しインフォームド・コンセントを得なければならない。また，わが国の臨床レベルでは比較的多くの施設で使用されているが，γ-グロブリンの剤形や投与量（0.5〜1.0g/kg）や投与時間（2〜6時間）が決まっておらず今後の検討が必要である。

■文　献

1) Kawade, N. and Onishi, S.：The prenatal and postnatal development of UDP - glucuronyltransferase activity towards bilirubin and the effect of premature birth on this activity in the human liver. Biochem. J., 196：257 - 260, 1981.
2) Kondo, M., Itoh, S., Kusaka, T., et al.：The ability of neonatal and maternal erythrocytes to produce reactive oxygen species in response to oxidative stress. Early Hum. Dev., 66：81 - 88, 2002.
3) Onishi, S., Itoh, S. and Isobe, K.：Physiology of bilirubin metabolism. In Hepatobiliary, Pancreatic and Splenic Disease in Children. ed. by Balisteri, W.F., Ohi, R., Todani, T., Tsuchida, Y., Elsevier, Amsterdam, 1997, pp.37 - 70.
4) Stocker, R. and Ames, B.N.：Potential role of conjugated bilirubin and copper in the metabolism of lipid peroxides in bile. Proc. Natl. Acad. Sci. USA, 84：8130 - 8134, 1987.
5) Maisels, M.J., Pathak, A. and Nelson, N.M.：Endogenous production of carbon monoxide in normal and erythroblastotic newborn infants. J. Clin. Invest., 50：1 - 8, 1971.
6) Maines, M.D.：Heme oxygenase：Function, multiplicity, regulatory mechanisms, and clinical applications. FASEB. J., 2：2557 - 2568, 1988.
7) König, J., Seithel, A., Gradhand, U., et al.：Pharmacogenomics of human OATP transporters. Naunyn Schmiedebergs Arch. Pharmacol., 372：432 - 443, 2006.
8) Cui, Y., König, J., Leier, I., et al.：Hepatic uptake of bilirubin and its conjugates by the human organic anion transporter SLC21A6. J. Biol. Chem., 276：9626 - 9630, 2001.
9) 上硲俊法：ビリルビン代謝研究と黄疸；最近の進歩と臨床への貢献．近畿大医誌, 32：81 - 87, 2007.
10) Gordon, E.R. and Goresky, C.A.：The formation of bilirubin diglucuronide by rat liver microsomal preparations. Can. J. Biochem., 58：1302 - 1310, 1980.
11) Kamisako, T., Leier, I. and Cui, Y.：Transport of monoglucuronosyl and bisglucuronosyl bilirubin by recombinant human and rat multidrug resistance protein 2. Hepatology, 30：485 - 490, 1999.
12) Keppler, D., Kamisako, T., Leier, I., et al.：Localization, substrate specificity, and drug resistance conferred by conjugate export pumps of the MRP family. Adv. Enzyme Regul., 40：339 - 349, 2000.
13) 今井正，大西鐘壽：血清ビリルビン濃度測定の精度管理．周産期医学, 21：685 - 688, 1991.
14) Nakamura, H. and Lee, Y.：Microdetermination of unbound bilirubin in icteric newborn sera：An enzymatic method employing peroxidase and glucose oxidase. Clin. Chim. Acta, 79：411 - 417, 1977.
15) Itoh, S., Kawada, K., Kusaka, T., et al.：Influence of glucuronosyl bilirubin and (EZ) - cyclobilirubin on determination of serum unbound bilirubin by UB - analyzer. Ann. Clin. Biochem., 39：583 - 588, 2002.
16) Yasuda, S., Itoh, S., Isobe, K., et al.：New transcutaneous jaundice device with two optical

paths. J. Perinat. Med., 31：81‐88, 2003.
17）久保井徹, 小谷野耕佑, 中村信嗣, 他：新生児の黄疸スクリーニング. 産婦人科治療, 96(Suppl.)：834‐839, 2008.
18）川瀬康浩：新生児高ビリルビン血症. 山口徹, 北原光夫, 福井次矢・総編, 今日の治療指針 2006年版, 医学書院, 東京, 2006, pp.941‐942.
19）神戸大学医学部小児科・編：高ビリルビン血症の管理. 新版 未熟児新生児の管理, 日本小児医事出版社, 東京, 2000, pp.225‐240.
20）Nakamura, H., Takada, S., Shimabuku, R., et al.：Auditory nerve and brainstem responses in newborn infants with hyperbilirubinemia. Pediatrics, 75：703‐708, 1985.
21）Yokochi, K.：Magnetic resonance imaging in children with kernicterus. Acta Pediatr., 84：937‐939, 1995.
22）Koskun, A., Yikilamaz, A., Karahan, O.I., et al.：Hyperintense globus pallidus on T1‐weighted MR imaging in acute kernicterus：Is it common or rare? Eur. Radiol., 15：1263‐1267, 2005.
23）伊藤進：黄疸. 今日の小児診断指針, 前川喜平, 白川和夫, 安次嶺馨・編, 医学書院, 東京, 1999, pp.262‐266.
24）磯部健一, 真鍋正博, 大西鐘壽：臨床 新生児・小児の黄疸. 肝胆膵, 13：905‐910, 1986.
25）大西鐘壽, 清水国樹, 山川毅：未熟核黄疸の特徴とその予防法としての光療法. 小児科臨床, 22：138‐150, 1969.
26）大西鐘壽, 磯部健一：図解病態生理 黄疸. 小児科, 23：1335‐1351, 1982.
27）Akaba, K., Kimura, T., Sasaki, A., et al.：Neonatal hyperbilirubinemia and mutation of the bilirubin uridine diphosphate‐glucuronosyltransferase gene：A common missense mutation among Japanese, Koreans and Chinese. Biochem. Mol. Biol. Int., 46：21‐26, 1998.
28）Maruo, Y., Nishizawa, K., Sato, H., et al.：Prolonged unconjugated hyperbilirubinemia associated with breast milk and mutations of the bilirubin uridine diphosphate‐glucuronosyltransferase gene. Pediatrics, 106：E59, 2000.
29）Onishi, S., Kawade, N., Itoh, S., et al.：Kinetics of biliary excretion of the main two bilirubin photoproducts after injection into Gunn rats. Biochem. J., 198：107‐112, 1981.
30）Onishi, S., Miura, I., Isobe, K., et al.：Structure and thermal interconversion of cyclobilirubin IX α. Biochem. J., 218：667‐676, 1984.
31）Onishi, S., Isobe, K., Itoh, S., et al.：Mechanism of bilirubin and its photoisomers in newborn infants during phototherapy. J. Biochem., 100：789‐795, 1986.
32）Itoh, S., Onishi, S., Isobe, K., et al.：Wavelength dependence of the geometric and structural photoisomerization of bilirubin bound to human serum albumin. Biol. Neonate., 51：10‐17, 1987.
33）Onishi, S., Itoh, S., Isobe, K., et al.：Mechanism of development of bronze baby syndrome in neonates treated with phototherapy. Pediatrics, 69：273‐276, 1982.
34）原寿郎, 水野由美, 石井栄一, 他：新生児溶血性疾患に対するγ-グロブリン療法. 日血液会誌, 50：452, 1987.（抄録）
35）佐藤和夫, 原寿郎, 近藤乾, 他：血液型不適合溶血性黄疸に対する免疫グロブリン療法. 医学のあゆみ, 150：801‐802, 1989.
36）Rubo, J., Albrecht, K., Lasche, P., et al.：High‐dose intravenous immunoglobulin therapy for hyperbilirubinemia caused by Rh hemolytic disease. J. Pediatr., 121：93‐97, 1992.
37）Alcock, G.S. and Liley, H.：Immunoglobulin infusion for isoimmune haemolytic jaundice in neonates. Cochrane Database Syst. Rev., (3)：CD003313, 2002.

〔磯部　健一／久保井　徹／伊藤　進〕

B. 呼吸器疾患

急性細気管支炎

ケアに対するポイント
- RSウイルス
- 下気道炎
- 再感染
- 迅速診断
- パリビズマブ

原因

　急性細気管支炎（acute bronchiolitis）の大部分はウイルスによるものであるが，RSウイルス（respiratory syncytial virus；RSV）は6カ月未満の乳児の下気道炎の主要な病原因子である。その他にパラインフルエンザウイルス，アデノウイルス，ライノウイルス，インフルエンザウイルス，メタニューモウイルス，マイコプラズマなども起因因子となる。

　RSVは*Paramyxoviridae*科の*Pneumovirus*属のエンベロープを有する一本鎖（－）RNAウイルスであり，直径150〜300nmの球形，あるいはフィラメント状を呈する。ウイルスの遺伝子配列はすでに決定されており，3'側からNS1-NS2-N-P-M-SH-G-F-M2-Lの配列を示す。エンベロープには中和に関係するfusion protein（F蛋白）とlarge glycoprotein（G蛋白）が存在する。Fは融合蛋白で細胞膜が融合し合胞体の形成に，Gはレセプター吸着作用が推定されている。

　RSVの中央にはRNAとコンプレックスを形成するN, P, L蛋白が存在し，Nは核蛋白でウイルスRNAとヌクレオカプシドを形成する。エンベロープとヌクレオカプシドの中間にはmatrix蛋白であるM, M2が存在する。RSVは環境中では比較的不安定であり，凍結融解，熱（55℃），界面活性剤，クロロフォルム，エーテル処理などで不活化される。

　RSVのG蛋白の解析から分離株間で差があり，主としてA型とB型の2つに分類できる。F蛋白は血清学的に交差反応性を有する。RSVの通常の流行では，2つの型が同時に認められるが，一般にA型のほうが重症化するとされるが，2つの流行株は2〜3年ごとに交代する。ヒト，チンパンジー，ウシはRSV感染で発症するが無症状の山羊や羊からも分離される。

症状・検査

　急性細気管支炎では，浮腫，粘液分泌の増加，細胞の破壊に伴う気管支の閉塞などが特徴的な所見である。気管支壁の肥厚に伴い，呼気・吸気時の気道抵抗が増加する。気道半径は呼気時に小さくなるため，呼気性閉塞による呼気初期のair trappingおよび肺の過膨張が出現す

る。無気肺は閉塞と同時に起こる air trapping された空気の吸収による。

もっとも重要な RSV 感染症の潜伏期は 2〜8 日で，典型的な場合は 4〜6 日とされているが，発熱，鼻汁，咳嗽などの上気道症状が数日続き，その後に下気道症状が出現する。入院時には無熱性のことも多い。約 70％の症例は上気道炎のみで数日で軽快するが，残りの 30％では 2,3 日後に感染が下気道に及び，咳嗽の増強，喘鳴，さらには呼吸困難，呼吸窮迫などの下気道炎（気管支炎，細気管支炎，肺炎）の症状を呈してくる。細気管支炎では咳，喘鳴，陥没呼吸，呼吸困難が出現する。乳児では多呼吸，不穏状態となり鼻翼呼吸や無呼吸を引き起こすこともある。

聴診所見では湿性，乾性ラ音が聴取される。呼気の延長も著明である。細気管支炎と肺炎の合併もしばしば認められる。通常は 7〜12 日の経過をたどり，入院例でも 3〜4 日で症状の改善が認められる。典型的な場合は胸部 X 線で間質性浸潤像と斑状の無気肺を伴う過膨張の所見を呈する。血液検査所見で特徴的なものは少ない。ウイルスの排出は発症後約 1〜3 週間持続する。

毎年 6〜83％の小児でRSV の再感染が起こるが，通常は軽症の上気道炎や気管支炎である。成人では通常の咽頭炎を発症するのみであるが，RSV 感染児の診療に携わる医療スタッフでは，気管支炎やインフルエンザ様症状を発症することがある。また，RSV は高齢者においては長期療養施設内で集団発生を起こすことがある。

RSV 感染の病態に関しては不明な点も少なくない。RSV 細気管支炎の病態は RSV 特異的 IgE を介した I 型アレルギー反応ではなく，自然免疫反応を介したものとされる。RSV は当初から気道上皮に感染して増殖し，細胞を破壊して発病に至る。感染は早期に細胞の遺伝子，蛋白の変化を引き起こす。まず主要な 2 つの核内転写因子，NF-κB と IRF-1 の活性を亢進するが，RSV の F 蛋白が TLR4（Toll-like receptor 4）と結合し NF-κB を活性化することが最近明らかとなった。これらの転写因子は IL-1β，IL-6，TNF-α などの炎症性サイトカイン，IL-8，RANTES，MIP-1α などのケモカイン，アポトーシス関連蛋白や iNOS をコードしている遺伝子を活性化する[1)2)]。これらがウイルス自体による細胞障害と相まって，RSV 下気道炎の急性期の病態を形成しているものと推定される。

ウイルスによる急性細気管支炎の診断には血清学的検査やウイルス分離，抗原検出，ウイルスの遺伝子検出などが用いられる。酵素免疫測定法（enzyme immunoassay；EIA）や免疫クロマトグラフ法（ICA）などによる抗原検出による迅速診断も開発導入されている。

ウイルス分離においては鼻腔洗浄液が鼻咽頭拭い液よりも分離率は高率であるが，ウイルスは熱，凍結融解，pH，塩濃度，蛋白濃度などに不安定なため，適切な保存液を用い，氷冷して（4℃）迅速に搬送しなければならない。検体を感受性のある HEp-2 細胞や HeLa 細胞に接種することにより，3〜4 日で合胞体の形態を示す特徴的な細胞変性効果（cytopathic effect；CPE）を得ることができる。RT-PCR 法を用いた遺伝子検出も診断に用いられる。PCR，シークエンスによる系統樹解析も行われている。

酵素免疫測定法（EIA）の抗原検査材料は鼻腔洗浄液，鼻汁吸引液，綿棒採取による鼻腔分泌物で，これらの検体をキットに添付の試薬で処理する。検体採取後 20 分間で結果が得られ，しかも特別な機器設備を必要とせずベッドサイドで簡単に実施できる。ウイルス分離との比較では検出感度・特異度がいずれも 95％前後である。

免疫クロマトグラフ法（ICA）は EIA 法と検査材料・操作手順はほぼ同じである。検出抗

原は RSV の F 蛋白である。検体中に RSV が含まれている場合は，標識抗体とウイルス抗原が複合体を形成する。検査所要時間は，約 20 分間であり，ウイルス分離との比較で，検出感度 100％，特異度 94.3％である[3]。RSV 感染症の検査は，入院している乳幼児のみに保険点数が収載されている。

血清学的診断は補体結合反応，酵素抗体法，蛍光抗体法，中和試験などにより行われる。ペア血清が必要なこととともに，乳幼児では抗体の上昇がみられないことがあることや，年長児の再感染では有意な抗体上昇を得られないことがあることなどから，診療現場における血清学的診断法の有用性は必ずしも高くはない。

● 観察のポイント

急性細気管支炎は炎症性閉塞性下気道性疾患で，2 歳までにほとんどの小児が罹患する。生後 1〜3 カ月の乳児では症状が重篤化する。世界中で通年性に感染が存在し，地理的あるいは気候的な偏りはないが，温帯地方では冬季に，熱帯地方では雨期に毎年ほぼ同様の流行が観察される。流行は急激に発生し，2〜5 カ月間持続するが，わが国では 11〜1 月にかけての流行が多い。米国においてはハイリスク児の 10％以上が入院加療を受け，全体として年間 17000〜75000 名の入院があり，1900 名以上が死亡するとされる[4]。

ヒトでは母体由来の移行抗体の存在する乳幼児が感染し発症する。生後 1 歳までに 50〜70％以上の児が初感染し，2 歳までにすべての小児が抗体を獲得する。しかし，終世免疫は獲得されず，生涯再感染を繰り返す。初感染の 10〜40％が下気道炎を発症し，1〜3％が重症化し入院治療を必要とする。わが国においても年間 2〜3 万人程度の入院症例があるものと推測される。RSV 感染症流行期に診察した乳幼児下気道感染症患児の約半数が RSV 陽性であり，そのうちの約 10％が入院を必要とし，流行期の入院患児全体の 45％を占めたという報告もある[5]。

● おもな疾患

もっとも一般的な因子である RSV の初感染の症状は軽症の感冒様症状から重症の細気管支炎や肺炎などの下気道疾患に至るまでさまざまである（**表 1**）。初感染で下気道炎を起こす危険性は高く，69％の乳児が生後最初の 1 年間で RSV に罹患する。そのうちの 1/3 が下気道感染症を発症する。乳幼児期早期には肺炎と細気管支炎が多いが，徐々に気管支炎の頻度が増加する。生後 1 歳以下では，中耳炎の合併が多い。

一般に RSV は乳幼児肺炎の約 50％，細気管支炎の 50〜90％を占めると報告されている。年長児においても気管支炎の 10〜30％に関与が認められるものと推定されている。年長児の下気道炎の臨床症状は軽微で，細気管支炎の浮腫性病変に耐性がある。RSV の下気道感染患児は，主に 3 歳以下で，2〜5 カ月児の入院症例がもっとも多い。とくに低出生体重児，慢性肺疾患患児，肺うっ血を伴う先天性心疾患患児などにおいて重症化しやすい。生後 1 カ月未満の新生児では RSV 感染による無呼吸も出現する。細気管支炎に罹患した児は数年後でも呼吸器機能の異常が認められ，喘鳴の出現を繰り返すことも知られている。

RSV の家族内感染も一般的に認められる。飛沫感染以外に感染経路としては呼吸器からの

表1 RSウイルス感染症の臨床病型

病型	臨床所見
上気道感染	鼻汁，咳嗽，咽頭刺激症状，発熱または無熱
気管・気管支炎	上気道性喘鳴，劇症型咳嗽
気管支炎，細気管支炎	下気道性喘鳴，陥没呼吸，胸部X線上の過膨張所見
肺炎	ラ音，呼吸困難，胸部X線上肺野の固質化

表2 抗RSウイルスヒト化モノクローナル抗体：パリビズマブのわが国における適応

RSウイルス感染初期において
1) 在胎28週以下の早産で，12カ月齢以下の新生児および乳児
2) 在胎29週〜35週の早産で，6カ月齢以下の新生児および乳児
3) 過去6カ月以内に気管支肺異形成（BPD）の治療を受けた24カ月齢以下の新生児，乳児および幼児
4) 24カ月齢以下の血行動態に異常のある先天性心疾患（CHD）の新生児，乳児および幼児

〔文献8)より〕

分泌物に汚染された手指や器具を介した感染も知られている。

● 処置・治療

　治療は基本的には酸素投与，輸液，呼吸管理などの対症・支持療法が中心である。気管支拡張薬およびステロイドの効果については多数の臨床研究がなされている。ロイコトリエン（leukotrien；LT）受容体拮抗薬，RSV下気道炎の病態を形作るのがサイトカインストームであるとすると，急性期におけるステロイド剤の効果が期待されるが，吸入，静脈注射のいずれの場合でも，その効果は不明である。無呼吸発作に対するキサンチン製剤の投与の有効性も報告されている。

　米国で唯一RSV感染症の治療薬として認可されているのはリバビリンであり，微小粒子のエアロゾルとして吸入にて用いられる。米国小児科学会では，ハイリスクの患者においてのみ考慮されるべきであるとしている。

　予防のためのワクチン開発も続けられているが，現在までのところ実用化されているものはない。現在利用可能な予防方法としては，ヒト血清由来の抗RSV免疫グロブリンと，遺伝子組み換え技術を用いて作成された，RSVの表面蛋白の1つであるF蛋白に対するモノクローナル抗体製剤であるパリビズマブ（palivizumab）がある。また，2002年1月より治療薬のヒト化抗RSVモノクローナル抗体パリビズマブ（PMAB，シナジス®）がRSVハイリスク患児に予防投与が承認されている[6)7)]。日本小児科学会では，本製剤の適正な使用を目的として使用に関するガイドラインを作成している（**表2**)[8)]。

　院内感染は，主に患児との濃厚接触や分泌物に汚染された表面への接触によるので，予防には標準予防策と接触感染予防策が推奨される。院内感染防止の目的で感染患児の隔離も行われ，ハイリスク患者の隔離や見舞客の制限も行われている。スタッフのコホーティングも有用である。

　ガウンとマスクの使用は対照研究では，厳重な手洗いに勝る効果は証明されていないが，院

内感染率を低下させるとする報告もある。RSVは鼻および眼からも感染すると考えられており，通常の鼻と口を覆うマスクでは限られた効果しかないとされる。病棟では手洗いのみでは不十分で，手袋の使用が推奨される。

　ウイルスによる院内感染の効果的な予防には日常的に迅速診断の実施に伴う有効な感染対策が重要である。症状が認められない場合でも無症候性のウイルス排出も認められるため，感染源になりそうな部位や物に接触した場合には滅菌消毒（不活化）が必要である。消毒剤としてはエタノール，グルタルアルデヒド，イルガサン，DP300，次亜塩素酸ナトリウム，ヨード剤などが繁用され，EOガス，ホルマリンガス，紫外線照射なども応用されている。

■文 献

1) Tsutsumi, H., Takeuchi. R., Osaki, M., et al.：Respiratory syncytial virus infection of human respiratory epithelial cells enhances inducible nitric oxide synthase gene expression. J. Leukoc. Biol., 66：99-104, 1999.
2) Stark, J.M., Khan, A.M., Chiappetta, C.L., et al.：Immune and functional role of nitric oxide in a mouse model of respiratory syncytial virus infection. J. Infect. Dis., 191：387-395, 2005.
3) Johnson, S., Oliver, C., Prince, G.A., et al.：Development of humanized monoclonal antibody (MEDI-493) with potent in vitro and in vivo activity against respiratory syncytial virus. J. Infect. Dis., 176：1215-1224, 1997.
4) 堤裕幸：RSウイルス感染症. Sysmex Journal Web, 8（1）：1, 2007.
5) 堤裕幸：RSウイルス感染症の疫学と病態および対策. 小児感染免疫, 15：254-260, 2003.
6) The Impact-RSV Study Group：Palivizumab, a humanized respiratory syncytial virus monoclonal antibody, reduces hospitalization from respiratory syncytial virus infection in high-risk infants. Pediatrics, 102：531-537, 1998.
7) The Palivizumab Outcomes Study Group：Palivizumab prophylaxis of respiratory syncytial virus disease in 2000-2001：Results from The Palivizumab Outcomes Registry. Pediatr. Pulmonol., 35：484-489, 2003.
8) 日本小児科学会「パリビズマブの使用に関するガイドライン作成検討委員会」：RSウイルス感染症の予防について（日本におけるパリビズマブの使用に関するガイドライン）日本小児科学会雑誌, 106：1288-1292, 2002.

〔沼﨑　啓〕

B. 呼吸器疾患

肺　炎

> **ケアに対するポイント**
> ・発熱・呼吸器症状がある場合，体力消耗を最小限度にするため安静臥床を保つ。
> ・不感蒸泄が増加し，脱水傾向になるため水分・栄養補給に気をつける。患児の好むもので，無理強いせずに少量頻回与えることを原則とする。
> ・中耳炎，膿胸，髄膜炎などの合併症があるが，耳痛・耳漏，呼吸状態の悪化，髄膜刺激症状の出現の有無について観察する。

● 原　因

　肺炎とは，肺の炎症であり，感染症以外の種々病因によるものを含むが，一般的には病原微生物の感染によって生じる滲出炎をさしている。肺炎の分類には，原因微生物による病因分類（細菌性，ウイルス性，マイコプラズマ性，クラミジア性，真菌性など）と形態発生的分類（大葉性，小葉性，区域性など）がある。

　原因微生物は患者の年齢，基礎疾患，感染防御能によって異なる。基礎疾患のない小児での原因微生物は限られており，インフルエンザ菌，肺炎球菌，肺炎マイコプラズマ，肺炎クラミジア，RSウイルス，インフルエンザウイルスなどが頻度として高い[1)2)]。年齢別に占める割合が異なり，3歳以下で細菌性肺炎の頻度が高いものの（図1），ウイルス性≒細菌性＞マイコプラズマ性であり，学童期には肺炎マイコプラズマ，肺炎クラミジアが主になる。

　一方，免疫不全児では，グラム陰性桿菌，真菌，サイトメガロウイルス，ニューモシスチス肺炎など，幅広い病原微生物が原因になる。

● 症状・検査

臨床症状（図2）

　肺炎に罹患すると，その炎症部位は，肺コンプライアンスの低下をきたし，肺胞腔へ空気が十分入らず，肺胞低換気をきたし，PaO_2の低下，$PaCO_2$の上昇をきたす。その結果として不穏状態，努力性呼吸を呈し，さらに進行するとチアノーゼをきたす。また，分泌物を除去するための呼吸運動である咳嗽はほとんど必発である。肺炎に併発するのは，気道粘膜のびらんであるが，その結果として，時に胸痛，血痰をきたす。病原微生物によってやや咳嗽の性状は異

Ⅱ 器官系統別の病態生理

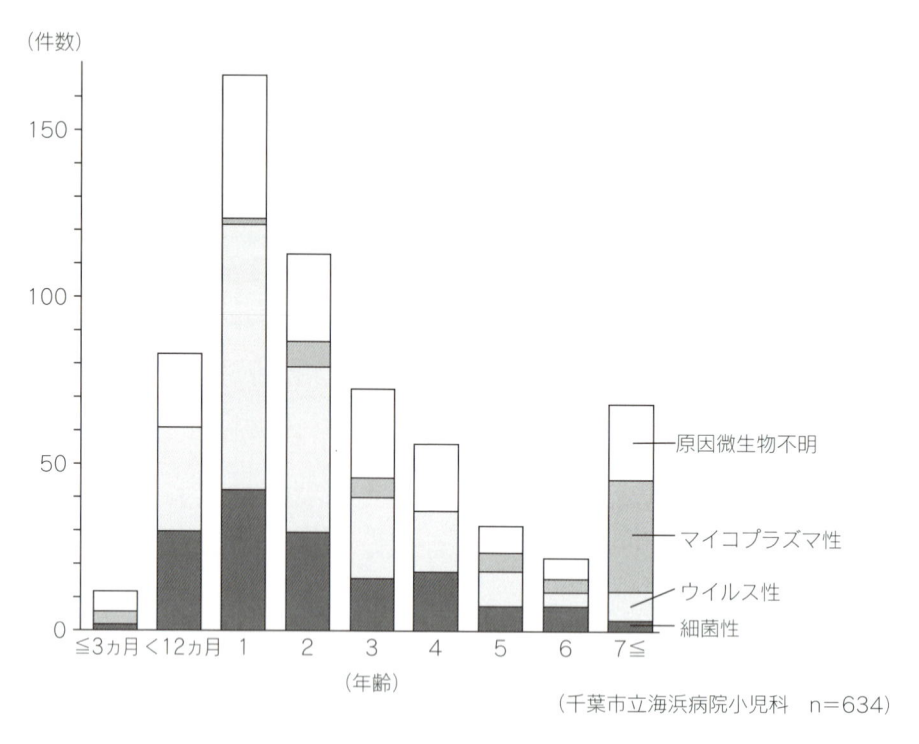

図1 小児肺炎の年齢別罹患数と原因微生物
（千葉市立海浜病院小児科 n＝634）

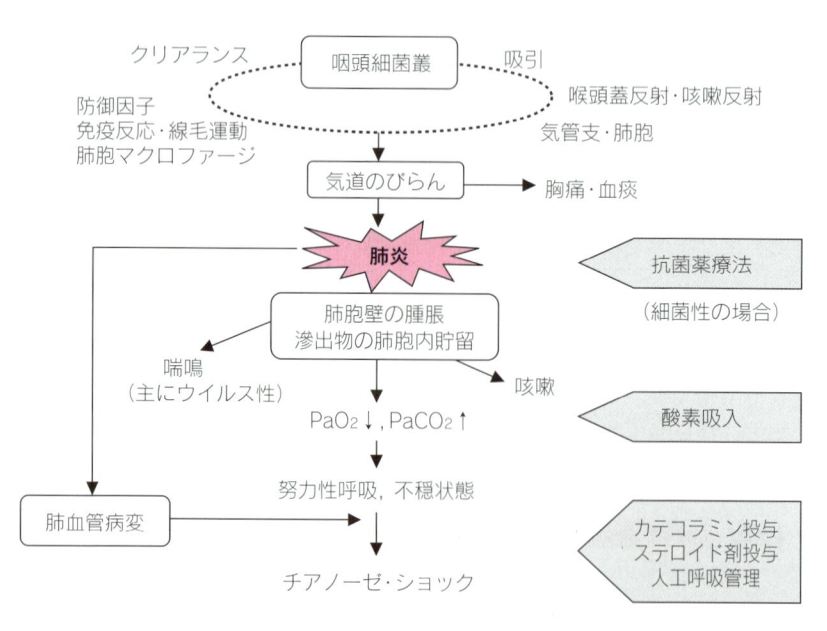

図2 病態からみた肺炎の臨床症状と治療

なり，湿性咳嗽で膿性の痰や，時に血性の痰がみられる場合には細菌性肺炎，持続的で乾性の咳はマイコプラズマ肺炎，クラミジア肺炎でみられ，これは経過により湿性咳嗽に変わる。ウイルス性肺炎では乾性咳嗽が多い。

気道の狭小化をきたすことにより喘鳴を伴う場合があるが，ウイルス性，マイコプラズマ性で多い。

肺血管病変が広範に及んだ場合には，ショック，虚脱を呈する。

検　査
1）肺身体的検査所見[3]

聴診所見および打診音の異常があげられる。空洞形成を伴うような肺炎で空洞が気管支に通じている場合や，consolidation 部位では，主気管支の気管支音が直接胸壁に伝導され聴取される。後者では，滲出物によって肺胞含気量が低下し，呼吸音の伝達性が増強されたことによるとされている（bronchial breath sound）。

気管支分泌物によって気道閉塞が起こり無気肺を生じた場合には，肺胞呼吸音の減弱，消失，および打診上濁音が認められる。

肺炎に罹患すると，気管，気管支内に分泌物，膿などが貯留し，気道粘膜の腫脹，気道の攣縮によって気道の狭小化が起きる。その狭小化した気道を空気が通過する際に生じる音が従来のいわゆる"副雑音（ラ音）"である。これには，狭窄を起こした気道，あるいは粘稠な粘液が付着した気道を空気が通過する場合，付着している分泌物が振動することによって生じる音で連続性副雑音（dry rales, rhonchi）とよばれ，主に呼気相で聴取されるものと，気道，とくに肺胞，気管支に過剰の分泌物，液体があり，気流が振動しつつ通過する際に小さな気泡ができ，それが破れるときに生ずる音で断続性副雑音（moist crackles）とがある。小水泡音（fine crackles）は，閉鎖された肺胞あるいは分泌物で充満した肺胞に，空気が流入し肺胞が開く音とされている。浸潤の初期に多く聴取される。大水泡音（coarse crackles）は，太い気管支，拡張した気管支，空洞から生じる音である。これらは，主に吸気相で聴取される。一般的に断続性副雑音は肺胞性肺炎でよく聴取され，間質性肺炎での胸部所見は軽微，または軽度のことが多い。

肺浸潤，無気肺などの含気の低下，胸膜炎，膿胸などで液体の貯留をきたすと，打診音は異常となり，濁音を呈する。

浸潤を起こした肺，圧縮された肺（無気肺）は，音響の伝導がよくなり声音振盪は増強する。

2）胸部 X 線所見

肺炎には，肺胞性肺炎と，間質性肺炎，さらにこの両者を合併した混合型肺炎とがある。これら病変は，X 線を透過しないので，斑状（patchy）陰影，および，気管支内の空気の存在を示す air bronchogram を伴う濃厚な均等陰影（consolidation）は，肺胞性陰影を示し，陰影の辺縁は不鮮明であり，融合傾向が強い。

一方，間質性肺炎では，X 線透過を妨げる間質肥厚部分と，残存する気腔部分が混じり合い，微粒子状陰影ないし微細顆粒状陰影を呈するスリ硝子様陰影や，肺門から両側の肺野に刷毛でひっかいたような線状陰影を呈し，概してびまん性で，融合傾向に乏しい。

一般的に，成人での検討で，肺胞性陰影は細菌性肺炎であり，間質性肺炎はウイルス，マイコプラズマによる肺炎といわれている。しかし，小児での検討では，肺胞性陰影でもウイルス，

II 器官系統別の病態生理

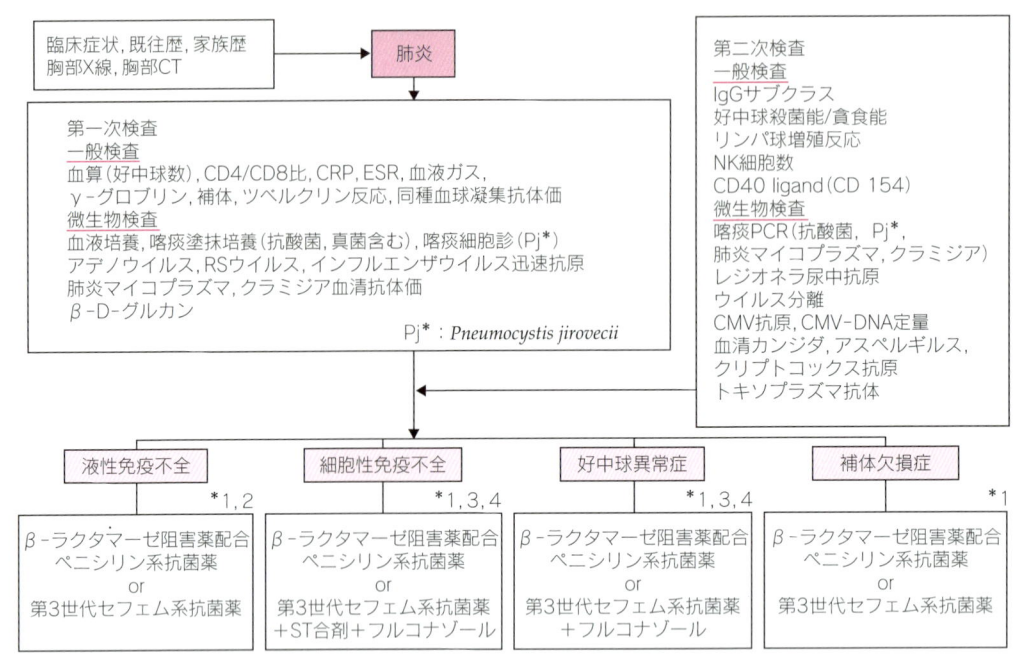

```
┌─────────────────────┐     ┌────┐
│臨床症状,既往歴,家族歴│ ──→ │肺炎│
│胸部X線,胸部CT       │     └────┘
└─────────────────────┘
```

第一次検査
一般検査
　血算（好中球数）,CD4/CD8比,CRP,ESR,血液ガス,
　γ-グロブリン,補体,ツベルクリン反応,同種血球凝集抗体価
微生物検査
　血液培養,喀痰塗抹培養（抗酸菌,真菌含む）,喀痰細胞診（Pj*）
　アデノウイルス,RSウイルス,インフルエンザウイルス迅速抗原
　肺炎マイコプラズマ,クラミジア血清抗体価
　β-D-グルカン

Pj*: *Pneumocystis jirovecii*

第二次検査
一般検査
　IgGサブクラス
　好中球殺菌能/貪食能
　リンパ球増殖反応
　NK細胞数
　CD40 ligand（CD 154）
微生物検査
　喀痰PCR（抗酸菌,Pj*,
　肺炎マイコプラズマ,クラミジア）
　レジオネラ尿中抗原
　ウイルス分離
　CMV抗原,CMV-DNA定量
　血清カンジダ,アスペルギルス,
　クリプトコックス抗原
　トキソプラズマ抗体

液性免疫不全	細胞性免疫不全	好中球異常症	補体欠損症
*1,2	*1,3,4	*1,3,4	*1
β-ラクタマーゼ阻害薬配合ペニシリン系抗菌薬 or 第3世代セフェム系抗菌薬	β-ラクタマーゼ阻害薬配合ペニシリン系抗菌薬 or 第3世代セフェム系抗菌薬 +ST合剤+フルコナゾール	β-ラクタマーゼ阻害薬配合ペニシリン系抗菌薬 or 第3世代セフェム系抗菌薬 +フルコナゾール	β-ラクタマーゼ阻害薬配合ペニシリン系抗菌薬 or 第3世代セフェム系抗菌薬

*1:マイコプラズマ,クラミジア感染が疑われる場合にはマクロライド系抗菌薬併用
*2:高IgMを伴う免疫不全症ではST合剤を併用
*3:緑膿菌感染が疑われる場合には,第4世代セフェム系抗菌薬orカルバペネム系抗菌薬で開始
*4:アスペルギルス感染が疑われる場合には,フルコナゾールの代わりにイトラコナゾール＋ミカファンギンで開始

（「小児呼吸器感染症診療ガイドライン2007」[4]より）

図3　免疫不全症の肺炎；診断と初期治療の進め方

マイコプラズマによる肺炎の場合があり，また，間質性陰影でも細菌性肺炎の場合があり，クリアカットに判別はできない[2]。

ウイルス性肺炎，マイコプラズマ性肺炎に多いが，気道の狭小化をきたすことは前述した。完全閉塞であれば無気肺をきたし，air trapping が起これば hyperinflation をきたし，X線写真では，胸部膨張を示す樽状の胸郭，明るい肺野，横隔膜の平低化などを認めるようになる。

3）血液検査

炎症反応として臨床的に広く用いられるものとして，白血球数，CRP値，赤沈値がある。細菌性肺炎とウイルス性肺炎の鑑別に従来より用いられているが，抗菌薬が広く用いられている今日，少なくとも二次病院では鑑別しにくい場合も少なくない[2,4]。肺炎に罹患し肺胞低換気をきたすと，PaO_2の低下，$PaCO_2$の上昇をきたす。

肺炎の反復，家族歴から免疫不全症が疑われる場合，CD4/CD8，γ-グロブリン，補体などの検査を行う。さらに免疫不全症の病型を確定するために必要であればIgGサブクラス分画，好中球殺菌能/貪食能検査などを追加する[4]（図3）。

● 観察のポイント

乳幼児では呼吸困難の訴えが不可能である。患児の呼吸状態をよく観察することが大切である。呼吸困難の徴候（多呼吸，鼻翼呼吸，陥没呼吸，肩呼吸，起坐呼吸，呻吟など）の有無を

表1 小児肺炎の初期抗菌薬療法（原因微生物不明時）

（「小児呼吸器感染症診療ガイドライン2007」[4]より）

	重症度	2カ月〜5歳[*1, *2, *5]	6歳以上
外来	軽症	AMPC ± CVA or SBTPC po あるいは 広域セフェム po [*3]	マクロライド po あるいは テトラサイクリン po [*4]
入院	中等症 〜重症	ABPC ± SBT iv or PIPC iv あるいは 広域セフェム iv [*3]	ABPC ± SBT iv or PIPC iv [*2] あるいは 広域セフェム iv [*3] ± マクロライド po/div あるいは テトラサイクリン po/div [*4]
	最重症	カルバペネム div ± マクロライド po/div [*6]	

原因菌判明時に適切な抗菌薬に変更
＊1：トラコーマ・クラミジア感染が考えられるとき，マクロライド系薬を併用
＊2：肺炎マイコプラズマ，肺炎クラミジア感染症が強く疑われるとき，マクロライド系薬を併用
＊3：肺炎球菌，インフルエンザ菌に抗菌力が優れているもの
　　　　　　　　　　　　　　　　　代表経口薬：CDTR-PI，CFPN-PI，CFTM-PI
　　　　　　　　　　　　　　　　　代表注射薬：CTRX，CTX
＊4：8歳までの小児には他剤が使用できないか無効の場合に限る
＊5：原則1歳未満は入院
＊6：レジオネラ症が否定できない場合はマクロライド系薬を併用する
　　　　　　　　　　　　　　　　　po：経口，iv：静注，div：点滴静注

まずチェックすべきである．多呼吸の定義は年齢によって異なり，1歳未満は50回/min以上，1〜5歳未満では40回/min以上であり，年齢に留意して診療にあたる必要がある．次に，咳の性状や喘鳴の有無・性状（低調性か高調性か）・強さに注目する．

● 処置・治療

抗菌薬の適応になる細菌性肺炎のうち，基礎疾患のない小児の肺炎の主要原因菌はインフルエンザ菌，肺炎球菌である．これら2菌種に対して抗菌薬を選択する際に，インフルエンザ菌のβ-lactamase陰性ABPC耐性（BLNAR），ペニシリン耐性肺炎球菌（PRSP）と多剤耐性菌の問題がでてくる．Pnに関して従来のMIC（minimum inhibitory concentration；最小発育阻止濃度）値からの耐性基準は髄膜炎を基にしたもので，2008年1月に行われたCLSI（Clinical and Laboratory Standard Institute；旧NCCLS）の肺炎球菌薬剤感受性判定基準の改定で，髄膜炎では従来の基準のままであるが，髄膜炎以外ではPCG-MICおよびAMPC-MIC 2μg/ml（従来の基準ではPRSPに相当）までは感受性と規定された[5]．『小児呼吸器感染症診療ガイドライン2004および2007』ではペニシリン系抗菌薬を初期治療薬に推奨したガイドラインであった[4)6)]が，その妥当性が証明された．

最近，原因菌分離率に大きな変化はないものの薬剤感受性に関してBLNARの増加傾向がある。そのような背景からガイドライン2007では，肺炎の原因不明時の抗菌薬療法として**表1**のように推奨されている。原因菌判明後，適合抗菌薬に変更する。また，マイコプラズマ感染症のニューマクロライド抗菌薬の投与期間を欧米の比較試験の成績に基づき10日間とするとともに，マクロライド耐性が疑われる場合にはテトラサイクリン系薬（8歳までの小児には他剤が使用できないか無効の場合に限る）の使用が推奨されている。

 免疫不全症児の肺炎では，病型によって罹患しやすい病原微生物が異なるため，その点を考慮して投与薬剤を選択する必要がある[4]（図3）。

 努力性呼吸，低酸素血症を認める症例は酸素吸入，血圧の不安定な症例にはカテコラミンの投与を行う（図2）。

 呼吸不全を伴った急性肺炎において，PaO_2の低下は，肺胞壁の著明な腫脹および肺胞腔内への滲出物充満による肺内シャント率増加に基づくとされている。ステロイド薬[7]は，これら肺胞壁の炎症性肥厚あるいは滲出を抑制し，ガス交換の改善を促進するとされている。このほか，肺炎治療におけるステロイドの役割として，解熱および全身状態の改善，線維化抑制，抗ショック療法，過剰なサイトカインの産生抑制作用があげられている。

 細菌性肺炎にステロイド薬を使用する場合の注意点として，①推定原因菌に有効な抗菌薬が使用されていること，②肺炎発症後4日以内に使用開始のこと，③SpO_2 90％以下（PaO_2 60 Torr以下）の場合，④7日以内の使用に限ること，とされている。しかし，ウイルス性肺炎の場合には，重症例に対して短期間使用，マイコプラズマ・クラミジア肺炎の場合には重症例で有効性を期待するという記述にとどまっており，適応および効果に確固たるエビデンスはなさそうである。

 ステロイドの使用量，期間，種類に関しても一定の見解はなく，有効性の立証されているニューモシスチス肺炎で推奨されている投与法（day1〜5　プレドニン1mg/kg/day，分2；day 6〜10，0.5mg/kg/day，分1；day 11〜21，0.25mg/kg/day，分1）が一つの参考になるとされている。

■文　献

1) 中村明：気管支肺感染症病因診断の問題点；EBMの時代を迎えて．日小児会誌，107：1067-1073, 2003.
2) 黒崎知道，石和田稔彦：起炎病原体別からみた小児肺炎．日小児呼吸器会誌，9：124-134, 1998.
3) 本間行彦：副雑音（ラ音）の発生機序と生理学的意義．最新医学，41：1222-1228, 1986.
4) 日本小児呼吸器疾患学会・日本小児感染症学会：小児呼吸器感染症診療ガイドライン2007，協和企画，東京，2007.
5) Clinical and Laboratory Standard Institute：Performance Standards for Antimicrobial Susceptibility Testing；18th Informational Supplement. Vol.28, No.1, 2008.
6) 黒崎知道：「小児肺炎診療ガイドライン」に関する基礎的検討，治療の選択．日小児呼吸器会誌，14：198-204, 2003.
7) 日本呼吸器学会呼吸器感染症に関するガイドライン作成委員会：成人市中肺炎診療ガイドライン．日本呼吸器学会，東京，2005.

〔黒崎　知道〕

B. 呼吸器疾患

気管支喘息

ケアに対するポイント
- 急性増悪時には的確な重症度評価をする。
- 刻一刻と変化する病態を見逃さない。
- 発作後には,発作予防のための指導が大切
- キーワードは「気道慢性炎症」

● 病態を踏まえた診療の重要性

　喘息を患う方々にとって,最終治療目標は治癒・寛解であるが,短期・中期の目標は日常生活の障害されない,良好な症状コントロールにある。喘息という病に関する最新の情報を理解できれば,われわれのとるべき適正対応は自ずとみえてくるであろう。そしてその理解を患者・家族と共有することにより,治療の効率化と予後の改善が図られる。病態の理解こそ,喘息治療の基本であると考える。病態を理解していれば,時代や治療のトレンドが変わろうとも診療の方向性を誤ることはないと信じている。

　時計の針を30年程前に戻してみよう。

　昭和50年(1975年),10歳の喘息児,A君は,毎週病院に行ってダニ抗原の減感作注射を受けている。気管支拡張薬(キサンチンとβ_2刺激薬)と去痰薬の3点セットを朝・昼・夜と飲んでいる。時にステロイドも飲むが副作用が心配なので数日に留めている。春や秋は発作が日常茶飯事で,先月も入院していた。学校からは出席日数のことを注意される…。

　この時代において喘息の病態は,アレルギーと気道過敏性を基軸として理解され,慢性炎症の概念はなかった。現在の病態認識との隔たりは大きく,したがって,当時の治療内容も今の常識から判断すれば対症治療の積み重ねにみえる。A君たちがたどったその後の経過を知ることは,病態の理解に基づく適正ケアを求めるうえで大きなヒントを与えてくれるだろう。

● 喘息の自然経過

　ニュージーランドから近年,26年に及ぶ大規模な「喘息・喘鳴」長期追跡研究結果が報告された[1]。まさに「A君たちのその後」に関する調査結果である。それによると,ごく一般的な居住地区(ドゥニーディン)で生まれた子どもたちの4人に1人(約27%)が,26歳の時点で喘息といえる状態であることがわかった。さらに小児期の一時期でも喘息症状を認めた児(いわゆる「小児喘息」といえる児)の半数(50.1%)は,成人後も喘息と認められる状態であった。

Ⅱ 器官系統別の病態生理

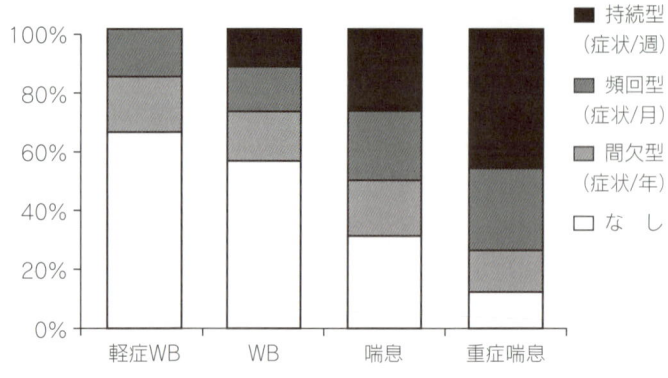

図1 7歳の「喘息児」，42歳時の臨床症状〔文献2）より抜粋〕
WB：wheezy bronchitis

さらにオーストラリアには，「メルボルン喘息調査」という喘息予後に関するコホート研究が綿々と継続して実施されてきた[2]。1964年から定期的に続けられている世界最長の喘息児予後調査である。調査対象の子どもたちは当初7歳であったが，その後も喘息調査を継続し，10歳，14歳，21歳，28歳と進んで，現在42歳までのフォローアップ結果が報告されている。7歳時の喘息重症度を「軽症喘息様気管支炎（mild wheezy bronchitis）」，「喘息様気管支炎（wheezy bronchitis）」，「喘息」，「重症喘息」の4段階に分けた場合，35年後の42歳時点における喘息の状態には大きな差が認められた（図1）。メルボルン・スタディが開始された1964年は昭和39年に相当し，A君の時代には第1選択の長期管理薬であったDSCG（disodium cromoglycate；インタール®）すら存在せず，抗炎症作用を有しない対症的治療が施されていた。

はたしてその子たちの転帰はどうであったか？ 最軽症の「軽症喘息様気管支炎（mild wheezy bronchitis）」では42歳の時点において，その60％以上が喘鳴のない状態，すなわち「寛解」状態に至っていた。しかし最軽症であっても，その1/3程度は年に数回以上の喘息症状を呈していた。そして7歳時に「重症喘息」だった児では，その約90％が42歳になっても喘息症状を呈していた。

以上から，「小児喘息」の少なくとも半数以上は喘息が治癒せぬまま成人に至るのであり，「小児喘息の大半は成人までにgrow outする」という従来の常識は，正しくないと理解できる。少なくとも，喘息の自然治癒は簡単ではないようだ。

● なぜ，「小児喘息」の半数以上が治癒しないのか

それではなぜ，小児喘息の半数以上は治癒しないのだろうか？ この点を考察せずに喘息治療の適切な理解は難しい。現時点においては，気道慢性炎症と気道リモデリングという2つの概念から説明を試みることができる。

小児の気管支喘息における気道炎症とリモデリングがどれほど長期に持続するかを調べた報告がある[3]。すなわち，喘息が治癒あるいは寛解に至ったと考えられる対象の気道粘膜を病理学的に検討した。喘息治療薬を服用することなく，平均で5年，少なくとも1年以上の寛解状態にある者（18～25歳）を対象として，気管支粘膜生検を行った。「治った」と考えられる対

象者の気管支粘膜は，明らかな上皮傷害，基底膜網状層の肥厚，好酸球・マスト細胞の著明な粘膜浸潤といった明らかな炎症・リモデリング像を呈していた。

　すなわち，喘息症状の安定している軽症以下，あるいは寛解状態と判断できる多くの患者においてさえ，気道炎症とリモデリングが継続しているものと類推される。臨床的寛解は真の寛解・治癒を意味しないと理解できる。

● 気道慢性炎症

　小児気管支喘息における気道炎症の評価は容易なことではない。年齢が低下するほど病態解明は困難となる。しかしながら，いくつかの貴重な報告がある[4]。

　乳児を対象として得られた気管支肺胞洗浄液（bronchoalveolar lavage fluid；BALF）の解析データによれば，成人喘息と同様に好酸球，リンパ球を中心とした細胞増多とロイコトリエン濃度の上昇が認められた。3歳以下の乳幼児において喘息児の呼気中NOレベルは有意に上昇しており，好酸球，マスト細胞を中心とする気道炎症と，気道上皮細胞傷害が，この年齢層においても存在すると推測される。

　対象年齢を青年期にまで広げた研究論文からも，好酸球を中心とする気道炎症が基本病態であることが示唆されている。すなわち喘息児においては，血清ECP値の上昇，呼気中NO，呼気中ロイコトリエン，喀痰中の好酸球・上皮細胞数の増加，BALF中好酸球・好中球・上皮細胞数とECP濃度の増加が相当普遍的に認められる。

　気道粘膜の生検サンプルをもとに検討した研究からも好酸球，マスト細胞，T細胞の病態関与を示唆する報告がみられる。

● 気道リモデリング

　気道リモデリングは，上皮細胞傷害，分泌細胞過形成，基底膜網状層肥厚，粘膜層の慢性的腫脹，平滑筋細胞の肥大・過形成，毛細血管増生の組織構成要素の変化を意味する。しかしながら，生検材料からこれらのすべてを判断することは難しく，多くの研究論文では基底膜網状層厚の比較をもって気道リモデリングを論ずることが多い。

　現時点では，小児においても気道リモデリングは認められ，早期・軽症期においても存在・進行し得ると推測される。重症喘息児や難治喘息児において基底膜網状層の肥厚，分泌細胞過形成，平滑筋増生などの気道リモデリング所見が認められているが，軽症児，もしくは喘息発症前〜移行状態と考えられる小児においてすら基底膜網状層の肥厚が認められた。

　ただし乳児において，リモデリングはまだ目立たないと想定されている。

● 気道過敏性

　気道過敏性は喘息患者固有の特質であり，気道刺激に対する過敏性（喘鳴・発作の起こりやすさ）と過剰反応性（重症化の起こりやすさ）を意味し，喘息重症度と相関すると理解される。そして気道過敏性は気道炎症に基づいて発現するとも考えられている。事実，強力な抗炎症作用を有する吸入ステロイドを投与すると，気道過敏性は改善する。筆者らの検討でも，気道炎

II 器官系統別の病態生理

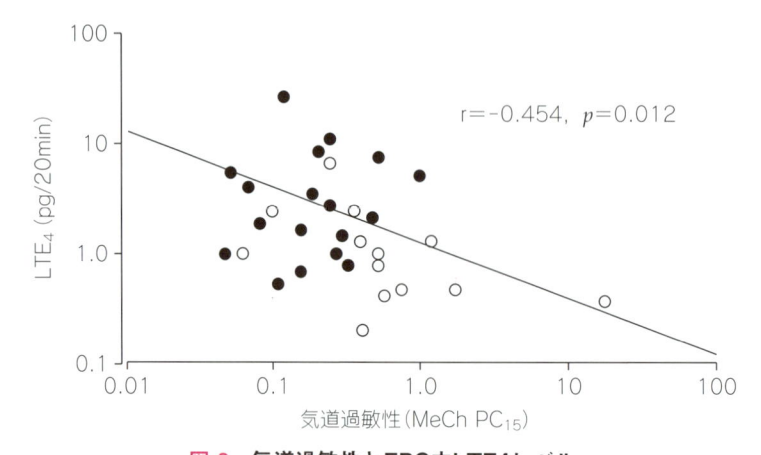

図2 気道過敏性とEBC中LTE4レベル
●：6カ月以内に喘息症状を認めた群, ○：6カ月以上喘息症状を認めない群

症レベルを反映する呼気中ロイコトリエン濃度と, 気道過敏性には有意な相関関係が認められた[5]（図2）。

気道過敏性は, 運動負荷テストあるいは薬物（アセチルコリン, メサコリン, ヒスタミンなど気道収縮物質）吸入テストという形で, 臨床検査としても応用できる。喘息重症度の客観的評価手段として臨床的に応用されている。喘息症状の改善は気道過敏性の改善に裏づけられ, 気道過敏性の改善は気道炎症の改善に裏づけられるといえよう。

しかしながら, 例えばネフローゼ症候群や膠原病を合併する喘息で, 中等量以上の経口ステロイド治療を並行して受けているため, 好酸球性炎症も呼気NOもきわめて低値を示しながら, 気道過敏性亢進の認められるケースがある。気道炎症は気道過敏性にかかわるもっとも主要な因子であるが, 上皮傷害や自律神経など炎症以外の因子も関与するといえる。

● なぜ,「慢性」炎症なのか？―私見

では喘息における気道炎症は, なぜ慢性化し半永久的に持続するのだろうか？

筆者は気道ウイルス感染の反復と, 持続的なダニ抗原曝露から, ある程度までの説明は可能であろうと考えている。

喘息増悪にかかわる主要な気道感染ウイルスであるライノウイルス（rhinovirus；RV）には100を超す血清型の存在が知られている。年に数回ずつかぜをひいても, ほぼ一生分をカバーする亜型があると考えられる。実際に筆者も, 年に数回のかぜを毎年コンスタントにひき続けている。このように, きわめてありふれたRVなどの気道（かぜ）ウイルスは, 以下のような機序で喘息を悪化させ, 気道炎症を惹起する可能性が想定されている[6]。

・RV自己複製に至適とされる33〜35℃という温度は, 室内安静呼吸時においては上気道粘膜のみならず亜区域気管支粘膜レベルまで認められる。したがって, RV感染は上気道にとどまらず下気道まで及ぶ。
・非喘息健常人の気道粘膜上皮細胞は, RV感染時にアポトーシスが誘導されるため, 惹起される炎症は最小限にとどまるが, 喘息患者ではアポトーシス能が弱く, このためウイルスは

細胞を壊死に導きつつ増殖し，広範な上皮傷害が惹起される。
・さらに喘息患者では，細胞免疫レベルでのウイルス排除能（IFN-γ産生能）が健常人に比し減弱しているため，ウイルス増殖を下気道にまで招来しやすい。
・RVはマスト細胞の被刺激性を亢進し，好酸球を活性化する可能性が示唆されている。
・喘息患者が実際にRV感染すると，気道過敏性が亢進する。かぜが引き金と推定される喘息発作は，われわれも日常よく経験する。
・RSウイルスは，ニューロペプチドの1つであるサブスタンスPの気道感受性を高めることによって神経原性炎症を亢進する作用が示されている。

つまり，喘息患者がかぜをひくと，より広範な気道レベルに影響が及び，気道上皮も傷害されやすい。またウイルス排除能が弱いためいつまでも治りにくい。かぜにより発作に至りやすい気道過敏性亢進状態が継続し，気道炎症の亢進も招来されると考えられる。

ダニに関して言えば，生活環境中のダニ抗原が0になることはなく，気道粘膜は常にダニ抗原に対し曝露状態にある。寝具中ホコリ1g当たりのダニ由来抗原蛋白量（Der 1量）が，2μgを超えるとダニ感作リスクが大幅に増大し，10μgを超えると喘息発作リスクは有意に高まるといわれている。しかしすでに感作の成立した患者においては，低レベルであっても持続的なダニ抗原曝露により，相当のアレルギー性炎症が誘発されるのではないか？　羊やマウスを用いた動物実験では，持続的ダニ抗原曝露が気道炎症やリモデリングを誘発することが知られている。至適濃度以下であっても，ピークの反応に対して一定割合の免疫反応が惹起され得ると考えている。ちなみにわが国の一般家庭における寝具中Der 1量は20μg/g dust前後と報告されている。

以上に述べた筆者の仮説を逆説的に証明する事例がある。それは長期入院療法である。いわゆる療養施設に年単位で入院し，スポーツや鍛錬治療に励み，規則正しい生活を送ることにより喘息を改善に導く治療法であり，20世紀後半における難治喘息治療法の主流であった。吸入ステロイドの普及が不十分であった時代に，年に10回以上も発作入院を繰り返す超重症の喘息児が，長期入院後には驚くほど軽症化して帰ってきたものである。当時，患児用寝具のDer 1量は1μg/g dust以下という低値であった。ダニ抗原の厳重な回避と，かぜを減らす生活態度が気道炎症を軽減し，症状の改善に導いた好例と筆者は考えている。

● 病態と治療

ところが，施設入院療法を何年続けても，なかなか寛解に至らぬ子どもたちも少なくなかった。病棟とてダニ抗原は少量であっても存在するし，外泊中は一定量のダニに曝露される。また，かぜの罹患機会が減っても，消失することはない。

転機は抗炎症治療の進歩と普及にあったと考える。病態の理解が進み，より適正な治療を進めた結果，今や長期施設入院を必要とする重症喘息児は激減した。喘息児が喘息をハンディとすることは，今後ますます減ずるであろう。

急性期，寛解期ともに，正当な病態の理解に沿って適切な治療とケアを進めれば，喘息によるハンディは0にできると信じている。前述のA君世代の喘息予後はよいといえない。しかし今現在，気管支喘息を患う児に関しては，将来，格段の改善が示されるであろうと固く信じている。

■ 文　献

1) Sears, M.R., Greene, J.M., Willan, A.R., et al.：A longitudinal, population‑based, cohort study of childhood asthma followed to adulthood. N. Engl. J. Med., 349：1414‑1422, 2003.
2) Phelan, P.D., Robertson, C.F. and Olinsky, A.：The Melbourne Asthma Study：1964‑1999. J. Allergy Clin. Immunol., 109：189‑194, 2002.
3) Van Den Toorn, L.M., Overbeek, S.E., de Jongste, J.C., et al.：Airway inflammation is present during clinical remission of atopic asthma. Am. J. Respir. Crit. Care Med., 164：2107‑2113, 2001.
4) 森川昭廣，西間三馨：小児気管支喘息の定義，病態生理，診断，重症度分類．小児気管支喘息治療・管理ガイドライン2005, 協和企画，東京，pp.10‑22.
5) Shibata, A., Katsunuma, T., Akashi, K., et al.：Increased leukotriene E_4 in the exhaled breath condensate of children with mild asthma. Chest, 130：1718‑1722. 2006.
6) 勝沼俊雄：ライノウイルス感染と喘息の増悪．アレルギーの臨床，北隆館，東京，(in press).

〔勝沼　俊雄〕

C. 循環器疾患

先天性心疾患

> **ケアに対するポイント**
> ・乳幼児心不全の症状の特徴をおさえること。
> ・低酸素発作の症状とケアをおさえること。
> ・動脈管依存性心疾患の存在を忘れないこと。
> ・各疾患の治療方針の原則はおさえること。

● 定 義

先天性心疾患とは，出生時に存在する心臓とそれに連続する大血管の構造異常をいう。構造異常を伴わない不整脈は含まない。

● 原 因

先天性心疾患のほとんどは孤発性であり，遺伝子と環境要因が複雑に絡み合って発生すると考えられる。母親や兄弟に先天性心疾患が存在する場合，先天性心疾患をもつ児が生まれる確率は2～4％（一般的には先天性心疾患児が生まれる確率は約1％）と高くなるため，遺伝的要因が関与しうることは確実である。

遺伝子異常や染色体異常によって発生することも多い。21-trisomyのDown症候群（心室中隔欠損，房室中隔欠損），18-trisomy，13-trisomy，XOのTurner症候群（大動脈縮窄），22q 11.2欠失症候群（Fallot四徴症，肺動脈弁閉鎖，大動脈弓離断）が有名である。*PTPN1*遺伝子や*KRAS*遺伝子の異常があるNoonan症候群（肺動脈弁狭窄），*TBX5*遺伝子異常のHolt-Oram症候群（心房中隔欠損），*Evc*遺伝子異常のEllis-van Creveld症候群（単心房，心房中隔欠損）などもある。

環境要因にも大きく影響される。もっとも有名なのは母体糖尿病で，Fallot四徴症，総動脈幹遺残症，両大血管右室起始症が多い。薬ではコルチコステロイド，コカイン，ジアゼパムなどの母体服用が原因となり得る。感染で有名なのは先天性風疹症候群で，肺動脈弁狭窄，末梢性肺動脈狭窄を合併する。

● 症状と身体所見

心不全による症状と低酸素血症による症状に大別される。
心不全による症状は，①心拍出量の低下による症状，②肺うっ血による症状，③体うっ血

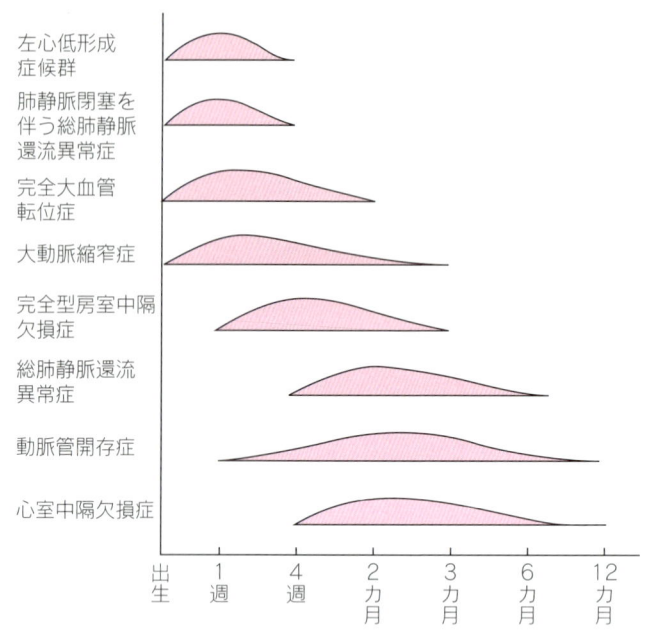

図1 先天性心疾患の心不全発症時期との関係
〔五十嵐隆・編：小児科学 改訂第9版，文光堂，東京，2004．（図29-4）より〕

による症状に分けられる．
① 心拍出量による症状には，頻脈，多汗，冷汗，乏尿，体重増加不良，哺乳力不良，不機嫌，中心性発熱（うつ熱），蒼白がある．
② 肺うっ血による症状には，陥没呼吸，多呼吸，嗄声，咳嗽，喘鳴，チアノーゼ，起坐呼吸などがある．
③ 体うっ血による症状には，肝腫大，浮腫，黄疸，乏尿，胸腹水がある．

乳幼児では，心拍出量の低下，肺うっ血による症状が中心となる．これらの症状は，心機能低下を補うための機序が働いた結果の産物である．その代償機序には，Frank-Starling機構，心筋肥大，交感神経緊張，レニン-アンギオテンシン-アルドステロン系活性化，心房性利尿ペプチド・カテコラミンなど神経内分泌/体液性因子活性化などがあげられる．

心不全の発症時期とその原因疾患には，ある程度の関連がある（図1）．心不全を新生児期早期に発症する疾患には，総肺静脈還流異常症，左心低形成症候群，完全大血管転位症，肺動脈弁閉鎖症，三尖弁閉鎖症などがある．乳児期早期に心不全を発症する疾患には，完全型房室中隔欠損症，大きな心室中隔欠損症，動脈管開存症などがある．

低酸素血症による症状には，チアノーゼ，低酸素発作，バチ状指がある．チアノーゼは，低酸素血症によって皮膚，粘膜が青紫色を呈する状態をいう．チアノーゼを肉眼で認めるには，酸素と結合していないヘモグロビン（還元型）が5g/dl以上必要とされる．チアノーゼの特殊型として分離型チアノーゼがある．これは，下肢ではチアノーゼを示すが，上肢，顔面には示さないというように，体の部分によってチアノーゼが出現する所としない所がある状態をいう．これは大動脈弓離断症で起こる．低酸素発作は，覚醒，啼泣，排便などを契機に肺血流量が減少し，動脈血酸素飽和度が低下する発作である．この発作による症状には，不機嫌，顔色

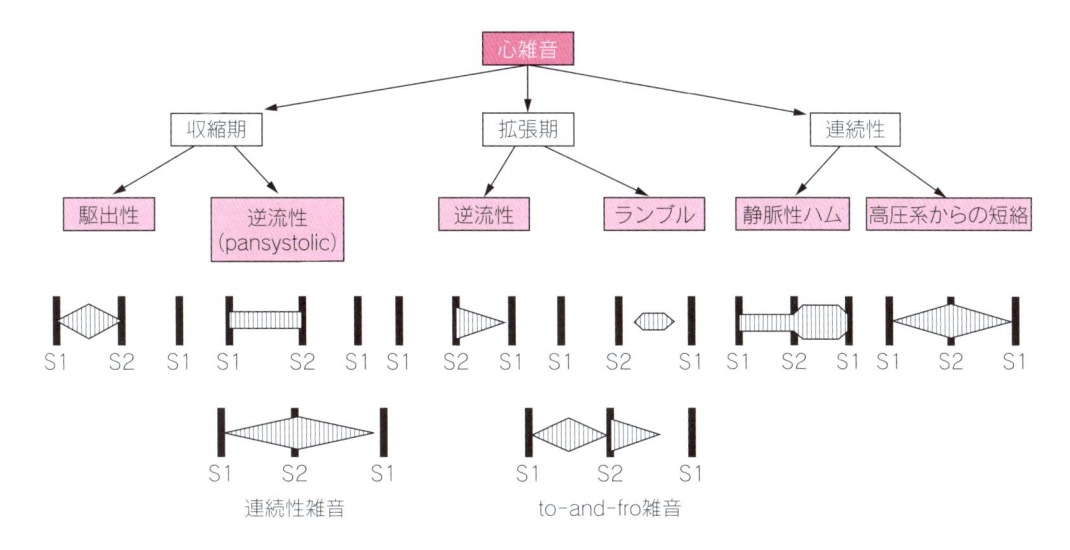

図2 心雑音の性状鑑別
(賀藤均:先天性心疾患の聴診法. 小児内科, 38:764-769, 2006. より)

不良程度で治まる軽症から，嘔吐，痙攣，ショックの重症まである．多くはFallot四徴症でみられる．また，指趾の変化としてバチ状指があり，これは，指の末端が太鼓のバチのように膨らむ状態をいう．

　新生児期早期に起こるショックとしてductal shockがある．下行大動脈が動脈管からの血流に依存している場合に起こる．動脈管の閉鎖機転が始まると，下行大動脈血流が激減するためショックが起こる．新生児で原因不明のショックをみた場合は，これをまず疑う．大動脈縮窄，大動脈弓離断で発生する．他方，肺動脈血流を動脈管を介した大動脈からの血流に依存している場合に，動脈管が閉鎖機転になると，肺血流が激減し，重度の低酸素血症とショックに陥る．心室中隔欠損を伴わない肺動脈弁閉鎖症，三尖弁閉鎖症でみられる．このように下行大動脈血流，肺動脈血流を動脈管に依存している疾患群を動脈管依存性心疾患とよぶ．

　身体所見では聴診が重要である．聴診では，心音異常と心雑音が重要となる．先天性心疾患で，臨床上重要なのは，II音である．II音が「パチン」と高調で固い感じに聞こえる場合を「亢進」と称し，肺高血圧の重要な徴候である．心拍数が頻拍でないときには，II音はA2-P2と分裂して聞こえ，吸気時に開大する．心房中隔欠損ではこの正常な変化が消失しているので固定性分裂といわれる．ただ，習熟しないとわかりづらい．

　心雑音は，心周期との関係，雑音の形態で分類される（図2）．実際には，①大きさ，②時相，③局在，④拡散方向の順に聴取していく．

　心雑音は，収縮期雑音，拡張期雑音，連続性雑音に大別される（図2）．収縮期雑音は駆出性と逆流性に分かれる．駆出性雑音の場合，I音，II音と雑音は別個に聞こえる．大動脈弁狭窄，肺動脈弁狭窄で聴取される．逆流性雑音は心音と重なるため，I音，II音は聞こえにくい．心室中隔欠損症，僧帽弁閉鎖不全などで聴取される．収縮期雑音の多くは，無害性雑音で病的ではない．傍胸骨左縁下部から心尖部にかけて収縮中期雑音が大きく聞こえる場合があり，これをとくにStill雑音という．

拡張期雑音はすべて異常であり，逆流性と充満性に分かれる。逆流性は大動脈弁，肺動脈弁の閉鎖不全から発生する漸減性の音で，拡張早期雑音ともいう。充満性雑音は，僧帽弁，三尖弁を血液が通過する場合に生じる音で，これらの房室弁自体が狭窄しているか，通過する血液量が多い相対的狭窄になっている場合に聞こえる。拡張期ランブルともいう。連続性雑音は，心周期とは無関係に一定方向の圧負荷によって発生する。"to-and-fro"雑音とは異なる。連続性雑音は収縮期に発生してII音で中断されずに拡張期へ続く音である。動脈管開存，Blalock-Taussig短絡手術後，動静脈瘻で聴取される。"to-and-fro"雑音は収縮期駆出性雑音と拡張期逆流性雑音との合成であり，II音でいったん雑音は途絶える。大動脈弁狭窄兼閉鎖不全で聴取される。

● 検　査

心電図

先天性心疾患では，心室肥大の有無を判断するのに重要で，心室肥大の有無，肥大心室の左右の鑑別，心室負荷の種類（容量負荷か圧負荷）の鑑別が可能である。心室肥大は心室筋の重量増大を意味する言葉であり，肥厚とは同義ではない。求心性肥大，遠心性肥大，その他（心筋症型）があるが，心電図で鑑別が可能である。心房肥大も左右どちらの心房なのかは鑑別できる。また，肺高血圧では3mm以上の高さにP波が増高する（第II誘導，V_1，V_2が多い）。

胸部X線写真

心臓の大きさ，形，肺血流量の増減をみる。心臓の大きさは心胸郭比（cardiothorathic ratio；CTR）で比較する。便宜上，成人では50%以上，乳児では60%以上を異常とする。ただ，心室拡大とCTRの変化の相関はそれほどよくない。肺野では肺血管の陰影の増減から肺血流量の増減を判断する。

心臓超音波検査

先天性心疾患の診断にはもっとも重要な検査である。プローブの位置で経胸壁，経食道の2種類がある。通常は非侵襲性の経胸壁検査を行う。経食道検査は小児では侵襲的であり，心臓手術の最中に行われることが多い。最新の器械なら先天性心疾患の診断は，超音波検査のみでほぼ十分である。

心臓カテーテル検査

本法は小児の検査のなかで，もっとも侵襲性の大きい検査である。この検査では，血流の状態（血流の短絡方向），異常血管の有無，心室容量，心機能，心腔内の圧・酸素飽和度，肺動脈/大静脈/大動脈などの血管内圧などが測定でき，それらの計測値から血流量，短絡率，肺/体血流比，血管抵抗値などが算出できる。適応は，肺動脈血管抵抗値，短絡率が知りたいとき，肺血管系の形態を知りたいとき，異常血管の有無を知りたいとき，超音波検査のみの診断では不十分なときなどがある。

CT，MRI

マルチスライスCTの発達によって，心血管系の三次元構造を鮮明に描出することができるようになり，先天性心疾患での有用性が広がった。ただ，被曝量には留意しなければならない。MRIには種々の機能があり，心機能，逆流率などが計算可能で，形態の複雑な右室機能，肺動脈弁逆流量測定も可能となり，心臓カテーテル検査より侵襲性が小さいことから，次第にその重要性が増している。

● 観察のポイント

心拍数，呼吸数，血圧，経皮酸素飽和度のバイタルサインの観察はもちろんだが，下記の徴候にも留意が必要である。

全 般

乳幼児の心不全徴候として哺乳力不良，体重増加不良は重要である。嗄声は肺動脈拡大によって反回神経が圧排されていることを示唆する。不機嫌，弱い啼泣の有無にも注意する。心不全では尿量も減少するので，おむつ交換数も重要な情報である。

呼 吸

陥没呼吸，鼻翼呼吸の有無をみる。これらがあれば呼吸窮迫である。聴診で肺野に喘鳴があれば左心不全（肺うっ血）を疑う。

循 環

上下肢の血圧を計測する。正常なら下肢の収縮期血圧は常に上肢より高い。下肢の収縮期血圧が上肢と同じか低い場合は大動脈縮窄，大動脈弓離断を疑う。四肢末端の皮膚を圧迫し毛細管再充満時間をみる。2秒を超えるなら末梢循環不全である。

● おもな疾患

心室中隔欠損症

心室中隔に穴が存在し，両心室間に血液の短絡が生じる疾患である。欠損孔の位置によって分類される（図3）。傍膜様部欠損がもっとも多い。短絡血流は左室圧によって右室へ流れる。短絡血流が増大すると肺血流量は増大し，左室，左房が拡大する。さらに増大すると右室圧，肺動脈圧が上昇し，肺高血圧となる。肺高血圧が進行すると，肺細小動脈の器質性閉塞性病変が進み，肺血管抵抗が上昇し，さらに肺高血圧が悪化する。この肺高血圧病変が非可逆性となった状態をEisenmenger症候群という。短絡量が少ない場合，症状はなく，約3割で自然閉鎖が期待できる。通常，胸骨左縁第3-4肋間で逆流性収縮期雑音を聴取する。短絡量が多くなると心尖部で相対的僧帽弁狭窄に起因する拡張期中期雑音を聴取する。大動脈弁閉鎖不全を合併することがある。大動脈弁尖が欠損孔に陥入し，弁尖の変形が生じた結果である。治療は手術による欠損孔閉鎖術で，その適応は肺/体血流比≧1.5か大動脈弁閉鎖不全を合併した場合である。

Ⅱ 器官系統別の病態生理

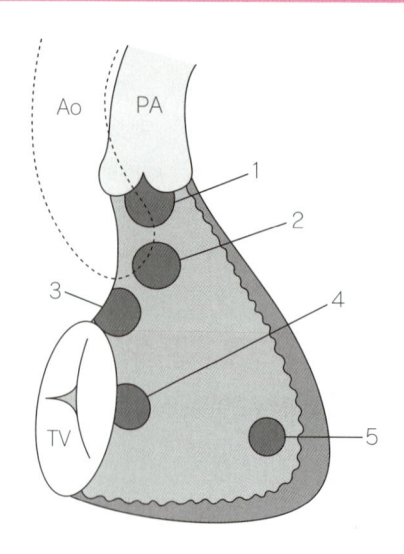

1：肺動脈弁下型，2：筋性漏斗部型，3：膜様部型，4：流入部型，
5：筋性部型．Ao：大動脈，PA：肺動脈，TV：三尖弁

図3 心室中隔欠損の分類
〔五十嵐隆・編：小児科学 改訂第9版，文光堂，東京，2004．（図29-17）より〕

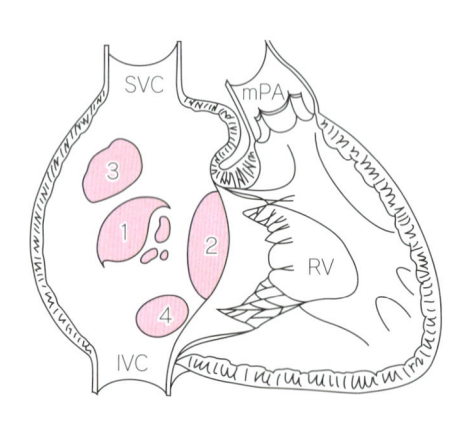

1：二次孔型，2：一次孔型，3：静脈洞型，4：冠静脈洞型．
SVC：上大静脈，IVC：下大静脈，RV：右室，mPA：主肺動脈

図4 心房中隔欠損の分類

心房中隔欠損症

　心房中隔に欠損孔が存在し，左右心房間に血流の短絡を生じる疾患である．欠損孔の位置によって，二次孔型，静脈洞型，一次孔型，冠静脈洞型に分類されるが，二次孔型がもっとも多い．静脈洞型には部分肺静脈還流異常を合併することが多い（**図4**）．血流は，収縮期後半から拡張期全般にかけて左房から右房へ短絡する．二次孔型では心不全，肺高血圧の合併はまれである．胸骨左縁第2肋間に相対的肺動脈狭窄に起因する駆出性収縮期雑音を聴取する．2音は固定性分裂となるが，心拍数が速いとわからない．心電図では，V_1でrsR′パターンの不完

完全型　　　　　　　　　　部分型

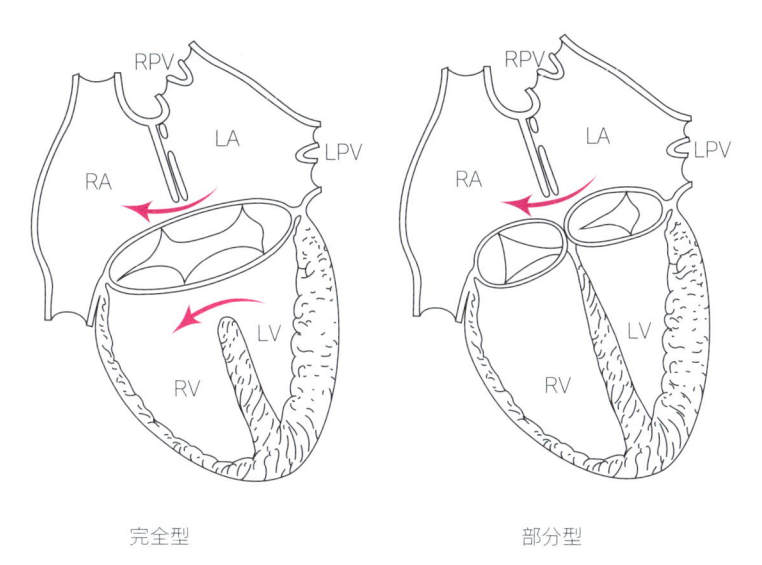

LA：左房, RA：右房, LV：左室, RV：右室, RPV：右肺静脈, LPV：左肺静脈

図 5　房室中隔欠損症

全右脚ブロック，V_3 や V_4 の T 波の不連続性の陰性 T 波（孤立性陰性 T 波）が特徴的である。肺/体血流比 ≧1.5 で，閉鎖を考慮する。閉鎖時期としては，幼稚園に入る前が標準である。閉鎖方法には，開心術と経静脈的カテーテル閉鎖術の 2 つがある。

房室中隔欠損症

　僧帽弁と三尖弁の間に存在し，右房と左室を隔てている膜様部および筋性部から形成される中隔壁を房室中隔という。この房室中隔が発生異常により形成不全になった疾患である。従来の心内膜床欠損症は，この概念のなかに入ることになり，同一ではない。一次孔欠損型 ASD（ASD（Ⅰ））＋流入部欠損型 VSD＋共通房室弁口は従来でいう完全型，ASD（Ⅰ）＋左側房室弁裂隙を不完全型という（図 5）。完全型は共通房室弁を形成する anterosuperior leaflet と superior bridging leaflet の形，心室中隔欠損，腱索の相互関係から 3 つに分類されている（Rastelli 分類）。左-右短絡と房室弁逆流が血行動態を規定する。完全型では出生後早期から，心不全になる。また肺高血圧を合併することが多い。不完全型でも，二次孔型 ASD に比して，左側房室弁逆流が合併し，心不全や肺高血圧になりやすい。本症は Down 症候群に合併することが多い。心電図では，左軸偏位，PQ 間隔延長，不完全型右脚ブロックを特徴とする。心臓カテーテル検査では，左室造影で goose neck sign をみる。治療は手術しかなく，その時期は施設によって異なる。

動脈管開存症

　正常なら，出生後に閉鎖すべき動脈管が開存した疾患である。独立して存在することもあり，また，他疾患に合併して存在する（動脈管依存性心疾患）ことも多い。独立して存在する場合は，大動脈から肺動脈への左-右短絡となる。動脈管が太い場合は，収縮期，拡張期にも血液が短絡し，心不全，肺高血圧を合併しやすい。聴診では連続性雑音となる。大腿動脈の脈は速

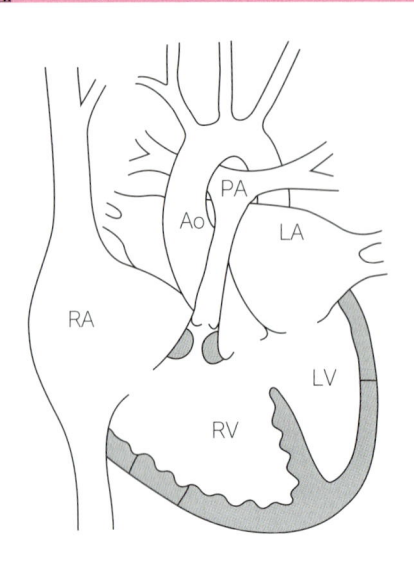

LA：左房，RA：右房，LV：左室，RV：右室，
Ao：大動脈，PA：肺動脈

図 6　Fallot 四徴症

脈となる．治療は，感染性心内膜炎予防の観点から，心雑音が聴取されれば，短絡量にかかわらず，すべて，治療対象となる．治療法には，開胸による結紮離断術，内視鏡によるクリップ閉鎖術，経静脈的コイル塞栓術がある．

Fallot 四徴症

　心室中隔欠損，大動脈騎乗，肺動脈狭窄，右室肥大の四徴をもつ疾患である（図 6）．原因は，漏斗部心室中隔の前方偏位とされる．右室肥大は，合併奇形の結果である．チアノーゼ性心疾患ではもっとも頻度が大きい．肺動脈弁閉鎖を合併した場合は，極型 Fallot 四徴症または心室中隔欠損を伴う肺動脈弁閉鎖とよぶことが多い．約 1/4 に右側大動脈弓，約 3％に単一冠動脈を合併する．チアノーゼは肺動脈狭窄の程度による．通常は，乳児期後半から出現する．チアノーゼがない場合もありピンクファローと呼称している．22q11.2 欠失症候群の合併が約 15％にある．時に，低酸素発作を合併する．慢性低酸素状態によって多血症，相対的鉄欠乏性貧血を合併する．また，右-左短絡による脳膿瘍の発生には留意する．胸部 X 線写真では，右室肥大，肺動脈狭窄によって木靴型を呈する．肺血流量は減少する．心電図では，圧負荷による右室肥大所見をみる．左房，左室が小さい場合，低酸素発作の頻発または重症化の場合には，Blalock‐Taussig 短絡手術を行う．2 歳まで心内修復術を行う．

完全大血管転位症

　心房-心室関係が正常，心室-大血管関係が逆転（左室と肺動脈，右室と大動脈が連続している）している疾患である（図 7）．すなわち，大静脈—右房—右室—大動脈—体—大静脈，肺静脈—左房—左室—肺動脈—肺—肺静脈の 2 つの循環が並列して存在する．出生後に生存するには卵円孔開存が必須である．動脈管開存以外に合併奇形がない I 型，心室中隔欠損を合併

C. 循環器疾患

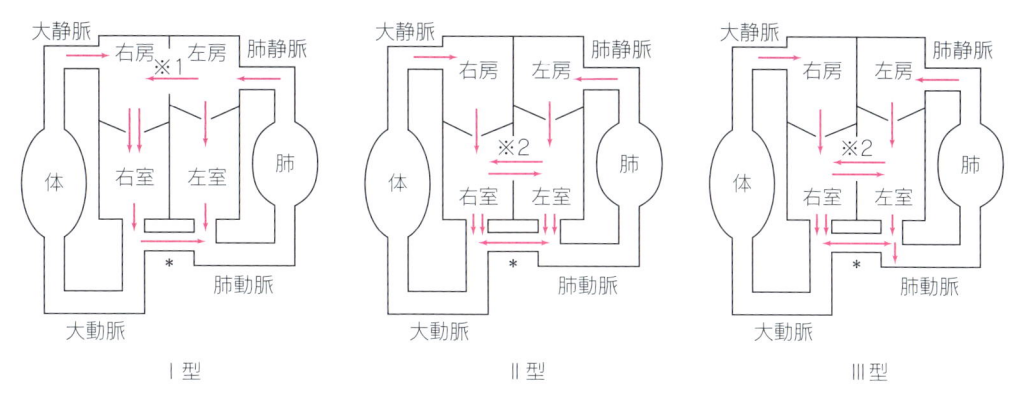

※1：卵円孔，※2：心室中隔欠損，*動脈管
図7　完全型大血管転位症
〔五十嵐隆・編：小児科学 改訂第9版, 文光堂, 東京, 2004.（図29-32）より〕

するⅡ型，心室中隔欠損＋肺動脈狭窄を合併するⅢ型に分類される。出生早期からチアノーゼを呈する。Ⅱ型ではチアノーゼが目立たないことがある。心不全はⅠ型，Ⅱ型でみられる。Ⅰ型は生後2週間以内にJatene手術，Ⅱ型は新生児期にJatene手術＋心室中隔欠損閉鎖術，Ⅲ型は心室内血流変換術＋心室中隔欠損閉鎖＋右室流出路形成を行う。

総肺静脈還流異常症

左房との連絡を断った4本の肺静脈すべてが体静脈系に還流する疾患である。右房から左房へ血流が短絡して大動脈血流を維持することが必要であるため，卵円孔開存の合併が必須である。肺静脈の還流部位によって，Ⅰ型（上心臓型：無名静脈に還流），Ⅱ型（傍心臓型：右心房に還流），Ⅲ型（下心臓型：門脈に還流），Ⅳ型（混合型）に分類される。新生児期早期から重症な低酸素血症と心不全をきたす。肺静脈還流部位が狭窄を起こすことがしばしばあり，この場合は，重症なうっ血性心不全と呼吸不全になる。三心房心が合併することがある。診断されたときが心内修復術の時期である。

肺動脈弁閉鎖症

心室中隔欠損を伴わない場合を純型肺動脈弁閉鎖症と伝統的に呼称している。心室中隔欠損を伴う場合は，今回は含まない。肺循環は大動脈から動脈管を介して維持される（動脈管依存性心疾患）。出生直後からチアノーゼを呈する。胸部X線写真では肺血流減少，左第2弓の陥凹をみる。冠動脈右室瘻を合併することがある。冠動脈右室瘻の血流が右室依存になっている場合は，右室圧を低下させることになる肺動脈弁切開術は不可能となる。新生児期はプロスタグランジンE_1の持続静注を行い，動脈管の開存を図る。最終的に2心室修復にいくのか，右室を使用せずにFontan型手術にいくのかは，右室の大きさと，冠動脈右室瘻が右室依存性かどうかで決まる。

三尖弁閉鎖症

三尖弁が閉鎖している疾患である。心室-大血管関係と，肺動脈狭窄の有無，心室中隔欠損

Ⅱ 器官系統別の病態生理

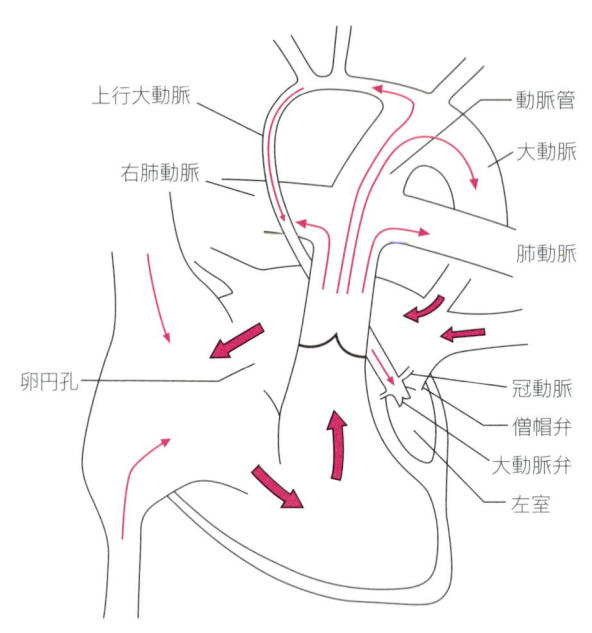

図8 左心低形成症候群の血行動態
僧帽弁閉鎖（狭窄），右室低形成，大動脈弁閉鎖（低形成）のため，左房からの肺静脈血は卵円孔を介し，右房へ還流する。動脈管を介して，肺動脈から下行大動脈，上行大動脈へ血流が還流する。よって冠動脈へは肺動脈血が還流することになる

の有無で分類される（Keith‐Edward 分類）。生存するには卵円孔開存が必須であるが，肺循環は大動脈から動脈管を介して維持される（動脈管依存性心疾患）。合併奇形によって肺血流増加，減少に分かれるが，出生早期からのチアノーゼは必発である。心電図では左軸偏位が特徴的である。新生児期早期からプロスタグランジン E_1 の持続静注を行う。肺血流増加群では肺動脈絞扼術，肺血流減少群では Blalock‐Taussig 短絡術を施行し，最終的には Fontan 型手術を行う。

左心低形成症候群

左房，僧帽弁，左室，大動脈弁，上行大動脈，大動脈弓に至る左心系が低形成となり，冠動脈循環を肺動脈から動脈管を介して逆行性に上行大動脈に流れる血液に依存している疾患である（図8）。多くは，重症僧帽弁狭窄か閉鎖，重症大動脈弁狭窄か閉鎖を伴う。左房から右房への右‐左短絡が必須となるが，まれにない場合もある。出生後早期から，重症心不全，呼吸不全，低酸素血症を示す。大動脈縮窄を合併することがある。新生児期早期からプロスタグランジン E_1 の持続静注を行う。新生児期に Norwood 手術＋短絡手術を行うか，新生児期に両側肺動脈絞扼術を施行後，Norwood 手術＋両方向性 Glenn 手術を行う。最終的には Fontan 型手術をめざす。

C. 循環器疾患

大動脈縮窄症・大動脈弓離断症

　大動脈弓最終分枝の鎖骨下動脈下で，峡部といわれる下行大動脈の部位が狭窄する場合を大動脈縮窄症，大動脈弓が途中で離断している場合を大動脈弓離断症という。大動脈縮窄症は単独で発生する場合と心室中隔欠損を合併する場合があり，後者を大動脈縮窄複合と称する。新生児期早期から心不全となる。大動脈弓離断症は心室中隔欠損を合併し，大動脈弓離断複合と称する。どちらの複合型でも，下行大動脈の血流は肺動脈から動脈管を介して維持される（動脈管依存性心疾患）。通常，下肢の収縮期血圧が上肢より低くなっている。大腿動脈や足背動脈の触れは悪い。診断がつき次第，プロスタグランジン E_1 の持続静注を行う。手術は，大動脈端々吻合，subclavian flap 法，Blalock‒Park 法の大動脈修復術を行う。心室中隔欠損の手術は施設によって時期が異なる。

無脾症候群・多脾症候群

　心臓奇形に脾臓形態異常，他の臓器の左右分化異常（内臓錯位）を合併する症候群である。左右にある臓器が，両側とも，本来右側の内臓の構造をとる場合を，右側相同といい，無脾症候群でみられる。無脾症候群に合併する心奇形には，単心室，共通房室弁，総肺静脈還流異常，肺動脈狭窄，腹部大動脈／下大静脈並走が多い。血液の塗抹標本で Howell‒Jolly 小体をみる。無脾症候群＋単心室＋肺動脈弁閉鎖＋総肺静脈還流異常は，現在で，もっとも予後の悪い心奇形である。逆に，左右双方ともに左側の内臓構造を示す場合を左側相同といい，多脾症候群でみられる。多脾症候群に合併する心奇形では，無脾症候群に比して，単心室の頻度は小さくなり，肺動脈狭窄の合併も少ない。下大静脈欠損の合併が特徴的となる。無脾／多脾症候群では腸回転異常の合併があり，無脾症候群に胆道閉鎖を合併することがある。また，無脾症候群では，B型リンパ球機能低下があり，細菌感染症（とくに肺炎球菌）を併発しやすい。肺炎球菌予防ワクチン接種が推奨されている。

〔賀藤　均〕

C. 循環器疾患

心不全

ケアに対するポイント
- イン・アウトのバランス
- 体重測定
- 尿測
- 呼吸状態

　心臓は全身に血液を循環させる駆動力としてのポンプとして働き，血液循環を通して組織が必要としている酸素・栄養を供給することを仕事としている。何らかの原因で，代謝に必要な酸素の供給ができなくなった心臓の状態を心不全という。心不全というと心臓の収縮不全による低心拍出状態ととらえがちであるが，小児科領域での心疾患は主に先天性心疾患であり後で述べる左→右短絡性疾患のように逆に高拍出状態で収縮不全は二次的であることもある。小児の心疾患は多岐にわたり，それぞれ疾患ごとに血行動態が異なるため症状・治療の詳細は他項を参照していただくとして本項では一般論を述べる。

● **病　態**

　心臓に負荷がかかると，生体では自律神経は交感神経優位となり，心拍数を上げたり収縮力を増加させたりして心拍出量を保とうとする一方で，末梢血管は収縮し血圧は維持され脳などの重要臓器の血流が維持されるように血流の再分配が起こる。このとき腎臓では血流量が低下し，レニン-アンギオテンシン-アルドステロン系が賦活化し水分・ナトリウムの再吸収がうながされ循環血液量が保持される。心筋には収縮直前の長さが長いほど収縮力が増すという性質がある（Frank‐Starlingの法則）ため，循環血液量が増すと静脈還流も増え静脈圧の上昇とあいまって心拍出量が増加する（前負荷の増大）。したがって，負荷を受けると心筋は代償性に肥大し心腔は拡大する。

　心不全とは，心負荷に対するこれらの代償機構が破綻した状態でありさまざまな症状が出現する。そのメカニズムを理解することが看護・治療に直結する。

● **原　因**（表1）

　心臓への直接の負荷には容量負荷と圧負荷がある。心室中隔欠損のように肺循環と体循環が並列していると，肺循環に血液はより流れやすいため（肺血管抵抗が体血管抵抗よりも低い）左→右短絡が生じ，体循環を維持するためには心臓に容量負荷がかかる。狭窄性疾患ではより

表1　心不全の原因

先天性心疾患
1. 心室中隔欠損，動脈管残存，心内膜症欠損など
2. 先天性・後天性弁性疾患
    大動脈弁狭窄，大動脈弁閉鎖不全，大動脈縮窄，僧帽弁閉鎖不全など
3. 心筋疾患
    心筋症，心筋炎，Duchenne型筋ジストロフィーなど
4. 心室流入・拡張障害
    肺静脈狭窄，心タンポナーデ，収縮性心外膜炎など
5. 不整脈
    ・徐脈性　　洞不全症候群，高度房室ブロック
    ・頻脈性　　上室性頻拍，心室性頻拍
6. その他
    甲状腺機能亢進症，高度貧血，脚気心，など

高い血圧で血液を送り出すため心室に圧負荷がかかる（後負荷の増大）。
　心臓自体の問題としては収縮力の低下と拡張障害があげられる。
　また，他の内科的疾患が原因で心不全が起きることもある。

● 症　状

　小児科は新生児から成人に至るまでかかわる分野であるため，心不全に伴う症状といっても年齢によってさまざまで，新生児・乳児期は体重増加不良が前面に目立ち，幼児期以降は運動能力の低下が主たる症状となる。
　皮膚の蒼白・冷感，多汗がみられる。いっぽうで時に深部体温は上昇しうつ熱を呈する。
　増大した前負荷を心臓が処理しきれず，静脈圧の上昇とともに血液がうっ滞した状態をうっ血という。体循環のうっ血の症状として乏尿・浮腫・肝腫大・腹水・胸水がみられるほか，消化管のうっ血により下痢・嘔吐，肺うっ血により多呼吸・陥没呼吸，咳・喘鳴が現れる。

● 検　査

血液検査

　血算，生化学（肝機能・腎機能・電解質），血液ガス分析。
　心不全では血液希釈により貧血・低 Na 血症を呈することが多い。うっ血肝による肝機能障害（AST，ALT 上昇），腎血流減少による腎機能低下（BUN，Cr，K 上昇），心筋障害（CPK，トロポニン-T）など。
　血液ガス分析では，pH，BE，PO_2，PCO_2 をみる。肺うっ血の初期では多呼吸により呼吸性アルカローシス，PCO_2 低下がみられる。肺うっ血が進行するとしだいに PO_2 が低下し始め，さらに進むと PCO_2 の上昇がみられる。このレベルでは腎機能の低下を合併して乏尿を伴い混合性アシドーシス，BE の低下を認める。
　特殊な血液検査として心房性 Na 利尿ペプチド（type-A natriuremic peptide；ANP），脳

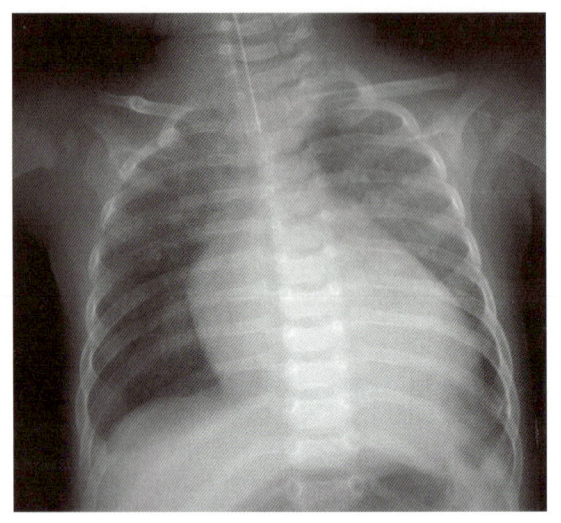

図1 6カ月，女児，急性心筋炎
心拡大（CTR＝70％）と肺うっ血がみられる

性 Na 利尿ペプチド（type-B：BNP）がある。とくに BNP は心不全の重症度の指標として注目されている。

胸部 X 線
心肥大（心・胸郭比；CTR），肺うっ血（図1），胸水の有無。
心陰影からある程度，左室肥大（心尖部が左下を向く），右室肥大（心尖部が挙上する），右房肥大（右第2弓突出），左房肥大（左第3弓突出・気管分岐部開大）が推定できる。心タンポナーデでは特徴的な氷嚢状の陰影となる。

心電図
先天性心疾患の中には，電気軸や肥大所見の組み合わせから診断できるものもある。
・不整脈の有無・種類
・心筋虚血所見

心臓超音波検査
先天性心疾患の診断には必須である。低侵襲であるため，手術が必要な重症心不全例ではカテーテル検査をせずにこの検査だけで診断し手術をするようになってきた。形態的診断だけではなく，ドップラー・カラードップラー法を用いて弁狭窄・逆流を定量的に評価できる。ベルヌーイの式より，

$$弁圧差（mmHg）＝4×流速^2（m/sec）$$

M-mode，ドップラー法を用いた生理学的な手法により，収縮能・拡張能・心肥大の評価ができる（図2）。
心タンポナーデでは，画面を見ながらベッドサイドで安全に心嚢液を抜くことができる。

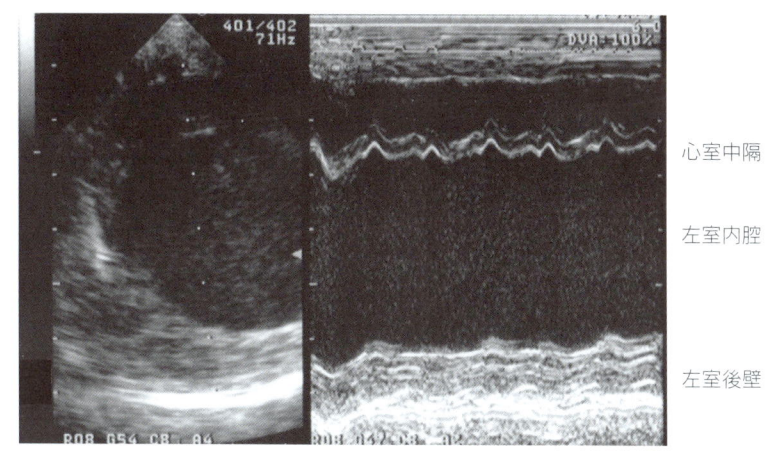

図2　図1と同一症例
M-mode 心エコー図。左室駆出率（Ejection Fraction：EF）の低下と左室の拡張

心臓カテーテル検査

必須ではないし危険なことが多いが，バルーンカテーテルによる弁形成や血管拡張，心房中隔裂開術（balloon atrioseptostomy；BAS）に結びつくことがある。

● 観察のポイント

体温は皮膚温と深部温に乖離がみられることがあるので，水銀体温計で時間をかけて計る。発汗・四肢末梢冷感の有無をチェックする。

体重測定は毎日行う。食事量・水分摂取量・尿量を厳密に計測し，イン・アウトのバランスを計算する。乳児・幼児・小児期は発育の盛んな時期であるが，急激な体重増加が心不全の悪化の前兆ではないか判断することは大切である。

心拍数・血圧，呼吸数・呼吸状態（呻吟，陥没呼吸，シーソー呼吸など），肝腫大の程度・浮腫の有無の観察は基本である。心拍・呼吸監視モニターのみかたに精通することは大切だが，自分で脈をとり音を聞いて患児に触ることはもっと重要である。パルスオキシメーターを用いた酸素飽和度の測定は非侵襲的であり頻用してもよい検査である。

● 処置・治療

安　静

余分なエネルギー消費を減らすため安静を守ることが原則である。患児が不穏状態にあるときは鎮静が必要となることもある。体温管理も大切で，発熱に関しては積極的にクーリング，解熱薬の投与を行う。環境温の影響を受けやすくうつ熱をきたすため室温に気をつける。

呼　吸

酸素飽和度が低下したとき酸素投与が原則だが，左→右短絡性の先天性心疾患では酸素投与

II 器官系統別の病態生理

により肺血流が増加して心不全が悪化する場合があるため，十分病態を把握したうえで投与すること。陽圧呼気末期圧（positive end - expiratory pressure；PEEP）をかけた陽圧人工換気が必要となることもある。

水分制限
水分出納を厳密に行う。特に乳児では成長に必要な栄養をすべて水分として摂取するため，水分制限をしながらミルクを濃くするなどの摂取カロリーを増やす工夫が必要となる。

薬物療法
- 強心薬
    急性期でうっ血が強く血圧が保てなかったり乏尿が続くとき，カテコラミンの持続点滴が必要である。
    ドパミン（DOA），ドブタミン（DOB）など
    低用量のドパミンには腎動脈拡張作用があり利尿をはかれる。
    経口強心薬
    ジゴキシン
- 利尿薬
    フロセミド（静注・経口）
    スピロノラクトン（静注・経口）
- 血管拡張薬
    末梢循環不全を改善するとともに前負荷・後負荷をとるために用いる。
    ニトログリセリン（持続点滴・貼付薬）
    PDE（ホスホジエステラーゼ）阻害薬（持続点滴）
    ACE（アンギオテンシン変換酵素）阻害薬（経口）
- 慢性期の心筋保護薬
    拡張型心筋症，心筋炎後遺症，手術後の心機能障害に対して，その長期予後を改善させる治療がなされるようになった。
    ACE（アンギオテンシン変換酵素）阻害薬（経口）
    ベータ・ブロッカー（経口）など

〔脇田　傑〕

C. 循環器疾患
不整脈

ケアに対するポイント
- 乳児期の発作性頻拍は 24〜48 時間で心不全となることもまれではない。
- 乳児の持続性心室頻拍の多くは促進性心室固有リズムで，自然治癒することが多い。
- 夜間睡眠中にのみ出現する徐脈は，極度の徐脈でもペースメーカーの適応とならない。

● 頻脈性不整脈の発生機序と診断・治療

上室性不整脈

子どもの上室性不整脈の代表的なものは発作性上室性頻拍（paroxysmal supraventricular tachycardia；PSVT）である。

発作性上室性頻拍の発生機序のうち，副伝導路に伴った房室リエントリー性頻拍がもっとも頻度が高く，乳児のPSVTの約90％は副伝導路に起因するもので，思春期では房室結節リエントリー性頻拍が約1/3である[1]。リエントリー性興奮が起こるためには，次の条件が満足される必要がある[2]。

① 解剖学的あるいは機能的に異なった2つ以上の伝導路が存在し，電気生理学的に連結している。
② これらの伝導路のうち1つに，一過性あるいは恒久性に一方向性ブロックがある。
③ 一方の伝導路に伝導遅延が起こることで，一度興奮した組織が興奮性を回復し，興奮がその遅い伝導領域へ再侵入できること。
④ 興奮の進行前面が完全に興奮可能な組織に出会うことができる。

副伝導路は正伝導，逆伝導，あるいは両方向性に伝導し得る。洞調律の興奮が副伝導路を順行性に伝導（正伝導）すると，房室結節を介する通常の経路で興奮が心室に伝導する以前に，心室は早期興奮を起こし，心電図上はWolff-Parkinson-White（WPW）型心電図を呈する。このような早期興奮は，0.2〜0.3％の頻度でみられる[3]。心室から心房に向かう逆行性にのみ興奮伝導（逆伝導）する副伝導路（concealed accessory pathway）の場合は，心電図上は顕在化せず，その発生頻度は不明である。

房室リエントリー性頻拍の発生機序でもっとも頻度の高いものは，正回転性頻拍（orthodromic AV reciprocating tachycardia）で，正伝導（心房-心室伝導）は正規の房室伝導系を介し，逆伝導（心室-心房伝導）は副伝導路を介する。早期の心房インパルスは副伝導

路ではブロックされ，房室結節を経て His 束および心室へゆっくりと伝わる。正伝導における伝導遅延は，異常伝導路上の逆伝導性リエントリーを可能にし，その結果，心房興奮（心房エコー）を生じる。もし，その時点で房室結節が不応期を脱し，心房エコーの正伝導が可能となれば正伝導と逆伝導のリエントリーが形成され，持続型の頻拍が起こる。発作時心電図波形は通常，正常の QRS 波形を示すが，脚ブロックの変行伝導波形を示すことがある。

まれに（＜5％）逆回転性頻拍（antidromic AV reciprocating tachycardia）が認められる。逆回転性頻拍では，正伝導は副伝導路を介し，逆伝導は正規の房室伝導系を介する。発作時心電図では QRS 時間の延長を認め，心室性頻拍との鑑別が必要である。乳児期以降に PSVT を発症した小児では，頻拍発作の前後の心電図で，早期興奮を示す WPW 型心電図が認められる頻度は 22〜50％である[4)5)]。

その他のタイプの QRS 時間の延長を示す頻拍には，心房粗動，心房細動がある。絶対性不整脈を呈し，心拍数は副伝導路の正伝導特性に依存する。副伝導路の正伝導特性が遅い場合にはほとんどの心房興奮はブロックされ，心室に到達しない。副伝導路の正伝導特性が速い場合には，速い心房興奮が心室に到達し心室細動を惹起する危険をはらんでいる。洞調律時体表心電図で早期興奮を示す患者で，アジュマリンないしプロカイナマイドを静注して，副伝導路を完全にブロックできないときは，副伝導路の有効不応期は短い（＜270msec）と考えられる。

WPW 症候群に心房粗動，心房細動を伴う危険は，乳児を含めたすべての年齢に存在するが，その危険率は年長児や思春期では高く，乳児では少ない。

房室結節リエントリーは，slow pathway と fast pathway とからなる回路で構成されている。従来機能的には房室結節内に存在が推定されていたリエントリーの経路は，房室結節から数ミリ離れた心房筋内に存在すると考えられている。通常，伝導路は fast な正伝導路と，slow な逆伝導路からなる。発作は心房性期外収縮，心室性期外収縮，洞停止に伴う接合部性補充収縮，洞性頻脈などによって誘発される。

PSVT の典型的な発作時心電図は，QRS 時間が 0.08 秒以下で，心拍数は乳児で 220/分以上，年長児で 180/分であれば可能性が高い。発作開始時の数拍は変行伝導を示すことがあり，QRS 時間が 0.08 秒以上となる。発作時心電図では，逆伝導は早く心房筋を興奮させるので，通常 P 波は QRS 内に隠れて心電図上認められない。

副伝導路に伴う PSVT では，ST‐T あるいは T 波上に p 波が認められることが多い。これは，正常の経路を介する正伝導および副伝導路を介する逆伝導に要する時間が QRS 時間を超えることが多いためである。P 波が認められたとき，洞性頻拍や異所性心房性頻脈との鑑別が問題となる。心拍数 210/分以上は洞調律の確率は低いが，230/分の洞性頻拍もあり得るので，頻拍の開始，終了時の心電図が明らかでない場合は PSVT との鑑別は困難である。PR＜RPで，Ⅰ，Ⅱ，Ⅲ，aVf の P 波が陽性の場合，洞性頻拍の可能性が強い。発熱や脱水症など洞性頻拍を起こしやすい原因を調べることが重要である。

上室性頻拍は基礎心疾患がない限り，しばらくの間は血行動態に異常をきたさないのが通例であるが，乳児期には 24 時間から 48 時間で心不全となることもまれではない。心不全になるまで，頻拍に気づかれずに経過し，機嫌が悪いなどの症状で医師を訪れることが多い。最重症例ではショック状態を呈し，DC（direct current）ショックの適応となる。DC ショックはまず 0.5〜1J/kg ではじめ，無効の場合 2J/kg に増加する。体重 10kg 以上では成人用のパドルサイズを用いる。乳児では前胸部と背部に乳児用パドルを当てる。2 回目の DC ショックが不

成功のときあるいは頻脈がすぐ元に戻る場合，3度目のDCショックの前に，アミオダロン（5mg/kg 20～30分かけてIV）やプロカイナマイド（15mg/kg 30～60分かけてIV）を考慮すべきである。その際QT延長，血圧の下降などに注意が必要である[6]。

血行動態が安定していれば，迷走神経刺激を試みる。年長児ではまず氷を入れた冷水に顔面を30～40秒以上浸け，diving reflexをもたらす方法がもっとも有効である。乳児では氷冷したタオルを鼻根部に押しあてる方法が用いられる。心不全が明らかでないものでは，時間的余裕があるので，diving reflexを繰り返し行うことができる。diving reflexだけで33～62%治療に成功する。眼球の圧迫は網膜剥離の危険を伴うので行ってはいけない。diving reflexが不成功に終わったときは，アデノシンを用いる。

アデノシンは房室結節のアデノシンレセプターに直接作用し，房室結節の伝導速度を遅延することで作用を発揮すると考えられている。中心静脈に近い場所から，一気に静脈内注射を行うことが有効率を高める。通常100μg/kg（max 6mg）からはじめ，無効であれば200μg/kg（max 12mg）静脈内注射。アデノシンの血中半減期は10～15秒であるので，無効の場合，ただちに次の量で静脈内注射が可能である。副作用は軽微で，一過性の徐脈，心室性期外収縮，顔面紅潮，吐き気，頭痛，呼吸困難などがあげられる。まれに房室結節や副伝導路の伝導速度を早めることがいわれているので，心房細動やQRS延長を伴う頻拍症では心室性頻拍を起こす危険を伴う。万一に備え，心肺蘇生術を行える準備が必要である。

迷走神経刺激とアデノシンが無効の場合，緊急性が高ければアミオダロンやプロカイナマイドを考慮する。ベラパミールは房室結節の伝導速度を遅延させPSVTを停止させる。ベラパミールはslow inward currentの阻害薬であるので，おもにCaイオン電流に依存している房室結節から発生した不整脈に著効を示す。乳児では静注による死亡例が報告され，禁忌とされている。年長児では通常0.1～0.3mg/kg 静脈内投与，1回量最高10mgまで使用できる。経口投与量は初期量として，4mg/kg/day・分3で始め，治療効果が現れるか毒性が現れるまで，通常10mg/kg/dayを限度として用いる。ベラパミールは副伝導路の不応期を短縮することが知られているので，心房細動やQRS延長を伴う頻拍症では心室性頻拍を起こす危険を伴う。

迷走神経刺激とアデノシンが無効でも血行動態が安定して緊急性が低い場合，ジゴキシンの投与を考慮する。ジギタリスは迷走神経緊張作用があり，房室結節をリエントリー経路に含む場合に有効である。ジギタリス飽和量は年齢に応じ25～60μg/kg（初回投与量1/2，さらに1/4を毎6～8時間2回筋肉内，あるいは静脈内投与）を通常用いるが，脈拍が低下してきたら，いわゆるジギタリス飽和が完了したと考え，それまでに投与した総量の1/4を1日量とし維持療法に移行する。ジギタリスは副伝導路の不応期を短縮することが知られているので，心房細動やQRS延長を伴う頻拍症では心室性頻拍を起こす危険を伴う。しかし，この危険率は乳児および小児ではきわめて低く，ジギタリスの使用を妨げない。年長児および成人では心房細動の危険を考慮する必要がある。

QRS延長を伴う頻拍症ではベラパミール，ジゴキシンの適応外である。

発作時の治療が終了し，発作間欠期における管理をどのようにするかは，治療せずに経過観察，発作時のみ抗不整脈薬投薬，抗不整脈薬長期連続投与，カテーテル焼灼術，手術などの方法がある。乳児期発症の症例では1歳までジゴキシン投与を続けることが多い。

抗不整脈薬は副作用が問題となるので，小児に長期投与すべきであるのは，生命の危険を伴った不整脈に限るべきである。頻回に発作を起こしても持続時間が短く，治療に時間的余裕

があり，簡単に治療が可能なものでは，治療せずに経過観察したり，ジソピラミドやインデラールの頓服で治療する場合が多い．WPW症候群における難治性頻拍にはアミオダロン，プロパフェノン，フレカイナイドや，ジソピラミドなど，副伝導路と房室結節の両方の電気生理学的性質を変えるものが有用で，副伝導路の有効不応期が短いか，わからないときに使用すべきである．カテーテル焼灼術，手術などの適応は，繰り返す不整脈で，薬物療法が困難であるもの，生命の危険を伴う不整脈などに対し，電気生理学的検査を行って決定する．

心室性不整脈[7]

単発性の心室性期外収縮は，乳児期に多く24時間ホルターモニターでは新生児の15％に認められる．小児では心室性期外収縮の頻度は5％以下で，10歳で10％，思春期から青年期にかけて25％にみられる．基礎心疾患のない心室性期外収縮は重篤な予後をきたさない．

持続性心室頻拍も乳児に起こりうるが，その多くは促進性心室固有リズム（accelerated ideoventricular rhythm）である．これは洞調律から20％以上早いリズムにはならず，基礎心疾患がないものと定義されている．多くは生後1カ月で自然に消失する．まれに乳児のincessant VTに心臓腫瘍や心筋症が基礎にあると心室細動と突然死が報告されている．多くはSVTの診断でジゴキシンあるいはベラパミールIVの後に起こっている．

乳児の持続性心室性頻拍には高カリウム血症や，房室ブロックや合指症を伴ったQT延長症候群が原因のことがある．乳児突然死症候群とQT延長症候群の役割については議論されているが，結論を得ていない．

1歳を超えると，複雑な心室性期外収縮，血行動態に異常のない心室頻拍の予後は良好である．これらの不整脈の発生機序は不明であるが，多くは自然に消失する．薬物療法は無効のことが多く，かえって副作用のリスクを増加させる．

心室頻拍には特発性心室頻拍のほかに，カテコラミン感受性多形性心室頻拍，QT延長症候群，Burugada症候群，Andersen症候群，Timothy症候群に伴う心室頻拍などgenetic cardiovascular diseaseとよばれる疾患で責任遺伝子が同定されている心室頻拍があり，診断は，病歴，家族歴，非発作時心電図，合併奇形，遺伝子検索などから診断する．

QRS時間が0.08秒以上の頻拍症では，心室性頻拍か変行伝導を伴った上室性頻拍の可能性が高い．無症状の場合は治療の適応ではない．血行動態が不安定であれば，DCショック（0.5～1.0J/kg）の適応となる．アデノシンの静脈内投与が手間取らず即座に行えるならば，DCショックの前にアデノシンを投与しP波を同定し脈拍数の変化をみて，変行伝導を伴った上室性頻拍であるかを見極めるべきである．QRS波形が洞調律時のそれと同じか，頻拍時のQRS波形が一時的にでもnarrow QRSに変化すれば，wide QRS頻拍が上室性頻拍と診断できる．wide QRS頻拍のときfusion beat，房室解離を認めたならば心室頻拍と診断できる．DCショック後心室頻拍を繰り返す場合，リドカイン静脈内投与後2度目のDCショック（2J/kg）を行う．これが不成功のとき，アミオダロンあるいはプロカインアミド投与を3度目のDCショックの前に考慮する．

血行動態が安定していれば，DCショックを行わず，アデノシンの静脈内投与により診断を確定し，アミオダロンをゆっくり静脈内投与する．無効のときは，QT延長，血圧の下降などの副作用がなければ2度目の投与を行う．アミオダロンが手元になければ，リドカインあるいはプロカインアミドをゆっくり静脈内投与する．

左室起源心室頻拍はRBBBパターンでLADを伴うのが特徴で，ベラパミールに著効を示す。運動誘発性のカテコラミン感受性多形性心室頻拍には，ナドロールなどのβ遮断薬が第一選択である。genetic cardiovascular diseaseの心室頻拍には，β遮断薬，リドカイン，メキシレチン，ベラパミルなどを投与する。非薬物療法として，カテーテルアブレーションや，implantable cardioverter defibrillator (ICD) の植え込みが行われている。カテーテルアブレーションは薬物療法に不応で，頻繁に発作を起こす場合に適応となる。先天性心疾患術後の不整脈など器質的心疾患を有する場合は，抗不整脈薬による陰性変力作用により心機能低下を助長し，血行動態の悪化をきたすことがあり，カテーテルアブレーションが望ましい。肥大型心筋症も心室頻拍発作で救命された場合，ICDが適応となる。ICDは10歳以上で装着可能であるが，10歳未満では感染や皮膚の壊死が問題である。

心室細動では心拍出はなく，DCショックによる蘇生術が必要である。ただちにDCショックを行えば70〜80％蘇生可能であるが，1分ごとに2〜10％蘇生率が低下すると推定されている。その発生機序は多くの場合リエントリーと考えられている。心室細動あるいは，脈拍のない心室頻拍の場合のPALS (pediatric advanced life support) の手順に従って治療を行う。

DCショックの用意ができるまで心肺蘇生術を続け，DCショック (2J/kg) が即座にできる状態がなければ，前胸部を殴打する。心肺蘇生を続け，効果がなければDCショック4J/kg，心肺蘇生，1：10000ボスミン 0.1ml/kg IV/IOを3〜5分ごとに繰り返し，5回繰り返しても脈が戻ってこなければアミオダロン5mg/kg，あるいはリドカイン1mg/kg IOを考慮。torsades de pointesではマグネシウム25〜50mg/kg IV/IOを考慮する。生存例では，抗不整脈薬やICDの適応となる。

● 徐脈性不整脈の発生機序と診断・治療[8]

syncopeなどの特異的症状とリズム変化が同時に起こっているかが，不整脈診断の決め手となるが，めまい，疲労，心不全などの慢性の非特異的症状と徐脈との関係ははっきりしないことが多い。心臓の伝導系は自律神経の影響を受け，強い副交感神経刺激は正常人でも，自動能を低下させたり，房室ブロックを惹起する。交感神経刺激は自動能を亢進し，伝導を促進する。無症状の成人の睡眠時には，脈拍30〜35/min，洞停止2.5秒，1度ないし2度房室ブロックはしばしばみられ，正常範囲と考えられている。夜間の脈拍は青年期では平均24/minまで低下し，80歳以上では14/minまで低下する。運動選手は安静時に脈拍40/min以下になることはまれではなく，睡眠時には洞停止2〜3秒が37％に認められる。American College of Cardiology/American Heart Associationのガイドラインでは，無症状の洞性徐脈30/minまで，洞停止3秒まで，およびWenckebachブロックは正常範囲とされている。

心房細動に伴う徐脈は，日中の心停止2.8秒，夜間4.0秒までは許容範囲と考えられている。

運動負荷に対する反応は年齢による予測最大心拍数の85％に達しない場合や，脈拍100/minに達しない場合に異常とすることが提唱されている。

1度房室ブロックはPR時間0.2秒以上で1：1房室伝導が保たれている場合と定義されている。2度房室ブロックは，一部の1：1房室伝導は伝わらないが，一部の房室伝導は保たれている状態で，Mobitz typeI（房室結節内伝導ブロック）およびtype IIに（His Purkinje System内伝導ブロック）分類されている。3度房室ブロック（完全房室ブロック）では，心

房興奮と心室興奮はそれぞれ独立している。narrow QRS で心拍数 40～60/min では房室結節ブロックを疑う。wide QRS でより遅い心拍数では His Purkinje System 内伝導ブロックを疑う。

夜間の重篤な徐脈は閉塞性無呼吸，薬物，甲状腺機能低下などを鑑別する必要がある。

無症状の場合はほとんど治療の必要がない。American College of Cardiology/American Heart Association のガイドラインでは，3 秒以上の心停止あるいは心拍数 40/min 未満の補充収縮を伴う 3 度房室ブロック，慢性的な 2 枝および 3 枝ブロックを伴う 3 度房室ブロックないし Mobitz type II 2 度房室ブロック，wide QRS の補充収縮，心室機能不全や年齢的に極度に不適当な徐脈を伴う先天性完全房室ブロックなどには無症状でもペースメーカーの適応としている。夜間睡眠中のみに出現する徐脈は，たとえ極度の徐脈であってもペースメーカーの適応とはならない。

症状のある場合，症状出現と徐脈が同時に起こっていることが証明され，内因性の洞不全や房室ブロックは，ペースメーカーの適応である。外因性の徐脈である場合は，臨床的な判断が必要である。薬物性の徐脈では，治療薬の変更がまず考慮されるべきであるが，同様の効果のある治療薬がない場合は，ペースメーカーは治療法として容認されると思われる。徐脈頻脈症候群で頻脈をコントロールする薬剤が洞調律時の徐脈を引き起こす場合，ペースメーカーの適応である。

■文　献

1) Ko, J.K., Deal, B.J., Strasburger, J.f., et al.：Supraventricular tachycardia mechanisms and their age distribution in pediatric patients. Am. J. Cardiol., 69：1028 - 1032, 1992.
2) Janse, M.J.：Reentry rhythms. *In* The heart and cardiovascular system, Scientific Foundation, 2nd ed., ed. by Fozzard, O., et al., Ravan Press, New York, 1986, pp.1203 - 1238.
3) Chung, K.Y., Walsh, T.J. and Massie, E.：Wolff - Parkinson - White syndrome. Am. Heart J., 69：116 - 133, 1965.
4) Garson, A. Jr., Gillte, P.C. and McNamara, D.G.：Supraventricural tachycardia in children: clinical features, response to treatment, and long - term follow - up in 217 patients. J. Pediatr., 98：875 - 882, 1981.
5) Lundberg, A.：Paroxysmal atrial tachycardia in infancy:longterm follow - up study in 49 subjects. Pediatrics, 70：638 - 642, 1982.
6) 2005 American Heart Association Guidelines for Cardiopulmonary Resuscitation and Emergency Cardiovascular Care. Circulation, 112：IV167 - IV187, 2005.
7) Zipes, D.P., Camm, A.J., Borggrefe, M., et al.：ASCC/AHA/ESC 2006 guidelines for management of patients with ventricular arrhythmias and the prevention of sudden cardiac death. Circulation, 114：e385 - e484, 2006.
8) Mungrum, J.M. and DiMarco, J.P.：The evaluation and management of bradicardia. N. Engl. J. Med., 342：703 - 709, 2000.

〔森川　良行〕

D. 神経疾患

髄膜炎

ケアに対するポイント
- 髄膜刺激症状
- 発熱
- 嘔吐
- 意識障害
- 大泉門膨隆

はじめに

　髄膜炎とは，急性の脳髄膜または脊髄膜の炎症である。大きく，化膿性髄膜炎（septic meningitis）と無菌性髄膜炎（aseptic meningitis）に分けられる。化膿性髄膜炎は細菌性髄膜炎ともいわれ，組織侵襲性の高い病原細菌が原因の大半を占め，診断・治療の遅れがただちに予後不良や重度の神経学的後遺症につながる，重症感染症である。一方，無菌性髄膜炎は，通常の塗抹染色標本および一般細菌培養にて病原細菌が同定できないものをさす。大半を占めるウイルス性髄膜炎は良好な経過を通常とるが，真菌，原虫など，その他の病原体が原因のときには，重症となることも多いので，臨床症状，炎症反応，髄液所見などを正確に把握して治療にあたる必要がある。また自己免疫疾患や川崎病などの非感染性疾患で無菌性髄膜炎の症状，検査所見を示すことがある。

　共通した臨床症状として，発熱，頭痛，項部硬直などがある。頭痛は髄膜血管の炎症と頭蓋内圧亢進の両方から起こり得る。それぞれの髄膜炎の髄液所見の特徴を**表1**に示す。

表1　髄膜炎の髄液所見

	細菌性	ウイルス性	結核性	真菌性
外観	白混濁	多くは水様透明	経過によりフィブリン網形成	水様透明
細胞数（/μl） L/N比	500〜20000 多核白血球優位	50〜500 初め多核白血球，次にリンパ球優位	50〜400 リンパ球優位	50〜800 リンパ球優位
蛋白（mg/dl） 糖（mg/dl）	100〜1000 低下	20〜300 軽度低下	100〜500 低下	20〜500 低下

● 細菌性髄膜炎

病因

わが国における細菌性髄膜炎の起因菌別の頻度は，インフルエンザ桿菌，肺炎球菌，B群連鎖球菌，大腸菌の順である[1]。年齢別にみると，生後3カ月まではB群連鎖球菌，大腸菌が多く，4カ月以降は，1歳前後に発症のピークがあり，インフルエンザ桿菌，肺炎球菌，髄膜炎の順に頻度が高い。幼児期以降になると，肺炎球菌の頻度が増す。また，新生児期ばかりでなく，乳児期にもリステリア菌のピークがある。

病態

感染経路としては，鼻咽喉頭の上気道粘膜への親和性が高く，莢膜を保有して組織侵襲性の強い菌株が粘膜上皮細胞から侵入し，血行性に髄膜に達するルートが考えられている[1]。大半の細菌性髄膜炎はこの感染経路による。リステリア菌のように腸管から血行性に入るものと，ブドウ球菌類のように粘膜病変やカテーテル菌血症からの感染経路も免疫力の低下した患者では起こり得る。

細菌の膜成分であるエンドトキシンやタイコ酸がインターロイキン（IL）-1β，tumor necrotizing factor-α（TNF-α）などを誘導し，これらが血小板活性化因子（platelet-activating factor；PAF）などのサイトカインを活性化する。これにより白血球活性の亢進，血管内皮細胞の障害，凝固系の活性をきたし，炎症反応を増強させる。脳浮腫，頭蓋内圧亢進，その結果としての脳血流の低下が起こる。さらに，血管炎や血栓症が加わり，脳の虚血が進展する。

臨床症状および診断

発熱，嘔吐，頭痛，意識障害，痙攣などが一般的な症状であり，項部硬直，ケルニッヒ（Kernig）徴候などの髄膜刺激症状が所見としてみられる[2]。小児の髄膜炎では髄膜刺激症状がはっきりしないことも少なくない。新生児では，低体温，無呼吸，不機嫌，易刺激性などの非定型的な症状のみの場合がある。乳児では哺乳力低下，活気低下などの症状のこともあり，大泉門膨隆がみられる。髄液検査で細胞数増多，髄液糖の低下（血糖の40％以下）を認める。

軽症例では，頭部CTやMRIで異常を認めないか，軽度の脳室拡大や髄膜の異常増強が描出される程度である。髄膜の異常増強はMRIにおける検出能が高く，小脳テントや大脳鎌などの硬膜のほか，脳裂・脳溝などのくも膜に沿ってもみられる。合併した硬膜下水腫は，CT，MRIで髄液同等の吸収値，信号を示す。ただし，蛋白成分が増加しているとT1強調像でやや高信号を示す。周囲の髄膜の増強効果はあるが，辺縁部の増強効果はみられない。硬膜下膿瘍では，一側性の三日月型あるいは凸レンズ型の液体貯留としてみられ，内部はCTでやや高吸収域，MRIではT1強調，T2強調像ともに髄液より高信号を認める。造影では，被膜の増強を認める。拡散強調画像では，高信号を示す[3]。

血液検査における白血球増多，CRP上昇と，髄液所見から細菌性髄膜炎を疑い，髄液塗抹・培養検査結果から確定診断となる。

表2 起因菌判明後の抗菌薬

グラム陽性球菌	肺炎球菌	パニペネム・ベタミプロン合剤（PAPM/BP）またはメロペネム（MEPM）， または，セフォタキシム（CTX）またはセフトリアキソン（CTRX）とバンコマイシン（VCM）
	B群連鎖球菌	セフォタキシム（CTX）またはセフトリアキソン（CTRX）またはアンピシリン（ABPC）
	ブドウ球菌	バンコマイシン（VCM）またはセフタジジム（CAZ），セフォゾプラン（CZOP）， またはパニペネム・ベタミプロン合剤（PAPM/BP）
グラム陰性球菌	髄膜炎菌	セフォタキシム（CTX）またはセフトリアキソン（CTRX）
グラム陽性桿菌	リステリア菌	アンピシリン（ABPC）
グラム陰性桿菌	インフルエンザ桿菌	セフォタキシム（CTX）またはセフトリアキソン（CTRX）， またはメロペネム（MEPM），または両者の併用。 無効または脳膿瘍合併時にはクロラムフェニコール（CP）
	緑膿菌	セフタジジム，セフォゾプラン， または，パニペネム・ベタミプロン合剤（PAPM/BP）またはメロペネム（MEPM）
	大腸菌群	セフォタキシム（CTX），セフトリアキソン（CTRX），セフタジジム（CAZ），セフォゾプラン（CZOP）， または，パニペネム・ベタミプロン合剤（PAPM/BP）またはメロペネム（MEPM）

治　療

1）抗菌薬投与

　初期治療薬として，髄液移行が良好であり，主要4菌種（インフルエンザ桿菌，肺炎球菌，B群連鎖球菌，大腸菌）に有効な抗菌薬が選択される。年齢により起因菌を考えて抗菌薬を選択する[4]。

　新生児期〜生後4カ月未満：大腸菌，B群連鎖球菌の頻度が高いので第三世代セフェムを選択し，リステリア菌をカバーするために広域ペニシリンを併用する。セフォタキシム（CTX）またはセフトリアキソン（CTRX）とアンピシリン（ABPC）の併用が選択される。

　生後4カ月以降：インフルエンザ桿菌，肺炎球菌に対する抗菌薬を選択する。インフルエンザ桿菌ではβ-ラクタマーゼ非産生ABPC耐性（BLNAR）菌が，肺炎球菌ではペニシリン耐性肺炎球菌（PRSP）が増加しているため，それぞれを目的として，セフォタキシム（CTX）またはセフトリアキソン（CTRX）とパニペネム・ベタミプロン合剤（PAPM/BP）またはメロペネム（MEPM）の併用が選択される。

　起因菌判明後は，それぞれの耐性菌を考慮して**表2**のように抗菌薬の変更を行う。抗菌薬の量は髄液移行性を考えて通常の投与量と比べて増量する必要がある。

・PAPM/BP：100〜160mg/kg/day　分3〜4
・MEPM：200〜300mg/kg/day　分3〜4

表3 抗菌薬の投与期間

起因菌	投与期間（日）
髄膜炎菌	7
インフルエンザ桿菌	7
肺炎球菌	10〜14
B群溶連菌	14〜21
好気性グラム陰性桿菌	21
リステリア菌	≧21

・CTX：100〜120mg/kg/day　分3〜4
・CTRX：100〜120mg/kg/day　分2
・VCM：45mg/kg/day　分3（生後1週までは30mg/kg/day　分2）
・ABPC：200〜300mg/kg/day　分3〜4

炎症が改善されると抗菌薬の移行率は低下するため，経過中に抗菌薬の減量は行わないのが原則である．アメリカで使用されている抗菌薬投与期間の基準を**表3**に示す．日本では，臨床症状の改善，髄液所見の改善化，CRPの陰性化，CRPの陰性化後1週間などを目安に抗菌薬中止の時期を決定することが多い．

2）副腎皮質ステロイド

炎症性サイトカイン，プロスタグランジン，PAFなどの産生を抑制するために使用する．インフルエンザ桿菌では，後遺症軽減の有効性が証明されている．デキサメタゾン療法（0.15mg/kg，6時間ごと，2日あるいは4日間）を初回の抗菌薬投与10〜20分前，遅くとも同時に開始する．新生児期の髄膜炎ではとくに推奨はされていないが，考慮してもよい．

3）γ-グロブリン

敗血症に対しては有効性が示されているが，髄液内には移行しない．必ずしも必要ではない．投与時には，200mg/kg/dayを3日間使用する．

4）浸透圧利尿薬

10%グリセロール（5〜10ml/kg/回，1日4回）または20%D-マンニトール（5〜10ml/kg/回，1日4回）を使用する．

合併症，後遺症

1）水頭症

髄液の吸収障害による交通性水頭症と髄液の通過障害による非交通性水頭症が起こり得る．急性期で病状が急速に進行するときには脳室ドレナージを，髄膜炎の治療後に緩徐に進行する場合には脳室-腹腔シャントを考慮する．

2）硬膜下水腫・硬膜下膿瘍

頭部MRI検査で被膜が増強されるかどうかで鑑別される．硬膜下水腫はインフルエンザ桿菌に合併が多く，前頭側頭部に多い．髄膜炎自体が軽快すると吸収され，ドレナージなどの外科的治療は要さない．硬膜下膿瘍では，緊急手術を要することも多い．

3）てんかん

急性期に合併する痙攣を除き，治療後2〜7%に局在性の症候性てんかんが発症する．発作

出現時には適切な抗てんかん薬による薬物療法を開始する。急性期からの抗てんかん薬の継続投与によるてんかん発症予防の効果についてはエビデンスがない。

4）難聴

9〜13％に伴う。病初期より認められることが多く，蝸牛管の炎症や聴神経障害による。スクリーニングとして聴性脳幹反応を行う。

5）発達障害

2〜5％に片麻痺，不随意運動などの運動障害，3〜6％に知的障害を残す。

● ウイルス性髄膜炎

病因

起因ウイルスとしてはエンテロウイルスが80％以上を占める。次いでムンプスウイルスが約5％である[5]。エンテロウイルスは，一般に夏に流行し，飛沫感染または糞口感染の形式である。幼児期，学童期に発症することが多い。

再発性無菌性髄膜炎（Mollaret's meningitis）は原因不明といわれていたが，最近では，単純ヘルペスウイルス2型が頻度の高い原因といわれている。また，全身性エリテマトーデスの初期症状，木材の防腐剤が原因になっていることもあるといわれている。

病態

呼吸器・消化器系などの粘膜から侵入したウイルスは，パイエル板や扁桃などの所属リンパ組織に到達して増殖し，そこからウイルス血症により骨髄，肝脾など全身のリンパ・網内系組織でさらに増殖する。ウイルス血症から中枢神経系の脈絡膜や髄膜で増殖すると髄膜炎となる。単純ヘルペスウイルスなどでは，ウイルス血症によらず，末梢神経や脳神経の軸索を介して逆行性に中枢神経系に至る。

臨床症状および診断

発熱，悪心・嘔吐，頭痛，羞明などの症状と項部硬直，Kernig徴候などがみられるときに疑う。痙攣を伴うこともある。血液検査では，末梢白血球は正常あるいは減少，血清CRPは陰性あるいは弱陽性である。髄液検査では，水様透明，日光微塵を呈する。細胞数は，数個〜数千個/μlと幅がある。単球が主体であるが，初期には好中球優位であることが多い。髄液糖はほとんどの場合，正常範囲である。髄液蛋白は正常または軽度上昇を示す。

治療

特異的治療法はないので，対症療法が基本となる。安静，必要であれば補液を行う。単純ヘルペスが原因のときには，アシクロビルを投与する（30〜45mg/kg/day　分3）。病初期の髄液採取は診断のほか，頭痛などの症状の緩和に役立つことが多い。

合併症および予後

一般的に数日〜10日前後の経過で自然治癒する。通常予後良好であるが，新生児・乳児では脳炎を併発しやすく，脳炎合併例は予後不良である[6]。また，エンテロウイルス71では中

枢神経症状を伴う脳炎の合併が報告されており，脳幹脳炎併発は生命予後が悪い。

● 結核性髄膜炎

病因および病態

発症はほとんど0歳の乳児である[7]。結核菌は空気感染である。最初の病変は肺，気道であり，隣接する毛細血管，所属リンパ節を経て全身播種を生じる。粟粒結核のうち約25％が結核性髄膜炎を生じる。脳実質表面あるいは小動脈の壁に形成された小肉芽腫がくも膜下腔に破れたときに髄膜炎を生じる。結核菌成分に対する生体の遅延型過敏性反応が病態の主体を占める。細胞内外の結核菌に対する濃厚なゼラチン様滲出液を伴った肉芽腫様炎症反応が脳底くも膜下槽に生じ拡大していく。増殖性くも膜炎は脈絡叢から大脳半球に至る脳脊髄液循環の閉塞をもたらし，水頭症を生じる。脳底部くも膜を横断する中大脳動脈などの穿通動脈が血管炎，攣縮，進行性線維性変化によって閉塞して脳梗塞を生じる。

臨床症状および診断

粟粒結核を合併するので発熱，全身倦怠，食欲不振などを認める。多くは亜急性に進行するため，初期には頭蓋縫合が開大し，頻回の嘔吐などの頭蓋内圧亢進症状が必ずしも明らかではない。末梢血白血球数は正常範囲のことが多く，CRPも3mg/dlを超えることは少ない。髄液細胞数増加（50～400/μl），蛋白上昇，糖低下を認める。髄液所見と髄液および胃液からの結核菌検出が確定診断となる。髄液を放置するとフィブリン網を認めることがある。ツベルクリン反応は偽陰性を示すことが多い。ほとんどの症例で，胸部画像検査に異常所見を認める。頭部CT検査では，①脳底部髄膜造影促進効果，②水頭症，③脳梗塞を認める。結核性髄膜炎ほど強い脳底部髄膜造影効果を認め，広範囲の脳梗塞を有する髄膜炎はないといわれている。

治 療

薬剤耐性の可能性があるので，初期には3剤以上の併用投与が好ましい。イソニアジド（INH，15mg/kg/day 分2，経口）は分裂増殖している結核菌に対して殺菌性にはたらき，脳血液関門（blood‐brain‐barrier；BBB）をよく通過する。リファンピシン（RFP，15mg/kg/day 分1，経口）は分裂中の菌と半休止菌に対して殺菌的に作用し，ストレプトマイシン（SM，20mg/kg，週3～4回，筋注）は殺菌～静菌作用を有する。いずれも髄膜炎症が持続する間はBBBを通過する。最低でも12カ月の抗結核薬の投与が勧められている。

ステロイド薬は，遅延型過敏性反応による脳底部髄膜表面のゼラチン様炎症性増殖，脳浮腫を最低限にとどめて脳梗塞，脳損傷を軽減させる効果がある。プレドニゾロン（1mg/kg/day 経口または静注）を髄膜刺激症状が改善するまで投与，4～6週かけて漸減中止する。

合併症

脳底部くも膜に生じる炎症から高頻度に水頭症，広範の脳梗塞を合併する。難治性痙攣も合併し得る。

● 真菌性髄膜炎

病因

原因としては，クリプトコッカス（*Cryptococcus*），カンジダ（*Candida*），アスペルギルス（*Aspergillus*）が主である[8]。小児の報告では 90％以上がカンジダである。化学療法や臓器移植後の免疫不全患者での真菌中枢感染症が増加しているが，健常者でも時にみられる。

病態

初感染巣から血管に侵入し菌血症を経て発症することが多い。クリプトコッカスは土壌や鳥，とくに鳩の糞中に多く存在し，吸入することにより肺に初感染巣を形成する。一般に肺の初感染巣は不顕性で肺病変を認めずに髄膜炎を発症することが多い。カンジダは，鼻咽頭からの直接浸潤，頭部外傷などが原因となる。アスペルギルスは経気道的に感染する。肺病変を認めることが多いが伴わないこともあるので，注意が必要である。

臨床症状および診断

発熱を伴う。髄膜刺激症状はみられないことも多い。髄液圧は上昇し，細胞数が増加する（20〜500/μl）。髄液糖は低下し，蛋白増加がみられる。クリプトコッカスでは髄液沈渣の墨汁染色で厚い多糖体莢膜を有する胞子が確認される。培養による真菌の検出が確定診断となる。β-D-グルカンの上昇は，菌種の確定はできないが早期診断の助けになる。

治療

菌種に関係なく，アムホテリシン B（AMPH-B）の投与が選択される。しかし，腎機能障害や低 K 血症の副作用が高頻度であること，髄液移行が悪いことから，小児では髄液移行がよく，カンジダ，クリプトコッカスに対して効果のあるフルコナゾール（FLCZ）が使用されることが多い。

合併症

脳膿瘍を合併することがある。とくにアスペルギルスでは膿瘍の率が高く，また，血管浸潤による梗塞や出血を伴うことがある。

■文献

1) 黒崎知道：化膿性髄膜炎．小児内科，36：1075-1079, 2004.
2) 永武毅：細菌性髄膜炎．日本臨牀，65（Suppl.）：399-403, 2007.
3) 土屋一洋：頭蓋内感染症．土屋一洋・監，臨床指南小児神経放射線診断，第1版，メジカルビュー社，東京，2004, pp.216-229.
4) 日本神経治療学会／日本神経学会／日本神経感染症学会・監，細菌性髄膜炎の診療ガイドライン作成委員会・編：細菌性髄膜炎の診療ガイドライン，医学書院，東京，2007.
5) 堤裕幸：ウイルス性髄膜炎．小児内科，36：1083-1086, 2004.
6) 富樫武弘：無菌性髄膜炎．小児内科，35（Suppl.）：641-643, 2003.
7) 近藤信哉：結核性髄膜炎．小児内科，36：1080-1082, 2004.
8) 小松陽樹，乾あやの，十河剛，他：真菌性髄膜炎．小児内科，36：1087-1091, 2004.

〔宮田　理英／神山　潤〕

D. 神経疾患

脳炎・脳症

> **ケアに対するポイント**
> - 急性脳症にはさまざまなサブタイプがあり，それぞれの病態生理は異なっていると推測される。
> - 急性壊死性脳症はサイトカインストームの関与が推測されており，早期ステロイド投与が有効な可能性がある。
> - acute encephalopathy syndrome characterized by biphasic seizures and late reduced diffusion は二相性の経過が特徴であり，早期診断は困難である。
> - clinically mild encephalitis/encephalopathy with a reversible splenial lesion は一般に軽症の経過をたどる。

● はじめに

　脳炎・脳症は主に感染に関連して起きるさまざまな機序による脳障害をさす言葉である。小児では，亜急性や慢性の経過をたどる脳炎・脳症はまれであり，大半は急性脳炎・脳症である。一般に，髄液細胞数が増加している場合には「脳炎」，増加していない場合には「脳症」と表記する。しかし，「脳炎」と「脳症」との間に明確な違いがあるわけではない。

　1997/98シーズンのインフルエンザ流行に伴う急性脳症の多発以来，急性脳炎・脳症に注目が集まるようになった。また，拡散強調画像をはじめとする画像検査の進歩や，サイトカインをはじめとする免疫学的知見の蓄積などにより，急性脳炎・脳症の病態は少しずつ解明されつつある。しかし，現時点でも不明な点が多く，現在唱えられている仮説についても今後の検証・検討が必要である。

　また，一口に急性脳炎・脳症といってもその臨床像はきわめて多彩である。軽度の意識障害のみで後障害なく回復する症例もあれば，電撃的な経過で死亡する症例もある。また，画像所見も多彩である。したがって，急性脳炎・脳症を単一の病態で説明することは不可能である。

● 急性脳炎・脳症の類型とその問題点

　急性脳炎・脳症の病態を考え，治療方針を決定し，予後を予測するには，的確な類型を見出す必要がある。しかし，現在のところその類型は混沌としている。古くから知られたサブタイプとしては，古典的 Reye 症候群，hemorrhagic shock and encephalopathy（HSE）[1]，hemiconvulsion-hemiplegia 症候群などがあげられる。これらはおもに臨床症状と検査所見から定

義された症候群である．特徴的な画像所見を主体に定義されたサブタイプには，急性壊死性脳症[2]，clinically mild encephalitis/encephalopathy with a reversible splenial lesion[3] などがある．さらに，臨床症状と画像所見などの組み合わせによって定義されたサブタイプとして，acute encephalopathy syndrome characterized by biphasic seizures and late reduced diffusion（AESD）[4,5]，acute infantile encephalopathy predominantly affecting the frontal lobes（AIEF）[6]，痙攣重積型脳症[7] などがある．これらのなかには，急性壊死性脳症のようなかなり独立したものもあるが，AIEF と AESD とは明らかにオーバーラップがある．また，HSE として報告された症例の画像所見は，AESD に類似しているものが少なくない．痙攣重積型脳症は，痙攣重積で発症する脳症ではなく，痙攣重積で発症し二相性の経過をたどる脳症であり，misleading である．また，後述するように二相性の脳症は必ずしも痙攣重積で発症するとは限らず，うまく全体を包括できていない．現状では少数例の解析による検討が多く，多数例を俯瞰的にみた検討が必要である．

　急性脳炎・脳症はきわめて heterogeneous であり，おそらく一軸的にはどのように分類しても分類困難例がみられると思われる．したがって，臨床症状・画像所見・予測される病態・検査所見などによる多軸的な分類が必要であろう．

● 急性脳炎・脳症の病態生理

　前述したように，急性脳炎・脳症の病態については不明な点が多く，単一の仮説ですべてを説明することは不可能である．小児の脳炎・脳症の大半を占めるウイルス感染に伴う脳炎・脳症に関する仮説を以下に列記するが，いずれも今後の検討・検証が必要である．

病原体による直接侵襲

　ウイルスによる直接侵襲が証明されているのは単純ヘルペス脳炎である．PCR 法で髄液からしばしばウイルス抗原が検出されるものとしては HHV-6 やエンテロウイルスなどがあげられるが，実際にニューロン内でのウイルスの複製・増殖が証明されることは例外的である．これらの髄液から検出されたウイルス抗原は，血管内皮で増殖したものであったり，血液脳関門が破壊され血液中の抗原が漏れ出たりしたものである可能性が高い．したがって，単純ヘルペス脳炎を除くほとんどのウイルス感染に伴う脳炎・脳症はいわゆる二次性脳炎・脳症と考えてよく，ウイルスによる直接の中枢神経障害は否定的である．

サイトカインストーム

　急性壊死性脳症や HSE など急激な症状の進行とショック・多臓器不全・DIC などの全身性炎症反応を伴う重篤な急性脳炎・脳症では，サイトカインストームの関与が示唆されている．インフルエンザに伴う急性壊死性脳症などで，急性期に血清あるいは髄液中の IL-6 や TNF-α などの異常高値を証明した報告は複数あり[8,9]，一般に髄液中のほうが血清中よりサイトカイン値が高い[9]．これらのことから，これらの急性脳炎・脳症の発症にはサイトカインストームが重要な役割を果たしていると考えられている．病理学的には，これらの脳症では血液脳関門の破綻によると思われる脳浮腫を認める．この所見もサイトカインによる血管内皮障害で説明できる．

興奮毒性（excitotoxicity）

急性脳炎・脳症はしばしば痙攣重積で発症する。とくに、AESDやAIEFのような二相性の経過をたどる脳症では最初の痙攣は30分以上続くことが多い[4)10)]。痙攣重積は遅発性神経細胞死を惹起することが知られており、これに基づいて二相性の経過が説明されている。また、MRスペクトロスコピーによる検討で、皮質下白質にGlx（グルタミンとグルタミン酸の和）が増加していることが判明した症例もある[4)]。しかし、二相性脳症では最初の痙攣が必ずしも重積とは限らないことが知られている。また、MRスペクトロスコピー上のGlxの増加も、ニューロンやグリアの障害により、細胞内のGlxが漏出したり再取り込みが阻害されたりした結果であるという説明も可能である。二相性脳症には遅発性神経細胞死が関与していることは間違いないと思われるが、その原因としては興奮毒性ではなく直接的に遅発性細胞死を起こす未知の病態があるのかもしれない。

自己免疫的機序

急性脳炎・脳症の患児の血清中にグルタミン受容体抗体などの自己抗体を検出したという報告が散見される[11)]。自己抗体の検出のみを根拠に、自己免疫的な機序が関与したと結論している報告が少なくないが、これには疑問が残る。まず、急性脳炎・脳症は急激な経過をたどることが多く、自己免疫的機序にしては抗原曝露から発症までの時間が短すぎる。また、抗原の検出時期が急性期ではなく遠隔期であることも多い。さらに、脳症のタイプや重症度もまちまちであり、非特異的に検出されすぎる印象が否めない。これらのことから、われわれは自己抗体の出現は原因ではなく、血液脳関門の破壊により本来は免疫系に曝されていなかった中枢神経系の抗原が認識され、その結果として二次的に生成されることが多いと推測している。一方、真の自己免疫的機序による脳炎・脳症もまれだが確実に存在する。自験例では亜急性の不随意運動と性格変化を主たる症状とし、血清が中枢神経系に結合することを免疫組織学的に証明できた。この症例の経過や画像所見は、一般的な急性脳炎・脳症とは明らかに異なっていた。

代謝障害

古典的Reye症候群は代謝障害がその発症に深く関与していると考えられている。古典的Reye症候群は、低血糖と高アンモニア血症が特徴で、病理学的には肝細胞の小脂肪滴沈着やミトコンドリア変形が認められる。これらの所見は、感染を契機にした何らかのミトコンドリア異常が深く関与していることを示唆する。

近年注目されているのは、抗菌薬による二次性低カルニチン血症と急性脳炎・脳症との関係である。セフテラムピボキシル（トミロン®）やセフカペンピボキシル（フロモックス®）のようなピボキシル基をもつ抗菌薬を長期間投与すると、二次性の低カルニチン血症が起きる。急性脳炎・脳症と診断された患児のなかに、二次性低カルニチン血症がみつかることがある[12)]。二次性低カルニチン血症と脳炎・脳症との関係は二通りの説明が可能である。ひとつは、二次性低カルニチン血症そのものが脳障害を引き起こすという考え方であり、もうひとつは二次性低カルニチン血症は急性脳炎・脳症のpredispositionであるという考え方である。

狭義の代謝異常ではないが、carnitine palmitoyl transferase II（CPT II）の熱感受性遺伝子多型がインフルエンザ関連脳症のpredispositionであるとの報告がある[13)]。CPT IIの熱感受性多型では高体温時に活性が低下し、β酸化の異常などミトコンドリアの機能異常をきたし

D. 神経疾患

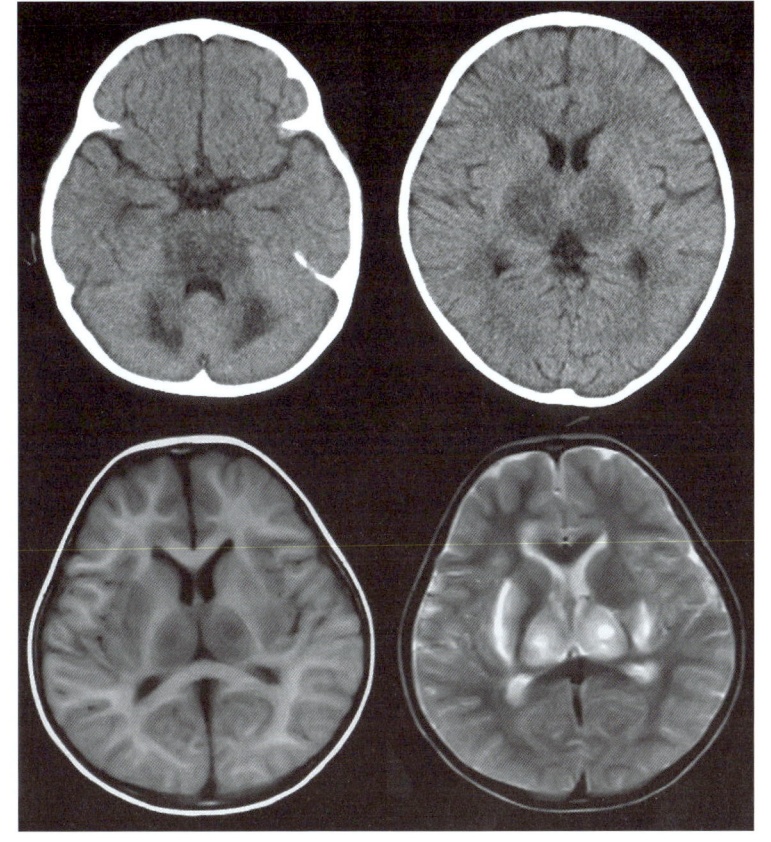

図1 急性壊死性脳症
上段：CT所見。両側視床・脳幹部・小脳白質に低吸収域を認める
下段：MRI所見。左のT1強調像では，両側の視床およびレンズ核に低信
　　　号域を認める。右のT2強調像では，両側の視床・レンズ核・外包
　　　に高信号域を認める

得る。このことがインフルエンザ関連脳症の発症と関連しているという仮説である。急性脳炎・脳症への関与が推定される代謝異常が，いずれもミトコンドリアの異常と関連しているのは興味深い。

● 近年注目されている急性脳炎・脳症のサブタイプ

現在のところ注目されている急性脳炎・脳症について，その概要を述べる。

急性壊死性脳症（acute necrotizing encephalopathy；ANE）

Mizuguchiによって提唱された急性脳症の一亜型で，視床病変が特徴である（図1)[2]。日本や東アジアに多く，インフルエンザに伴うことが多い。典型例は痙攣と意識障害で発症して急速に昏睡に陥り，そのまま死亡することもまれでない。急性期からCTやMRIで明瞭な異常

Ⅱ 器官系統別の病態生理

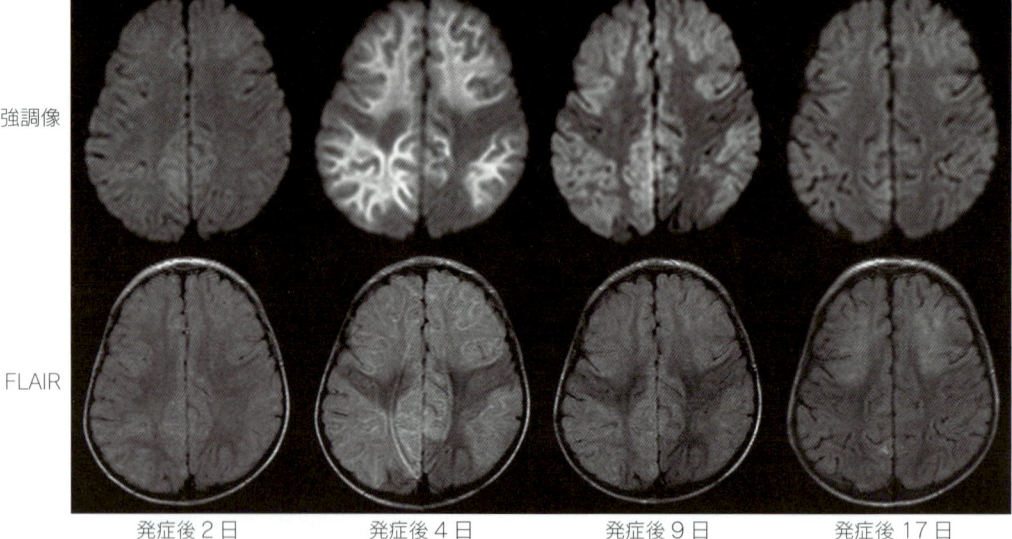

図2 AESDのMRI所見の経時的変化

発症後2日では，拡散強調像・FLAIR（fluid-attenuated inversion recovery）とも異常を認めない。発症後4日では，拡散強調像で両側前頭部および頭頂・後頭部の皮質下白質に強い高信号を認め，FLAIRでは同部の皮質および皮質下白質が高信号になっている。どちらの条件でも両側中心部には明らかな異常を認めない。発症後9日では，拡散強調像の高信号はむしろ皮質が主体である。発症後17日では拡散強調像の高信号は消失し，FLAIRでは両側前頭部の軽度の萎縮性変化と皮質・皮質下白質の高信号を認める

を認めることが多く，病変は両側対称性の視床病変に加え小脳および大脳白質，脳幹背側などにも認める。死亡率は30％以上とされ，脳幹病変を有する例では予後不良である。生存例にもしばしば後障害を残す。われわれの調査により，早期ステロイド投与が予後改善に有用である可能性が示唆された[14]。

acute encephalopathy syndrome characterized by biphasic seizures and late reduced diffusion（AESD）およびその近縁群

最近の日本でもっとも高頻度と思われるサブタイプである。二相性の経過と特徴的な画像所見を呈し，高率に後障害を残す。1〜2歳の幼児に好発し，突発疹に伴うものが多い。一般に初発症状は痙攣で，しばしば30分以上持続する。翌日には意識状態はかなり改善するが，なんとなくぼんやりしているなど，ごく軽度の意識障害がみられる。初回の痙攣から3〜5日後に，発作の群発が出現するとともに意識状態が悪化する。画像所見では2回目の痙攣が出現する頃には，拡散強調像で前頭部と頭頂・後頭部の皮質下白質が高信号を呈し，bright tree appearanceということもある（図2）。この時期には，中心部には病変を認めないことが多い。一方，初回の痙攣直後には画像所見には異常がなく，MRIによる早期診断は困難である（図2）。その後皮質にも拡散強調像の異常高信号は広がり，遠隔期には萎縮性変化を残す（図2）。生命予後は良好で死亡することはないが，高率に後障害，とくに高次機能障害を残す。現時点では，適切な治療法は明らかになっていない。興奮毒性の関与が考えられているが，必ずしも初

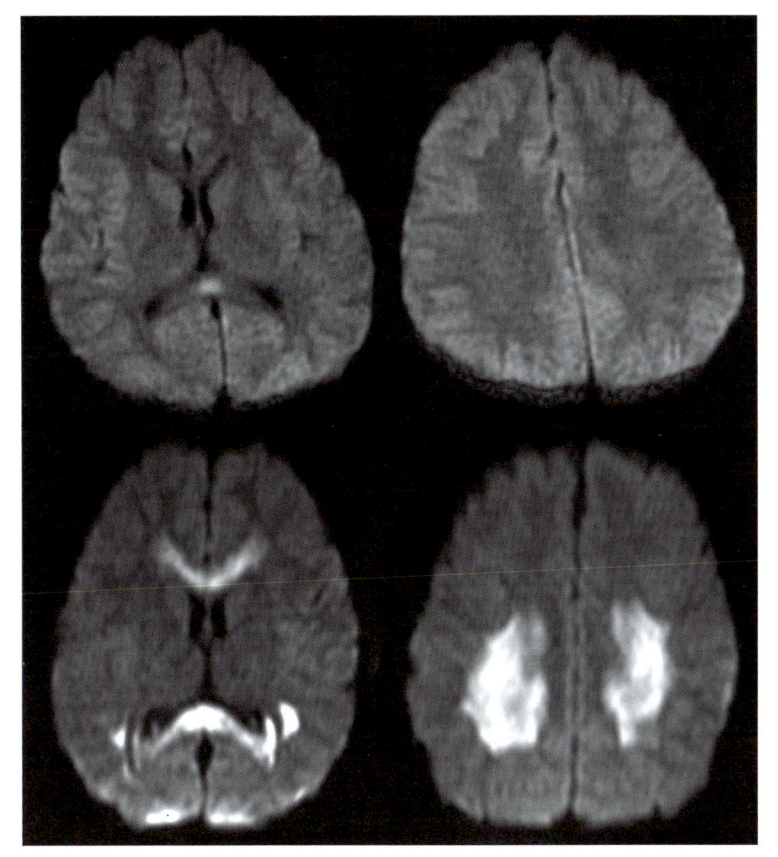

図3 clinically mild encephalitis/encephalopathy with a reversible splenial lesion

上段の症例では，拡散強調像で脳梁膨大部のみに卵円形の高信号域を認める。下段の症例では，拡散強調像で脳梁膨大部および膝部，半卵円中心白質に高信号域を認める

回の痙攣は重積とは限らず，興奮毒性のみでは十分な説明は難しい。また，bright tree appearance を呈する症例が必ずしも二相性の経過をたどるとは限らない。AESD の近縁群には，AIEF，subacute encephalopathy[15)]，HHV-6 encephalopathy with cluster of convulsions during eruptive stage[16)] などがあり，これらの概念を何らかの形で統合する必要があろう。

clinically mild encephalitis/encephalopathy with a reversible splenial lesion およびその近縁群

拡散強調像の普及で明らかになったサブタイプで，一過性の脳梁膨大部病変が特徴である[3)]（図3）。病変は脳梁全体や半卵円中心の白質にもみられることがあるが[17)]，皮質下白質を含むことはない（図3）。病変は拡散強調像では明らかだが，T2強調像や FLAIR では微かな高信

号を呈するのみである。臨床像としては軽症で，意識障害の程度は軽く持続も短い。痙攣を伴わないことも多い。一方，異常言動を伴うことがまれでなく，Tada らの報告では15例中7例で異常言動がみられている[3]。予後は良好で，後障害なく治癒することがほとんどである。脳梁膨大部病変は，急性脳症以外にも抗てんかん薬の減量時，急性胃腸炎に伴う痙攣，電解質異常，低血糖性脳症，新生児脳症などさまざまな病態で出現することが知られているが，その機序については明らかになっていない。

hemorrhagic shock and encephalopathy（HSE）とその近縁群

HSE は Levin らによって提唱されたサブタイプである[1]。オリジナルの文献を基にすれば，以下の特徴をもつきわめて重篤な一群であるといえる。① 異常な高体温（40〜41℃以上），② 激しい水様下痢（しばしば血性），③ 腎前性腎不全（BUN 高値）と電解質異常（高 Na 血症），④ hypovolemic shock。すなわち，オリジナルの HSE の概念は，「出血性ショックのような hypovolemic shock」を伴う急性脳症と解釈すべきである。しかし，その後こうした特徴が見失われ，現在では病名の字面から出血傾向や DIC を伴う重症の脳炎・脳症を HSE と呼んでいることが多い。われわれは，前者の定義のほうがより適切であると考えるし，それにおおむね該当する症例は確実に存在する。また，嘔吐・下痢のような消化管症状が前景に立つ脳症は重篤な転帰をたどることが多く，その点でも注目すべきである。また，オリジナルの HSE に該当する症例の MRI 所見は AESD に類似していることがある。HSE は AESD の最重症型であり，発症早期から重篤な脳障害を呈するため二相性の経過をたどることができない可能性もあると思われる。

● おわりに

急性脳炎・脳症の知見が蓄積されるようになってまだ10年程度であり，現時点では病態は十分に明らかになっていない。急性期には短時間のうちに目まぐるしい変化が起きている可能性が高く，その病態の解明は容易ではないと思われる。今後，さまざまなアプローチにより急性脳炎・脳症の病態が解明されることを期待したい。

■ 文　献

1) Levin, M., Hjelm, M., Kay, J.D., et al.：Haemorrhagic shock and encephalopathy：A new syndrome with a high mortality in young children. Lancet, 2（8341）：64-67, 1983.
2) Mizuguchi, M., Tomonaga, M., Fukusato, T., et al.：Acute necrotizing encephalopathy with widespread edematous lesions of symmetrical distribution. Acta Neuropathol., 78：108-111, 1989.
3) Tada, H., Takanashi, J., Barkovich, A.J., et al.：Clinically mild encephalitis/encephalopathy with a reversible splenial lesion. Neurology, 63：1854-1858, 2004.
4) Takanashi, J., Oba, H., Barkovich, A.J., et al.：Diffusion MRI abnormalities after prolonged febrile seizures with encephalopathy. Neurology, 66：1304-1309, 2006.
5) Takanashi, J., Tsuji, M., Amemiya, K., et al.：Mild influenza encephalopathy with biphasic seizures and late reduced diffusion. J. Neurol. Sci., 256：86-89, 2007.
6) Yamanouchi, H., Kawaguchi, N., Mori, M., et al.：Acute infantile encephalopathy predominantly

affecting the frontal lobes. Pediatr. Neurol., 34：93-100, 2006.
7) 塩見正司：インフルエンザ脳症：病型別にみた CT・MRI 画像と脳波の変化. 臨床脳波, 46：380-391, 2004.
8) Aiba, H., Mochizuki, M., Kimura, M., et al.：Predictive value of serum interleukin-6 level in influenza virus-associated encephalopathy. Neurology, 57：295-299, 2001.
9) Ichiyama, T., Isumi, H., Ozawa, H., et al.：Cerebrospinal fluid and serum levels of cytokines and soluble tumor necrosis factor receptor in influenza virus-associated encephalopathy. Scand. J. Infect. Dis., 35：59-61, 2003.
10) Maegaki, Y., Kondo, A., Okamoto, R., et al.：Clinical characteristics of acute encephalopathy of obscure origin：A biphasic clinical course is a common feature. Neuropediatrics, 37：269-277, 2006.
11) Ito, H., Mori, K., Toda, Y., et al.：A case of acute encephalitis with refractory, repetitive partial seizures, presenting autoantibody to glutamate receptor Gluepsilon2. Brain Dev., 27：531-534, 2005.
12) Makino, Y., Sugiura, T., Ito, T., et al.：Carnitine-associated encephalopathy caused by long-term treatment with an antibiotic containing pivalic acid. Pediatrics, 120：e739-741, 2007.
13) Chen, Y., Mizuguchi, H., Yao, D., et al.：Thermolabile phenotype of carnitine palmitoyltransferase II variations as a predisposing factor for influenza-associated encephalopathy. FEBS Lett., 579：2040-2044, 2005.
14) Okumura, A., Mizuguchi, M., Kidokoro, H., et al.：Outcome of acute necrotizing encephalopathy in relation to treatment with corticosteroids and gammaglobulin. Brain Dev., in press.
15) Okumura, A., Kidokoro, H., Itomi, K., et al.：Subacute encephalopathy：Clinical features, laboratory data, neuroimaging, and outcomes. Pediatr. Neurol., 38：111-117, 2008.
16) Nagasawa, T., Kimura, I., Abe, Y., et al.：HHV-6 encephalopathy with cluster of convulsions during eruptive stage. Pediatr. Neurol., 36：61-63, 2007.
17) Okumura, A., Noda, E., Ikuta, T., et al.：Transient encephalopathy with reversible white matter lesions in children. Neuropediatrics, 37：159-162, 2006.

〔奥村　彰久〕

D. 神経疾患

脳性麻痺

> **ケアに対するポイント**
> ・脳性麻痺の多くの患児（者）は自立体位変換が困難である。さらに骨突出，関節拘縮，尿・便失禁を伴う皮膚湿潤，低栄養状態などを合併していることが多い。そのため褥瘡ができやすい。体位変換を行った後は圧迫を取り除くだけではなく一度体を浮かせて皮膚や軟部組織の引っ張りやずれを取り除くことが重要である。

● 定 義

　脳性麻痺とは臨床的な症候群である。周産期・発達期に中枢神経に障害を受け，永続的かつ非進行性の運動・姿勢障害を残した状態をさす。定義は「受胎から生後28日までの間に生じた脳の非進行性病変に基づく永続的なしかも変化しうる運動または姿勢の異常である。その症状は満2歳までに発現する。進行性疾患や一過性運動障害，または将来正常化するであろうと思われる運動発達遅滞は除外する」となっている[1]。

● 頻 度

　最近の先進諸国における脳性麻痺の発生頻度は1000人に対し2.0〜2.5人とされ，わが国でも2.0人前後と推定される。また，出生体重によって脳性麻痺の発生率は大きく異なり出生1000人当たり2500g以上で0.7人，2000〜2499gで3.5人，1500〜1999gで28.1人，1000〜1499gで74.2人，1000g未満で117.5人と報告されている（昭和58年から平成15年の間の平均）[2]。低出生体重児の脳性麻痺は軽度の両麻痺を呈することが多い。最近，満期産の成熟児の脳性麻痺では重度の重複障害を示すものがおり，常時医学的管理下に置かなくては生存が困難な超重症児の発生が問題となっている。

● 診 断

　診断は臨床診断によりDubowitz[3]やAmiel-Tison[4]らの診断法が知られている。このような診断のなかでも重要な徴候として姿勢，筋緊張の異常があげられる[5]。さらに行動学的評価を基にした診断法もある。
　Brazeltonの行動評価法[6]およびPrechtlの自発運動の観察による評価法である[7]。これら

表 1　脳性麻痺の分類

- 痙直型脳性麻痺：spastic cerebral palsy
    - 単麻痺：monoplegic（両上下肢のいずれか一肢）
    - 片麻痺：hemiplegic（一側の上肢および下肢）
    - 三肢麻痺：triplegic（両上下肢のいずれか三肢）
    - 両麻痺：diplegic（両側の上肢または下肢に麻痺）
    - 四肢麻痺：quadriplegic（両側上下肢障害が同じ程度）
    - 混合性脳性麻痺：mixed CP（＝アテトーゼ＋四肢麻痺）
- アテトーゼ型脳性麻痺：athetotic cerebral palsy
- 失調型脳性麻痺：ataxic cerebral palsy
- 弛緩型両麻痺：hypotonic cerebral palsy

の方法はあまり患児に触れずに観察に重点が置かれており，安全かつ容易に行える利点をもっている。さらに時期をずらして繰り返し施行できるため，診断がより正確になると考えられている。臨床現場においては，これらの評価法と画像診断を組み合わせることにより早期に正確に診断が可能となる。早期に訓練を開始することによって運動機能の改善が認められるため，早期にリハビリ部門に紹介し訓練を開始することが望ましい。

分　類

脳性麻痺は表1のように分類されることが多い。症状の現れ方は出生後の定期的な乳児健康診断時に運動発達の異常で発見されることが多く，① 運動発達の遅れ，② 異常な運動と姿勢，③ 胸郭変形や関節拘縮がみられる。運動障害はただ単に麻痺があるだけではなく筋緊張の異常を伴うことが特徴的である。筋緊張が亢進し体が硬い場合を痙性，筋緊張が低下し体が軟らかい場合を弛緩性，筋緊張を一定に保てない場合をアテトーゼと呼ぶ。頭部MRIはCTや超音波検査に比べて白質病変の評価に優れ，病像の理解にも役立つし，脳性麻痺の型分類にもある程度相関している。また，髄鞘化の評価や脳奇形の有無を確認するうえでも役立つ。ただし画像が正常であっても脳性麻痺の診断には矛盾しないし，画像検査を行う時期によっては病変が同定できないこともあり注意が必要である。画像上の病変部位と臨床症状が一致するとは限らないことも念頭におく必要がある。

麻痺の分類と原因

次に代表的な画像所見と併せて痙直型四肢麻痺，痙直型両麻痺，痙直型片麻痺およびアテトーゼ型脳性麻痺について示す。

痙直型四肢麻痺

大脳皮質，基底核および脊髄との連絡経路に障害を受けたことより生じる。大脳皮質からの抑制が不十分になることより，原始反射の亢進や異常反射の出現が認められる。

① 脳室周囲白質軟化（periventricular leukomalacia）は痙直型四肢麻痺のなかでもっとも多くみられる。側脳室周囲の白質は在胎26～34週にかけて選択的脆弱期（selectivity vulnerability）があるとされる．画像所見の特徴は不整な辺縁を伴う脳室拡大，白質容量の低下や脳室周囲白質の囊胞化，脳梁の菲薄化である．近年，拡散テンソル画像を用いた研究では錐体路のような運動線維よりも感覚線維のほうが優位に障害されているという報告もみられる[8]．

②孔脳症（porencephaly）は障害を受けた脳実質が液化壊死になった状態をさす．病変周囲のグリア細胞の反応性変化は乏しい．画像所見の特徴は，脳実質の欠損とその欠損部位に置き換わる滑らかな辺縁をもつ囊胞様構造である．内部は脳脊髄液と等濃度であり，内部に隔壁構造をもたない．

③多囊胞性脳軟化症（multicystic encephalomalacia）は孔脳症と異なり，壊死に陥った組織に対し病変周囲のグリア細胞の増殖による不整な隔壁を伴った囊胞様構造を呈する．

④境界域梗塞（parasagital injury）は正期産児にみられ，軽〜中等度の低酸素状態によって起こる watershed area（前大脳動脈/中大脳動脈，中大脳動脈/後大脳動脈）の虚血性変化である[9]．全前脳胞症（holoprosencephaly）や多小脳回症（polymicrogyria），肥厚脳回症（pachygyria）などの奇形が原因となることもある．

痙直型片麻痺

一側性の運動障害に腱反射の亢進や異常反射を伴う．画像上，1) periventricular lesion，2) cortical or subcortical lesion，3) malformation の3つに分類される[10]．

1) periventricular lesion：上衣下出血（germinal matrix hemorrhage）

germinal matrix の活動は在胎8週から28週にもっとも活発になり血流も増加する．そのため34週までに起こることが多い．出血より生じるヘモジデリンが髄鞘化遅延を引き起こすと考えられている．

2) cortical or subcortical lesion：脳梗塞（cerebral infarction）

そのほとんどは周産期に異常を認めない正期産児である．患側大脳半球萎縮を認めることがある．

3) malformation：多小脳回症（polymicrogyria）

痙直型片麻痺における先天奇形の割合は2割程度であり，片側性の多小脳回症といった皮質形成異常がその代表疾患である．シルビウス裂溝周囲によく認められ，皮質は4層構造をとる[11]．裂脳症（schizencephaly）においては欠損した脳実質の辺縁が皮質に覆われていることが孔脳症と大きく異なる．

アテトーゼ型脳性麻痺

大脳基底核に障害を受け不随意運動を示す型である．錐体外路系の障害によるもので，腱反射の亢進はなく病的反射は出現しにくい．新生児仮死による低酸素・虚血性負荷により障害が基底核に及んだものや基底核出血が原因となることが多い．アテトーゼ型は四肢麻痺であり，上肢機能障害，言語障害を伴う．精神的な緊張が強いときに増加し，睡眠時には消失する．MRI所見は基底核の異常信号であるが，この特殊型として Roland 型脳性麻痺（Rolandic type cerebral palsy）がある．Roland 型脳性麻痺は基底核障害に中心前回（perirolandic area）の異常信号と海馬の萎縮を伴う[12]．中心前回の異常信号はT1およびT2強調画像では見落としやすく，FLAIR画像での評価が有用である．

● 合併症の診断と処置

以上の運動障害のほかにも以下のような合併症がみられることがある。

精神神経症状

① 興奮，自傷行為，他傷行為，常同運動がよくみられ，てんかん発作との区別がつきにくい。② 不眠症や睡眠リズムもしばしば認められ，日中の活動性低下や不機嫌につながる。脳性麻痺児に認められる筋緊張異常は，運動の妨げになるだけではなく骨変形や関節拘縮の原因となり，おむつや衣服の交換を困難にするばかりではなく呼吸障害や摂食障害の原因となる。

骨・関節異常

筋緊張異常と自発運動が少ないため骨変形や関節拘縮が認められる。痙性麻痺が続くと，関節周辺の筋肉不均衡により筋腱が短縮→関節拘縮→骨変形→関節脱臼または亜脱臼を起こす。著しい側彎症は呼吸・消化機能を妨げる。筋の廃用性萎縮のみならず骨塩量も低下し骨折しやすくなる。骨折は大腿骨，上腕骨などの長管骨に起こりやすい。他動的に動かすと泣いたり顔をしかめたりする場合は骨折を疑う。

呼吸障害

唾液が飲み込めない，喀痰排泄が弱い，上気道狭窄などの原因で常にゼロゼロし，努力呼吸，肩呼吸を行う。筋緊張低下による下顎の後退や舌根沈下は上気道狭窄の原因となる。吸気性喘鳴を呈する喉頭軟化症を合併することもしばしばみられる。呼吸筋の異常，胸郭変形，側彎による換気障害や呼吸中枢異常による無呼吸や低換気がみられる。著しい腹部膨満，嘔吐を呈した場合，空気を大量に飲み込んでいる可能性がある（空気嚥下症）。

摂食障害

嚥下，咀嚼障害があり飲み込めない，むせ込んで吐き出してしまう場合はビデオ嚥下造影検査での評価が有用である。誤嚥は食事時のむせ込みがあれば疑われるが，食事時以外であれば唾液誤嚥のことが多い。時には症状としてむせ込みがないにもかかわらず誤嚥している silent aspiration に注意が必要である。適切な方針を立てるためには，ビデオ嚥下造影検査が適切に行われることが望ましい。造影剤としてガストログラフィンは禁忌であり，バリウムか非イオン性低浸透圧性ヨード系造影剤（イソビスト®）を使用する。誤嚥による気道感染を繰り返すときには，気管切開や喉頭気管分離術を考慮する必要がある。喉頭気管分離術は気管切開の際に気管を切断し，喉頭につながる上部気管を食道と吻合するものであり，閉塞性呼吸障害の改善とともに誤嚥を予防できる。呼吸が楽になることで筋緊張が緩和され，睡眠パターンの改善や体重増加のみられることも多い[12]。

消化管障害

筋緊張亢進，側彎，慢性呼吸障害による腹圧上昇のため，胃食道逆流とそれに伴い逆流性食道炎を起こす。嘔吐，下血，貧血，体重増加不良や喉頭喘鳴を呈する。胃蠕動の低下や幽門部の通過障害によって胃内に食物や注入物が停滞することも多い。経管栄養を行っている場合

表2 年齢別基礎体謝量

年齢(歳)	男				女			
	標準体位		基礎代謝 (kcal/kg/日)	基礎代謝量 (kcal/日)	標準体位		基礎代謝 (kcal/kg/日)	基礎代謝量 (kcal/日)
	身長(cm)	体重(kg)			身長(cm)	体重(kg)		
1〜2	83.6	11.5	61	700	83.6	11.5	59.7	700
3〜5	102.3	16.4	54.8	900	102.3	16.4	52.2	860
6〜8	121.9	24.6	44.3	1090	120.8	23.9	41.9	1000
9〜11	139	34.6	37.4	1290	138.4	33.8	34.8	1180
12〜14	158.3	47.9	31	1480	153.4	45.3	29.6	1340
15〜17	169.3	59.8	27	1610	157.8	51.4	25.3	1300
18〜29	171.3	64.7	24	1550	158.1	51.2	23.6	1210
30〜49	169.1	67	22.3	1500	156	54.2	21.7	1170
50〜69	163.9	62.5	21.5	1350	151.4	53.8	20.7	1110
70以上	159.4	56.7	21.5	1220	145.9	48.7	20.7	1010

は，1回の注入量を少なくして頻回の注入を行ったり，ポンプを使用して時間をかけて注入するだけでも胃食道逆流が軽減する．あわせて，とろみのある経管栄養剤を使用して逆流を減少させることも行われている．十二指腸や小腸まで管を通して注入する場合もあるが，改善がみられない場合には噴門形成術や胃瘻造設術も考慮される．

泌尿器系の障害

排尿困難（尿閉）の原因として神経因性膀胱が多い．また，尿路感染症を繰り返す場合には膀胱尿管逆流を考える．長期間寝たきりで，骨からのカルシウム遊離が多くなるため尿路結石を作りやすい．おむつに砂状の結石が認められたり，血尿を呈したりする．また，抗痙攣薬であるフェニトインやアセタゾラミドの長期内服は骨の脱灰を促進するため尿路結石を作りやすい．

自律神経障害

体温調節障害のため感染を伴わない発熱や恒常的な低体温を起こす．そのため室温や衣類による調節を必要とする．起立性調節障害として低血圧，顔色不良，徐脈，転倒を起こすこともある．

栄養障害

寝たきりや運動量の極端に少ない患児では，通常の栄養所要量は著明な体重増加や肥満を起こす．筋緊張の変動するアテトーゼの要素が混在しているタイプでは栄養所要量が高く，動きの少ない痙直型の優位なタイプでは低い傾向にある．具体的な必要カロリーは年齢別の標準的な体重当たりの基礎代謝量（表2）[14]と，本人の現在の体重から基礎代謝カロリー（標準的BMR）を計算する．本人の状態に応じた係数（R）を表3を参考に想定し，標準的BMR×係数Rを1日必要カロリーとして設定する．寝たきり大島分類Ⅰ（表4）の体重20kgの男児は表2より標準BMRは約750kcalとなる．皮下脂肪が薄く筋緊張も強く，さらに呼吸も努力性呼吸であれば，R=2.0として750×2.0=1500kcalが必要であると算定する．また，自発呼

表3 R＝現在の体重当たりの栄養摂取量／年齢別体重当たりの標準代謝

	高エネルギー消費群 (R＞2)	中間群 (1＜R＜2)	低エネルギー消費群 (R＜1)
臨床的特徴	・筋緊張が強い ・不随意運動が強い ・皮下脂肪が薄く筋量が多い ・アテトーゼ型脳性麻痺 ・努力性呼吸、咳き込みが多い	・両群の特徴をそれぞれいくつか持ち合わせている	・筋緊張が弱い ・皮下脂肪が厚く筋量が少ない ・痙直型脳性麻痺 ・移動できない ・気管切開＆人工換気

（口分田政夫：栄養障害．江草安彦・監修，重症心身障害療育マニュアル 第2版，医歯薬出版，東京，2005，p.237．より改変）

表4 大島の分類

21	22	23	24	25
20	13	14	15	16
19	12	7	8	9
18	11	6	3	4
17	10	5	2	1

（縦軸：知能指数 80/70/50/35/20/0、横軸：運動機能 走れる／歩ける／歩行障害／座れる／寝たきり）

1～4：定義上の重症心身障害児をさす
5～9：① 絶えず医学的管理下に置くべきもの，② 障害の状態が進行すると考えられるもの，③ 重篤な合併症があるものが多く周辺児と呼ぶ

吸もほとんど認められず，人工呼吸器管理下にある場合はR＝0.5として算定し，必要カロリーは375kcalとなる．換気障害が認められ努力呼吸が強い場合でも消費エネルギーが多くなり，体重減少や低体温が起こりうる．

経管栄養のみの患児では微量元素欠乏症が起こり得る．

銅欠乏：毛髪の茶色変化，貧血，好中球減少，免疫機能低下などが認められる．補充の方法としてはきなこ，ごま，豆類などを食品で補うことが望ましい[15]．

亜鉛欠乏：手足先の肢端皮膚炎，口腔粘膜や肛門粘膜のびらん，褥瘡の悪化，脱毛，下痢が認められる．補充の方法としてはピュアココア，きなこ，ごま，海藻で補う．

セレン欠乏：爪の白色化，心筋障害による不整脈などが認められる．補充の方法としては亜セレン酸ナトリウム（試薬：メルタ®）を用いるが量の調節が難しい．経腸栄養剤のなかにはセレン含有量の多いものもあるので，それらを組み合わせて使用するほうが簡便である．

ヨード欠乏：甲状腺機能低下症が起こり得る．

ビタミンK欠乏：ビタミンKは本来腸内細菌によって産生される。しかし消化管機能の低下や胆道系障害によるビタミンKの吸収低下，抗生物質使用などがあると欠乏が生じてくる。止血困難，出血時間の延長に注意を払う。補充の方法としてはケイツーシロップ® 1mg/kg を目安に投与する。

長鎖不飽和脂肪酸の欠乏：経腸栄養剤にはn-3系長鎖不飽和脂肪酸であるDHA（22：6n-3）やEPA（20：5n-3）はほとんど含有されておらずほぼ全例で欠乏してくる[16]。DHAやEPAはシナプス形成や髄鞘化形成，網膜の機能保持に必要であり，また抗血栓作用，抗アレルギー作用，抗炎症作用もあるとされ，近年栄養学的な意味が明らかにされつつある。

ビオチン欠乏：皮膚炎，脱毛，毛髪の色素喪失が起こる。補充は薬剤であるビオチンを 1mg/kg 程度投与することで著明に改善する。

内分泌成長ホルモン（GH）分泌異常

GH は成長を増加させるばかりではなく蛋白，脂質や糖の代謝にも大きく影響し，分泌が低下した場合には低血糖や筋力低下を起こす。脳性麻痺患者では GH の分泌は低下している場合が多く，それに伴い insulin-like growth factor-1（IGF-1）やその結合蛋白である insulin-like growth factor binding protein も低下する[17]。IGF-1 の低下は慢性の低栄養状態を反映していると考えられる。甲状腺ホルモンも低下することが多く，抗痙攣薬フェノバルビタールやカルバマゼピンなどの影響も考えられる。多剤併用例や投与期間が長いほど甲状腺機能は低下する。副腎機能はやや低下しており，下垂体からの副腎皮質刺激ホルモンの分泌が少ないため副腎の感受性が低下していると考えられている[18]。また抗痙攣薬のフェニトインやカルバマゼピンは副腎機能低下の原因となる場合がある。男性では睾丸からテストステロンが，女性では卵巣からエストロゲン，プロゲステロンが分泌され，二次性徴を促進するとともに蛋白や脂肪の代謝にも大きく影響する。分泌低下の場合，性腺機能低下，筋力低下とくに女性では骨塩量低下を引き起こので注意が必要である。

皮膚障害

褥瘡は寝たきりの患児の場合，皮膚が接触していても自発的に動かせないため合併しやすい。さらに低栄養のため湿疹や接触性皮膚炎が起こりやすい。褥瘡は応力（体に圧力が加わったときにそれに抵抗する力）×時間×頻度の組み合わせによりできると考えられている。初期ケアとして浅い褥瘡には透明なポリウレタンフィルムやハイドロコロイドドレッシング材がよく用いられる。創傷治癒過程は無菌的で適度な湿潤状態を密閉することにより促進されるため水疱形成ができても破らない，破れないように注意する必要がある。

歯科的問題

筋緊張が亢進して口を十分開口できないため歯磨きができず，う歯が起こりやすい。抗てんかん薬であるフェニトインの内服で歯肉増殖が起こる。

● 治療・療育

脳性麻痺の療育の基本は，①地域性，②早期療育，③総合療育とされ，就学前にはリハビ

リテーション指導と集団保育を中心に機能改善や自立支援のための組織的な指導が必要である．訓練のみで症状が改善するわけではなく，日常生活動作の改善を目的に補装具や手術療法も適宜用いられる．療育にあたっては，障害を受け入れ，いかに自立を獲得していくかが重要である．

■ 文　献

1) 福山幸夫：脳性小児麻痺の定義と分類について．小児の精神と神経，1：103-111, 1961.
2) 栖崎修：脳性麻痺．豊原清臣・編，外来小児科学，第3版，南山堂，東京，2002, pp.530-533.
3) Dubowitz, L.M.S., et al.：The neurological assessment of the preterm and full-term newborn infant. In Clinics in Developmental Medicine 148, 2nd ed., Mackeith Press, London, 1999.
4) Amiel-Tison, C.：Neurological evaluation of newborn infants. Arch. Dis. Child., 43：89, 1968.
5) 甘楽重信：重複脳障害児，とりわけ脳性麻痺児の早期療育．小児科，36：1389, 1995.
6) Brazelton, T.B., et al.：Neonatal behavioral assessment scale. Clinics in Developmental Medicine No137, Spastics International Medical Publications, 3rd ed., Mackeith Press, London, 1995.
7) Prechtl, H.F.R.：Qualitative change of spontaneous movements in fetus and preterm infants are a marker of neurological dysfunction. Early Hum. Dev., 23：151-158, 1990.
8) Hoon, A.H., Lawrie, W.T., Melhem, E.R., et al.：Diffusion tensor imaging of periventricular leukomalacia shows affected sensory cortex white matter pathways. Neurology, 59：752-756, 2002.
9) Melheim, E.R., Hoon, A.H., Ferrucci, J.T., et al.：Periventricular leukomalacia：Relationship between lateral ventricular volume on brain MR images and severity of cognitive and motor impairment. Radiology, 214：199-204, 2000.
10) 吉田昌子，早川克己，神田豊子：脳性麻痺におけるMRI所見の特徴．日小児放線会誌，23：72-82, 2007.
11) Smith, M.：Structural brain anomalies and neural tube defect. In Mental Retardation and Developmental Delay. ed. by Smith, M, Oxford, 2006, pp.68-69.
12) Maller, A.I., Hankins, L.L., Yeaklev, J.W., et al.：Rolandic type cerebral palsy in children as a pattern of hypoxic-ischemic injury in the full-term neonates. J. Child Neurol., 13：313-321, 1998.
13) 林田哲郎：脳性麻痺児を中心とした重度嚥下障害にたいする外科的治療．日気管食道会報，49：417-422, 1998.
14) 健康・栄養情報研究会編：第6次改定日本人の栄養所要量　食事摂取基準，第一出版，東京，1999, p.36.
15) 江草安彦・監修：重症心身障害児の医療的対応．重症心身障害療育マニュアル　第2版，医歯薬出版，東京，2005, pp.188-190.
16) 山崎正策：経鼻栄養を受けている重度心身障害児の栄養管理―血清脂質脂肪酸組成からの検討．厚生省精神・神経疾患研究　昭和63年度報告書，1989, pp.122-127.
17) 荒木久美子，川久保敬一：重症心身障害児・者におけるinsulin-like growth factor-1とinsulin-like growth factor binding protein-3の検討．日重症心身障害会誌，23：56-60, 1998.
18) 前掲書15) pp.186-187.
19) 口分田政夫：重症心身障害児（者）の栄養管理．脳と発達，35：206-210, 2007.

〔荒井　康裕／有馬　正高〕

D. 神経疾患

二分脊椎

ケアに対するポイント
二分脊椎のなかで，
①開放症例は感染に注意
②脊髄係留症候群
③排尿・排便障害
④下肢の運動麻痺

● 原　因

　胎生早期に行われる神経管（neural tube）の閉鎖不全に伴う障害である。受精後第3週に原始窩前方の外胚葉に神経板（neural plate）が形成される。神経板の頭側は脳となり尾側が脊髄となる。その後，神経板は中央部が縦方向に窪みを形成し神経溝（neural groove）となり，その左右両側が盛り上がり，神経ひだ（neural fold）となる。左右の神経ひだは環状構造を形成しながら癒合し，一次神経管となる（図1）。神経管の癒合は将来の頸部となる第3～4体節

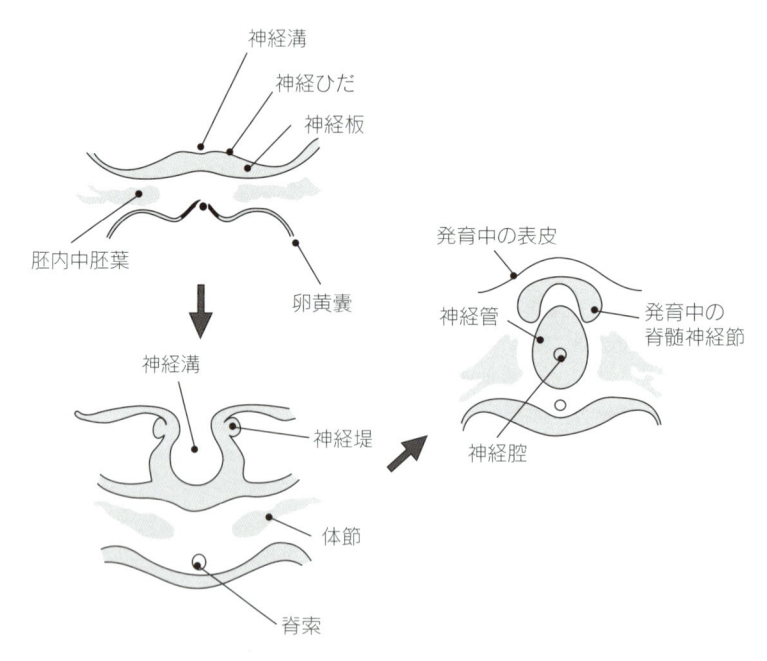

図1　神経管の形成過程
(Nelson Textbook of Pediatrics. 17th edition p.1984 より引用)

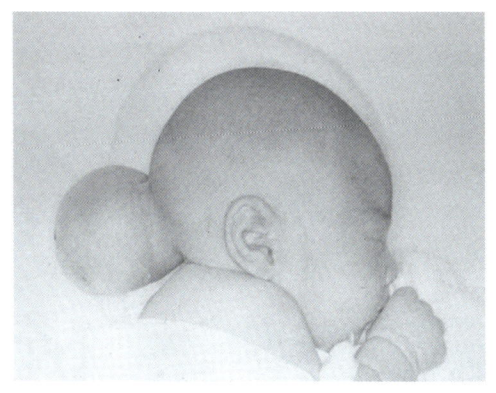

a：二分頭蓋の外表写真 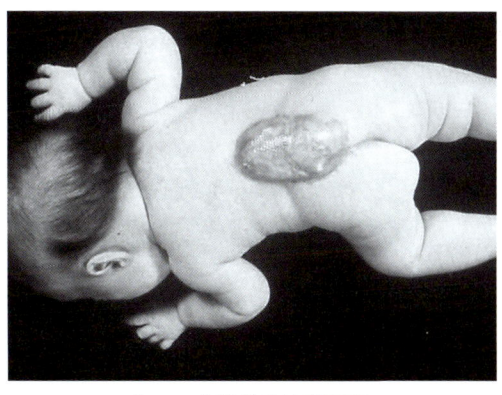　　　　　b：二分脊椎の外表写真

図2　二分脊椎（脊椎癒合不全）

より頭尾側方向へ進み，頭側は胎齢25日頃，尾側は胎齢27〜29日頃に閉鎖する。神経管の閉鎖不全（neural tube defect：NTD）を脊髄癒合不全（spinal dysraphism）という。閉鎖不全はどの部位でも起こり得るが，多くの症例で頭部もしくは尾部に起き，頭部の場合は無脳症，二分頭蓋（図2a）を呈し，尾部の場合は二分脊椎（図2b）を呈する。この過程の異常が顕在性二分脊椎の原因であると推定されている。その後，神経管の尾側のcaudal cell massと呼ばれる細胞塊が一過性に管腔構造を形成して二次神経管を形成し一次神経管と癒合する。その後この部位が退化して脊髄終糸となる。この過程の異常が潜在性二分脊椎の原因であると推定されている。二分脊椎の病因は多因子性であると推定され，妊娠早期の葉酸欠乏，抗てんかん薬の服用，放射線の被曝などが危険因子として考えられている。また，同胞の発生頻度が高いことより遺伝因子の関与も推定されている。わが国での発生率は増加傾向であり，1万出生に対し5人程度といわれている。

● 症状・検査

二分脊椎は顕在性と潜在性に2つに大きく分けられ，その臨床像は大きく異なる。

顕在性二分脊椎は超音波検査にて顕在性二分脊椎の囊胞や水頭症を認めることを契機に出生前に発見されるケースが近年増加している（図3）。超音波検査では前頭骨の変形（lemon sign）や中脳と小脳の変形（banana sign）が特徴的であるとされるが，術者の高い技能が要求される症例も多く，診断が難しい症例ではMRIが行われる。開放性二分脊椎症胎児では開放している神経管から羊水へalpha-phetoprotein（AFP）が分泌され，羊水中および母体血清中のAFPが上昇する。この仕組みを利用し，アメリカでは母体血清AFP（MSAFP）によるスクリーニングがほぼ全例で行われている。わが国ではMSAFPによるスクリーニングはこれまで広く常用的には行われてこなかったが，近年，田中らによる78000例余りを対象とした大規模な検討にてその有用性が示唆されており[1]，今後のさらなる検討が期待される。

症状は下肢の運動・知覚障害および膀胱直腸障害を高頻度に認め，その他に閉鎖不全部以下の脊髄機能障害に伴った症状を認める。水頭症を高率に併発する。Chiari奇形を伴う児では喘鳴，無呼吸，嚥下障害などの下部脳幹症状を認める。

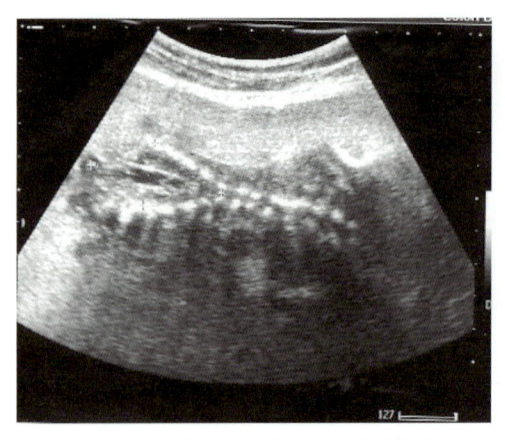

図3　二分脊椎児の胎児期超音波検査 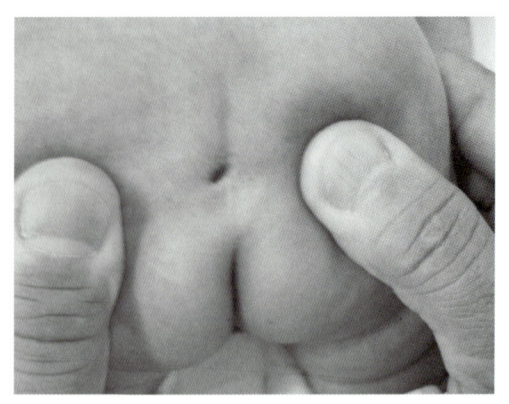　　図4　潜因性二分脊椎児の外表写真（皮膚陥凹）

　潜在性二分脊椎は出生後に背部および殿部正中部の皮膚腫瘤，皮膚陥凹（**図4**），皮膚洞，多毛，血管腫などにより気づかれるが異常がわかりづらい症例もあり，下肢の運動障害や膀胱直腸障害を認める症例，髄膜炎を繰り返している症例では注意深い観察が必要である。異常が疑われた場合はX線にて椎弓の変形の有無，超音波検査やMRIにて脂肪腫や脊髄病変の有無などを検索する。脊髄尾側端がさまざまな理由により胎生期の位置に固定されている場合には成長とともに尾側に牽引されるため進行性の脊髄症状を呈する。また，体幹の前屈などにより脊髄が牽引され機械的な障害や循環障害により脊髄症状を呈することもあり，このような状態を脊髄係留症候群（tethered cord syndrome）とよび，潜因性二分脊椎の重要な症状である。

● おもな疾患

　外表の状態により潜在性二分脊椎と顕在性二分脊椎の2つに大きく分けられる。外表の形態以外にも脊髄を覆う髄膜や皮膚，骨の状態が多様に異なり，その状態により治療の方法や予後，合併症の頻度が大きく異なる。大井らは出生後の画像診断で分類するのではなく，発生段階のどの段階での問題であるかを最重要視し，同時に胎生期を含めたその後の二次的な要因によって進行する病態や形態学的変化をとらえることが臨床上，外科治療上，重要であるとし，二分脊椎発生病態・外科解剖学的分類（Embyro - Pathogenic and Surgico - Anatomical Classification of Spina Bifida；EPSAC - SB）を提唱している（**表1**）[2]。

● 処置・治療

顕在性二分脊椎の場合
1）閉鎖術前の管理

　開放症例の場合，出生後早期（24～72時間以内）の整復術が望ましいとされている。手術までの間は腹臥位とし，局所の圧迫を避け，感染に注意をしつつ単純X線や超音波検査，CT，MRIなどの画像検査にて神経組織や髄膜，椎体骨の状態，水頭症の有無などを検査し，手術の方針を決定していく。水頭症の合併例にはその程度により，同時もしくは少し時間を置

表1　EPSAC-SB

EPSAC-SB	古典的分類 1　顕在性二分脊椎	古典的分類 2　潜在性二分脊椎
Ⅰ 脊髄披裂 （＋Ⅱ and Ⅲ）	脊髄披裂	
Ⅱ 髄膜披裂 （＋Ⅲ）	1）髄膜瘤 2）脊髄髄膜瘤 3）脊髄髄膜嚢瘤 4）その他	1）脂肪髄膜瘤 2）脂肪脊髄髄膜瘤 3）脂肪脊髄髄膜嚢瘤 4）その他 5）髄膜瘤を伴わない脊髄脂肪腫 6）類皮腫を伴う先天性皮膚洞
Ⅲ 脊椎披裂		1）先天性皮膚洞 2）椎弓形成不全とその他

二分脊椎発生病態・外科解剖学的分類（EPSAC-SB）と古典的分類の対応（和訳）

いて脳室腹腔短絡術を行う。閉鎖症例では水頭症などの合併症の状態や体重などにより手術時期を決定する。

2）閉鎖術後の管理

▶神経症状の管理

出生時に水頭症の合併を認めない症例でも最終的には多くの症例で合併する。水頭症合併例ではてんかんや発達障害の出現などに注意しつつシャント管理を行っていく必要がある。その他にもChiari奇形や脊髄空洞症，脊髄係留症候群の合併があり，それらの疾患を疑わせる症状の出現，悪化には常に注意していく必要がある。

▶下肢の運動麻痺に対する管理

下肢の運動麻痺に対しては理学療法を行い，症状に合わせて杖，下肢装具，車椅子の処方を行う。運動麻痺に伴い膝や足の変形を伴う例では装具治療を行い，重症例では矯正手術や関節固定手術も考慮する。

▶排尿管理

膀胱内圧の上昇により膀胱尿管逆流症を呈すると，上部尿路感染症や腎機能障害などが出現する可能性があり，注意深く観察していく必要がある。尿路感染の既往，水腎症や膀胱尿管逆流症の合併など上部尿路障害発生の危険因子を有する症例は尿流動態検査を行い，清潔な間欠的導尿法と抗コリン薬の投与による排尿管理の開始を検討する。それにもかかわらずコントロールがつかない症例では逆流防止術や膀胱拡大術などの外科治療を考慮する。

▶排便管理

下痢や便秘などの排便障害に対しては浣腸や摘便，内科的治療を行い，コントロール不良例では手術を考慮する。

このように小児科，脳神経外科，整形外科，泌尿器科，小児外科，リハビリテーション科などにより連携をとりながら治療を行っていくことが重要である。

潜在性二分脊椎の場合

脊椎管内への交通が疑われる皮膚洞を認める例では感染予防目的に，脊髄係留症候群では神経症状の進行を停止する目的に手術が行われる。無症候例での手術適応の判断は難しいとされている。

● 予　防

葉酸はビタミン B 群の水溶性ビタミンである。葉酸の不足とそれに伴うホモシステインの上昇は神経管閉鎖障害のリスク因子であると考えられている。1991 年にイギリスより，過去に神経管閉鎖不全を伴う児を妊娠もしくは分娩した経産婦を対象とした，大規模な無作為比較試験にて葉酸投与により NTD の再発が予防されるとの報告が示された[3]。その後，初産婦を対象とした試験でも同様の結果が示された。諸外国では食品への葉酸強化などによる摂取の推進が実施され，葉酸摂取が NTD の発生率を低下させるとの疫学研究が複数報告されるようになった。日本においても 2000 年に「神経管閉鎖障害の発生リスク低減のための妊娠可能な年齢の女性等に対する葉酸の摂取に係わる適切な情報提供の推進について」という通知が厚生省より出された[4]。今後認知率のさらなる上昇に伴い NTD の発生頻度が低下することが期待されている。

■ 文　献

1) 田中忠夫，杉浦健太郎，大浦訓章，他：妊娠早期での診断を目指した二分脊髄症胎児のスクリーニング．小児の脳神経，33：21-24, 2008.
2) 大井静雄，Babak Babapour，松原修，他：二分脊椎の発生病態・外科解剖学的分類かぎ〔EPSAC-SB〕別にみた対象分類と神経学的スケール〔SBNS〕による成長発達に伴う神経症候の経年的評価と重症度分類．小児の脳神経，27：213-222, 2002.
3) MRC Vitamin Study Research Group：Prevention of neural tube defects：Results of the Medical Research Council Vitamin Study. Lancet, 338：131-137, 1991.
4) 厚生省児童家庭局母子保健課長：通達文献「児母第 72 号」．東京，平成 12 年.

〔山下進太郎／新島　新一〕

E. 消化器疾患

胃食道逆流症

ケアに対するポイント
- 反復性嘔吐
- 体重増加不良
- 食道 pH モニタリング
- 授乳指導

疾患概念

　胃内容物が食道内に逆流することを胃食道逆流現象（gastroesophageal reflux；GER）という。乳児期には GER は正常な乳児でも溢乳としてしばしばみられ，生理的な範囲で治療を必要とせず，成長とともに軽快することも多い[1]。しかし，GER によって，体重増加不良，吐血，嚥下困難・嚥下痛，胸痛，腹痛，食道炎，反復性肺炎や喘息，あるいは ALTE（apparent life-threatening event）などの症状ないしは合併症を起こす場合がある。このような場合に胃食道逆流症（gastroesophageal reflux disease；GERD）と定義され，適切な治療を必要とする。

病態生理

　食道下部の胃食道接合部には下部食道括約筋（lower esophageal sphincter；LES）があり His 角などの解剖学的な構造とともに逆流防止の弁機能があり，GER を起こさないような防御機能が形成されている。この LES の一過性の弛緩（transient LES relaxation；TLESR）が GER を引き起こす主な原因とされている[2,3]。迷走神経反射の遠心性神経は LES に分布し TLESR を制御しているが，GER の程度は TLESR だけでなく，腹圧の上昇，胃排出時間の延長，食道蠕動運動低下などの複合的な要因によって GERD を惹起していると考えられている。胃の内圧と容量に影響する因子として，いきみ，運動，肥満，努力性呼吸などがある。また，逆流の持続時間は食道蠕動運動不全によって増加する。さらに慢性食道炎は，食道蠕動運動の機能不全，LES のトーヌスの低下，食道裂孔ヘルニアを誘発する炎症性の食道短縮を引き起こし，これらは逆流を悪化させる。

症　状

　食道疾患の臨床症状（表1）のほとんどが GER の存在を示唆する。乳児期の逆流は，溢乳として頻繁にみられ，食道炎の徴候（過敏性，背曲げ，気道内閉塞，吐き気，摂食拒否）があ

表 1 GERD の症状

嘔吐・吐血・反芻運動・哺乳不良・不機嫌
咽頭痛・嚥下痛・嚥下困難
胸痛
慢性咳嗽・喘鳴・反復性呼吸困難
反復性肺炎
無呼吸発作
ALTE（apparent life-threatening event）
体重増加不良
貧血

る場合には成長障害がみられることもあるが，症状の大半が自然に12～24カ月までに解消される。対照的に，年長児において学齢期前の時期に逆流が起きることもあり，腹痛と胸痛が小児期および青少年期になっても続くこともある。まれに，Sandifer症候群と呼ばれる頸部を傾けた体位がみられる。食道外症状では呼吸器症状も年齢依存的である。乳幼児のGERDは，閉塞性無呼吸，喘鳴，誤嚥性肺炎などの下気道疾患として現れることがある。これと対照的に，年長児の気道症状は，喘息，喉頭炎や副鼻腔炎などのような耳鼻咽喉科の疾患と関連していることが多い。

● 診断・検査

典型的なGERDのほとんどの場合，十分な病歴聴取と身体所見で容易にGERDが示唆されるが，確定診断には種々の検査を必要とする。ただし，ALTEなどの症状がなく，GERないしは軽症のGERDが問診などで示唆される場合には，いきなり侵襲的な検査を施行せずに，食事，体位などの生活指導で経過観察をする（図1）。この初期評価の目的は，GERDおよびその合併症の診断を支持する肯定的所見と，他疾患の可能性を否定する所見を鑑別することである。

超音波検査

超音波検査は非侵襲的に腹腔内食道から噴門部を容易に観察でき，哺乳しながら観察すると生理的な状態での検索ができる。実際にGERがあれば容易に逆流が観察される。同時に食道より遠位の消化管狭窄のうち肥厚性幽門狭窄症や十二指腸狭窄症の有無が同時に観察できる。GERの程度に関しては一定時間内の逆流回数やHis角の開大などについて論じられているが，いまだ定量的な評価法として確立されたものはない。現状では臨床症状とあわせて，以下の侵襲的な検査を施行するかどうか迷う場合には参考にするとよい。

上部消化管造影

上部消化管造影検査はGERを観察しやすいが，GERの程度を評価することは困難である。本検査は上部消化管の形態異常，消化管狭窄を観察するのに適した検査で，具体的には食道裂孔ヘルニア，腹腔内食道の短縮，食道潰瘍，食道狭窄，噴門弛緩症，胃軸捻転症，肥厚性幽門

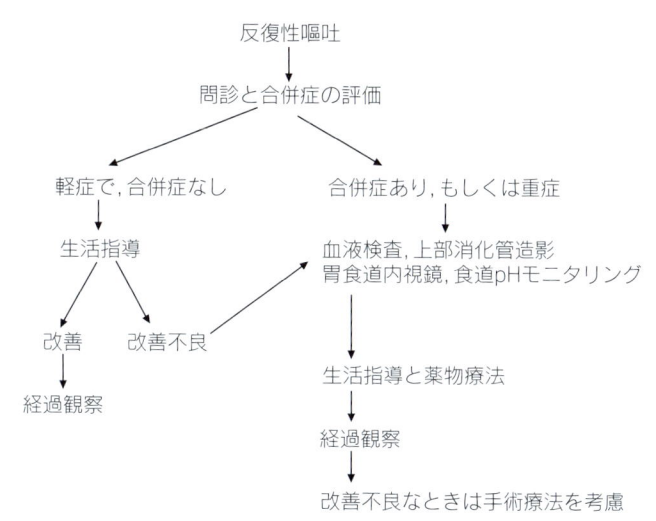

```
                    反復性嘔吐
                        ↓
                 問診と合併症の評価
                    ↓        ↓
          軽症で,合併症なし    合併症あり,もしくは重症
               ↓                    ↓
            生活指導          血液検査,上部消化管造影
            ↓    ↓           胃食道内視鏡,食道pHモニタリング
         改善  改善不良              ↓
          ↓      ↑            生活指導と薬物療法
        経過観察                    ↓
                                経過観察
                                    ↓
                        改善不良なときは手術療法を考慮
```

図1　GERが疑われる場合の診療手順
この図は主に乳児を対象としたもので，乳児期以後は基礎疾患を
合併することが多く，自然治癒率も低く，早期の検査が必要である

狭窄症，十二指腸狭窄，腸回転異常症，上腸間膜動脈症候群などの嘔吐症状を呈する他の疾患の除外に最適である．なお，GERDの治療として手術を考慮する場合には必須の検査である．

食道pHモニタリング

下部食道の食道pHモニタリング[4)～6)]は，病的逆流としてもっとも重要な酸性の逆流現象の程度の評価として客観性の高い情報を与えてくれる．微小電極を食道下部に留置し，時間当たりの胃酸の逆流時間を測定する．下部食道逆流時間（pH 4.0未満の総計の時間）の正常値は，モニター時間全体の4%未満として一般的に確立されている．本検査を施行するときにはコンピュータ解析によるpH 4.0未満の時間率だけにとらわれずに，検査時に付き添っている保護者に体位，食事，いきみ，咳嗽，無呼吸発作，顔色不良などの患児の状態を記録してもらうことも必要である．ALTEの疑いなどでは本検査は必須で，同時に呼吸数，心拍数，経皮酸素モニターなども同時測定することが検討に有用である．

食道pHモニタリングの目的はpH 4.0未満の時間率の評価だけでなく，無呼吸発作の評価，慢性的な咳嗽，喘鳴，喘息などの非定型的GERD症状の評価，治療中の制酸薬の有効性の評価などにある．ただし，本検査は反復性嘔吐をきたす基礎疾患の原因検索には適していない．

食道内視鏡検査

反復性嘔吐に吐血，潜血便，貧血，胸痛・腹痛などを合併する場合には食道胃内視鏡検査の適応である[7)8)]．本検査で食道潰瘍を含めた逆流性食道炎の重症度，食道狭窄の程度を評価し，食道粘膜生検をして組織検査でBarrett食道の有無を検索する．また，食道裂孔ヘルニアにも注意する．組織検査では好酸球性胃腸炎，好酸球性食道炎，Crohn病の上部消化管病変，感染性食道炎，胃十二指腸潰瘍などの上部消化管出血をきたしやすい他の疾患を鑑別できる．

表2 反復性嘔吐症状を呈するGERDと鑑別すべき疾患

消化管狭窄
　乳児肥厚性幽門狭窄症
　輪状膵
　十二指腸狭窄
　腸回転異常症・捻転症
　上腸間膜動脈症候群
好酸球性食道炎，好酸球性胃腸炎，胃十二指腸潰瘍
肝胆膵疾患
ミルクおよび他の食物アレルギー
アカラシア
反復性嘔吐症
感染
　感染性食道炎，ウイルス・細菌性胃腸炎，全身性感染症
先天性代謝障害，水腎症，頭蓋内圧亢進
過食など不適切な栄養法

表3 GERD以外の疾患を考慮する症状

1歳を過ぎても軽快しない嘔吐
生後数カ月以降に発症した嘔吐
胆汁性嘔吐
下痢・便秘
発熱
肝脾腫
大泉門膨隆
頭部奇形
痙攣
腹部圧痛・膨満・腫瘤
嘔吐をきたしやすいGERD以外の慢性疾患

食道内圧検査

食道内圧検査はGERDの診断には有用性は低い。しかし，GERの原因となり得る食道およびLESの運動障害の検索には有用である。さらに逆流防止手術の術前・術後評価に用いられる。

シンチグラフィー

腸管から吸収されにくいテクネシウムなどの放射性同位元素をミルクや食物に混ぜて胃内に投与し，経時的に放射性同位元素の分布を観察する。食道で観察されればGERであり，肺内で観察されればGERによる誤嚥と診断できる。また，胃内容排出遅延が疑われる場合には，胃排出時間を測定することによって評価できる。

● 鑑別疾患

詳細に問診をすれば，GERDは容易に示唆される。しかし同時に，表2，3にあげているように多くの鑑別すべき疾患がある。とくに感染症，胃十二指腸潰瘍や消化管奇形などの消化管通過障害をきたす疾患，水頭症などの神経疾患，代謝異常その他の慢性疾患を除外する必要がある。実際に食道裂孔ヘルニアや十二指腸狭窄症などで，GERDとして長期に経過観察されている症例に遭遇することもある。また，過食だけでなく，おくびも含めた授乳などの栄養方法が不適切な症例も多い。

● 治療

乳児期の軽症例では積極的な検査を施行する前に，少量，頻回授乳などの授乳方法，おくび，授乳後の体位などの指導をしっかり家族に行い，経過観察をする。また，指導にあたっては排便状態を把握し，便通を整えるための指導も行う。生活指導のみで改善不良の場合には，治療

乳として増粘ミルクに変更する。また，ミルクアレルギーが疑われる場合には低アレルギーミルクに変更する。

上記治療が無効な場合には，薬物療法として，胃の酸度を抑制するH_2受容体拮抗薬やプロトンポンプ阻害薬を投与する。さらに胃蠕動を亢進させる薬も考慮される。

以上の内科治療が無効で，症状が重篤な場合には噴門形成術を考慮する。しかし，噴門形成術ですべての症例が完治するとは限らず，術後再発もある。したがって，手術により患児のQOLがどの程度改善するかなどを考慮する必要がある。とくに，重症心身障害児の手術適応症例が増加してきているが，術後合併症もより多く，下部消化管の運動機能なども含めた慎重な術前評価をして手術適応を検討する必要がある。

GERDの経過観察において注意すべき点は，嘔吐回数の低下だけでなく，個々の症例でみられた症状や検査値の異常の改善，体重増加などがある。また，重症のALTEでは食道pHモニタリングの再検，重症の食道潰瘍などでは組織も含めて上部消化管内視鏡での経過観察も考慮される。

● 合併症

食道関連合併症

食道炎およびその続発症としての食道潰瘍，食道狭窄症，Barrett食道，腺癌などが重要である。食道炎の徴候は，乳児では過敏，背曲げ，拒食として現れ，年長児では胸痛あるいは心窩部痛として現れ，あらゆる年齢で吐血，貧血，Sandifer症候群などとして発症することもある。長期にわたる重症の食道炎は狭窄を形成し，この狭窄は一般に食道下部に起こり，嚥下困難を引き起こし，繰り返しの食道拡張術や噴門形成術を必要とすることが多い。また，長期の食道炎は，正常な食道扁平上皮に腸上皮化生を引き起こす傾向があり，Barrett食道と呼ばれる。このBarrett食道は，食道腺癌の前駆症であり，Barrett食道も腺癌も持続期間が長く，かつ重症の逆流症状の患者により多くみられる。この悪性変化は加齢とともに増加し，50歳代でプラトーに達する。そのため，腺癌は小児期ではまれである。Barrett食道に対しては，定期的な監視生検，積極的な薬物治療を行い，進行性病変では噴門形成術を考慮する。

食道外合併症

GERDでは，逆流した胃内容物と気道との直接の接触によって，あるいは食道と呼吸器官の間の反射相互作用によって呼吸器系の症状を起こすことがある。これらの呼吸器合併症として喘鳴，反復性呼吸器感染，副鼻腔炎，喉頭炎，気管支喘息，気管支拡張症などがある。また，無呼吸発作やALTEには注意しなければならない。これらと逆流との関連は，食道pHモニタリングによって実証されている。GERDを治療することによる上気道症状の改善は，多くの症例でみられる。無呼吸発作のある乳幼児の50％をGERDによるものとする報告もある。ALTEの原因のすべてがGERDではないが，ALTEの一因としてGERDは重要で，突然のチアノーゼ，呼吸停止，心拍低下，低酸素状態などがGERDの治療だけで改善する症例がしばしば経験される。

喘息もGERも一般的に子どもの10％以下で起こるのに対して，喘息児の約50％で，GERDが同時に起こっているといわれている。難治性あるいはステロイド依存性の喘息患者，夜間に

症状が悪化する喘息患者ではとくに誘発因子としてのGERDを伴っている可能性がある。

酸蝕症は，GERDの口腔病変であり，歯のエナメル質の融解などがみられることがある。

● 予　後

GERDの程度により幅がある。乳児期に自然軽快する症例の大半は予後良好である。しかし，GERDでも無呼吸発作やALTEなどは生命予後を左右する。GERDによると思われる合併症の評価が重要で，合併症の内容を把握し適切な治療を施行することが予後を改善する。一般に年長児のGERDでは，基礎疾患を合併していることが多く，幽門形成術も含めて治療を必要とすることが多い。

● おわりに

GERDが疑われる症例は日常頻回に経験され，その程度も軽症から重症までさまざまで，合併症に関しても多岐にわたる。したがって，この評価にあたっては詳細な問診が必要で，どの程度検査を施行して重症度を評価するかも重要なテーマである。近年，軽症例では，問診のみで，検査は省略して，生活指導と経過観察をすすめる傾向にある。しかし基礎疾患の除外ないしは疾患の鑑別は非常に重要で，ALTEなどでは場合によっては生命を失う危険性もある。以上の理由でGERDが疑われる症例に対しては，診断だけでなく，治療法の選択に対しても慎重に対処する必要がある。頁数の関係で省略したことも多く，ぜひ，わが国で作成された小児胃食道逆流症診断治療指針[9]，ESPGAHAN，NASPGAHANの診断治療指針[10]，GERDのウェブサイト[11]なども参照していただきたい。

■文　献

1) Miyazawa, R., Tomomasa, T., Kaneko, H., et al.：Prevalence of gastro-esophageal reflux-related symptoms in Japanese infants. Pediatr. Int., 44：513-516, 2002.
2) Kawahara, H., Dent, J. and Davidson, G.：Mechanisms responsible for gastroesophageal reflux in children. Gastroenterology, 113：399-408, 1997.
3) Kawahara, H., Dent, J., Davidson, G., et al.：Relationship between straining, transient lower esophageal sphincter relaxation and gastroesophageal reflux in children. Am. J. Gastroenterol., 96：2019-2025, 2001.
4) McCauley, R.G.K., Daring, D.B., Leonidase, J.C., et al.：Gastroesophageal reflux in infants and children：A useful classification and reliable physiologic technique for its demonstration. Am. J. Roentgenol., 130：47-50, 1978.
5) Working group of the European Society of Pediatric Gastroenterology and Nutrition：A standardized protocol for the methodology of esophageal pH monitoring and interpretation of the data for the diagnosis of gastroesophageal reflux. J. Pediatr. Gastroenterol. Nutr., 14：467-471, 1992.
6) Colletti, R.B., Christie, D.L. and Orenstein, S.R.：Statement of the North American Society for Pediatric Gastroenterology and Nutrition（NASPGN）：Indications for pediatric esophageal pH monitoring. J. Pediatr. Gastroenterol. Nutr., 21：253-262, 1995.
7) El-Serag, H.B., Bailey, N.R., Gilger, M.A., et al.：Endoscopic manifestations of gastroesophageal

reflux disease in patients between 18 months and 25 years without neurological deficits. Am. J. Gastroenterol., 97：1635-1639, 2002.
8) Hassall, E.：Endoscopy in children with GERD："the way we were" and the way we should be. Am. J. Gastroenterol., 97：1583-1588, 2002.
9) 友政剛（パルこどもクリニック），大浜用克，鈴木則夫，生野猛，位田忍，岩井潤，内山昌則，岡田和子，神山隆道，川原央好，佐々木美香，清水俊明，松藤凡，三木和典，渡邉芳夫，日本小児消化管機能研究会ワーキンググループ：小児胃食道逆流症診断治療指針作成ワーキンググループ報告．小児胃食道逆流症診断治療指針の報告．日小児会誌，110：86-94, 2006.
10) Rudolph, C.D., Mazur, L.J., Liptak, G.S., et al.：Guidelines for evaluation and treatment of gastroesophageal reflux in infants and children. J. Pediatr. Gastroenterol. Nutr., 32（Suppl. 2）：S1-S31, 2001.
11) http：//gerd.cdhnf.org/aspx/public/ContentPage.aspx?pName=MedicalProfessionals_ProfessionalEducationResource&pType=en&menu=medical

〔余田　篤〕

E. 消化器疾患

炎症性腸疾患

> **ケアに対するポイント**
> ・慢性疾患ゆえの精神的ストレス，QOLの低下に配慮する必要がある。
> ・便の回数と性状，量，体重の記録が重要である。
> ・強い腹痛と発熱を伴う患者では早急な評価，加療が必要である。

● はじめに

　一般的に，炎症性腸疾患（inflammatory bowel disease；IBD）には潰瘍性大腸炎（ulcerative colitis；UC）とクローン病（Crohn's disease；CD）が含まれる。ともに，消化管をおもな病変部とする原因不明の難治性炎症性疾患であり，近年，わが国のみならず，世界的に罹患患者が増加しており，その病態生理の理解と治療法の進歩が飛躍的に進んでいる分野である。

● 原　因

　IBDの原因はいまだ明らかにはなっていないが，近年の分子生物学の進歩により，その病態像が少しずつ明らかになってきた。病因としては，遺伝的因子，環境因子（ウイルスや細菌などの微生物感染，腸内細菌叢の変化，食餌性抗原など），免疫学的異常などが，複雑に絡み合いながら病態を形成しており，その病態の本態は腸管粘膜の免疫調整異常と考えられている。

　UCは，大腸粘膜が特異的に傷害されること，各種の自己抗体が出現すること，さまざまな腸管外合併症を伴うことなどから，全身の免疫異常を伴う臓器特異的自己免疫性疾患と考えられるようになってきた。また，IL-7を中心としたサイトカイン調節異常やco-stimulatory moleculeを介した腸管内抗原や自己抗原に対するT細胞の反応異常がUCの病態の本態ではないかと考えられている

　一方でCDは，何らかの腸管内抗原または腸内細菌が腸粘膜に侵入し，機能異常を有する単球・マクロファージならびに樹状細胞の活性化とIL-12とIL-18のsynergistic effectによるCD4陽性T細胞におけるTh1型免疫反応ならびに炎症性サイトカイン産生の亢進が，その病態や炎症の持続に重要であると考えられている。

　欧米では，16番遺伝子のNOD2/CARD15遺伝子のpoint mutationのCDへの関与が示唆されているが，①日本人のCD患者に，この変異は認められなかったことが報告されており，②人種により，発症に関わる遺伝的要素が異なる可能性も指摘されている。

E. 消化器疾患

● 症状・検査

病型

UCは直腸から連続性に病変を有し，その病変の広がりによって直腸炎型，左側大腸炎型，全大腸炎型に分けられる。

CDは縦走潰瘍，敷石像または狭窄の存在部位により，小腸型，小腸大腸型，大腸型，直腸型，胃・十二指腸型などに分けられ，これらの所見を欠く場合は特殊型とし，多発アフタ型や盲腸虫垂限局型などがある。

症状

IBDでは消化管粘膜の炎症性/潰瘍性病変により，下痢，血便，腹痛などを呈するが，UCとCDの病態の違いはそれぞれに特徴的な臨床症状に関与している。

UCでは病変が大腸，とくに遠位大腸を中心とするため，頻回の血性下痢・粘血便ならびに腹痛を主症状とすることが多い。

一方で，CDの症状は病型によりさまざまである。もっとも頻繁にみられる症状は下痢（血性・非血性）と腹痛で，診断時には70％以上でみられる。活動期症例では発熱を伴うことが多い。小腸病変では，消化吸収ならびに腸管の通過障害をきたすことがあり，食欲不振，体重減少，また種々の栄養素欠乏による所見を示すこともある（例：鉄欠乏性貧血）。腸管粘膜の浮腫による通過障害ならびに瘢痕化による狭小・狭窄は，腹痛，嘔吐を呈し入院や手術の適応となることも多い。大腸病変では，UC同様に血性下痢や腹痛を伴う。肛門周囲病変には痔瘻，肛門周囲膿瘍，皮膚垂（skin tag），裂肛，狭窄などがあり，強い痛みや瘙痒感，排膿や排便困難を伴い，患者のQOLを大きく低下させることがある。瘻孔病変は痔瘻にとどまらず腸管腸管瘻，腸管皮膚瘻，腸管腟瘻など多岐にわたる。腸管同士の瘻孔（例：胃・横行結腸瘻）では消化吸収の機会を失うことになり，著明な体重減少・栄養障害をきたすこともある。

IBD患者の体重減少の原因は複雑で，① 腹痛や消化管の通過障害，また食事による症状増悪に対する恐怖感によるカロリー摂取量の低下，② 小腸病変合併例における消化吸収障害，③ 慢性炎症によるカロリー必要量の増加などがある。

小児IBD特有の問題として成長障害がある。これは，おもにCDに合併することが多いが，原因として，① 不十分な栄養摂取，② 炎症性サイトカインの骨代謝への影響，③ 副腎皮質ステロイドの副作用があげられる。

検査

日本におけるUCとCDの診断基準を表1，2に示す。

これらの診断基準を満たすためには，内視鏡による観察と組織診断が重要となる。

血液検査では白血球の上昇と左方偏位，出血や栄養障害による鉄欠乏もしくはビタミンB_{12}の吸収障害による小球性〜大球性の貧血，腸管の炎症による蛋白の漏出と低栄養状態による低蛋白・低アルブミン血症，腸管の炎症を反映してのCRP高値（CDではUCよりも高値のことが多い），血沈の亢進，血小板の上昇などが特徴的である。

糞便検査にて，細菌感染の除外，クロストリジウム・ディフィシール毒素，便潜血検査を行うことも鑑別に有用である。

表1　潰瘍性大腸炎診断基準改定案

(厚生省特定疾患 難治性炎症性腸管障害調査研究班 平成9年度研究報告書)

次のa)のほか，b)のうちの1項目，およびc)を満たし，下記の疾患が除外できれば，確診となる。
a) 臨床症状：持続性または反復性の粘血・血便，あるいはその既往がある。
b) ①内視鏡検査：i) 粘膜はびまん性におかされ，血管透見像は消失し，粗ぞうまたは細顆粒状を呈する。さらに，もろくて易出血性（接触出血）を伴い，粘血膿性の分泌物が付着しているか，ii) 多発性のびらん，潰瘍あるいは偽ポリポーシスを認める。
　②注腸X線検査：i) 粗ぞうまたは細顆粒状の粘膜表面のびまん性変化, ii) 多発性のびらん，潰瘍, iii) 偽ポリポーシス，を認める。その他，ハウストラの消失（鉛管像）や腸管の狭小・短縮が認められる。
c) 生検組織学的検査：活動期では粘膜全層にびまん性炎症性細胞浸潤，陰窩膿瘍，高度な杯細胞減少が認められる。緩解期では腺の配列異常（蛇行・分岐），萎縮が残存する。上記変化は通常直腸から連続性に口側にみられる。

b), c) の検査が不十分，あるいは施行できなくとも，切除手術または剖検により，肉眼的および組織学的に本症に特徴的な所見を認める場合は，下記の疾患が除外できれば，確診とする。
　除外すべき疾患は，細菌性赤痢，アメーバ赤痢，サルモネラ腸炎，キャンピロバクター腸炎，大腸結核などの感染性腸炎が主体で，その他にCrohn病，放射線照射性大腸炎，薬剤性大腸炎，リンパ濾胞増殖症，虚血性大腸炎，腸型Behçetなどがある。

注1) まれに血便に気付いていない場合や，血便に気付いてすぐに来院する（病悩期間が短い）場合もあるので注意を要する。
注2) 所見が軽度で診断が確実でないものは「疑診」として取り扱い，後日再燃時などに明確な所見が得られたときに本症と「確診」する。

表2　Crohn病の診断基準案（2002）

(厚生科学研究費補助金特定疾患対策研究事業「難治性炎症性腸管障害に関する調査研究」班 平成13年度研究報告書)

1. 主要所見
　A. 縦走潰瘍　　B. 敷石像　　C. 非乾酪性類上皮細胞肉芽腫
2. 副所見
　a. 縦列する不整形潰瘍またはアフタ
　b. 上部消化管と下部消化管の両者に認められる不整形潰瘍またはアフタ

確診例：
　1. 主要所見のAまたはBを有するもの[注6] [注7]
　2. 主要所見のCと副所見のいずれか1つを有するもの

疑診例：
　1. 副所見のいずれかを有するもの[注8]
　2. 主要所見のCのみを有するもの[注9]
　3. 主要所見AまたはBを有するが虚血性大腸炎，潰瘍性大腸炎と鑑別ができないもの

注6) A. 縦走潰瘍のみの場合，虚血性大腸炎や潰瘍性大腸炎を除外することが必要である。
注7) B. 敷石像のみの場合，虚血性大腸炎を除外することが必要である。
注8) 副所見bのみで疑診とした場合は同所見が3カ月恒存することが必要である。
注9) 腸結核などの肉芽腫を有する炎症性疾患を除外することが必要である。

超音波，腹部 CT，腹部 MRI も病状の評価に有用で，とくに CD では膿瘍や狭窄部位の特定，肛門周囲病変の評価といった目的で使われることもある。

● 観察のポイント

UC は病変が肛門側より連続性で，結腸に限局していることから，病気の活動期には頻回の血性の下痢を伴うという点で，症状をもとにした活動性の評価がある程度可能である。

一方で CD は，病変が口腔から直腸肛門までどこにでも生じ得ることから，時に，成長障害のみが症状となることもあり，患者の訴えのみでなく，検査・画像を含めた十分な評価が重要となる。

病理組織と内視鏡所見

典型的な IBD の病理組織所見としては，リンパ球，形質細胞を中心とした炎症細胞の浸潤と陰窩の不整，杯細胞の減少などがあげられる。UC では炎症が粘膜筋板より上皮側に限局し，陰窩膿瘍をきたすことが多いが，これは CD でもみられ得る所見で非特異的である。CD では粘膜筋板を越えての炎症細胞の浸潤，そして非乾酪性類上皮細胞肉芽腫が特徴的とされるが，粘膜筋板を越えての組織採取がされることはまれであり，採取組織に肉芽腫が確認されるのは，CD であっても 50％程度とされている[3]。よって，内視鏡の肉眼的所見（CD における縦走潰瘍，敷石像，非連続性病変，上部消化管・小腸の病変）や臨床経過（下痢，体重増加不良，腹痛，肛門周囲病変など）と併せての診断が不可欠である。また，診断の精度を上げるためには，大腸内視鏡検査のみではなく，上部消化管の内視鏡ならびに小腸の評価を行うことが必要である。小腸の評価には，小腸造影検査が行われてきたが，近年実用化されるに至った小腸内視鏡・カプセル内視鏡も有用と考えられる（図 1）。

● 処置・治療

IBD の治療のゴールは，緩解導入そして維持することで，患者の QOL を高めるとともに予後を改善していくことにある。

図 2，3 に，小児潰瘍性大腸炎と Crohn 病の治療指針案を示す。

CD を完治させる根本的な治療は現時点ではないとされているが，UC では大腸全摘出により完治に至るとされている。

栄養療法

栄養療法では，患者の栄養状態を改善させるだけでなく，炎症の消退や治癒機転の促進も得られる。

治療指針案では，CD の診断時および急性活動期には，原則として入院・絶食のうえ，成分栄養剤（elemental diet；ED）による経腸栄養療法を行うことを勧めており，85〜90％の症例で緩解導入に至るとされている。ED は味が悪く，経口での必要量の摂取は困難なことが多く，在宅での経鼻胃管による投与が必要となることもある。ED は脂肪含有量が少ないため，長期の ED 栄養の際には，経静脈的に脂肪製剤を補うことも考慮すべきである。

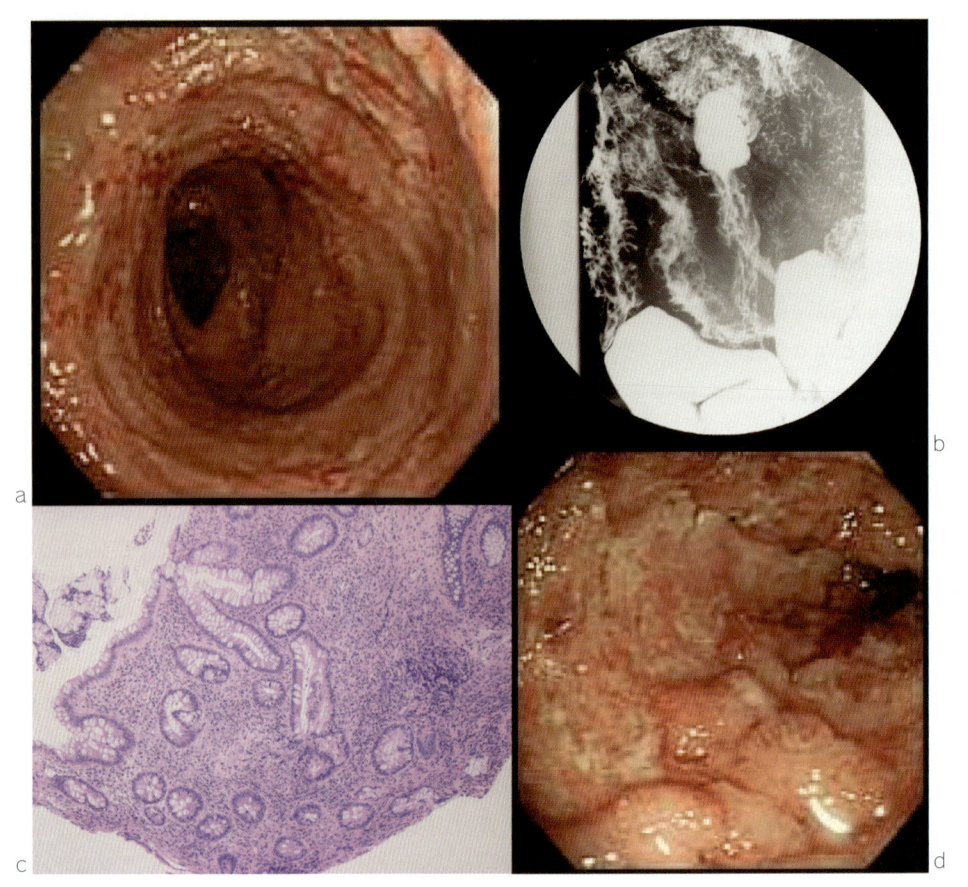

図 1　小腸内視鏡・カプセル内視鏡
a：潰瘍性大腸炎の大腸粘膜
b：小腸 Crohn 病の回腸終末部病変（縦走潰瘍・敷石様所見）
c：Crohn 病の病理所見（腺窩の不整・慢性炎症細胞浸潤・非乾酪性肉芽腫）
d：Crohn 病の大腸粘膜（縦走潰瘍）

　重症例では，絶対的腸管安静目的での中心静脈栄養を必要とすることもある。
　比較的安全で効果もある栄養療法だが，その長期的導入には患者・家族の QOL への多大な影響がある。ED の量を漸減し，低残渣食へと移行するなかで Crohn 病の再燃をみる症例も少なくない。下記の薬物療法，とくに，免疫調整剤や生物学的療法を用いることで，最小限の栄養療法で緩解維持できる症例も少なくなく，その安全性と効果，そして患者と家族の QOL も含めて，その適応は再検討していくべき課題であろう。

薬物療法

1）5-ASA（amino-salicylic acid）

　サラゾスルファピリジン（SASP，サラゾピリン）：抗炎症作用を有する 5-ASA と抗菌薬であるスルファピリジン（SP）をアゾ結合した合剤で，大腸病変にのみ効果を示す。錠剤を粉砕しての投与も可能であり，乳幼児症例にも使用できる。副作用としては，SP 濃度上昇に

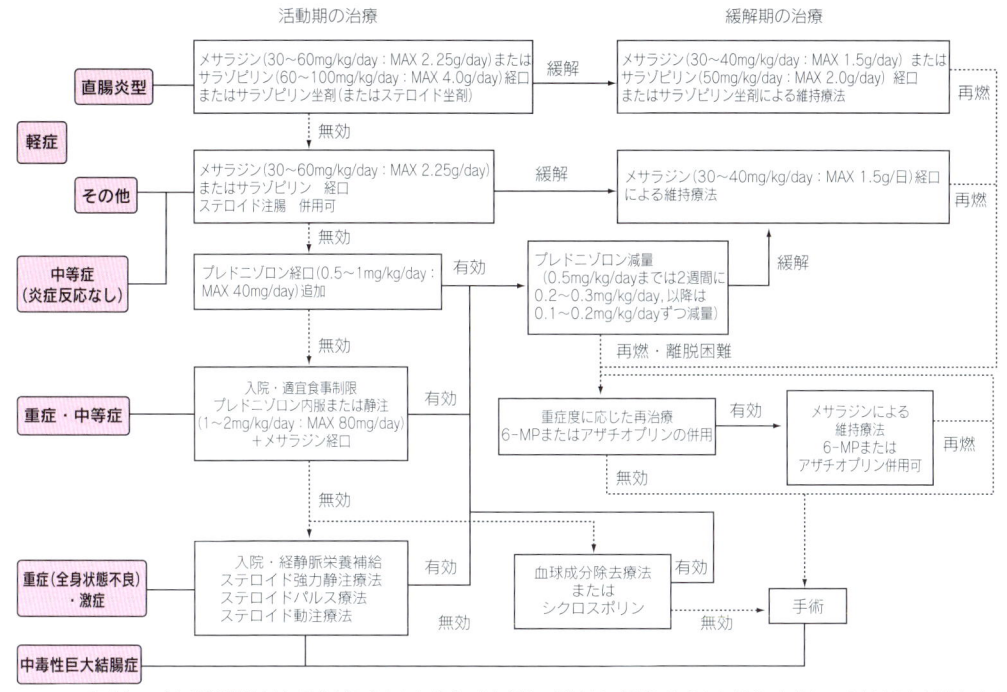

図2 小児潰瘍性大腸炎治療指針案の概要

(友政剛, 小林昭夫, 牛島高介, 他：小児潰瘍性大腸炎治療指針案. 日本小児科学会雑誌, 108：611-614, 2004. より引用)

よるSASP不耐症として, 嘔気・嘔吐・腹痛などの消化器症状, 頭痛, 倦怠感, 白血球減少, 汎血球減少, 溶血性貧血などがみられ, SASP投与開始後2〜3週間で発生する。またSASPに対するアレルギー反応の症状として, 皮疹, Steven-Johnson症候群, 再生不良性貧血, 自己免疫性溶血, 無顆粒球症などがみられることもある。精子形成にも影響し, 男性不妊の原因となることもある。

メサラジン (ペンタサ®)：5-ASAをエチルセルロース膜で被覆した微細顆粒に封入し, 腸溶性徐放薬としたのがメサラジンで, 小腸ならびに大腸病変に効果を示す。水に懸濁して攪拌後, ただちに服用しても効果はあるとされており, 錠剤の内服が困難な幼児, 学童では, この投与法も考慮したい。注腸製剤もあり, 遠位結腸の炎症症状が強い場合に有効である。メサラジンはSASPと比較して, 安全性は高いとされているが, 発疹, 発熱, 下痢, 白血球減少, 間質性腎炎, 肝障害などの副作用が起こり得る。メサラジン開始後1〜2週間して腸炎症状が徐々に増悪し, メサラジン中止にて劇的に改善する症例の報告もあり[4], メサラジン開始にて一時的に症状が改善した後の増悪症例では, 副腎皮質ステロイドを開始する前にメサラジンを24〜48時間中止することも考慮する必要がある。

2) 副腎皮質ステロイド

5-ASA製剤や栄養療法でも緩解導入できないIBD症例では, ステロイド療法が奏効することが多い。80％以上で症状改善をもたらすとされている。維持療法としてのステロイドが,

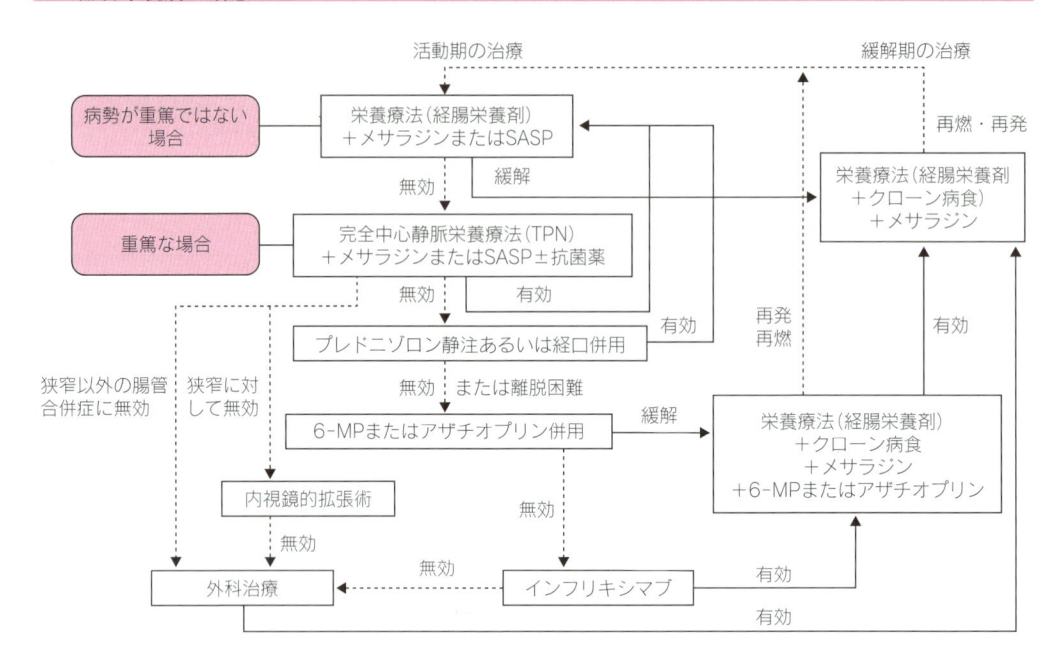

図3 小児クローン病治療指針案の概要

(今野武津子，小林昭夫，友政剛，他：小児クローン病治療指針案．日本小児科学会雑誌，109：815-820，2005．より引用)

長期間の緩解を維持して再燃を予防できる効果は不十分とされており，小児におけるステロイド使用の副作用を考慮すると維持療法の選択薬ではないと考えられる。ステロイドによる成長抑制はプレドニゾロン5mg/m^{2}連日投与で出現し，10mg/m^{2}では必発とされる。維持療法としては10mg/m^{2}以下の確実投与が望ましいとされる。

一般的に初期投与量はプレドニゾロン1〜2mg/kg/day（最大60mg/day）として，臨床的改善がみられたときには同量をさらに2週間維持した後に漸減することになる。早期に漸減すると再燃することが多く，臨床症状に比して，粘膜病変の改善が乏しいためと考えられる。漸減方法は一般的には2週間ごとに10mgずつ減量し，20mg/dayからは2週間ごとに5mgずつ減量して離脱する。

UCの重症例で，通常量でのステロイドによる効果が不十分なときには，ステロイドパルス療法が奏効することもある。有効例では早期に症状改善につながり，結果的にステロイドの使用総量を減らせることもあるとされるが，再燃を繰り返す慢性疾患における大量のステロイド使用とその蓄積による副作用は慎重に検討を続ける必要があり，その適応については，個々の症例で十分に検討したうえでの導入が望まれる。

3）免疫調整薬・免疫抑制薬

IBDに対する免疫調整薬・免疫抑制薬の使用は緩解導入・緩解維持効果とともに，ステロイドの減量効果があるとされている。アザチオプリン（AZP），6-メルカプトプリン（6-MP），シクロスポリン-A（CyA），メトトレキサート（MTX），タクロリムス（FK-506）などが効果があるとされ用いられる。

AZPと6-MPはRNA合成と細胞分裂を阻害し，リンパ球の増殖を抑制し，免疫抑制効果

を発揮する．効果出現には2～4カ月がかかるとされ，緩解導入のための併用薬を考慮する必要がある．6-MPの緩解維持効果とステロイド減量効果は小児における多施設二重盲検プラセボ・コントロール試験でも証明されている[5]．術後の再燃予防，肛門周囲病変の治療としても有用とされる．欧米ではAZP 1.5～2.5mg/kg/day，6-MP 1.0～1.5mg/kg/dayが用いられるが，日本人における至適量は半量程度と考えられている．主な副作用としては，骨髄抑制による白血球減少，肝機能障害，ならびに膵炎がある．

CyAとFK-506は細胞性免疫を制御するカルシニューリン阻害薬である．CyAは静注開始後1～2週間で病状が改善するが，最終的には70～100％の患者で1年以内の大腸摘出術を必要とする．とくに，内服治療に移行した後は，血中濃度が不安定で，緩解維持効果は乏しいとされている．FK-506はCyAに比べて腸管からの吸収も安定しており，内服治療での緩解導入が可能である．しかしながら，ステロイド抵抗性のUC症例では，全例が大腸摘出術に至ったとの報告もある[6]．これらの免疫抑制薬は，ステロイドの使用が望ましくないUC症例における緩解導入ならびにAZP/6-MPの効果が出現するまでの橋渡し的，もしくはステロイド抵抗性・依存性症例の手術回避目的に使うことが望ましいと考える．

MTXはジヒドロ葉酸還元酵素を抑制することによるDNA合成阻害薬で，AZP，6-MPと同様にCrohn病の緩解導入・維持効果とともに，ステロイドの減量効果も知られている．欧米では皮下もしくは筋注が主体であるが，わが国では承認されておらず，患者からの同意を得ての使用が必要である．内服薬での効果は確立されていない．副作用としては葉酸欠乏による食欲低下，悪心や肝酵素の上昇も認められることがあるため，投与中は葉酸の補充が必要である．白血球減少と肝線維化そして間質性肺炎が重篤な副作用としてモニターされる必要がある．

4）生物学的療法

生物学的療法がCD治療の新しい時代を開いているが，その主体は抗TNF-αキメラ抗体であるインフリキシマブ（IFX）である．IFXは中等症以上もしくはステロイド依存性／抵抗性のCDの緩解導入・維持，そして瘻孔病変や腸管外病変の治療にも有用であることが欧米での大規模スタディーや種々の症例報告で証明されてきた．そしてREACHスタディーでは小児CD患者におけるその効果と安全性，ステロイド減量効果，そして成長への好影響まで証明された[7]．

0，2，6週の緩解導入療法後の，8週おきの維持療法は，CDの症状改善とともに，患者のQOLの改善を可能にした．

その作用機序は，可溶性TNF-αを中和する作用以外にも，caspase依存性の経路により粘膜固有層と末梢血のTリンパ球のapoptosis（アポトーシス）を誘発することによることが明らかになってきた．

副作用としては，結核発症による死亡例の報告もあるが，投与前のツ反や画像によるリスク患者の選定と，抗結核薬の投与により，大幅にリスクを下げるに至った．腹腔内感染症は投与の禁忌となり，すべての膿瘍病変は排膿しておく必要がある．頻度の高い副作用としては投与時反応（infusion reaction）がある（5～10％）．抗ヒスタミン薬，ステロイド，アセトアミノフェンの前投薬により投与時反応のリスクを減らすことができ，一度，投与時反応を経験した患者でも，IFX治療の継続は可能である．

IFXは劇的な効果を有する一面で，投与時反応，重症の慢性疾患に対する長期的使用など

の問題を含んでおり，CD の管理，そして IFX の使用経験が十分にある専門医のもとで使用されるべきである．

欧米においては，難治性の UC に対しても IFX の適応が承認されたが，わが国では現在治験を行っている段階である．

手　術

UC は外科的に完治する疾患とされ，内科的治療に抵抗性の症例や，穿孔・中毒性巨大結腸症を伴った症例，異形成・癌化症例では手術の適応となる．UC と Crohn 大腸炎の鑑別が困難なことも少なくなく，大腸亜全摘術と回腸人工肛門造設術後，摘出腸管にて UC の確定診断後に回腸嚢-肛門吻合術を行う二期的手術が主流となっている．近年の腹腔鏡技術の進歩による腹腔鏡下手術は患者の QOL を大きく改善している．術後の回腸嚢炎を半数近くで合併することが知られているが，内科的治療への反応性はよい．

CD 患者の外科治療の目的は，愁訴の原因となる合併症に外科的処置を加え，患者の QOL を改善することにある．手術の絶対的適応は穿孔，大量出血，腸閉塞，中毒性巨大結腸症，癌合併があり，相対的適応には難治性狭窄，膿瘍，内瘻，外瘻のほか，発育障害や内科的治療無効例，肛門周囲膿瘍，排膿の多い有痛性痔瘻などがあげられる．

回腸終末部切除術後の内視鏡的再発率は 1 年間で 70% に至るとされている．術前の PCDAI 高値例，術前 6-MP 使用例，大腸病変は，活動性の高さもあってか，再発率が高いとされている．AZP，6-MP は術後の再燃予防効果があるとされている．

strictureplasty，balloon dilatation は，瘢痕性，狭窄性病変の治療として小児でも行われることがある．

肛門周囲病変，とくに痔瘻のコントロールは，IFX の登場により内科的なコントロールが可能な症例も増えてきたが，膿瘍の切開排膿やシートン法を必要とする症例もあり，その適切な判断のためには炎症性腸疾患を専門とする外科医との積極的な併診が望まれる．

● 合併症と予後

IBD に合併し得る悪性疾患として，大腸癌，小腸癌，リンパ腫が知られている．Crohn 大腸炎における大腸癌のリスクも潰瘍性大腸炎と同等とされ，大腸炎の罹患期間と活動性による影響を受ける．発症後 8〜10 年たってからは，大腸ファイバーを毎年行うべきである．CD における小腸癌はまれな合併症ではあるが，CD ではない人に比べると起こりやすいとされている．非ホジキンリンパ腫の合併に関してはさまざまな議論があるが，AZP，6-MP の投与によりリスクが多少上がるといわれている．しかしながら，免疫調整薬により得られる利点は，そのリスクを上回ると考えられている．

IBD の腸管外合併症も数多く知られており，①成長障害と骨塩量低下，②関節症状（強直性脊椎炎など），③皮膚症状（口内アフタ，結節性紅斑，壊疽性膿皮症，多形滲出性紅斑など，④眼症状（虹彩炎，ぶどう膜炎など），⑤肝胆道疾患（原発性硬化性胆管炎など），⑥膵臓，⑦腎結石，⑧血管などがある．多くは，原疾患である腸管炎症のコントロールにて改善するとされている．

Hyamsらによれば，小児UC患者の70％は，その活動性に関係なく診断後3カ月以内に緩解導入に至るとされている。約50％の患者は，診断後1年間は緩解が維持されるが，中等度以上で発症した患者の10％は症状が持続する。7〜10年間のフォローでは，55％で緩解維持できており，40％で間欠的に再燃し，5〜10％では症状が持続することになる。大腸摘出術が必要となる小児は，診断後1年間で5％，5年では19〜23％に至る[8]。

　CDは再燃と再発を繰り返し，慢性の経過をとる。完全な治癒は困難であり，緩解期間を長く維持することが重要である。手術率は発症後5年で33.3％，10年で70.8％と高く，さらに手術後の再手術率も5年で28％と高率である。

■文　献

1) Hugot, J.P., Chamaillard, M., Zouali, H., et al.：Association of NOD2 leucine‐rich repeat variants with susceptibility to Crohn's disease. Nature, 411：599‐603, 2001.
2) Inoue, N., Tamura, K., Kinouchi, Y., et al.：Lack of common NOD2 variants in Japanese patients with Crohn's disease. Gastroenterology, 123：86‐91, 2002.
3) De Matos, V., Russo, P.A., Cohen, A.B., et al.：Frequency and clinical correlations of granulomas in children with crohn disease. J. Pediatr. Gastroenterol. Nutr., 46：392‐398, 2008.
4) Iofel, E., Chawla, A., Daum, F., et al.：Mesalamine intolerance mimics symptoms of active inflammatory bowel disease. J. Pediatr. Gastroenterol. Nutr., 34：73‐76, 2002.
5) Markowitz, J., Grancher, K., Konh, N., et al.：A multicenter trial of 6‐mercaptopurine and prednisone in children with newly diagnosed Crohn's disease. Gastroenterology, 119：895‐902, 2000.
6) Ziring, D.A., Wu, S.S., Mow, W.S., et al.：Oral tacrolimus for steroid‐dependent and steroid‐resistant ulcerative colitis in children. J. Pediatr. Gastroenterol. Nutr., 45：306‐311, 2007.
7) Hyams, J., Crandall, W., Kugathasan, S., et al.：Induction and maintenance infliximab therapy for the treatment of moderate‐to‐severe Crohn's disease in children. Gastroenterology, 132：863‐873, 2007.
8) Hyams, J.S., Davis, P., Grancher, K., et al.：Clinical outcome of ulcerative colitis in children. J. Pediatr., 129：81‐88, 1996.

〔新井　勝大〕

E. 消化器疾患
Hirschsprung 病

> **ケアに対するポイント**
> ・胎便排泄が遅延し，便秘によるイレウス症状や腸炎を合併する。
> ・嘔吐による脱水や電解質異常，栄養状態の悪化に注意が必要。
> ・手術後も長期間にわたり，排便訓練・管理の必要がある。

● 原因

　Hirschsprung 病（以下，本症）の本態は，腸管壁の神経節細胞（Auerbach 神経叢および Meissner 神経叢）の先天的欠如に起因し，この無神経節部腸管が正常な蠕動運動を欠くため，腸管内容の円滑な移送が得られず腸閉塞症状を呈する。

　本症においては腸管壁内神経節細胞欠如腸管，すなわち無神経節腸管が必ず肛門から連続性に口側に広がるという特徴がある。この病態の発生機序については，cranio-caudal migration theory が知られている。すなわち，消化管の壁内神経細胞は胎生 6～10 週の間に消化管の口側より尾側に向かって下降性に遊走分布して形成される。この下降分布がなんらかの原因により途中で阻止されることにより，それより肛門側の腸管に種々の範囲に無神経節腸管を生じる。本症で何ゆえに下降分布の移動過程が障害されるかについては不明である。

　ラット，マウスでは遺伝的に無神経節腸管を発生させる系統が存在する。ヒトでも同胞などの家族内発生率は一般の発生率に比し高いとされ，また Waardenburg 症候群の存在などから遺伝要素が示唆される。近年，ヒトでは RET, endothelin 3, endothelin receptor B, SOX 10 などの遺伝子異常が指摘されている。これらの遺伝子はいずれも神経堤細胞の発生・分化に関与している遺伝子群であり，本症の成因へのこれらの遺伝子の関与が注目されている。

● 病理・病態生理

腸管壁内神経節細胞の欠如

　正常腸管壁には筋層の内輪筋と外縦筋間に存在する Auerbach 神経叢と，粘膜下層にみられる Meissner 神経叢がある。両神経叢は神経線維からなる網目構造を示し，腸管を取り囲むように存在する。Auerbach 神経叢はよく発達し，多数の神経節細胞が存在する。本症では，無神経節腸管壁内のこれらの神経節細胞が先天的に欠如しており，Auerbach 神経叢および Meissner 神経叢がみられない。その代わりに粘膜下組織および筋層間に外来の神経線維の増生を認める。

無神経節腸管の病態生理

腸管壁内神経叢は腸管運動を一次的に調節し，交感神経，副交感神経などの外来神経線維は直接平滑筋細胞を支配するのではなく，壁内神経節細胞を介して二次的に調節している．本症では，腸管壁内神経節細胞は欠如するものの，外来性神経線維は存在しており，本来接続すべき相手である壁内神経節細胞が欠如しているために，無制限に伸長した結果，粘膜下層にまで異常増生している．組織学的検索では cholinergic および adrenergic 両線維の異常な増生を認め，cholinergic 線維の増生は acetylcholine‐esterase（AchE）活性の増加として，本症の組織化学的診断法として重要である．

● 発生頻度

本症の発生頻度は出生 4000～5000 人に 1 人とされ，男児に多く，90％以上が体重 2500g 以上の成熟児である．家族内発生は 3～5％にみられ，Down 症候群や心奇形との合併が知られている．

● 病型分類

無神経節腸管の範囲により，short segment type（下部直腸に限局），rectosigmoid type（S 状結腸以下），long segment type（S 状結腸より口側の結腸に及び全結腸以下），entire colon type（全結腸および回腸終末部にまで及ぶ），extensive type（回腸終末部を越えて口側腸管に及ぶ）に分類され，short segment および rectosigmoid type が本症の約 80％を占める．

● 症　状

本症の臨床症状は，無神経節部腸管の長さによって異なる．一般に胎便排泄遅延や，出生後まもなく嘔吐，腹部膨満，排便障害などの腸閉塞症状を呈することが多い．浣腸や肛門ブジーなどにより症状が軽減し，幼児，学童，まれに成人になって発見される例もある．明らかな器質的疾患のない腸閉塞症状や排便障害を認めた場合，本症をまず考慮する必要がある．

胎便排泄遅延
胎便は通常 24 時間以内に排泄されるが，本症の 90％に胎便排泄遅延が認められる．

腹部膨満
排便や排ガスが不十分なため腹部が膨満する．新生児例では腸管ガスの貯留が顕著で，打診で鼓音を認める．

嘔　吐
新生児では胆汁性嘔吐をみることが多く，哺乳が不十分となり，脱水，乏尿，電解質異常を生じる．

Ⅱ 器官系統別の病態生理

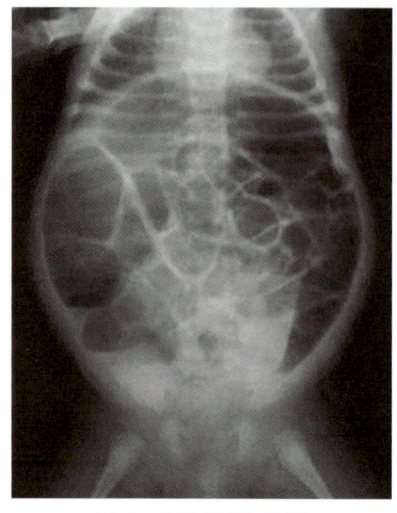

図1　腹部単純X線像　　　　　図2　注腸造影像

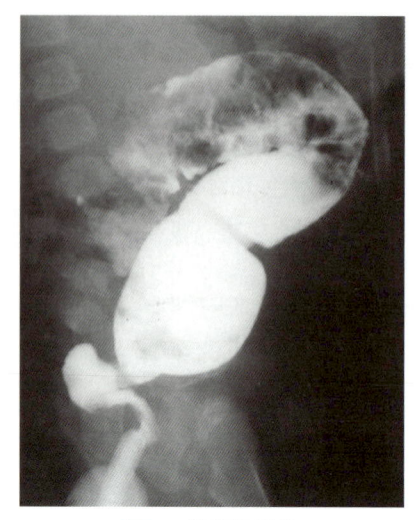

便秘・排便障害

浣腸などにより排便を認める症例も少なくないが，自然排便を認めることはまれである。新生児例ではイレウス症状を呈することが多いが，乳児期以降に診断された症例では，頑固な便秘や排便障害を主症状とし，腹部に便塊やガスの貯留を認める。

下痢・腸炎

新生児例や乳児例では，時に難治性腸炎を生じ，進行すると敗血症に陥る危険性がある。輸液，抗菌薬投与，浣腸や洗腸による腸内容物の排出を施行し，場合によっては緊急で人工肛門造設を要することもある。

● 検　査

直腸指診

本症の肛門管は収縮したままで弛緩しないため，直腸診で指を引き抜くと，多量のガス，水様便の噴出をみることがある。

腹部単純X線検査

腹部全体に拡張した腸管ガス像を認める（図1）。

注腸造影検査

無神経節腸管の狭小化とその口側腸管の拡張像が特徴的所見である（caliber change）（図2）。

直腸肛門内圧検査

直腸に挿入した加圧用バルーンで伸展刺激した際の肛門管内圧の変動をみる。正常児では直腸をバルーンで伸展刺激すると肛門管圧は反射的に下降する（直腸肛門反射陽性）。本症では直腸を伸展刺激しても肛門管圧の下降を認めず，直腸肛門反射は陰性である。

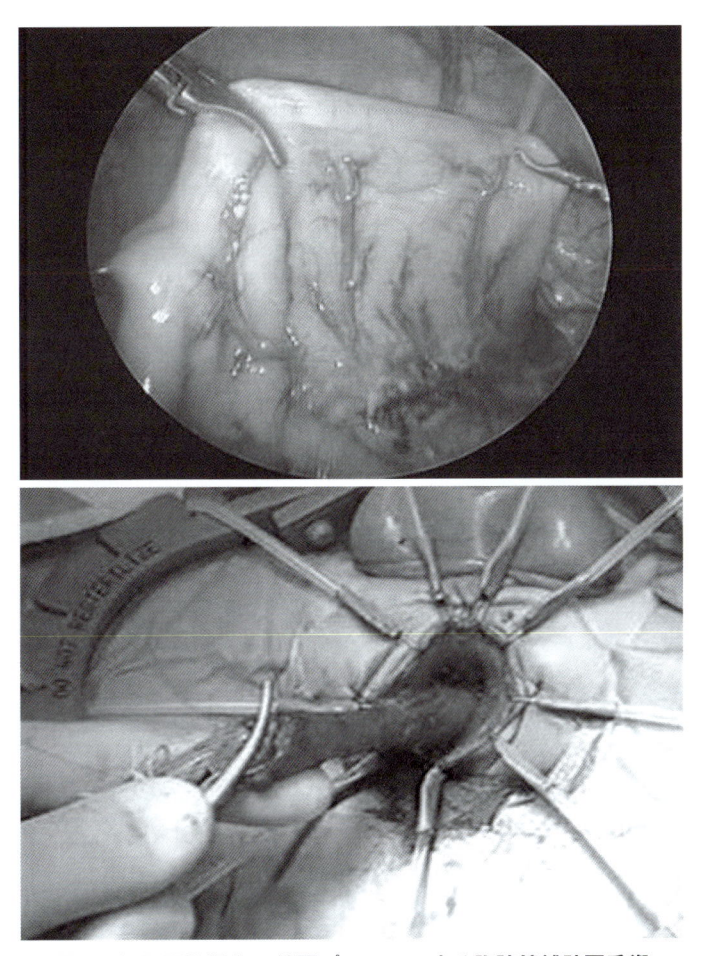

図3 経肛門的操作で結腸プルスルーする腹腔鏡補助下手術

直腸粘膜生検

本症の確定診断は直腸粘膜生検の病理所見によりなされる。hematoxylin‑eosin 染色において粘膜下層の神経節細胞欠如が，AchE 染色において粘膜層の外来神経線維の増生を認める。

● 処置・治療

診断が確定すれば外科的治療は必須となる。病変部がS状結腸以下の場合，根治術を待つ間，肛門より8〜12 Fr Nélaton チューブを挿入して温生理食塩液で腸洗浄を施行する。病変部がS状結腸より口側に及ぶ場合は，正常腸管に人工肛門を造設し根治術まで待機する。

根治術では，肛門側の無神経節部腸管を切除し，口側の正常腸管を引き降ろして肛門部に吻合する結腸プルスルー術[1]が行われる。

最近では，開腹せずに経肛門的操作のみで施行する術式や，腹腔鏡補助下に腸間膜の処理を施行し，経肛門的操作で結腸プルスルーする腹腔鏡補助下手術[2]（図3）が普及しており，多くの症例で非開腹手術が行われている。従来，体重が5〜6 kgを超えた時期に根治術が行われてきたが，近年は早期手術へと移行している。

病変部がS状結腸より口側に及ぶ場合は，大腸の吸収能を保持するために，無神経節部腸管の一部を温存するcolon patch法や，無神経節部腸管背側に正常腸管を側々吻合するDuhamel変法を用いることが多い。

● 予　後

術後合併症としては，腸炎，下痢，便秘などがあげられるが，通常の病型では手術成績はおおむね良好である。しかし，extensive typeでは，残存正常小腸の長さによっては，排便状況や栄養管理上からいまだ予後良好とは言い難い。

また，本症における術後の排便機能に関する評価は，長期的かつ継続的に行う必要がある[3]。

● Hirschsprung 病類縁疾患

intestinal neuronal dysplasia（IND）

組織学的特徴として，粘膜下層の巨大神経節細胞の存在，粘膜固有層の異所性神経節細胞の出現，AchE陽性神経線維の増性が認められるものとされる。保存的治療で改善するものから，手術を施行しても予後不良のものまでさまざまである。

hypoganglionosis

Auerbach神経叢における神経節細胞数の減少を特徴とする。広範囲病変のものがほとんどで，予後はきわめて不良である。

immature ganglia

腸管の神経節細胞は存在するが著しい未熟性を示す。出生早期から腸閉塞症状を示し，病変部位が小腸にまで及ぶ異常症例が大部分である。

CIIPS（chronic idiopathic intestinal pseudoobstruction syndrome）

腸管神経叢には明確な異常が認められないが，慢性的に著しい腸閉塞症状を呈する。予後は不良で，長期の静脈栄養・経腸栄養が施行される。

■ 文　献

1) Miyano, T., Yamataka, A., Urao, M., et al.：Modified Soave pull-through for Hirschsprung's disease：Intraoperative internal sphincterotomy. J. Pediatr. Surg., 4：1599-1602, 1999.
2) Yamataka, A., Kobayashi, H., Hirai, S., et al.：Laparoscopy-assisted transanal pull-through at the time of suction rectal biopsy：A new approach to treating selected cases of Hirschsprung disease. J. Pediatr. Surg., 41：2052-2055, 2006.
3) Fujiwara, N., Kaneyama, K., Okazaki, T., et al.：A comparative study of laparoscopy-assisted pull-through and open pull-through for Hirschsprung's disease with special reference to postoperative fecal continence. J. Pediatr. Surg., 42：2071-2074, 2007.

〔加藤　善史〕

E. 消化器疾患
肝　炎

> **ケアに対するポイント**
> ・出血傾向はないか
> ・年齢別の脳症の評価
> ・黄疸の評価；尿は濃くないか，便は白くないか

● 原　因

　肝炎は臨床経過から，おおよそ6カ月以内に炎症が終息する急性肝炎と，6カ月以上にわたり炎症が持続する慢性肝炎に分けられる。急性肝炎の一部には凝固能低下（PT＜40％）と意識障害（肝性昏睡Ⅱ度以上）を伴う例は，予後が不良であり劇症肝炎として区別される。さらに劇症肝炎では症状出現後10日以内に脳症が発現する急性型と11日以降に発現する亜急性型に分類され，予後は亜急性型のほうが悪い。

　表1に肝炎をきたす原因を示した。このように血液検査で肝機能異常をきたす疾患は多岐にわたるが，肝炎とは肝病理学的に肝細胞の壊死・炎症を呈するのが特徴である。この点に関してEBウイルスは，肝機能異常が6カ月にわたり持続する場合があるが，肝組織では壊死・炎症所見はほとんどみられないものから，門脈域の細胞浸潤や小葉内の壊死・炎症所見がみら

表1　組織学的に肝炎を示す原因と病態

		劇症化	肝硬変・肝癌
ウイルス性			
	A型肝炎	あり	なし
	B型肝炎	あり	あり
	C型肝炎	なし	あり
	デルタ肝炎*		
	E型肝炎	あり	なし
薬剤性		あり	不明
自己免疫性		あり	あり
代謝性			
	Wilson病	あり	あり
	非アルコール性脂肪肝炎（NASH）	なし	あり

＊HBVキャリアのみに感染

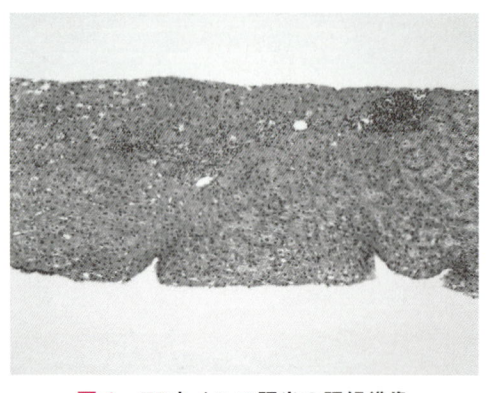

図1　EBウイルス肝炎の肝組織像

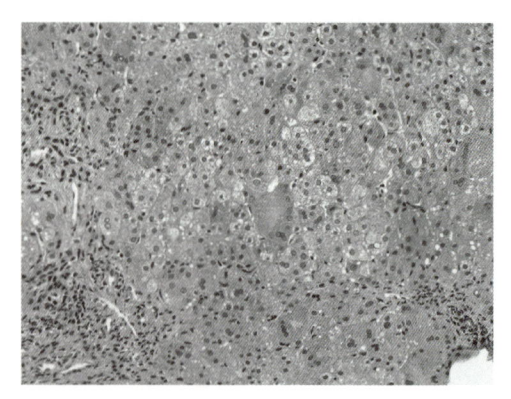

図2　サイトメガロ肝炎にみられる巨細胞性変化

れることもある（図1）。一方，サイトメガロウイルス（CMV）は新生児期から乳児期早期では胆汁うっ滞性肝障害を呈し，組織学的には巨細胞性肝炎や胆管障害が特徴的である（図2）。CMVでは胆管上皮内にCMV抗原が検出されることがある。しかし，一般的に肝炎ウイルスは肝細胞に親和性が高く，肝細胞内で増殖するウイルスと定義され，ヘルペスウイルス属など組織学的に肝炎像をきたしても肝炎ウイルスの範疇には入れない。

● 症状・検査

症状

　教科書的に肝炎の症状は，全身倦怠感，腹痛・嘔吐などの消化器症状，黄疸が特徴的とされているが，小児では多くの場合，臨床症状から肝炎を診断するのは困難である。成人では，トランスアミナーゼ値が300台になると症状が認められるとされる。しかし，小児では黄疸がなければトランスアミナーゼが著しい高値でも症状がみられないことも少なくない。むしろ急性肝炎では，発熱・下痢・嘔吐などの急性胃腸炎症状で発症することはしばしばある。可視黄疸は，ビリルビン値が2.0 mg/dlを超えない限りその存在を確認するのは難しい。すべての黄疸は眼球結膜から始まり，顔面，体幹，四肢へと遠心性に拡がる。慢性肝炎はほとんどの場合，肝硬変に至らない限り症状はない。

検査と診断

　表2に診断に必要なおもな検査を示した。表2の[*]で示したように，診断のために必要な検査がすべて保険診療内でできるわけではない。

1）肝炎ウイルス

　肝炎ウイルス感染症のなかでもっとも診断が難しいのはB型肝炎ウイルス（HBV）感染である。慢性肝炎であれば，HBs抗原のみの検索で容易に診断できるが，急性肝炎や劇症肝炎では，時期によってHBs抗原が検出されないこともあり，必ずHBs抗原，HBs抗体，HBc抗体を同時期に検査することが重要である。HBc抗体が単独陽性あるいはHBs抗体ならびにHBc抗体ともに陽性の場合は，HBVの感染が強く疑われるため，HBV DNA検査を行うと同時に，専門施設でのウイルスゲノムの検索を依頼することが重要である。また，HBVでは，

表2 おもな検査

	確定診断に必要な検査	診断の補助となる検査
ウイルス性		
A型肝炎ウイルス	IgM HA抗体	
B型肝炎ウイルス	HBs抗原，HBs抗体，HBc抗体	
C型肝炎ウイルス	HCV抗体（第3世代）	
デルタ肝炎ウイルス	HDV RNA*	
E型肝炎ウイルス	HEV RNA*	
薬剤性	なし	DLST*
		肝生検
自己免疫性	抗核抗体	肝生検
	抗LKM-1抗体	
	抗平滑筋抗体*	
代謝性		
Wilson病	蓄尿銅	血清セルロプラスミン
	肝臓中銅含有量*	
非アルコール性脂肪肝炎	肝生検	腹部CT
		耐糖能検査

*保険収載されていない検査

家族内を中心とした濃厚接触感染が主な感染経路となるため，詳細な家族歴や生活歴を問診することが診断の手がかりとなることが多い。

デルタ肝炎ウイルスは，HBVキャリアのみに感染し，かつ地中海周辺地域に集中している。わが国ではほとんどみることはない。

E型肝炎は長らく輸入肝炎とされていたが，渡航歴のない国内の散発性急性肝炎患者にE型肝炎ウイルスが検出された。一方，シカ，イノシシ，ブタなどの動物肉の生食がE型肝炎ウイルスの原因となっていることが判明した。このようにE型肝炎ウイルス（HEV）は肝炎ウイルスのなかで唯一の人畜共通感染症と認識されている。また，成人では劇症肝炎の報告もある。HEV感染の診断には，詳細な食事に関する問診が重要である[1]。

2）薬剤性[2)3)]

薬剤性肝炎（肝障害）は，薬剤投与歴と肝障害の経過との時間的関連，他の肝障害の原因の除外，その薬剤が肝障害を起こす頻度に基づいて診断される。成因として予測可能な場合（intrinsic type）と予測不可能な場合（idiosyncratic type）に大別される。intrinsic typeでは濃度依存性に肝障害がみられ，代表的な薬剤はアセトアミノフェンである。しかし，このようなタイプはむしろまれであり，多くの薬剤性肝障害はidiosyncratic typeである。idiosyncratic typeはアレルギー機序によるものと個体の特異体質に基づいて産生された代謝産物が肝毒性を有することにより肝障害を引き起こすとされている。この場合は，曝露量（投与量）と肝障害の程度は相関しない。intrinsic typeとidiosyncratic typeの肝組織の特徴を表3に示

表3 成因別にみた肝障害の組織学的特徴

薬剤性肝障害のタイプ	
intrinsic	idiosyncratic
微小脂肪滴	肝炎
リン脂質蓄積	胆汁うっ滞
肝細胞壊死	巨細胞性変化
線維化	
胆汁うっ滞	

した。薬剤性肝炎では idiosyncratic type の頻度が多く，表3に示したように他の肝疾患と酷似した組織像を呈するため，その診断が困難なことが多い。小児でも，同様の傾向はある。肝炎像を呈する場合は薬剤性肝炎でも自己抗体が検出されることがあり，自己免疫性肝炎や他の自己免疫性疾患に随伴する肝障害の鑑別に苦慮することが少なくない。巨細胞性変化については，小児期は図2に示したような巨細胞性肝炎像を呈する疾患が多く，成人に比して薬剤の関与を判定するのが困難なことが多い。

現在，成人を対象とした薬剤性肝障害の診断のためのスコアリングシステムと使用マニュアルが作成されている。このスコアリングシステムと使用マニュアルも，後述する自己免疫性肝炎と同様に胆汁うっ滞の指標を ALP 値としたり，飲酒の有無が加味されるなど，小児にそのまま適用できないが，参考にはなる。このマニュアルの重要な点は，肝臓専門医が診断に介入することを明記していることである。

3）自己免疫性[4][5]

典型例の診断は容易であるが，判断に迷う場合は国際 AIH（autoimmune hepatitis）研究グループのスコアリングシステムを参考にする。ただし，小児では細胞浸潤と線維化を伴った，いわゆる慢性肝炎像を示すばかりでなく，急性肝炎あるいは劇症肝炎として発症する症例もあり，肝組織を丹念に検討することが大切である。成人では ALP 値を重視するが小児では生理的に ALP 値が高いため γ-GTP 値を指標にする。

4）代謝性

Wilson 病と非アルコール性脂肪肝炎（non-alcoholic steatohepatitis；NASH）は肝組織だけからでは鑑別することは困難である。問診や表2に示した検査を行うことでほとんどの場合は診断にたどりつく。NASH 患者では肥満が特徴的であるが，Wilson 病患者では肥満はまれである。肥満による肝細胞への脂肪沈着のみでも肝機能異常はしばしばよくみられ，肝 CT で診断可能であるが，NASH の診断には，肝生検による組織学的な診断が必須である。

● 治　療

治療は病態と原因の両面から関わる必要がある（表1）。具体的な治療法については，成書を参照していただきたい。劇症化する可能性のある疾患に関しては，原因の特定と並行して肝予備能と脳症の評価を行い，原疾患の治療と劇症肝炎の治療を行わなければならない。肝硬変・肝癌を合併する可能性のある疾患については，たとえ臨床検査学的に正常であっても肝硬変・肝癌の危険性を踏まえて診療していくことが重要である。また，肝硬変に進展した場合は，

ウイルス性

劇症化したウイルス性肝炎のなかで,原疾患の治療が有効なのは HBV 感染のみである。HBV による劇症肝炎ではインターフェロン製剤とラミブジンの併用を行う。

慢性肝炎については,C 型慢性肝炎はインターフェロン製剤(場合によってはリバビリンの併用)を中心とした治療法でウイルス排除が望める。B 型慢性肝炎については,インターフェロン製剤と各種抗ウイルス剤に適応があるが,C 型肝炎と同様のウイルス排除を望める治療法は現在のところない。

自己免疫性

成人の自己免疫性肝炎では,軽症例があり必ずしもステロイドの適応とならない例もあるが,小児では重症例が多くほとんどの症例でステロイド薬とアザチオプリンの投与が必要となる。劇症肝炎で発症した場合は,シクロスポリンを併用することが多い。

Wilson 病

慢性肝炎で発見される Wilson 病はキレート剤か亜鉛製剤の投与が中心である。劇症肝炎で発症した場合は,人工肝補助が必要となる。劇症肝炎型 Wilson 病(Wilsonian fulminant hepatitis)は他の劇症肝炎とはその病態が異なり慢性肝不全がその基礎に存在する。意識障害と黄疸が強いにもかかわらず,トランスアミナーゼがあまり上昇しないこと,溶血を伴うことが特徴である。

■文　献

1) 藤澤知雄:肝炎ウイルス.小児科診療,71:123-130, 2008.
2) Scheuer, P.J. and Lefkowitch, J.H.: Drugs and toxins. In Liver Biopsy Interpretation. Elsevier, Oxford, 2005, pp.125-144.
3) 滝川一:薬剤による健康障害の早期発見とその対策.日内会誌,96:1876-1882, 2007.
4) 十河剛:自己免疫性肝炎.白木和夫・監,藤澤知雄,友政剛・編,小児消化器肝臓病マニュアル,診断と治療社,東京,2003,pp.298-300.
5) 十河剛,藤澤知雄:小児期の自己免疫性肝炎における肝病理組織学的検討.日小児会誌,110:1558-1564, 2006.

〔乾　あやの/藤澤　知雄〕

E. 消化器疾患

胆道閉鎖症

ケアに対するポイント
- 早期手術
- 胆管炎
- 消化管出血
- 栄養管理

　胆道閉鎖症（biliary atresia）は発生頻度が1万出生に1人で，わが国では毎年約100人の新しい患児が生まれている。早期発見・早期治療が「治癒」への必要条件であるが，早期手術が適切になされ減黄したとしても，胆管炎などで線維化が進むことも多く十分条件とはなり得ない。肝硬変とその続発症に悩まされながらやがて肝不全へと向かい，肝移植が必要となることもまれではない。治療成績はいまだ満足できるものではなく，自己肝生存を目指した治療戦略が現在求められている。

● 原　因

　胆道閉鎖症の原因はいまだ不明である。病因論としては発生異常説，ウイルス感染を含める外因的環境説，免疫異常説の3つに大きく分かれる。

発生異常説
　妊娠4週頃に前腸の卵黄嚢付近に形成されてくる肝臓原基の中で，8週になると門脈の周囲に ductal plate とよばれる胆管原基が形成されてくる。本症はその胆管の remodeling が停止し，増加する胆汁量に追いつかず，胆管は破綻し肝内胆管に炎症が生じる結果であるとする仮説（ductal plate malformation theory）が発生異常説である[1]。多脾症など脾臓に関する合併奇形を有する biliary atresia splenic malformation syndrome[2] も10％前後にみられるため，本疾患は発生過程の異常とする先天的な要因が考えられる病態群となんらかの後天的な原因で疾患が成立するとする2つの異なる原因が混在しているもの[3]だと想定されている。とくに，奇形を合併しないグループにおける HLA と本症との関連については，イギリスから HLA-B12 や A9-B5，A28-B35 のハプロタイプが多くみられることが報告され[4]，日本人においては，DR-2 やハプロタイプでは A24-B52 の連鎖不均衡が認められたと報告されており[5]，免疫遺伝学的な要因も示唆されている。

ウイルス説

cytomegalovirus[6]，reovirus type 3[7]，rotavirus[8] などが報告されたが，世界各地で追試され，再現性に乏しい結果であった。また，ハワイにおける発生頻度が人種により異なる[9]ので，外因的因子は否定的であるとの意見もある。

免疫学説

自己免疫疾患としての原発性胆汁性肝硬変や硬化性胆管炎などと病理学的所見が類似していることから想定されてきたが，最近 feto-maternal microchimerism[10] に関連してとくに脚光を浴びている。これは，妊娠中に免疫担当細胞もしくは多能性幹細胞が胎盤を通して母児間で移行し，免疫学的な障害を与えた結果，自己免疫疾患が起こるとする仮説である。本症の疾患メカニズムとしては，母親の免疫担当細胞が胎児の発達する過程にある肝臓に allo-autoimmune injury を与え肝内・肝外胆管が荒廃し胆道閉鎖症が成立するという説である[11]が，母親細胞が多能性幹細胞であれば患児の胆管を構成する細胞に分化転換する結果，自己のリンパ球に攻撃される auto-alloimmune response というメカニズムも考えられるので，今後の病因論の展開として注目されるところである。

● 病態生理

本症の肝臓の形態

肝外胆管は閉塞し索状物に置き換わっている。その閉塞レベルにより肝門部は3型に分類される[12]。Ⅰ型は総胆管，Ⅱ型は総肝管，Ⅲ型は肝門部レベルの閉塞で，通常胆嚢は萎縮し，胆嚢内に胆汁が貯留していないことが多い。一方，胆嚢の大きさや形態が正常である場合もあり，これには2つのタイプがある。胆嚢には十分に胆汁が充満しているが総胆管以下が閉塞している場合（type Ia，かつて吻合可能型とよばれた）と，胆嚢は正常サイズに近いが造影しても肝内胆管との交通はなく，総胆管から十二指腸には造影剤が流れるタイプ（type Ⅲa）である。後者では，造影時の圧のかけ方が少なければ，Alagille症候群を見逃すことになるので，一定の圧をかけて肝臓に向けて造影しなければならない。

肝臓の病理組織所見

組織学的には，肝内胆管周囲に単核細胞が浸潤し，胆管上皮は広汎に荒廃しており，手術時すでに一定の肝線維化が起こっていることが多い。胆管上皮細胞は HLA-DR[13] や ICAM-1[14] を強く提示し，単核細胞の表面マーカーは CD4，CD8，CD56（NK細胞），CD68（マクロファージ）であり，免疫学的関与が示唆される。とくにCD68や胆管のICAM-1の提示の程度が軽度なほど予後は良好とされている[15)16]。

消化吸収

胆汁の排泄経路に問題があるとき，胆汁はうっ滞し，胆汁酸が蓄積すると肝臓が障害される。胆汁が腸管に排泄されないと，脂肪吸収も悪くなるので，患児はクリームのような白色のべっとりとした脂肪便を出すことになる。また，脂溶性ビタミンの吸収が悪くなり，とくにビタミンKが低下すると出血傾向がみられるようになる。頭蓋内出血で発症する症例も約10%と報

Ⅱ 器官系統別の病態生理

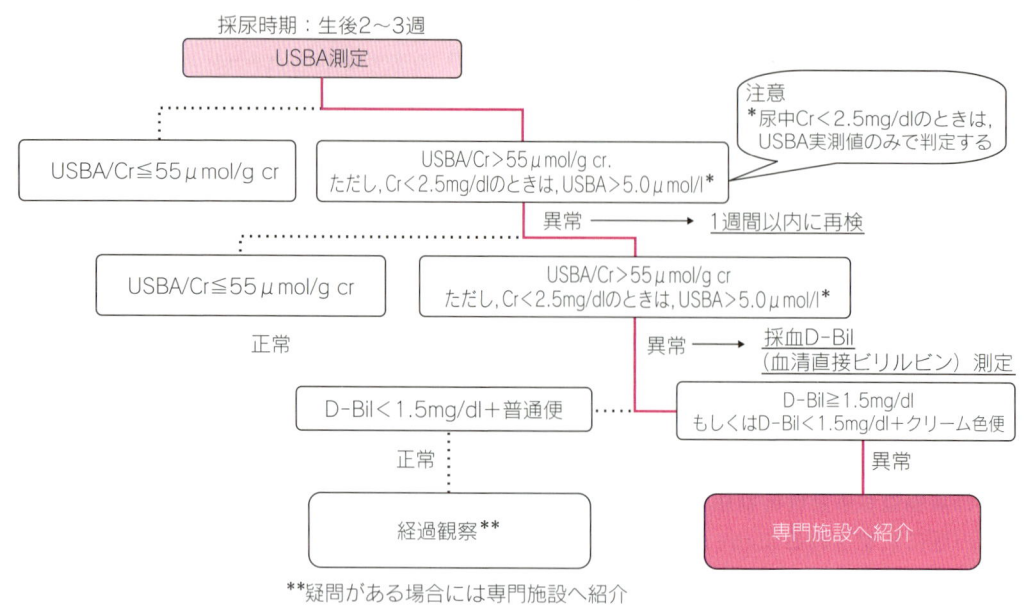

```
                        採尿時期：生後2〜3週
                            USBA測定
                                │
        ┌───────────────────────┴───────────────────────┐
                                                        │         注意
                                               *尿中Cr＜2.5mg/dlのときは，
                                                USBA実測値のみで判定する
USBA/Cr≦55μmol/g cr          USBA/Cr＞55μmol/g cr．
                             ただし，Cr＜2.5mg/dlのときは，USBA＞5.0μmol/l*
                                        │
                                     異常 → 1週間以内に再検
                                        │
USBA/Cr≦55μmol/g cr          USBA/Cr＞55μmol/g cr
                             ただし，Cr＜2.5mg/dlのときは，USBA＞5.0μmol/l*
    正常                              │
                                    異常 → 採血D-Bil
                                           (血清直接ビリルビン) 測定
                                        │
        D-Bil＜1.5mg/dl＋普通便         D-Bil≧1.5mg/dl
                                        もしくはD-Bil＜1.5mg/dl＋クリーム色便
          正常                          │
                                      異常
          経過観察**                 専門施設へ紹介
```

**疑問がある場合には専門施設へ紹介

図1 胆道閉鎖症早期発見のためのUSBA検査のガイドライン

（胆道閉鎖症早期発見研究会の試案）

告されている[17]。

● 症状と検査

　診断のきっかけとなる症状は黄疸と灰白色便である。生理的黄疸が遷延する原因としては母乳性黄疸が圧倒的に多いので，黄疸児は母乳によるものだと安易に決めつけられてしまうことが多い。そのためなかなか症状が診断に直線的に結びつかないのであろう。採血して直接ビリルビン値測定をすれば大体判断できるが，1カ月健診では直接ビリルビンを検査しないのが現状である。一方，便が白くなれば診断に直結するが，色は主観的で，親のみならず医師もその判断に苦慮することがある。そのため，これまでいくつかの地方自治体で便色調カラーカードを用いた客観的指標のもとに早期発見の試み[18]がなされてきたが，たとえ便色を客観的に捉えることができたとしても，本症の約40％に便色は生後黄色であったとの研究会からの報告[19]からすると，便色は早期診断の決め手にならない。便の色は緩やかに徐々に白色調を帯びてくると認識すべきである。確かに3カ月以降には便は白色となることが多いので，便色調カラーカードは手遅れの症例を減らすことで威力を発揮しそうであるが，最近では肝移植を避け自己肝での生存率を実質的に高めるためには1カ月以内の手術を目指すべきであると考えられている[20]。そのためにも新たな簡便な検査の開発と普及が期待されている。成人での肝疾患を尿検査で発見しようと開発された尿中硫酸抱合型胆汁酸（urinary sulfated bile acid；USBA）の測定法が本症においても検討された[21]。胆汁うっ滞により胆汁酸が蓄積すると，胆汁酸は硫酸抱合され水溶性となる代謝経路が活発化しUSBAとして腎から尿中に排泄される。USBAは臨床検査として簡便で感度も高くすでに保険適用された検査法である。新生児期の正常値は55μmol/g crと決定され，母乳性黄疸との鑑別に使えることが判明している[22]（**図1**）。

E. 消化器疾患

● 診断と検査成績

　診断は直接ビリルビン値が上昇し，超音波エコーで肝門部に線維組織塊（triangular cord sign；TCS：特異度95％），胆嚢の萎縮（敏感度76％）と哺乳によって収縮しない所見（敏感度88％）のどれかがあれば，それだけで確診に近い[23]。肝機能検査としては，閉塞性パターンの肝機能障害を示し，直接ビリルビン値，AST，ALT，γ-GTPの上昇がみられるが，早期の場合，正常範囲のこともある。他の検査，例えば十二指腸液検査または肝胆道排泄シンチグラムも用いられる施設が多いが，胆汁うっ滞を呈する新生児肝炎との鑑別はどちらにせよ不可能に近い。肝の針生検による組織学的診断も報告されている[24]が，この段階で開腹し胆道造影と肝生検を行うことに躊躇する必要はない。術中胆道造影では，肝内胆管造影されないか，されても正常の樹枝状分岐像はなく，雲状ないし斑状陰影を呈する場合は本症である。ただし，肝内胆管が造影されないが十二指腸が造影される場合には総胆管側を圧迫して再造影を行い，肝内胆管との交通がないことを確認する。

● 治　療

手　術

　タイムリーな肝門部肝空腸吻合術により胆汁を消化管に誘導することが治療の第一歩である。この手術は東北大学名誉教授の葛西森夫先生により開発されたので，その名前を冠してKasai手術ともよばれている[25]。世界中で行われているこの術式の本質は肝門部の線維組織塊の切断によりその中に埋没した100μm前後の胆管から滲み出てくる胆汁を腸管で受けるというものである。手術の要点は，肝門部の線維組織塊を十分に露出し（右は門脈右枝の前区域，後区域への分枝部まで，左は臍静脈が門脈左枝に流入するところまで），線維組織を肝実質に切り込むことなくぎりぎりで切離することである。吻合空腸脚は上行性胆管炎を防ぐ意味で50cmほどの十分な長さを取り，結腸後で挙上し，露出胆管に縫い代がかからないように肝門部に広く縫着し，Roux-en-Yで再建する。肝臓を脱転し創外に持ち上げると視野がよいのでこれを勧める論文[26]もあるが，肝静脈が屈曲し肝がうっ血する結果，術後の肝細胞障害を惹起するので安易に行うべきではない。再手術時など肝腫大が著明で視野が取りにくい場合に限り間欠的に行い，できるだけ創外脱転の時間を短くするべきである。

術後管理

　胆管と腸管とは粘膜・粘膜吻合でないため，肝臓と腸管との間に形成される瘻孔が完成するまでの術後約1カ月間は可及的に一定の胆汁の流れを確保することが重要である[27]。その方法として術後1カ月間は副腎皮質ステロイド薬や利胆薬が使用されることが多い[28)29]。さらに，早期に胆管炎を起こすと胆汁分泌が減少し，その間に吻合部に肉芽が形成されるので，術後2，3週間は抗生物質を予防的に投与されることが多い。

1）利胆薬

　利胆薬の使用状況は，日本胆道閉鎖症研究会の全国登録集計[19]によると，ステロイドとウルソデオキシコール酸（UDCA）がどちらも90％，デヒコール50％，プロスタグランジンE_2やその他の薬剤使用は30％であった。

II 器官系統別の病態生理

　ウルソデオキシコール酸は胆管上皮の非イオン性透過により移動し Cl^- を高め HCO_3^- の分泌を促進する親水性胆汁酸で，疎水性胆汁酸の洗浄作用から細胞膜を護る．とくに胆汁排泄が確保された症例で ALT，AST，γ-GTP が上昇している症例では投与することにより改善し，体重増加に伴って投与量が 10mg/kg を下回ると肝機能が悪化し，投与量を体重に見合うように増加すると肝機能が改善するという現象は日常的に経験されるところである．

2）ステロイド療法

　(1) ステロイドの胆汁排泄促進の機序：コルチコステロイドの胆汁分泌促進はグルココルチコイドレセプターを介した bile ductule におけるステロイドの直接的な利胆作用であり，Cl^-/HCO_3^- の交換装置の活性化によることが明らかになってきている[30]が，本症における実態は，障害を受けている肝細胞の修復，細胆管における胆汁排泄促進，一般的な炎症の抑制，免疫抑制作用が関連しているなどの諸説で，いまだ解明されていない．

　(2) 投与方法：近年，術後早期の胆汁排泄促進を目的としてステロイドが多くの施設で使用されており，臨床研究で効果的であると報告されているが，その適応，投与量，投与開始時期，投与期間などについては各施設でまちまちである[31]．プレドニン 10mg 程度（約 2mg/kg）が効果を示す最少量という印象をもっている．一方，アメリカにおいては，術後 1 日目からソルメドロール 10mg/kg と大量投与で開始している．この投与方法は肝移植の直後に使われる方法であり免疫抑制と肝庇護を目的としている．これまで本症におけるステロイド薬のもっとも効果的で適切な使用法についてのまとまった研究はない．これは世界的に注目されているところであり，現在，ステロイド投与に関する多施設ランダム化試験がアメリカ，イギリス，日本で行われている．

● 観察のポイント

初回手術退院以後の問題

1）黄　疸

　葛西手術後 6 カ月以内に黄疸が消失せず，持続または増悪する場合，適合するドナーがいれば肝移植の準備を開始して，成長が停止するまでには実施するのが理想的である．葛西手術後，黄疸が完全に消失（血清総ビリルビン値が 1.0mg/dl 以下）して安定した後，黄疸が再発して持続する場合には再手術も考慮する．

2）胆管炎

　葛西手術後は肝門部の肝臓表面に腸管が直接縫合されているので，腸内細菌が肝臓内に逆行性に上行し肝内胆管で感染を起こしやすい．症状は肝機能障害の悪化と発熱である．年長児では右上腹部の疼痛を訴えることがある．治療としては，腸管内圧を上げないために絶食とし，経静脈的に抗菌薬を投与する．通常，数日で解熱する．繰り返す場合は，すでに肝内胆管が破壊され，胆汁の貯留する囊胞が単発にもしくは多数形成されていることがあるので，エコーや造影 CT が必要である．胆管炎は早期に治療を開始しないと，敗血症に移行したり不可逆的な肝障害に陥ることがあるので注意が必要である．何度も胆管炎を起こす症例には Roux-en-Y 脚の癒着剝離が奏効する場合もある．

長期的な諸問題

1) 門脈圧亢進症

本症では，比較的早期に葛西手術を行えた場合でも，すでにある程度の肝硬変はみられ，肝内血行は肝臓発生の早期から障害されている可能性がうかがえる。一方で，門脈圧亢進症もまったくない本当の「治癒」とよばれるべき症例もみられるようになってきている。食道静脈瘤は予防的に内視鏡的硬化療法が選択される場合もある。脾機能亢進状態に陥ると，赤血球の寿命は短くなっており，肝臓はビリルビンの処理に追われる。血小板減少の状態で，解熱薬を使用したとき，血小板機能が抑制され消化管出血のきっかけとなることは時にみられるところである。脾腫が著明で運動制限が必要となった場合，また血小板数が 10 万/mm^3 以下となってくると，部分的脾動脈塞栓術を考慮する[32]，場合によっては脾臓を摘出するなど，脾機能亢進を抑制する方法がとられる。欧米ではこの時点で肝移植を選択することもあるようだが，肝機能がほぼ正常で脾機能亢進だけが進む場合もあり，このように自己肝での生活が十分に可能である場合，脾機能亢進だけをコントロールする方法は優れており，また将来肝移植になったとしても左上腹部の癒着を招来するだけであり，大きな妨げとはならない。ただし，脾周囲の血流を遮断する結果，後腹膜の別の側副血行路を発達させることになり，十二指腸や小腸上部（Roux-en-Y 脚）からの出血を招来することがある。この場合は肝移植もしくは，それが不可能な場合シャント手術で対処することになる。

2) 肝肺症候群

これには2つのまったく異なる病態が存在する。ひとつは肺内シャントとよばれ，肺の末梢血管が太くなり肺胞での酸素の交換にあずからない血流が増え，体内の酸素が不足する場合である。この病態は肝移植で改善する[33]。もうひとつは肺高血圧症とよばれる病態で，肺血管は攣縮もしくは壁肥厚している状態である。原因は不明で，症状も突然の意識不明で発症することがあり，注意を要する。肺血管拡張薬を必要とし，日常生活に酸素吸入は不可欠となるので，早期発見，早期の肝移植が必要で，平均肺動脈圧が 35mmHg を超えると手術には耐えられないと考えられている[34]。

3) 栄養管理

手術により良好な胆汁の排泄が得られた場合，さほど栄養上問題になることはない。しかし，手術後胆汁排泄が悪く，したがって胆汁酸もミセル形成濃度に達しない場合は，脂肪および脂溶性ビタミン（A・D・E・K）の吸収が障害される。脂肪の欠乏はエネルギー不足となりやすく，体重増加不足の原因となる。また，リノール酸とアルファリノレン酸の必須脂肪酸の欠乏も起こり，感染に対する抵抗力の低下など種々の異常が起こってくる。低栄養状態は次に続く肝移植の予後にも悪影響することが知られており，栄養管理はことのほか重要である[35]。

● 予 後

日本胆道閉鎖症研究会で報告されているわが国の成績（術後2年以内の短期成績）[19]は，生後 30 日以内に葛西手術が行われた場合の黄疸消失率が約 65％，黄疸再現率は 19％と最良で，生後 31 日から 90 日での黄疸消失率は 55〜59％，黄疸再現率は 31〜37％と 15 日ずつ細分化しても，この間には大差はない成績である。一方，生後 91 日以降の手術では黄疸消失率は 50％に届かず，逆に黄疸再現率は約 50％と高い。したがって，例えば患児が生後 120 日以降で，

適合するドナーがいれば，葛西手術より一期的肝移植が推奨されることもあり，この場合，両親と小児外科医，移植外科医との十分な話し合いが必要である．一方，長期成績[36)37)]も報告され，自己肝での長期生存はいまだ限られているものの，生存した症例のQOLは向上している．

■ 文　献

1) Tan, C.E.L., Driver, M., Howard, E.R., et al.：Extrahepatic biliary atresia：A first‐trimester event? Clues from light microscopy and immunohistochemistry. J. Pediatr. Surg., 29：808‐814, 1994.
2) Davenport, M., Savage, M., Mowat, AP., et al.：The biliary atresia splenic malformation syndrome. Surgery, 113：662‐668, 1993.
3) Sokol, R.J. and Mack, C.：Etiopathogenesis of biliary atresia. Semin. Liver Dis., 21：517‐524, 2001.
4) Silveira, T.R., Salzano, F.M., Donaldson, P.T., et al.：Association between HLA and extrahepatic biliary atresia. J. Pediatr. Gastroenterol. Nutr., 16：114‐117, 1993.
5) Yuasa, T., Tsuji, H., Kimura, S., et al.：Human leukocyte antigens in Japanese patients with biliary atresia：Retrospective analysis of patients who underwent living donor liver transplantation. Human Immunol., 66：295‐300, 2005.
6) Tarr, P.I., Haas, J.E. and Christie, D.L.：Biliary atresia：Cytomegalovirus, and age at referral. Pediatrics, 97：828‐831, 1996.
7) Morecki, R., Glaser, J.H., Cho, S., et al.：Biliary atresia and reovirus type 3 infection. N. Engl. J. Med., 307：481‐484, 1982.
8) Riepenhoff‐Talty, M., Gouvea, V., Evans, M.J., et al.：Detection of group C rotavirus in infants with extrahepatic biliary atresia. J. Infect. Dis., 174：8‐15, 1996.
9) Shim, W.K., Kasai, M., Spence, M.A., et al.：Racial influence on the incidence of biliary atresia. Prog. Pediatr. Surg., 6：53‐62, 1974.
10) Nelson, J.L., Furst, D.E., Maloney, S., et al.：Microchimerism and HLA‐compatible relationships of pregnancy in scleroderma. Lancet, 351 (9102)：559‐562, 1998.
11) Muraji, T., Hosaka, N., Irie, N., et al.：Maternal microchmerism in underlying pathogenesis of biliary atresia：Quantification and phenotypes of maternal cells in the liver. Pediatrics, 121：517‐521, 2008.
12) 葛西森夫，澤口重徳，秋山洋，他：先天性胆道閉塞症の新分類試案．日小外会誌，12：327‐331, 1976
13) 連利博，西島栄治，津川力，他：胆道閉鎖症における胆管上皮のHLA‐DR抗原陽性化の病因論的意義．日小外会誌，24：793‐796，1988.
14) Dillon, P., Belchis, D., Tracy, T., et al.：Increased expression of intercellular adhesion molecules in biliary atresia. Am. J. Pathol., 145：263‐267, 1994.
15) Kobayashi, H., Puri, P., O'Brian, S., et al.：Hepatic overexpression of MHC class II antigens and macrophage‐associated antigens in patients with biliary atresia of poor prognosis. J. Pediatr. Surg., 36：1297‐1301, 2001.
16) Davenport, M., Gonde, C., Redkar, R., et al.：Immunohistochemistry of the liver and biliary tree in extrahepatic biliary atresia. J. Pediatr. Surg., 36：1017‐1025, 2001.
17) Akiyama, H., Okamura, Y., Nagashima, T., et al.：Intracranial hemorrhage and vitamin K deficiency associated with biliary atresia：Summary or 15 cases and review of the literature. Pediatr. Neurosurg., 42：362‐367, 2006.
18) Matsui, A. and Dodoriki, M.：Screening for biliary atresia. Lancet, 345：1181, 1995.

E. 消化器疾患

19) 胆道閉鎖症全国登録 2005 年集計結果．日小外会誌，43：175 - 184, 2007.
20) Sokol, R.J., Shepherd, R.W., Superina, R., et al.：Screening and outcomes in biliary atresia：Summary of a National Institutes of Health Workshop. Hepatology, 46：566 - 581, 2007.
21) Matsui, A., Kasano, Y., Yamauchi, Y., et al.：Direct enzymatic assay of urinary sulfated bile acids to replace serum bilirubin testing for selective screening of neonatal cholestasis. J. Pediatr., 129：306 - 308, 1996.
22) Muraji, T., Harada, T., Miki, K., et al.：Urinary sulfated bile acid concentrations in infants with biliary atresia and breast - feeding jaundice. Pediatr. Int., 45：281 - 283, 2003.
23) Takamizawa, S., Zaima, A., Muraji, T., et al.：Can biliary atresia be diagnosed by ultrasonography alone? J. Pediatr. Surg., 42：2093 - 2096, 2007.
24) Torbenson, M., Wang, J., Abraham, S., et al.：Bile ducts and ductules are positive for CD56 in most cases of extrahepatic biliary atresia. Am. J. Surg. Pathol., 27：1454 - 1457, 2003.
25) Ohi, R.：A history of the Kasai operation：Hepatic portoenterostomy for biliary atresia. World J. Surg., 12：871 - 874, 1988.
26) Davenport, M.：Biliary atresia. Semin. Pediatr. Surg., 14：42 - 48, 2005.
27) Lilly, J.R., Karrer, F.M., Hall, R.J., et al.：The surgery of biliary atresia. Ann. Surg., 210：289 - 296, 1989.
28) Muraji, T. and Higashimoto, Y.：The improved outlook for biliary atresia with corticosteroid therapy. J. Pediatr. Surg., 32：1103 - 1107, 1997.
29) Meyers, R.L., Book, L.S., O'Gorman, M.A., et al.：High - dose, ursodeoxycholic acid, and chronic intravenous antibiotics improve bile flow after Kasai procedure in infants with biliary atresia. J. Pediatr. Surg., 38：406 - 411, 2003.
30) Alvaro, D., Gigliozzi, A., Marucci, L., et al.：Corticosteroids modulate the secretory processes of the rat intrahepatic biliary epithelium. Gastroenterology, 122：1058 - 1069, 2002.
31) Muraji, T., Nio, M., Ohhama, Y., et al.：Postoperative corticosteroid therapy for bile drainage in biliary atresia：A nationwide survey. J. Pediatr. Surg., 39：1803 - 1805, 2004.
32) Nio, M., Hayashi, Y., Sano, N., et al.：Long - term efficacy of partial splenic embolization in children. J. Pediatr. Surg., 38：1760 - 1762, 2003.
33) Yonemura, T., Yoshibayashi, M., Uemoto, S., et al.：Intrapulmonary shunting in biliary atresia before and after living - related liver transplantation. Br. J. Surg., 86：1139 - 1143, 1999.
34) 木村拓也，井原欣幸，佐々木隆士，他：胆道閉鎖症術後の肺高血圧症．小児外科，40：72 - 77, 2008.
35) Utterson, E.C., Shepherd, R.W., Sokol, R.J., et al.：Biliary atresia：Clinical profiles, risk factors, and outcomes of 755 patients listed for liver transplantation. J. Pediatr., 147：180 - 185, 2005.
36) Howard, E.R., MacLean, G., Nio, M., et al.：Survival patterns in biliary atresia and comparison of quality of life of long - term survivors in Japan and England. J. Pediatr. Surg., 36：892 - 897, 2001.
37) Kuroda, T., Saeki, M., Nakano, M., et al.：Biliary atresia, the next generation：A review of liver function, social activity, and sexual development in the postoperative period. J. Pediatr. Surg., 37：1709 - 1712, 2002.

〔連　利博〕

F. 腎・泌尿器疾患
急性糸球体腎炎

ケアに対するポイント
・バイタルサインのチェック
・とくに高血圧・高血圧緊急症は見逃さない。

● 原　因

　急性糸球体腎炎は，一般的には臨床概念として，急性に発症する血尿・蛋白尿・高血圧・浮腫を主徴とする病態を指し，その基礎疾患は複数存在するため，急性糸球体腎炎症候群ともよばれている。

　小児ではA群β溶血性連鎖球菌（以下，溶連菌と略す）による咽頭炎や皮膚感染症の後に潜伏期を経て発症する急性溶連菌感染後糸球体腎炎（acute poststreptococcal glomerulonephritis；APSGN）がもっとも多く，急性糸球体腎炎症候群の約90％を占める。溶連菌以外の感染では，黄色ブドウ球菌感染症，緑色連鎖球菌感染症，肺炎球菌感染症，梅毒，マイコプラズマ，インフルエンザ，B型肝炎，C型肝炎，水痘，耳下腺炎，麻疹，トキソプラズマ症などでも発症する。これらの感染に関連する腎炎惹起性抗原が感染局所から血中に流入し，患者が同抗原に対して産生した抗体が免疫複合体を形成し，糸球体に沈着，補体を活性化することによって糸球体病変が形成されると考えられているが，正確な機序はいまだ不明である。

　近年，APSGNにおける腎炎惹起性抗原としてnephritis‐associated plasmin receptor（NAPlr）が報告され，注目されている。plasminは血液線溶系の主役を担うセリンプロテアーゼであるが，fibronectinやlamininを分解するほか，単球・好中球の集積と活性化を介して炎症を誘導する作用をもつ。そのため，糸球体においてのplasmin活性は糸球体基底膜やメサンギウムの障害，炎症細胞浸潤を引き起こす。本来，生体内ではplasminに対しa_2‐antiplasminなどのinhibitorが存在するためplasminの活性は速やかに失活してしまうが，*in vitro*の研究からplasminは溶連菌のplasmin receptorと免疫複合体を形成することによってa_2‐antiplasminによる阻害から免れ，plasmin活性を保持し続けることが判明している。つまり，溶連菌感染により血中に出現したNAPlrはfibronectinやcollagenとの結合を介して糸球体に沈着し，そこでNAPlr‐plasmin複合体を形成し，plasmin活性により糸球体障害を誘導している可能性が考えられている[1]。

● 症状・検査

もっとも多いAPSGNでは，咽頭炎などの1〜2週間後，あるいは皮膚化膿症の3〜6週間後に急性に発症する。潜伏期が1週間未満の場合はIgA腎症などが感染に伴い急性増悪した可能性を考える必要がある[2]。

腎障害の重症度は，腎機能が正常で無症候性の顕微鏡的血尿がみられるのみのものから，急性腎不全を呈するものまで多様である。腎障害の重症度によって，浮腫・高血圧・乏尿の程度は進行する。高血圧や循環血液量増加が原因で脳症や心不全を発症することがある。脳症が溶連菌の中枢神経系への直接的な毒素作用の結果である可能性も指摘されている。浮腫は典型的にはNaと水の貯留の結果であるが，10〜20％の症例ではネフローゼ症候群に進展している場合がある。一般に急性期は6〜8週間以内に回復する。尿蛋白，高血圧は発症後4〜6週間で正常化するが，顕微鏡的血尿は1〜2年間持続することがある[3]。

検尿では，多数の赤血球（赤血球円柱を伴うことが多い），蛋白尿，白血球，尿細管上皮などが認められる。まれに浮腫や高血圧を認めるにもかかわらず尿所見の異常を認めない症例があり，これを腎外症候性急性糸球体腎炎とよぶ[2]。

急性期では血清補体C3が低下し，発症から6〜8週間後に正常値に回復する。低補体血症が持続するときには，膜性増殖性糸球体腎炎（membranoproliferative glomerulonephritis；MPGN）やループス腎炎の可能性を考慮する。小児のループス腎炎では抗核抗体，抗DNA抗体，その他の検査を参考にする。

またAPSGNの診断には，血清 anti-streptolysin O（ASO）などの溶連菌関連抗体の上昇が参考になる。ASOは溶連菌感染後1週間あたりから上昇し始め，3〜5週で最高値となり，その後6カ月〜数年で正常化する。ただし，ASOは咽頭炎後には上昇するが，皮膚感染症後の上昇はまれであるため注意を要する。

小児のAPSGNの予後は良好であるため典型例では腎生検の適応はないが，急性腎不全，ネフローゼ症候群，溶連菌感染の証拠の欠如，C3低値が12週間以上持続する場合には考慮する必要がある。APSGNの場合，光学顕微鏡ではすべての糸球体で肥大と相対的な血液の減少を認め，メサンギウムの増殖と好中球の滲出を認める（管内増殖性腎炎）。重篤な例では，半月体および間質の炎症を認める場合がある。免疫蛍光顕微鏡では係蹄壁にC3やIgGが顆粒状に沈着している。電子顕微鏡では糸球体基底膜上皮側に高電子密度の沈着物（hump）を認め，humpの存在はAPSGNの診断に重要である。

● 観察のポイント

急性期の合併症である腎不全と高血圧を管理することが重要である。高血圧のみられる患者のうち10％に高血圧性脳症を発症する可能性がある。適切な管理により，急性期の死亡は避けられる。APSGNの場合，95％以上は完全に回復する。しかし，軽度の蛋白尿や血尿が残る例，軽度の腎機能障害が残り緩徐に進行する例，腎不全に陥る例などもみられるため，注意深い経過観察が大切である。また，上記のようにMPGNを見逃さないことも重要である。

● おもな疾患

　小児の急性糸球体腎炎では APSGN がもっとも多い。その他の感染症による糸球体腎炎，IgA 腎症，膜性増殖性糸球体腎炎，特発性半月体形成性腎炎，抗基底膜抗体陽性腎炎などが急性腎炎症候群として発症することもある。続発性のものとしては，ループス腎炎，溶血性尿毒症症候群，紫斑病性腎炎などがある。

● 処置・治療

　APSGN に対しては，水・電解質および高血圧の管理などの対症的な治療が重要である。

　腎炎発症時にはすでに溶連菌感染症は治癒していることが多く，さらに，抗菌薬投与が腎炎の自然経過に影響するわけではないため，抗菌薬の投与は原則としては必要ない。しかし，咽頭・皮膚培養で溶連菌が陽性である場合は，溶連菌感染遷延の予防や周囲への感染阻止のために 10 日間ペニシリンなどの抗菌薬を投与する。

　危険な病態は，急性期の腎機能低下による高血圧と高カリウム血症である。浮腫，高血圧，痙攣，高度の蛋白尿，肉眼的血尿がみられるときには入院加療とする。

　血圧・心胸郭比・下大静脈径などを測定し，体液量を評価する。体液が過剰であれば，ループ利尿薬のフロセミド（ラシックス®）を投与して体液量の補正を行う。食事療法として塩分制限も必要である。

　高血圧にはカルシウム拮抗薬のニフェジピン（アダラート®，アダラートL®）を投与する。高血圧緊急症の場合は，カルシウム拮抗薬の塩酸ニカルジピン（アプロバン®）や塩酸ジルチアゼム（塩酸ジルチアゼム注射用®）を持続静注して降圧を図る。

　高カリウム血症に対しては，利尿薬で効果がみられない場合には，イオン交換樹脂（ケイキサレート®）を使用する。血清カリウムが 8mEq/l 以上ある場合には，炭酸水素ナトリウム（メイロン®），グルコン酸カルシウム（カルチコール®），インスリン＋ブドウ糖療法を用いる。

　コントロール困難な高血圧，肺水腫，高カリウム血症および腎不全がみられる場合には透析療法を行う。

　これらの急性期の病態はおおむね 1 週間であり，治療により急速に改善することが多い。

■文　献

1) 山上和夫，尾田高志，吉澤信行：溶連菌感染症；急性糸球体腎炎．腎臓，28（2）：85-89, 2005.
2) 坂井智行，幡谷浩史：急性溶連菌感染後糸球体腎炎と腎外症候性腎炎．小児科臨床，26：2087-2090, 2007.
3) Sulyok, E.: Acute proliferative glomerulonephritis. *In* Pediatric Nephrology. 5th ed., ed. by Avner, E.D., Harmon, W.E., Niaudet, P., Williams & Wilkins, Philadelphia, 2004, pp.601-613.

〔中村　佳恵〕

F. 腎・泌尿器疾患

ネフローゼ症候群

ケアに対するポイント
・入院中は，毎朝（朝食前），体重・腹囲の測定
・通院中は，自宅で早朝第一尿のテープチェック
・ステロイド，免疫抑制剤の治療中は水痘に注意

● 原　因

　ネフローゼ症候群（nephrotic syndrome；NS）は，糸球体障害により，肝臓での蛋白合成能を上回るほどの多量の蛋白が尿中に失われる結果，低蛋白血症と全身性の浮腫を呈する症候群である。

　1歳未満で発症するNSは，年長児のNSとは臨床像，病理組織所見，治療とその反応性などが大きく異なっている。さらに生後3カ月以内に発症するものを先天性ネフローゼ症候群（congenital nephrotic syndrome；CNS），4カ月から1歳までに発症するものを乳児ネフローゼ症候群（infantile nephrotic syndrome）と区別している。前者ではフィンランド型先天性ネフローゼ症候群（congenital nephrotic syndrome of the Finnish type；CNF）が，後者ではびまん性メサンギウム硬化症（diffuse mesangial sclerosis；DMS）が代表的な疾患である。

　CNFは，糸球体上皮細胞podocyteに発現する細胞接着因子のnephrinの先天的異常により蛋白の透過性が亢進するもので，常染色体劣性遺伝（NPHS1，19q13.1）による疾患である。フィンランドでは新生児8200人に1人の割合で発症する。nephrinは分子量180kDの糖蛋白でpodocyteの足突起間のスリット膜部の細胞外部を構成する。

　DMSは病理組織学的にメサンギウム細胞の増加を伴わない著しいメサンギウム領域の拡大と，肥厚した糸球体基底膜を呈し，数カ月から数年の経過で腎不全を呈する遺伝性疾患である。DMSはDenys-Drash症候群に合併する症例がもっとも多い。Denys-Drash症候群は，Wilms腫瘍抑制遺伝子（WT1，11q13）の変異が病因であり，DMSに加えて男性仮性半陰陽を認め，約半数でWilms腫瘍を発症する。腎症状以外の臨床症状を示さないDMS患者の一部で*WT1*遺伝子の異常が認められる。

　1歳以降の小児で発症するNSは，他の疾患の合併のみられない原発性NSと全身性疾患（アレルギー性紫斑病，全身性エリテマトーデスなど）に合併して起こる二次性NSとに分類される。原発性NSはさらに特発性NSと原発性糸球体疾患（膜性腎症，膜性増殖性糸球体腎炎やIgA腎症など）によるNSとに分けられる。小児では，約90％のNS症例は原発性腎糸球体疾患によるものであり，しかもその80〜90％は微小変化型（minimal change nephrotic syndrome；MCNS）である。

　MCNSの発症機序はいまだ不明であるが，免疫応答の異常が推察されている．もっとも顕著にみられる免疫異常は低IgG血症である．MCNSは尿蛋白の選択性は良好であることから，尿中へのIgGの漏出が原因とは考えにくく，むしろIgGの産生障害によると考えられている．さらに，IgE値の著明に高値である患児も多い．ヘルパーT細胞において，Th1細胞は細胞性免疫（IFN-γ）が優位で，Th2細胞では液性免疫（IL-4やIL-13）が優位である．MCNS患者では，Th2優位となっており，それに起因するさまざまな炎症性サイトカイン（IL-4, 5, 9, 10, 13など）の血中濃度が高値である．これらの血管透過性因子の亢進により，糸球体基底膜の構造的あるいは機能的な障害をもたらすと考えられている．

　さらに，T細胞が産生する糸球体基底膜透過性亢進因子（solubule immune response suppressor；SIRSやvascular permeability growth factor；VPGFなど）も病因にかかわっていると推察される．

　MCNSに次ぐ小児のNSの原因疾患は巣状分節性糸球体硬化症（focal segmental glomerulosclerosis；FSGS）で，頻度は10%弱である．FSGSの病因はMCNSと同様にわかっていないが，podocyteの傷害，（一部の症例での）podocyteやpodocyte関連蛋白の遺伝子変異，液性因子，糸球体内高血圧などがあげられている．podocyteの細胞骨格の維持が阻害されて蛋白尿防止機構が破綻して蛋白尿が出現し，さらにpodocyteが基底膜から脱落して糸球体硬化が生じる．

● 症状・検査

　小児の特発性NSの診断基準は，国際小児腎臓研究班（ISKDC）によると，① 早朝第一尿で40mg/hr/m^{2}以上の高度蛋白尿，② 2.5g/dl未満の低アルブミン血症，であるが，日常診療においては，旧・厚生省のNS調査研究班による基準：① 尿蛋白3.5g/dayないし0.1g/kg/day以上，または早朝第1尿蛋白300mg/dlが3日以上の持続，② 血清総蛋白（TP）6.0g/dl（乳児5.5g/dl）以下または血清アルブミン3.0g/dl（乳児2.5g/dl）以下の低蛋白血症が汎用されている．わが国では1年間に小児10万人に5人の発症頻度である．

　浮腫は下腿前面（脛骨前面）・眼瞼に認め，腹水をきたす．重症例ではさらに胸水を伴う．腹水や腸管粘膜の浮腫により下痢・腹痛などの消化器症状，胸水貯留により呼吸困難をきたすことがある．循環血液量の減少により乏尿となり，腎前性腎不全をきたすことがある．肺動脈・下腿深部静脈・腎静脈に血栓症をきたすこともある．

　NSの病型診断には腎生検が必要であるが，初発時の第1選択薬である経口副腎皮質ステロイド薬によりMCNSの90%以上が完全緩解に至ることより，二次性NSを疑わせる症状を認めず，持続性血尿や低補体血症などの原発性腎糸球体疾患を疑わせる症状を欠き，MCNSの可能性が高いと判断されれば，腎生検による組織診断に先行してステロイド療法を行う．

　乳児期のNSであるCNFでは，そのほとんどが生後3カ月以内に重篤な蛋白尿，低蛋白血症を呈する．患児の胎盤重量は大きく，児の体重の1/4以上を占める．蛋白尿は高度で，腹水・全身浮腫が著明である．血清蛋白は1g/dl以下，低IgG血症，低T$_4$血症，著しい高脂血症，低プラスミノーゲン血症，低アンチトロンビンIII血症，血小板増多症を呈する．重篤な細菌感染症と血栓症を反復する．腎機能は初めは正常であるが，2〜3年後には末期腎不全へ進行する．

一方，DMS はステロイド治療などには反応せず，高血圧を合併し，5〜6 カ月以内に腎不全に至る例が多い。

● 処置・治療

　小児の NS の約 90％は原因不明の特発性 NS であり，初発時の第一選択薬は経口ステロイド薬で，この治療により約 80％が緩解に至る（ステロイド感受性 NS）。

　われわれの施設は，日本小児腎臓病学会が 2005 年に作成した本症の薬物治療ガイドライン（www.jspn.jp）に基づいて治療を行っている。

　初発時の治療は，プレドニゾロン 60mg/m^2/day（約 2mg/kg 標準体重/day，最大量 80mg/day）を分 3 で 4 週間連日投与し，引き続いて 40mg/m^2（約 1.3mg/kg 標準体重，最大量 80mg/回）を分 1（朝）で隔日に 4 週間投与する。この治療を開始して 4 週間以内に完全緩解となるものをステロイド感受性 NS（全体の約 1 割），完全緩解を得られないものをステロイド抵抗性 NS とされる。

　ステロイド感受性 NS の長期予後は一般に良好で，成人になれば多くは治癒するが，初回緩解後約 70％が再発を経験し，そのうち半数は緩解後すぐ再発する頻回再発型 NS（NS 全体の 1/3）である。頻回再発型 NS では免疫抑制薬の併用によりステロイド薬の大量・長期投与による副作用（小児ではとくに成長障害）を最低限に抑えるように治療を進める。

　初発時は血管内脱水の状態でショックをきたすリスクがあること，低 IgG 血症とステロイド療法により重篤な感染症の発症が危惧されること，過凝固の状態でありステロイド療法によりさらにそれが増悪する可能性があることより，入院加療とするが急性期以外は必要以上の安静は避ける。体重，尿量，食事・水分摂取量を厳重に記録する。浮腫が強い時期は，塩分の制限（普通食で，0.05〜0.1 g/kg）を行い，摂取水分は，「前日尿量＋不感蒸泄量（400〜600 ml/m^2/day）－食事水分量」が基本である。ただしステロイドに反応して蛋白尿が減り始めると急速に利尿がつくため，制限を緩める時期を見誤らないように注意を要する。

　著しい浮腫に対しては，アルブミンの点滴静注を考慮する（特定生物製剤使用についてのインフォームド・コンセントが必要である）。0.5〜1g/kg の 25％アルブミンを 2 時間かけて点滴静注（最大量 100ml）し，直後にフロセミドを 0.5〜1 mg/kg（最大量 20mg）を静注する。収縮期圧 80 mmHg 未満・脈圧 20 mmHg 未満と循環不全のある場合，尿量 300ml/m^2/day 未満，強い腹痛を訴える場合などもアルブミン補充の適応である。

　ステロイド開始前に胸部 X 線検査，血液検査にて感染症の合併のないことを確認する。BCG の接種状況が不明であればツ反を施行する（ツ反にて結核の可能性が否定しきれない場合は，INH/RFP を各 10mg/kg/day 併用する）。BCG 以外の各種ワクチン接種とウイルス感染症の既往の問診を詳細に行い，水痘・麻疹ウイルスの抗体が獲得されていない可能性があるならば，プレドニゾロンが 2mg/kg/day 未満に減量した段階でワクチン接種を考慮する。

　血清 IgG 値が 200mg/dl 未満の場合，重篤な感染症の発症が危惧されるので，ガンマグロブリンを 100〜200mg/kg で 1 回補充を考慮する。本剤もアルブミン同様にインフォームド・コンセントを要する。

　当科では退院後，自宅にて早朝尿の尿蛋白をテープにて評価させている。早朝尿で 100mg/dl 以上の蛋白尿が 3 日連続で続いた場合，再発と診断されるが，これはテープでは 2＋ に相当

する。尿蛋白の量が漸増するようであれば自然緩解は困難であるため薬物療法が必要である。再発を早期に発見し浮腫をきたすことがなければ通院でステロイド療法も可能である。

再発時の治療は，プレドニゾロン 60mg/m²/day（約 2mg/kg 標準体重/day，最大量 80mg/day）を分 3 で連日投与し，尿蛋白消失確認後 3 日まで続け，引き続いて 60mg/m²（約 2mg/kg 標準体重，最大量 80mg/回）を分 1（朝）で隔日に 2 週間，30mg/m²（約 1mg/kg 標準体重，最大量 40mg/回）を分 1（朝）で隔日に 2 週間，15mg/m²（約 0.5mg/kg 標準体重，最大量 20mg/回）を分 1（朝）で隔日に 2 週間投与する。

高用量のステロイド薬の治療により緑内障をきたしたり，頻回再発のためステロイド性白内障をきたすことがあるため定期的に眼科受診が必要である。ステロイド性骨粗鬆症の発症を予防するために，ステロイド療法を行っている間は半年ごとに DEXA 法による骨塩定量検査を行い，骨塩量が減弱している症例ではアルファカルシドール 0.02mcg/kg/day，分 1（朝食後）投与を行い，10 歳以降の症例ではさらにアレンドロネート 0.5mg/day，分 1（朝食前 30 分）を併用する。

初発時ステロイド治療を施行して緩解となった後，6 カ月以内に 2 回以上再発した場合，あるいは，任意の 12 カ月間に 4 回以上再発する場合は頻回再発型 NS と定義され，ステロイド治療中あるいは中止 2 週間以内に 2 回連続再発する場合をステロイド依存性 NS と定義する。これらの症例では，免疫抑制薬の併用や変更を行う。

免疫抑制薬は，わが国では，シクロホスファミド，シクロスポリン，ミゾリビンの 3 剤が使用されることが多い。当科では，原則としてまずシクロホスファミドを使用している。同剤はアルキル化薬であり，性腺機能障害（とくに男児での造精機能障害）のリスクがあるため，思春期ならびにその直前の男児には投与を避けている。2mg/kg 標準体重/day で 12 週間の投与は安全域とされている。骨髄抑制による顆粒球減少をきたすことがしばしばあるので，定期的な血液検査でモニターが必要である。本剤は次に述べるシクロスポリンと比べるとステロイドの依存度の高い NS での有効性が乏しいが，頻回再発型 NS ではその半数近くを緩解に導けることは評価できる。

シクロスポリンはカルシニューリン活性阻害薬で，頻回再発型 NS やステロイド依存性 NS での再発予防効果やステロイド減量効果は明らかであるが，投与中止後の再発率は決して低くない。2 年間の投与により本剤中止後の緩解維持効果は高まるが，本剤による慢性の薬剤性腎障害の発症が問題である。またシクロスポリンは腸管からの吸収に個人差があるために，投与量の決定のために血中濃度の評価が必要になる。当科ではステロイド依存型 NS や頻回再発型 NS に対して，シクロスポリンを 2.5mg/kg 標準体重/day，分 2（食前 15 分前）にて開始し，投与 2 時間後の血中濃度を最初の 6 カ月は 600〜700ng/ml になるように調節し，その後 18 カ月間は 500〜600ng/ml となるように投与を継続し，計 2 年間の投与後，1 週間に 1mg/kg 標準体重/day ずつ減量して中止する治療を行っている。その後の再発に対してはステロイド治療を行うが，ステロイドの依存性が持続し，シクロスポリンの再投与を余儀なくされることがしばしばある。その際は，腎生検を施行し再投与の可否の評価を行う。シクロスポリンのもうひとつの問題点は同剤がチトクローム P-450 酵素を介することより薬剤干渉作用が大きいことである。P-450 活性を低下させるグレープフルーツは血中濃度を上昇させるので摂取は避けたい。

ミゾリビンは，3〜5mg/kg 標準体重/day，分 2（最大量 150mg/day）で投与し頻回再発型

NS での再発率減少効果が明らかにされている。副作用は高尿酸血症を認めるくらいの軽度のものであるが，現行の用量では前2剤と比べるとその効果は劣る。

　なお，気管支喘息の治療薬である Th2 阻害薬であるアイピーディをアレルギー性疾患を合併するステロイド依存性 NS 患児に併用で使用しているが，短期的な結果では，ステロイド薬の減量と再発頻度の減少に有効である（6mg/kg/day，最大量 300mg/day）。

　4週間のプレドニゾロンの初期治療でも蛋白尿が消失せず，血清アルブミン値が 2.5g/dl 以下の症例はステロイド抵抗性 NS であり，腎生検により組織診断が必須である。発症後10年で30～40％が腎不全に至ることより，経口ステロイドに加えて，高用量のシクロスポリン療法，ステロイドパルス療法（大量静注療法）の併用を行う。

　乳児期の NS である CNF に対する有効な治療法はない。保存的・対症的治療が基本である。浮腫に対しては，低ナトリウムミルク，利尿薬，アルブミン静注を用いる。十分な栄養補給（エネルギー：100kcal/kg/day，蛋白：3g/kg/day を確保），甲状腺ホルモンの補充，血栓症の予防を行う。肺炎球菌などによる感染症に対する迅速な対応と治療が重要である。蛋白尿による蛋白喪失を軽減する目的で生後3カ月頃にまず片腎摘出を行い，7カ月頃に対側腎の摘出を行う。これにより蛋白漏出状態から離脱できるが，同時に透析導入（腹膜透析）が必要である。体重 9kg を目安に腎移植を行う。DMS で末期腎不全に至った場合には，透析や腎移植が行われるが，Wilms 腫瘍が発生する危険性があるため，移植時に機能廃絶腎の摘出が推奨される。

〔大友　義之〕

F. 腎・泌尿器疾患

腎不全

ケアに対するポイント
- 急性腎不全は原因の鑑別と急性期の体液量，電解質の管理が重要である。
- 慢性腎不全は先天性腎尿路疾患によるものが多く，時期と年齢を考慮した治療が求められ小児腎疾患専門医の管理が必要となる。
- 慢性腎不全では，成長障害，貧血，骨障害などを合併し，こうした腎外症状の治療とケアも重要である。

● 原　因

腎臓の働きと腎不全の病態

腎臓は重量が体重の0.5％以下の小さな臓器であるが，心拍出量の約20～25％の血液が腎臓に流入し，糸球体は1日に実に180lの血清成分を限外濾過している〔糸球体濾過率：以下GFR（glomerular filtration rate），正常は120ml/min/1.73m^2〕[1]。尿細管では糸球体濾過液に含まれる水の99％，電解質の85～99％（溶質により異なる），生体必須の有機物（糖，アミノ酸など）のほぼすべてを再吸収し，その残りは老廃物として尿中に排泄される。腎臓の行っている多様な機能は以下の5つに分類できる。

① 体液量の調節
② 血液電解質の調節
③ 酸塩基平衡の調節
④ 血液浄化
⑤ 体液量，骨代謝，血液産生に関連したホルモン分泌

こうした腎臓の働きにより，乾燥状態，多量の水分摂取，経口摂取する電解質不足あるいは過多というような外部環境あるいは食事内容の変化に適切に対応して，細胞外液の恒常性が保たれている。こうした腎臓の機能が果たせなくなった状態が「腎不全」である。

腎不全の原因

腎不全は，急性腎不全と慢性腎不全に大別することができる。急性腎不全とは数日～数週間の単位でGFRの低下が急速に進行するものである。慢性腎不全とは先天性腎尿路疾患や慢性糸球体腎炎により腎機能が長期にわたり徐々に低下していく状態（保存期腎不全）と，GFRが10％以下で腎機能がほとんど廃絶した末期腎不全に分類される。

表 1 小児の急性腎不全の原因と評価

	腎前性腎不全	急性尿細管壊死	腎皮質壊死	間質性腎炎	糸球体腎炎	溶血性尿毒症症候群	閉塞性腎症
臨床経過,症状	脱水,嘔吐,下痢,出血,尿崩症,third spaceへ血漿移動,心不全,心タンポナーデ,肝腎症候群	脱水/出血,虚血/低酸素,中毒性物質,敗血症,ヘモグロビン尿症,ミオグロビン尿症,NSAID/ACEI	虚血/低酸素,双胎間輸血	薬物,感染,発疹,発熱	感染症,全身性の所見,発疹,発熱	血性下痢	側腹部腫瘤,腹部腫瘤,膀胱触知,新生児では後部尿道弁
尿量	減少	乏尿あるいは非乏尿	乏尿	さまざま,通常は非乏尿性	通常は乏尿	通常乏尿	一定せず
尿所見	正常あるいは微小な変化	顆粒円柱,上皮円柱	血尿(微小あるいは肉眼的),蛋白尿	白血球円柱,膿尿,好酸球尿	血尿(微小あるいは肉眼的),蛋白尿,赤血球円柱	血尿,蛋白尿,赤血球円柱	所見に乏しい
尿浸透圧	>400~500 mOsm	<350 mOsm		<350 mOsm	>400~500 mOsm	一定せず	一定せず
尿Na	<10 mEq/l	>30~40 mEq/l		>30~40 mEq/l	<10 mEq/l	一定せず	一定せず
FENa	<1%	>2%		>2%	<1%	一定せず	一定せず
検査所見	BUNの上昇		血小板減少症,微小血管炎	好酸球増多	抗核抗体陽性,ANCA陽性,C3,C4低値	血小板減少,溶血性貧血	
エコー所見	正常	正常~輝度の上昇,皮髄境界の不明瞭化	正常,皮髄境界の不明瞭化	腎腫大,輝度の上昇	腎腫大,皮髄境界の不明瞭化	正常あるいは皮髄境界の不明瞭化	腎盂拡張,尿管,膀胱,尿道レベルでの閉塞

〔文献2)より引用改変〕

1)急性腎不全

急性腎不全のおもな原因疾患とその特徴を**表1**に記した[2]。急性腎不全の病態の把握は適切な治療のために必須であり,治療にも適した以下の3つの病態分類がなされることが多い。

① 腎前性腎不全
② 腎性腎不全
③ 腎後性腎不全

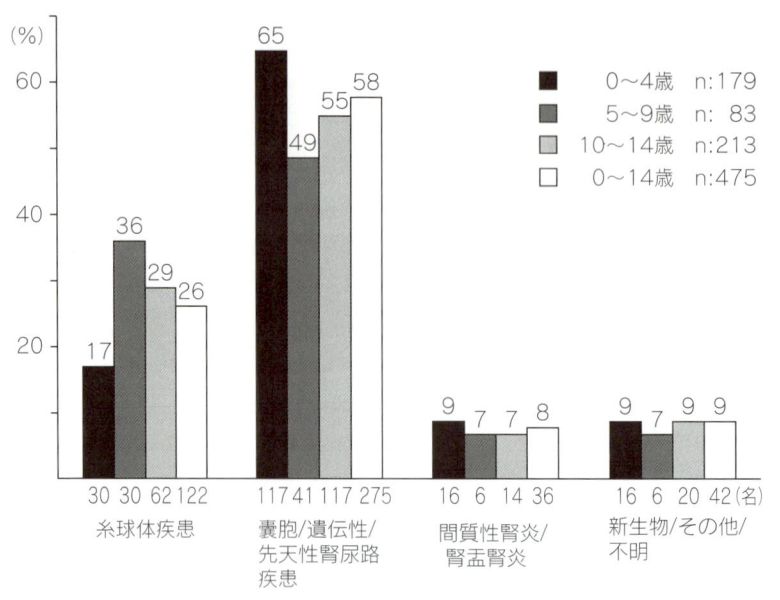

図1 1998〜2005年の間に末期腎不全に至った症例の年齢別・疾患別頻度

　これら3つの分類は完全に独立したものではなく，腎前性腎不全の病態が一定以上続くと，腎性腎不全にも移行する．腎後性腎不全も同様で，その病態が長く続くと（とくに後部尿道弁などによる高度の尿路閉塞），腎皮質は菲薄化し腎性腎不全に進行する．急性腎不全ではその病態の把握がもっとも重要である．

　わが国の急性腎不全で頻度の高いものは，溶血性尿毒症症候群（hemolytic uremic syndrome；HUS）や，薬物や高度脱水，出血による急性尿細管壊死，糸球体腎炎の急性増悪，間質性腎炎などである[3]．近年，ロタウイルス感染後の両側尿路結石（尿酸アンモニウム結石）による腎後性腎不全が注目されている[4]．

2）慢性腎不全

　わが国での慢性腎不全のおもな原因とそれに至る年齢の概略を図1に記した[5]．小児の慢性腎不全の原因疾患は成人のそれとはまったく異なる．成人では毎年1万人程度が末期腎不全に至り透析療法を開始するが，その原因の40％程度は糖尿病性腎症であり，また糸球体腎炎も依然として多い．

　一方，小児の末期腎不全の原因疾患は以前は糸球体腎炎によるものが第1位であったが，近年は先天性腎尿路疾患によるものがもっとも多い．代表的なものは，低形成/異形成腎，囊胞性疾患である．糸球体疾患は第2位で，巣状分節性糸球体硬化症（focal segmental glomerulosclerosis；FSGS）がその多くを占める．

　海外では後部尿道弁などによる閉塞性腎症（obstructive nephropathy）の頻度が高いが，わが国では後部尿道弁の頻度がきわめて低く，閉塞性腎症によるものは少ない．

● 症状・検査

前項で述べたように，腎臓は，① 体液量の調節，② 電解質バランスの調節，③ 酸塩基平衡の調節，④ 血液浄化，⑤ 体液量，骨代謝，血液産生に関連したホルモン分泌を行っている臓器であり，その機能障害ではそれぞれに対応した症状が発現する。また，こうした障害の結果として，⑥ 成長障害をきたすことも腎不全の大きな問題である。以下それぞれについて，症状，検査所見を記す。

体液量の変化

一般に腎不全ではGFRの低下により尿量が減少し（乏尿），その結果として浮腫，高血圧，心肥大を呈する。乏尿が明らかになるのはGFRがかなり低値になってからである。

逆に先天性の腎尿路疾患などでは非乏尿性の状態が比較的長く続く。これは尿細管機能の障害のためNaおよび水の保持を適切に行うことができず，Na喪失性の多尿となるためである。こうした児では低張尿が常時多量に排出され，水分，Na制限をすることは腎前性腎不全を誘発するために危険である。幼児期に多尿，体重増加不良で発見される腎不全も多い。

体液量の変化は，体重の増減，浮腫の有無（あるいは脱水の有無），血圧値，心胸郭比，BNPなどがよい指標となる。

血液電解質の異常

腎臓は，Na, K, Cl, Pi, Ca, Mgなどの電解質の調節を行っている。これらの電解質バランスを保つことにより細胞外液の恒常性の維持を行っている。

すでに述べたように，こうした血液電解質バランスの調節は糸球体での膨大な量の血清の濾過（GFR）と，水および電解質の再吸収（Kの場合は分泌が重要な要素を占める）によりなされる。それぞれの電解質の調節は，各種輸送体やチャネル，また細胞間隙を通過して再吸収（あるいは分泌）され，それぞれの電解質に特徴的な様式で制御されている。

重要なことのひとつは電解質バランスの変化が同時に起こるわけではなく，GFRの低下の程度により，変化が生じる順番が決まっていることである。

電解質ではないが，CrやBUNは腎機能障害のもっとも鋭敏なマーカーであり，GFRの低下により最初に変化する値である。とくに血清Crは糸球体濾過を受けたのち，再吸収を受けないためGFRをもっとも正確に反映するが，GFRが正常の60～70％程度以下になるまでは大きな変動は示さない。一方，BUNは脱水状態にあると尿細管での再吸収が亢進するため，純粋なGFRの指標とはいえない。最近，血清シスタチンCがGFRのもっとも鋭敏なマーカーとして注目されている。

電解質で最初に変化が表れるのは，CaおよびPiである。GFRが40～50％以下になると血清Piは腎排泄率の低下により上昇，その影響を受けCaはわずかに低下する。わずかなCaの低下が副甲状腺ホルモン（PTH）の分泌を刺激し，近位尿細管に作用してPi利尿を促進し，骨に作用してCaを放出し正常化するというフィードバックが起きる。このフィードバックには限界があり，GFRの低下に伴いPiおよびCaの異常値は持続し，またPTHの過剰分泌のため腎性骨症を呈するようになる。

一方，NaやKの変化はGFRが著しく低下するまで明らかな異常値は呈さない。Naは糸球

体濾過されたもののうち 99.4％が再吸収されるため，GFR が 20％程度になっても再吸収量を減少させることで変化を最小限にとどめる。K も分泌のメカニズムがあるため，体内で過剰となった K も皮質集合管細胞からの分泌が増大し，ある程度の補正を行うことができる。

電解質異常が発生する時期やパターンを血液生化学データから読み取り，保存期腎不全の場合にはそのレベルに応じた適切な治療（Ca 代謝に対しての活性型ビタミン D の投与，Pi 吸着薬の投与，K 吸着薬の投与など）が必要になる。

酸塩基平衡の調節の異常

生体は代謝過程で多大な量の酸を産生するが，そのほとんどは HCO_3^- 緩衝系により捕捉され CO_2 となり肺から呼出される。一方，量的には少ないがリン酸や硫酸などの不揮発性酸は 1 日に成人で約 50mEq，小児では 1〜3mEq 程度が産生され，排泄経路は腎臓しかない。腎機能低下が進行すると不揮発性酸が蓄積し代謝性アシドーシスを呈する。これらの不揮発性酸は通常の生化学検査では測定されない unmeasurable anion であり，その増加は HCO_3^- の減少となって現れ，anion gap が増大した代謝性アシドーシスの様式をとる。酸血症の持続は骨融解を増悪させる。保存期腎不全では血液ガス所見も参考にして治療を行う。

血液浄化の異常

生体は代謝の過程でさまざまな老廃物（多くは窒素代謝物）を産生する。また経口摂取により異物や薬物も体内に入り，最終的にはこれらを除去することが必要となる。腎不全の患者でみられる易疲労感や皮膚の痒みなども，こうした老廃物の蓄積による影響が大きい。

生体からの異物の除去は肝臓および腎臓からなされている。薬物に代表される比較的小分子で極性の高いもの（水溶性）はそのまま腎臓から排泄される。極性の低い物質（親油性）は肝臓で抱合を受け，水溶性を高めた後に尿中あるいは胆汁中に排泄される。

生体異物に関しては，腎臓から排泄されやすい物質，肝臓から排泄されやすい物質（極性，分子量，腎臓および肝臓の薬物輸送体の特性による）があり，腎機能障害がある患児では腎排泄性の薬物の投与量の設定も重要となる。

体液量，骨代謝，血液産生に関連したホルモン分泌異常

腎臓はレニンとエリスロポエチンを産生し，ビタミン D の 1 位の水酸化を行い活性化している。レニンは傍糸球体装置（juxtaglomerular apparatus）より分泌され，アンギオテンシン，アルドステロンを活性化し体液量，血圧を調節するが，レニンの分泌の調節は傍糸球体装置のマクラデンサ細胞が感知する Cl 量と考えられている。GFR が低下して体液量が増えても，GFR の低下によりマクラデンサに到達する Cl が少なければレニン分泌は促進されることになる。こうした場合，体液量増大が起きているにもかかわらず，レニン-アンギオテンシン-アルドステロン系の働きによりさらなる体液の増大や末梢血管抵抗の増大につながり，高血圧の悪化が生じることがある。体液量のみでは説明できない高血圧については，レニンの関与を考える必要がある。

腎機能障害が進行すると Ca，Pi バランスの異常から PTH の産生が増加し，骨病変を併発する。腎（近位尿細管）はビタミン D の 1 位を水酸化する酵素を有しており，腎機能悪化により活性型ビタミン D の量も減少する。PTH の変化およびビタミン D の活性化障害はとも

に，血清 Ca, Pi 値の異常を招くとともに腎性骨ミネラル障害をきたすことはすでに記した。腎不全が進行するとエリスロポエチンの産生も減少し，腎性貧血を呈する。

成長障害

成長期にある児の腎不全では成長ホルモン（GH）分泌は十分に維持されているにもかかわらず，成長障害は必発である。この原因が完全に解明されているわけではないが，血液中に存在する老廃物が GH とその受容体との結合を干渉するのではないかと考えられている。

● 観察のポイント

急性腎不全と慢性腎不全ではその発症形態が異なり，症状の観察ポイントが異なる。以下，急性腎不全と慢性腎不全に分けてポイントを記す。

急性腎不全

急性腎不全では，乏尿，浮腫，高血圧，肉眼的血尿などが急速に進行する。溶連菌の先行感染の有無（溶連菌感染後急性糸球体腎炎），下痢・血便・腹痛・貧血などの有無（溶血性尿毒症症候群），高度脱水の有無（腎前性腎不全）などは急性腎不全の発症を疑ったときに聴取すべき病歴である。

急性腎不全では，時間の単位で病態が変化し，溢水による心不全，高 K 血症による致死的不整脈などにより突然状態が悪化することがあるため，尿量，血清 Cr，電解質，血液ガスなどを頻繁にチェックしながらその病態の進行程度を見極め，必要なときは躊躇なく血液浄化療法（血液透析，持続的血液濾過透析，腹膜透析など）を施行する。

慢性腎不全

わが国で慢性腎不全を発見（あるいは糸球体疾患からやむなく進行）するケースはおもに以下の2つである。

1）慢性糸球体腎炎の増悪

慢性糸球体腎炎（およびネフローゼ症候群）は，学校検尿での血尿/蛋白尿の発見，感冒時の肉眼的血尿，また，ある程度進行した浮腫などにより発見されるケースが大半である。こうしたケース（とくに学校検尿による発見）は病初期に診断，治療が開始されるため，現在では慢性腎不全にまで進行する例はきわめて少数である。例外的に現在でも腎機能障害の悪化を食い止めることが難しい疾患は巣状分節性糸球体硬化症（FSGS）である。とくにネフローゼ症候群を呈し，ステロイド治療に抵抗するタイプの FSGS の予後は予断を許さない。また Alport 症候群も現在有効な治療法がなく慢性腎不全に移行する例も多い。

こうした慢性糸球体腎炎，難治性のネフローゼは小児腎臓専門医にその治療管理を委ねるべきである。

2）先天性腎尿路奇形（とくに低形成異形成腎）

現在，わが国で末期腎不全に至るもっとも頻度の高い疾患は，低形成異形成腎を代表とする先天性腎尿路奇形である。ただ先天性腎尿路奇形では血尿や蛋白尿を呈することは少なく，体重増加不良や多尿などで発見されるケースが多い。多尿は濃縮力障害，および Na 利尿の結果

であることが多く，成長障害は栄養の不足以外にNa利用障害などがその原因として考えられる．多尿，体重増加不良，貧血などの児を診た場合には，「慢性腎不全の存在」も念頭におき，一度は血液検査や検尿，可能なら腎エコーを行う．

●おもな疾患

表1に急性腎不全の代表的疾患を記した．図1には慢性腎不全（末期腎不全）の原因疾患と末期腎不全に至る年齢の概略を記した．

●処置・治療

急性腎不全は原因・病態を把握し，原因疾患の治癒をめざすとともに，体外循環を含め急性期の体液，電解質管理を確実に行うことが重要である．

慢性腎不全は，保存期から末期腎不全にかけてその段階，発達に応じた治療が必要であり，早期から小児腎臓専門医に治療を委ねるべきである．

■文　献

1) Valtin, H.：腎臓；生理と機能．第2版．飯田喜俊・監訳，メディカル・サイエンスインターナショナル，東京，1985.
2) Andeoli, S.P.：Management of acute renal failure. *In* Pediatric Nephrology. 4th edition, ed. by Barratt, T., et al., William & Wilkins, Baltimore, 1999, pp.1119-1134.
3) 幡谷浩史，本田雅敬：急性腎不全の病態．小児科診療，71：271-275, 2008.
4) 森田拓，藤枝幹也，脇口宏，他：ロタウイルス腸炎後に腎後性腎不全となった4症例の検討．小児腎臓病会誌，20（Suppl.）：162, 2007.
5) 服部新三郎：わが国における慢性腎不全の疫学．小児科診療，71：281-285, 2008.

〔関根　孝司〕

F. 腎・泌尿器疾患

先天性尿路奇形

> ケアに対するポイント
> ・水腎症
> ・膀胱尿管逆流（VUR）
> ・尿道下裂

　先天性尿路奇形は多岐にわたり，各々疾患ごとに病態，検査，治療が異なる。本稿では，代表的な小児の先天性尿路奇形の疾患をあげ，症状・検査，観察のポイント，処置・治療について述べる。

● 膀胱尿管逆流（vesicoureteral reflux；VUR）

原　因

　膀胱尿管逆流（以下，VUR）は先天的な膀胱尿管接合部の形成不全により起こる（原発性 VUR）。尿の逆流により尿路感染症を発症しやすく，反復する尿路感染症のため腎実質障害を生じ，進行して腎不全に至ることもある。また腎の低形成や異形成を伴っていることもある。一方，尿道狭窄や神経因性膀胱などの下部尿路通過障害に伴うものを二次性 VUR という。

病　態

　尿管は，膀胱壁を斜めに貫通し膀胱粘膜下を走行した後（粘膜下トンネル），膀胱内に開口する。この粘膜下トンネルは膀胱が尿で充満し伸展されると平坦になり，尿の逆流を防ぐ。原発性 VUR はこの解剖学的異常によって起こる。二次性 VUR は下部尿路通過障害により膀胱尿管接合部が破壊されたり，膀胱内圧が異常に亢進するために逆流が生じる。VUR の高圧逆流や腎内逆流による物理的な作用により腎の組織障害が生じるとともに，尿路感染で細菌が腎実質内に侵入し炎症を起こすことにより，腎瘢痕が形成される。VUR や尿路感染に伴う腎実質の瘢痕・萎縮を逆流性腎症という。進行すると巣状糸球体硬化が生じ，腎不全に至る。

症状・検査

　発熱を伴う尿路感染症として発症する。年長児では，発熱，腹痛，腰背部痛などが主症状となる。乳幼児では，発熱，不機嫌，嘔吐，下痢などの非特異的な症状を呈することが多く，注意を要する。近年では，胎児超音波検査で診断される症例もある。
　尿路感染症の患者をみた場合には，まず超音波検査を行う。腎超音波検査は，腎盂・尿管の

表1　VURの国際分類

I. Partial filling of an undilated ureter
II. Total filling of an undilated upper tract
III. Dilated calyces but fornices shape
IV. Blunted fornices and degree of dilatation greater than in lower stages
V. Massive hydronephrosis and tortuosity of the ureter

拡張，腎低形成，腎瘢痕の発見に有用である。VURは排尿時膀胱尿道造影（voiding cystourethrography；VCUG）により，確定診断される。VURの程度は，International Reflux Study Groupの分類が一般的に用いられている（表1）[1]。VURに伴う腎機能障害の検査には，^{99m}Tc-DMSAシンチグラフィーにて腎皮質の状態や腎瘢痕の有無を，^{99m}Tc-DTPAシンチグラフィーにて糸球体濾過量や尿細管機能を評価する。さらに，尿管口の形態，位置，膀胱の内腔，尿道の閉塞性病変の観察には，全身麻酔下にて膀胱鏡検査を行う必要がある。

観察のポイント

原発性VURの管理の基本は，VURによる腎への逆流負荷の除去と尿路感染の防止である。VURは自然消失傾向があるので，V度を除けばまず保存的に観察する。II度以上の症例に対しては，抗菌薬を予防内服（通常1日投与量の1/3〜1/4量を1日1回内服）し経過観察とする。定期的に検尿，尿培養を行い，追跡VCUGや腎シンチグラフィーは半年〜1年ごとに実施し，腎瘢痕などを評価する。I・II度の症例の80％以上が自然に治癒すると考えられている[2]。予防内服は2〜3年続けて行い，その間VURの程度の変化がないか，尿路感染症の反復，腎瘢痕の新生を認める例や，10歳以上の年長例は手術適応となる。また，V度は腎障害が進展する危険性が強いので原則として手術適応で，乳児では1歳まで待って逆流の程度に変化がなければ手術を行う。

治療

前述のごとく，保存的療法で消失しない例やV度の症例が外科的治療の適応となる。手術は尿管と膀胱の移行部を再建する尿管膀胱新吻合術を行う。一般的には，Cohen法かPolitano-Leadbetter法が選択される。手術の治療成績は良好である。最近では，膀胱鏡下に尿管口の周囲にコラーゲンやテフロンを注入し，尿管口の周囲の抵抗を上げることでVURを防止する内視鏡治療も試行されている。

● 水腎症（hydronephrosis）

原因

水腎症は腎盂尿管移行部（pyeloureteric junction；PUJ）の通過障害による腎盂腎杯の拡張の総称である。PUJ閉塞の原因は，尿管筋層の先天的な低形成，方向性や連続性の異常，結合織の増生など機能的通過障害によることが多いと考えられている。一方，PUJの位置が高い場合（高位付着）や異常血管などの外部からの圧迫などの器質的通過障害による場合もある。

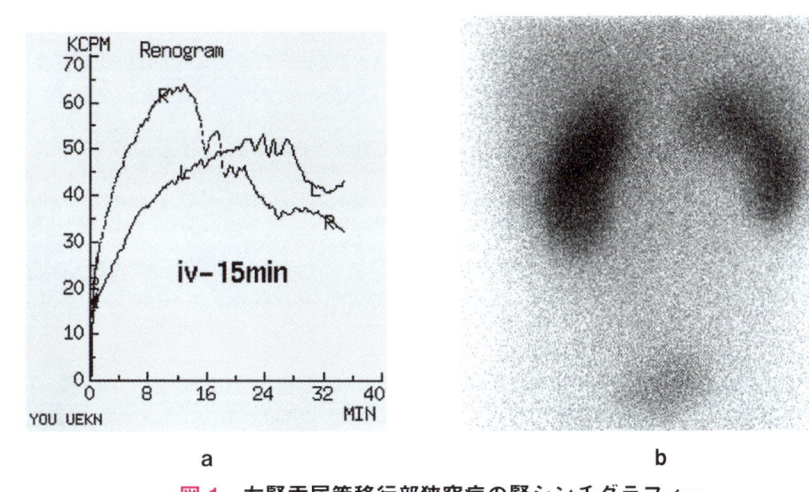

図1　左腎盂尿管移行部狭窄症の腎シンチグラフィー
^{99m}Tc-DTPA（a）では閉塞性パターンを示し，フロセミド投与後も排泄は認められない。^{99m}Tc-DMSA（b）では腎実質に集積を認め，腎機能は保たれている

病態生理

尿は腎盂から尿管・膀胱へ，1分間に2～6回の頻度の蠕動運動で運ばれる。腎盂から尿管へ流出する時間当たりの尿量が減ると腎盂の拡張が生じる。

上述のPUJの構築は，成長に伴い完成するといわれ，新生児・乳児期の水腎症の多くは，軽快する傾向がある。一方，器質的通過障害は頻度としてはあまり高くないが，比較的年長児で発見される機会が多い。高度な水腎症では，腎実質の菲薄化を伴い，腎機能障害を呈する。

症状・検査

近年は，胎児超音波で発見される頻度が増えている。出生後は，尿路感染症，血尿，側腹部痛，腹部腫瘤などの症状を呈し，精査により発見されることが多い。

いずれの時期においても，超音波検査で容易に診断でき，一般的に以下のように分類する[3]。Grade 1：腎盂の拡張，Grade 2：腎盂および一部の腎杯の拡張，Grade 3：腎盂とすべての腎杯の拡張，Grade 4：腎実質の菲薄化を伴う。前述のVURや尿管膀胱移行部狭窄を伴っていることがあるので，鑑別に注意が必要である。通過障害の程度の評価は利尿レノグラムを行う。通常の^{99m}Tc-DTPAシンチグラフィーを行い分腎機能を評価するとともに，フロセミドを経静脈投与して排泄パターンを観察する（図1）。

観察のポイント

PUJ閉塞は乳児期には改善傾向があること，一側性のものが多く総腎機能としては良好なこと，術後の腎機能の改善が得られない場合があることなどから，外科的治療の方針，時期については議論が多い。胎児診断例では原則的には経過観察が第一選択となる。

胎児診断例や新生児期に発見されたものでは，1カ月時にレノグラムを行い，腎機能の低下があるものでは外科的なドレナージまたは3カ月後の再評価を検討する。腎機能の低下がみられないものでは，3カ月ごとの超音波検査と6カ月ごとのレノグラムでフォローする。一側性

II 器官系統別の病態生理

で腎機能の低下があるものでは1歳時に，両側性の場合はより早期の外科的治療を考慮する。

治療

新生児期，乳児期早期で腎機能低下を伴う例に対しての腎瘻造設の適応については，統一した見解は得られていない。

代表的な根治手術術式は，余剰腎盂を切除，形成し，その下端部で尿管と吻合するAnderson-Hynes 法がある。腎盂尿管吻合を行う際に，腎盂の最下端に吻合することが重要で，高位に吻合した場合には，術後に腎盂が拡張し通過障害が再発し，再吻合を余儀なくされる場合がある。

手術成績はおおむね良好で，軽度の拡張は残るものの腎実質はかなり温存される。

● 巨大尿管（megaureter）

原因

巨大尿管は著しく拡張した尿管の総称で，閉塞性巨大尿管と逆流性巨大尿管に分類される。後者は VUR によるものである。前者は尿管膀胱移行部に何らかの原因で通過障害が生じ，著しく尿管が拡張した状態をいう。

病態生理

尿管膀胱移行部の通過障害としては，ほとんどが尿の運搬機能が障害されている機能的異常である。その本態は不明であるが，尿管末梢部の尿管壁の筋構築の異常が考えられている。一方で器質的な原因としては，臍動脈の圧迫や移行部の閉塞などがある。閉塞の原因としては血行障害や外部からの圧迫が考えられている。まれに閉塞性巨大尿管に逆流が併発していることもあるので，診断に注意を要する。

症状・検査

胎児超音波での診断例が増えている。出生後では，尿路感染症で発症し，超音波検査にて診断されることが多い。

診断には超音波検査がきわめて有用である。尿管遠位部の矢状断面の超音波により，Grade 1：内径7mm 未満，Grade 2：7〜10mm，Grade 3：10mm 以上の拡張に分類する。腎機能が温存されている機能性通過障害の症例では腎シンチグラフィーで診断される。腎機能障害例では，MRI 検査が有用である（図2）。上述のごとく，VUR 合併例もあるので，VCUG も不可欠である。

観察のポイント

胎児診断例では，出生後尿管膀胱移行部の通過障害は自然に軽減する場合がある。中等度以下の拡張尿管で腎盂腎杯の拡張のない例では，3〜6カ月間は定期的な超音波検査を施行しながら経過観察とする。腎盂腎杯の拡張が著明な例，尿管の拡張が著明で圧迫症状や腹部腫瘤として認められる例，尿路感染症を反復する例では外科的治療を考慮する。

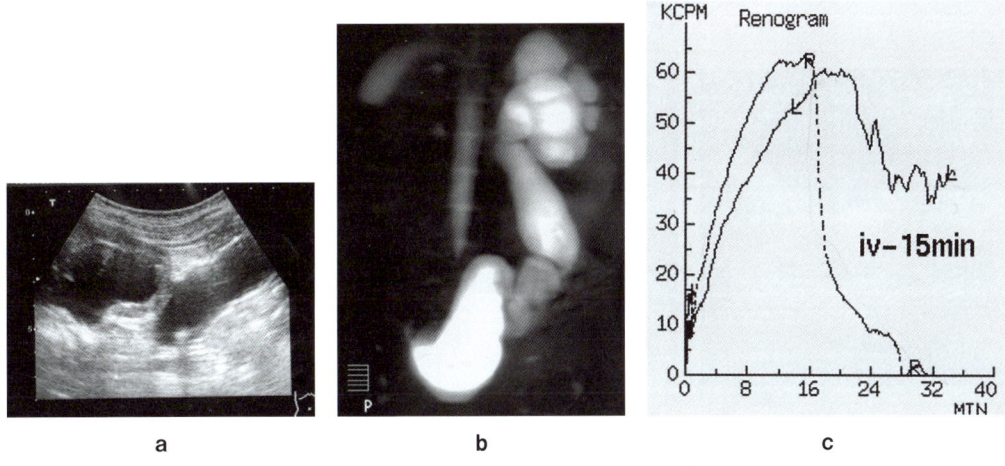

図2 左尿管膀胱移行部狭窄症の画像検査

超音波（a）およびMRI（b）検査にて拡張した腎盂，尿管を認める。MAG 3シンチグラフィー（c）では，腎機能は保たれているが閉塞性パターンを示している

治療

外科的治療としては，腎機能により腎尿管摘出か尿管形成術を選択する。手術は，経膀胱的に拡張尿管を授動し，尿管末端を拡張のある部分まで切除する。拡張の強い尿管は，縫縮（tapering）または折り畳み（tailoring）し，粘膜下トンネル法で新吻合する。

● 多嚢胞性異形成腎（multicystic dysplastic kidney；MCDK）

原因

腎異形成とは，組織学的に原始的腎構造は認められるものの，その後の分化異常により正常腎構造をもたなくなったものをいう。充実性のものから大小多数の嚢胞を有するものまであり，嚢胞構造を主体としたものを多嚢胞性異形成腎（以下，MCDK）といい，もっとも頻度が高い。MCDKの発症機序としては，胎生早期の尿管閉塞，後腎原基と尿管芽の接合異常，尿管芽の分枝異常などが考えられている。

病態生理

MCDKは嚢胞間には介在組織はなく，組織学的にはコラーゲン線維や平滑筋に囲まれた原始集合管の存在と後腎原基に由来する軟骨の存在が特徴的である。患側腎は無機能である。対側にVURやPUJ閉塞を合併する場合がある。患側腎から産生されるレニン依存性あるいは健側腎の過剰濾過に伴う高血圧が0〜8％に認められる。

症状・検査

発生頻度は4300出生に1例の非遺伝的疾患である。部分的なもの（重複腎盂尿管の上極腎），家族性（常染色体優性遺伝），多発危険症候群を伴うもの（Prune-Berry症候群など）もある。通常，片側性であるが，両側性（4〜8％）のこともあり，この場合Potter症候群となり致死

図3 左MCDKの画像検査

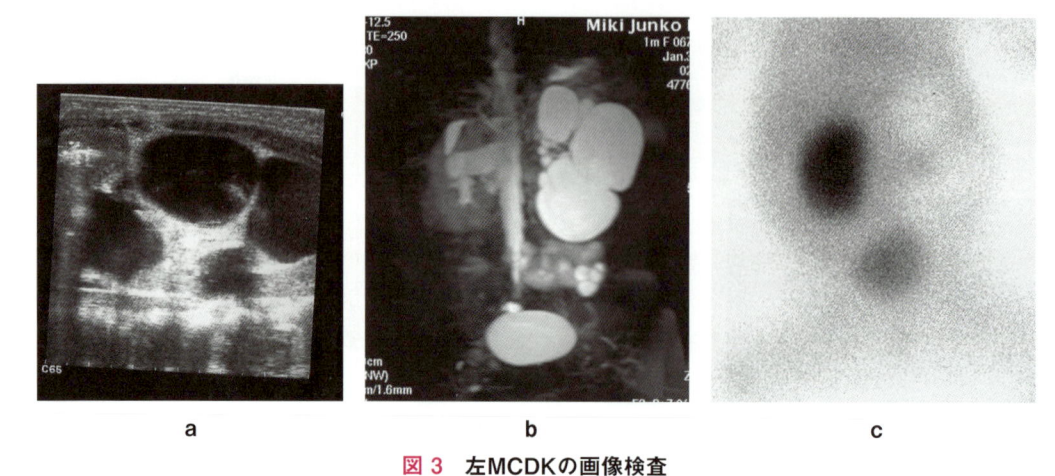

超音波（a）およびMRI（b）検査にて多数の囊胞を認めるが腎皮質は確認できない。^{99m}Tc-DMSA（c）では，患側の左腎への集積は認められない

的である。片側性の場合，ほとんどは無症状である。約2/3の症例が胎児超音波で発見されているが，出生後に腹部腫瘤で発見されるものもある。

画像診断においては，患側腎の，① 大小多数の囊胞の存在，および ② 無機能であることの確認，を満たせば診断は可能であるが，高度水腎症との鑑別は必ずしも容易でない場合もある。①に関しては，超音波検査，CT，MRIにて，②に関しては腎シンチグラフィー（DMSA，DTPA，MAG3）で行う（図3）。

観察のポイント

MCDKの大部分は，自然退縮傾向を示し，囊胞は徐々に数も大きさも減少していく。したがって，自然退縮を期待して経過を観察することが基本的な方針となる。最終的には小さな異形成組織を残しながら完全に退縮するが，その期間には個体差があり，5歳までに退縮するものは，約50％といわれている。

治療

前述のごとく，経過観察が治療の基本方針となるが，具体的には，超音波検査と血圧測定を生後1年以内は3〜6カ月ごとに，その後は6〜12カ月ごとに施行する。5歳までに退縮しなかったものにはさらに1年ごとに，退縮を認めるまでフォローを行う[4]。

しかしながら，乳児期にはMCDKが巨大な腹部腫瘤として，呼吸器症状，排便異常，腸閉塞など周辺臓器への圧迫症状をきたすことがある。また，悪性腫瘍の合併の問題もある。したがって，悪性腫瘍が疑われる場合や，本症に起因する高血圧，尿路感染，消化器や呼吸器症状がみられる場合は，腎摘出術の適応となる。また，機能的単腎である対側腎にVUR（Ⅲ〜Ⅴ度）や水腎症（3度以上）がある場合は，その早期の外科的治療を考慮する必要がある。

● 後部尿道弁

原因

前立腺部尿道に発生する先天性の膜様構造物（弁）で，後部尿道の通過障害による上部尿路の拡張や神経因性膀胱とそれに伴うVURなど，さまざまな症状をもたらす。Wolff管の尿道への合流異常が原因と考えられている。比較的まれな疾患ではあるが，小児の下部尿路閉塞性疾患の代表であり，致死的な機転をとることがあるため，胎児期から出生後に至るまで腎機能の保護に努めることが重要である。

病態生理

弁の位置により，Type Ⅰ：精丘の末梢から連続して形成，Type Ⅱ：精丘の膀胱頸部側，Type Ⅲ：精丘のさらに末梢側，に分類され，Type Ⅰが90％以上を占める。膀胱の拡張と両側水腎症が特徴的である。重症のものでは胎児期より腎機能の低下から羊水過少となり，肺形成不全につながる。弁による下部尿路通過障害により膀胱のコンプライアンスが低下する病態をvalve bladderといい，外科的治療後もこの病態が残存し，VURや尿失禁などの症状が持続することがある。

症状・検査

近年，胎児超音波検査にて診断されることが多い。上述のごとく，胎児期から両側水腎症と羊水過少を認める。出生後の症状としては，重症例では生後，尿閉，腎不全，敗血症，腹部膨満などをきたす。肺形成不全による呼吸障害が予後を左右する。この時期を乗り越えると進行性の腎機能障害を呈する。一方，軽症例では，排尿困難や尿失禁などの排尿異常のみの場合もある。

診断は超音波検査に加えて，VCUGにて後部尿道の途絶を確認する。

観察のポイント

速やかに尿ドレナージを施行するとともに，感染のコントロールに努める。長期的には，低コンプライアンス膀胱に対する治療・管理を要する。

治療

尿ドレナージとして，出生後ただちに尿道カテーテルを挿入するとともに，化学療法にて尿路感染症のコントロールを行う。必要であれば膀胱皮膚瘻を造設する。呼吸管理や腎不全に対する治療も必要となる場合がある。外科的治療としては，経尿道的弁切開を行う。

長期的な低コンプライアンス膀胱の治療・管理として，薬物療法，間欠的導尿，VURに対する逆流防止術，腎機能障害に対する治療を行う必要がある[5]。

● 尿道下裂

原因

本症は陰茎腹側の発育が障害され，外尿道口が亀頭の先端ではなく，それより近位の陰茎，

II 器官系統別の病態生理

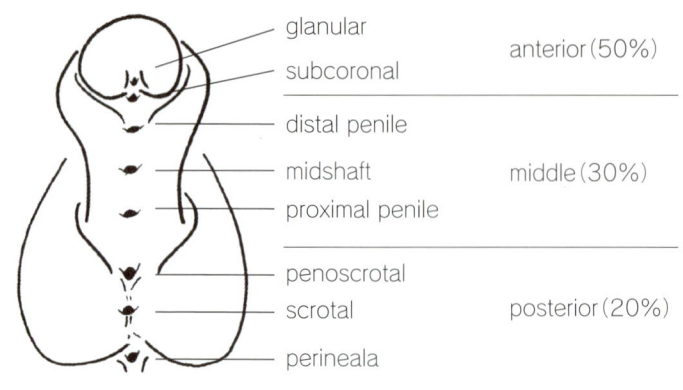

図4 尿道下裂の分類と頻度

陰嚢，時に会陰部に開口する先天性尿道形成不全である（**図4**）[6]。発症にはアンドロゲンの作用不全が関与していると考えられているが，詳細は不明である。

病態生理

排尿は可能であるが，陰茎は索組織により腹側に屈曲し，勃起によりその状態は顕著となる。審美的な問題のほか，立位排尿困難，性交困難などの問題を呈する。

症状・検査

外尿道口の位置と，包皮が亀頭部に頭巾状にめくれている外観の異常から，診断は容易である。しかしながら，二分陰嚢，停留精巣など外陰部の異常を伴うこともあり，半陰陽も含めた鑑別診断を要する場合がある。その他，男性腟や男性小子宮の拡張を伴うこともあり，高度の尿道下裂では尿道造影や内視鏡検査も考慮する。

観察のポイント

排尿に問題がなくても，将来的には上述のような問題を呈するので，外科的治療が必要となる。外尿道口の位置と外陰部を注意深く観察する必要がある。

治療

外科的治療が必須である。手術には2つのポイントがあり，索切除による屈曲の是正と尿道の亀頭先端への延長である。今日まで約200ともいわれるさまざまな術式が考案されている。索切除と尿道形成を同時に行う一期的手術と，二度に分けて行う二期的手術に大別される。いずれにしても，患児への心理的影響を考えて，就園・就学前に治療を終了するのが原則である。手術は十分な知識と技術をもつ熟練した医師が施行すべきである。

■文　献

1) International Reflux Committee：Medical versus surgical treatment of primary vesicoureteral reflux. Pediatrics, 67：392-400, 1981.

2) 島田憲次, 有馬正明, 生駒文彦, 他：小児原発性 VUR 症例における逆流自然消失. 日泌尿会誌, 81：982-987, 1990.
3) Fernbach, S.K., Maizels, M. and Conway, J.J.：Ultrasound grading of hydronephrosis：Introduction to the system used by the Society for Fetal Urology. Pediatr. Radiol., 23：478-480, 1993.
4) 金子一成：多嚢胞性異形成腎. 小児内科・小児外科編集委員会共編, 小児疾患の診断治療基準, 小児内科（増刊号）, 東京医学社, 東京, 2001, pp.628-629.
5) Kaefer, M. and Retik, A.B.：The Mitrofanoff principle in continent urinary reconstruction. Urol. Clin. North Am., 24：795-811, 1997.
6) Baskin, L.S.：Hypospadias. In Pediatric Surgery. ed. by Grosfeld, J.L., Mosby, Philadelphia, 2006, pp.1870-1898.

〔岡崎　任晴〕

G. 筋・骨格系疾患

筋ジストロフィー

ケアに対するポイント
- 進行性の筋力低下と筋萎縮を示す。
- DMDはジストロフィンを含む筋細胞膜蛋白質の障害が原因である。
- FCMDはα-ジストログリカンの糖鎖修飾における異常が原因である。

　筋ジストロフィー（muscular dystrophy）は，臨床的には進行性の筋力低下と筋萎縮，病理的には骨格筋の変性，壊死を示す遺伝性疾患である。もっとも頻度の高いDuchenne型筋ジストロフィー（DMD）は，1987年の原因遺伝子の単離[1]，引き続く遺伝子産物ジストロフィンの発見[2]以来，急速な研究の進展によって病態が解明されてきた。ジストロフィンはX染色体短腕上，2500kbに及ぶ巨大な遺伝子にコードされ，筋細胞膜を裏打ちする分子量427kDaの細胞骨格蛋白である。筋ジストロフィーは細胞膜の障害により引き起こされることが証明され，さらにそれを裏づけるように，筋細胞膜において数々の関連蛋白が発見された（**図1**）。ジストロフィンは，筋細胞膜において複数の細胞膜蛋白（ジストログリカン，サルコグリカンなど）と結合して複合体を形成し，さらにそれは基底膜構成要素（ラミニン）に連結し，これらが筋細胞膜構造の維持に重要な働きをしていることが判明した。そして，この構造の各構成要素の欠損が，多くの筋ジストロフィーの原因となっている（**表1**）。
　ジストロフィンの欠損，α-ジストログリカンの機能障害，ラミニンの欠損によって，重症の筋ジストロフィーとなる。これらの軸が筋細胞膜構造の維持に重要な働きをしていると考えられる。ただし，α-およびβ-ジストログリカンの欠損に由来する筋ジストロフィーは報告がない。ジストログリカンのノックアウトマウスは胎生致死であり[3]，細胞膜構造の中心であるジストログリカンが生体に重要な機能を担っているのは明らかである。α-ジストログリカンにおける糖鎖修飾酵素の欠損によって，糖鎖の合成障害が生じたときに，α-ジストログリカンとラミニンの結合ができなくなる。これが福山型筋ジストロフィー，muscle-eye-brain病，Walker-Warburg症候群の病因である（**図2-a, b**）。
　さらに，筋細胞膜関連蛋白質以外が原因遺伝子となる数々の筋ジストロフィーも判明してきている。エメリンやラミンA/Cなど核膜蛋白質[4]や，カルパイン3などの細胞質に存在する酵素[5]と，さまざまな原因遺伝子が同定されており，筋ジストロフィーの病態には，筋細胞膜構造の一次的な異常だけではなく，複雑なメカニズム（シグナル）が関与しあっていることが示唆され，その解明が求められる段階にきている。遺伝子変異がどのような機序によって骨格筋の変性，壊死という病態に至るのかは解明されていない。今後，この多様な原因遺伝子・

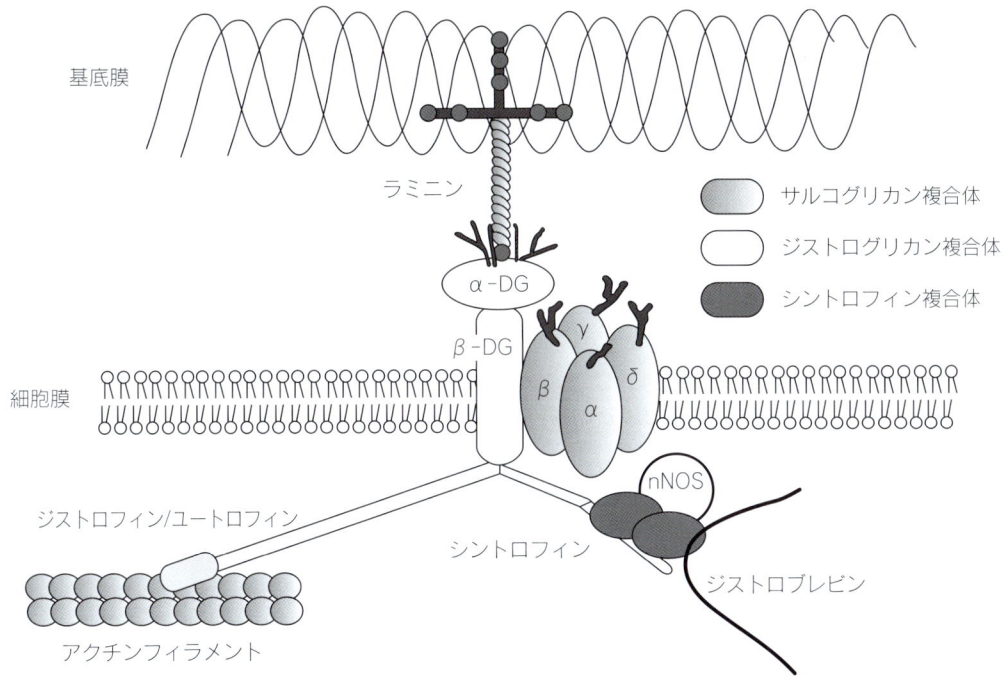

図1 筋細胞膜におけるジストロフィンとその関連蛋白の分子構造

蛋白質と病態との関連を明らかにしていくことが根本治療に繋がると考えられる。また，多岐にわたる筋ジストロフィーの遺伝子診断の効率化や迅速化も，診療現場において重要な課題と考えられる。

● ジストロフィン異常症[6]＝Duchenne 型筋ジストロフィー（DMD），Becker 型筋ジストロフィー（BMD）

臨床

筋細胞の細胞膜下に存在する巨大な蛋白質ジストロフィン蛋白の異常による筋ジストロフィーである。臨床スペクトラムは，血清クレアチンキナーゼ（CK）の高値と筋痛以外は無症状のもの，BMD，拡張型心筋症を主症状とするもの，DMD と幅広い。

1）Duchenne 型筋ジストロフィー（DMD）

DMD ではジストロフィン遺伝子変異によって，ジストロフィンが欠損している。人口10万人当たり3〜5人，男児出生3500に1人の頻度で発生する。女性保因者の一部も発症する場合があるが DMD より軽症である。運動発達の遅れ，歩行開始の遅れ，転びやすい，段差があっても飛び降りない，階段昇降をいやがるなどで2〜3歳に気づかれる。採血にてクレアチンキナーゼ（CK），AST，ALT の高値で診断されることもある。CK 値は歩行不可能になると低下していく。歩行可能年齢において，下腿腓腹筋の仮性肥大が著しく，尖足歩行となり，運動後に筋痛を訴えることが多く認められる。近位筋の筋力低下によって，次第に動揺性歩行や Gowers 徴候を示すようになり，12歳までには車椅子となる。脊柱側彎，腰椎前彎，足，股，膝関節，手，肘関節の拘縮が進む。14歳を過ぎると1/3の症例に心筋障害を生じる。呼吸不全と心筋障害が死亡原因である。DMD では知能障害を認めない例から知能障害を認める例ま

表1 筋ジストロフィーの分類，遺伝子局在，責任蛋白質

筋ジストロフィーの型	略号	遺伝子座	責任蛋白質
Duchenne 型	DMD	Xp21.2	ジストロフィン
Becker 型	BMD	Xp21.2	ジストロフィン
肢帯型1型	LGMD1A	5q31	ミオチリン
	LGMD1B	1q21.2	ラミン A/C
	LGMD1C	3q25	カベオリン3
	LGMD1D	6q23	?
	LGMD1E	7q	?
	LGMD1F	7q31.1-q32.3	?
	LGMD1G	4p21	?
肢帯型2型	LGMD2A	15q151-q21.1	カルパイン3
	LGMD2B/三好型	2p13	ディスフェリン
	LGMD2C	13q12	γ-サルコグリカン
	LGMD2D	17q21	α-サルコグリカン
	LGMD2E	4q12	β-サルコグリカン
	LGMD2F	5q33	δ-サルコグリカン
	LGMD2G	17q12	テレソニン
	LGMD2H	9q31-q34.1	TRIM32 *
	LGMD2I/MDC1C	19q13.3	フクチン関連蛋白
	LGMD2J	2q24	タイチン/コネクチン
	LGMD2K	9q34.1	POMT1 **
	LGMD2L	11p13-p12	?
	LGMD2M	9q31	フクチン
顔面肩甲上腕型	FSHD1A	4q35	KpnI 反復配列欠失
	FSHD1B	?	?
先天型／福山型	FCMD	9q31	フクチン
先天型／muscle-eye-brain 病	MEBD	1p32-p34	POMGnT ***
先天型／Walker-Warburg 症候群	WWS	9q34.1	POMT1
	WWS	14q24.3	POMT2
先天型／メロシン欠損型	MDC1A	19q13.3	ラミニンα2鎖
先天型／1B型	MDC1B	1q42	?
先天型／1C型	MDC1C	6q22-q23	フクチン-関連蛋白
先天型／1D型	MDC1D	22q12.3-q13.1	LARGE ****
先天型／Integrin α7 欠損症		12q13	インテグリンα7
先天型／Rigid spine 症候群	RSS	1p36-p35	セレノプロテインN
先天型／Bethlem 型		21q22.3, 2q37	コラーゲン6 A1,A2,A3
先天型／Ullrich 型	UCMD	21q22.3, 2q37	コラーゲン6 A2,A3
Emery-Dreifuss 型	XEDMD	Xq28	エメリン
	ADEDMD	1q21.2	ラミン A/C
筋強直性ジストロフィー	DM	19q13.3	ミオトニンプロテインキナーゼ
眼咽頭型	OPMD	14q11.2-13	poly (A)-binding protein-2
表皮水疱症型	MD-EBS	8q24-qter	プレクチン

* tripartite motif protein 32
** protein O-mannosyl-transferase 1
*** protein O-mannoside beta-1,2-N-acetylglucosaminyltransferase 1
**** glycosyltransferase-like protein

G. 筋・骨格系疾患

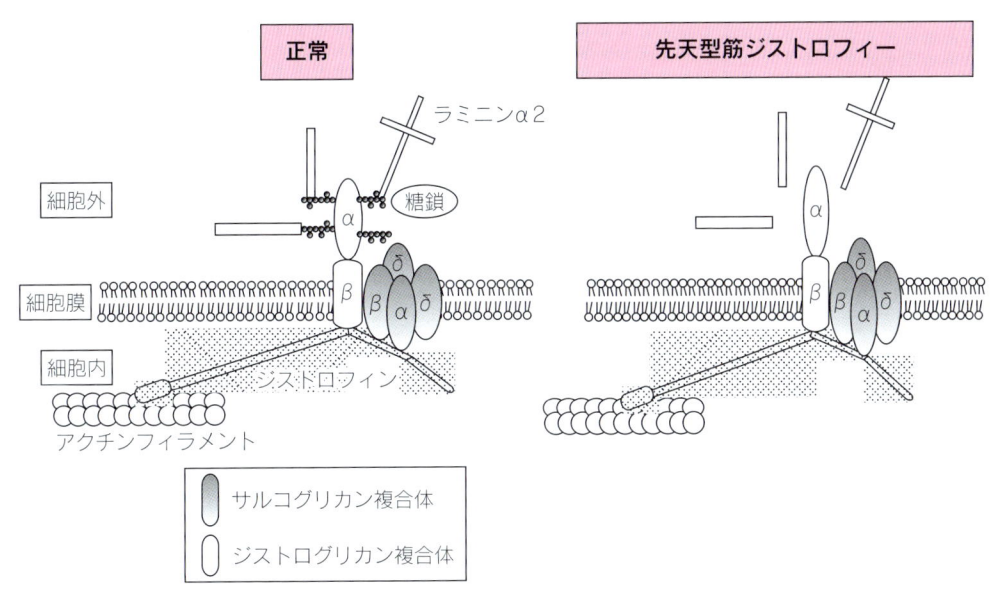

図 2-a　先天型筋ジストロフィーの病態機序
糖鎖修飾酵素の欠損によって，α-ジストログリカンの糖鎖ができず，その機能が障害されている

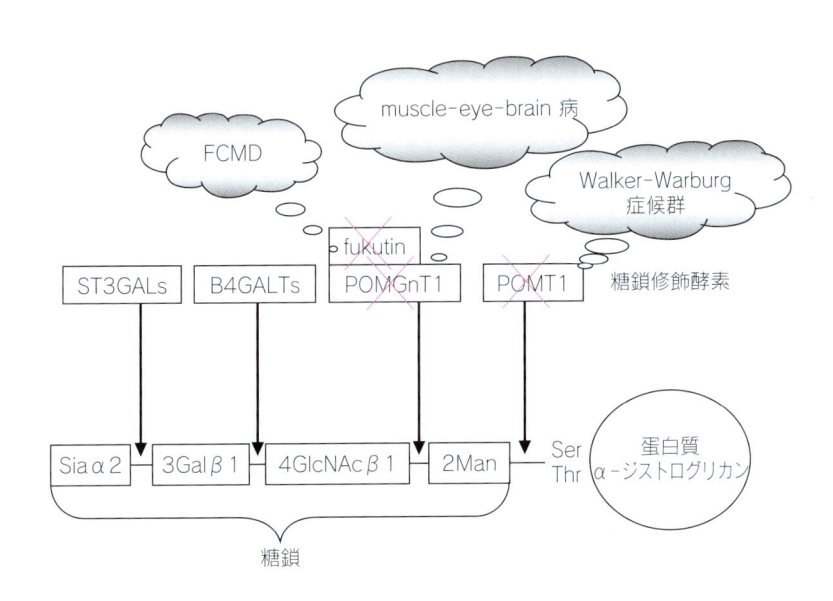

POMGnT1＝O-mannose beta-1, 2-N-acetylglucosaminyl-transferase
POMT1＝protein O-mannosyltransferase

図 2-b　先天型筋ジストロフィーの病態機序
各型における糖鎖修飾酵素の欠損

である。知能指数の平均は約80であり，言語性IQのほうが動作性IQより障害されている。知能障害を示す例では自閉的傾向がある例も存在する。運動の減少によってDMDでは骨密度が低く，骨折しやすい。現在，副腎皮質ステロイドホルモンの投与が行われている。これによって，運動機能障害の進展をわずかながら遅らせている。運動機能障害の進展に伴い，排痰の介助，介助咳などの理学療法が有用である。近年の鼻マスクによる非侵襲的な体外式人工呼吸の導入によって気管切開の時期を遅らせ，適切な人工呼吸管理により生命予後は延長している。

2) Becker型筋ジストロフィー（BMD）

BMDは*DMD*遺伝子に変異が生じた疾患であるが軽症である。異常なジストロフィンが存在している。臨床的には16歳以降に車椅子使用となる。拡張型心筋症を主要症状とする例がある。運動時の筋痛が唯一の軽症例もある。血清CK値の高値を認めるが，DMDのピークよりは低い。12〜16歳までに車椅子使用となる例を中間型と呼ぶ。

病態生理

DMDとBMDはX染色体の短腕Xp21.2に原因遺伝子が存在しており，遺伝形式はX連鎖性劣性遺伝である。約1/3に新生突然変異を認める。女性の保因者のなかに筋力低下，運動時の筋痛，腓腹筋の仮性肥大などの症状を示す例がある。

*DMD*遺伝子は2400kbのサイズで79個のエクソンからなっており，ヒトの遺伝子のなかでもっともサイズが大きい。そのmRNAのサイズは14kbであり，遺伝子産物ジストロフィンは3685個のアミノ酸で分子量427kDの巨大な蛋白質である。ジストロフィンはN端が細胞質のアクチンフィラメントに結合し，C端がβ-ジストログリカンに結合して細胞膜に固定され，細胞膜の裏打ちをするようにして存在している。ジストロフィンmRNAから蛋白質に翻訳されるときにmRNAの3個の塩基が1個のアミノ酸の指令となって順次翻訳されていくが，DMDでは変異した部分の塩基数が3の倍数でないために，変異の領域より下流の3塩基の組み合わせにずれが生じ（frame shift），蛋白合成停止の指令となる。このためにジストロフィン蛋白質が合成されない。一方，BMDでは変異部分の塩基数が3の倍数であり，下流の3塩基の組み合わせにずれが生じず（in frame），異常なサイズのジストロフィンが合成される。

● 肢帯型筋ジストロフィー
（limb-girdle muscular dystrophy；LGMD）[7]

臨床

肢帯型筋ジストロフィー（LGMD）はジストロフィンの発見以前には，臨床的に下肢の近位筋，腰帯筋主体の筋ジストロフィーにおいてDuchenne型筋ジストロフィーとBecker型筋ジストロフィーが否定された例に関して診断を下すbasket diagnosisであった。ジストロフィンの発見に引き続き，骨格筋細胞膜の構造（図1），機能が明らかになるとともに，LGMDは遺伝子的，蛋白質的に単一のものではなくさまざまの亜型からなっていることが明らかになった（表1）。現在，遺伝形式により，常染色体性優性遺伝形式をとるものをLGMD1型，常染色体性劣性遺伝形式をとるものをLGMD2型に分類し，発見の順にA，B，C・・・とする分類と，欠損や異常を生じている蛋白質に-pathyをつける分類（sarcoglycanopathy, dysferlinopathyなど）がある。

腰帯筋と肩甲帯の近位筋の進行性の筋力低下と筋萎縮が小児期から認められる。次第に四肢の遠位部に広がる。臨床像はDMDに類似して早期発症で進行の早い例とBMDに類似して発症が遅く進行が緩徐な例がある。LGMD2型では，発症後10～25年で歩行不能となる。顔面筋罹患は認められない。心筋障害はDMDやBMDほどではないが，sarcoglycanopathyの約30％に心電図や心エコーでの異常を認める。LGMDでは腓腹筋の仮性肥大を認める例もある。知能障害はない。近位筋の筋力低下，筋萎縮などの臨床症状と運動機能障害の進行の状況，血清CK値の高値によって本症を疑い，確定診断は筋生検による。ジストロフィン，サルコグリカンの染色，カルパイン3の遺伝子解析を行う。しかし，いずれも異常がなく原因が不明なLGMDも多い。

sarcoglycanopathyの発症は3～15歳，歩行不能になる年齢はほぼ15歳までである。calpainopathyは発症年齢は幅広く小児期～30歳代まで，歩行不能年齢は発症後10～30年である。

遺伝子と病態生理

骨格筋の細胞膜に関係する蛋白質の異常による疾患を総称してsarcolemmopathyという。これにはdystrophinの障害によるDuchenne型筋ジストロフィー（DMD）とBecker型筋ジストロフィー（BMD），merosin欠損によるメロシン欠損性先天性筋ジストロフィー，γ-，α-，β-，δ-sarcoglycanの障害によるLGMD2C, 2D, 2E, 2Fの4種のsarcoglycanopathy，integrin α7異常による先天性ミオパチー，dysferlin異常によるLGMD2Bと三好型遠位型ミオパチー，caveolin 3異常によるLGMD1C，collagen 6 α1, α2, α3の異常によるBethlemミオパチーが含まれる。このように骨格筋の構成蛋白質の異常はLGMDをはじめ，さまざまな型の筋ジストロフィーの病因となっている。しかし，すべての例の病因が明らかになっているわけではなく，筋生検の病理学的検査や遺伝子解析を行っても，病因の不明な例も多く認められる。

● 福山型筋ジストロフィー（FCMD）[8]

臨床

FCMDは日本人に多く，Duchenne型筋ジストロフィーの次に頻度の高い筋ジストロフィーである。骨格筋病変とともに，神経細胞遊走障害に起因する中枢神経病変を特徴とする。乳児期には従来できていた運動機能が失われるのではなく，運動機能の発達が遅れることが特徴であり，発症時期はとらえにくい。自発運動が少ない，体がやわらかいなどが初発症状である。筋緊張低下，運動減少があり，深部腱反射の欠如がある。6～12カ月頃から股，膝関節の屈曲拘縮，下腿筋の仮性肥大，顔面表情筋の罹患（ミオパチー顔貌）に気づかれる。関節の拘縮，変形は経過とともに徐々に増強し，ミオパチー顔貌の程度も強くなり，仮面状となる。中枢神経症状が特徴的であり，知能発達遅滞を認める。言語発達も遅れ，二語文を話す例は一部である。症状の軽重にかかわらず，有熱時，無熱時の痙攣発作は約7割の例にみられる。本症では大部分は坐位をとり，いざり這いによる移動にとどまる。つかまり立ち以上の起立歩行機能を獲得する例は約1割である。一方，首がすわらず，支えなしでは坐位保持が不可能な例も約1割である。近視，遠視，斜視，眼底における網膜の形成不全を認めることもある。血清CK値

の高値（数 1000 IU/l）を示す。頭部 MRI では脳回の異常（厚脳回，小多脳回）や髄鞘の形成不全を呈し，MRI 上の異常の程度と運動機能の臨床的重症度が一致している。

ウイルス性の上気道感染に引き続いて全身の筋力低下が急激に生じ，急性ミオグロビン尿症を呈する場合があり，腎不全，呼吸不全により生命の危険がある。ケトン性低血糖の合併もある。心臓は 10 歳以降に心筋の線維化として現れ，15 歳以上では，左心室の収縮機能の低下を示す。

患児は成長とともに 6 歳頃まで，運動機能を獲得する。それをピークに徐々に運動機能の喪失をみる。関節拘縮と変形が進行し，摂食が困難となり誤嚥や横隔膜ヘルニアによる胃食道逆流が生じる。下気道感染時の無気肺や呼吸不全が死因となり得る。

遺伝子と病態生理

FCMD 遺伝子は染色体 9q31 に存在する。cDNA で 7349bp，蛋白質はフクチン（fukutin）と名づけられ，461 個のアミノ酸からなる分泌蛋白である。fukutin は糖鎖修飾酵素モチーフをもっていること，FCMD で基底膜のラミニンと結合する α-ジストログリカンの糖鎖修飾に異常があること，FCMD と臨床像が似ている先天型筋ジストロフィー（CMD）である muscle-eye-brain 病（MEBD）[9]，Walker-Warburg 症候群（WWS）[10] の原因が糖鎖修飾酵素の異常であることから，fukutin は糖鎖合成にかかわる蛋白質で，糖鎖修飾に関与していると考えられている（図2）。細胞内では，ゴルジ装置に存在している。*FCMD* 遺伝子は，α-ジストログリカンへの糖鎖付加に関与し，FCMD では α-ジストログリカン形成に先天的な異常があり，ジストログリカン異常症とも称される。FCMD では，基底膜と筋細胞膜が結合できないため，筋肉が障害され，神経細胞では胎生期に神経細胞遊走障害をきたして滑脳症をきたす。

FCMD は常染色体劣性遺伝性疾患であり，両親が FCMD の保因者として遺伝子変異をヘテロ接合性に有している。両親は生涯，本症の症状は示さない。患児の同胞は 25% の確率で罹患，50% の確率で保因者，25% の確率で非保因者である。両親の同胞は 50% の確率で保因者である。日本人における保因者の頻度は 88 人に 1 人である。保因者同士の結婚は $1/88 \times 1/88 = 1/7744$ の確率であり，子が FCMD となる可能性は $1/7744 \times 1/4 = 1/30976$ となる。

FCMD 遺伝子の 3'非翻訳領域における 3kb のレトロトランスポゾンの挿入変異が日本人の FCMD に特有に認められ，創始者効果と考えられている[11]。FCMD の約 80% は創始者変異をホモ接合性に，残りはヘテロ接合性に有しており，創始者変異を 1 本も有さない例はまれである。ヘテロ接合性の場合には，創始者変異とともにミスセンス変異やノンセンス変異を示す。3kb の挿入変異をホモ接合性に有する場合に，臨床的には典型〜軽症を示し，ノンセンス変異をもつアレルとのヘテロ接合の場合には臨床的に重症を示す。ノンセンス変異のホモ接合では，極度に重症となるか胎児致死となる。

■文 献

1) Koenig, M., Hoffman, E.P., Bertelson, C.J., et al.：Complete cloning of the Duchenne muscular dystrophy（DMD）cDNA and preliminary genomic organization of the DMD gene in normal and affected individuals. Cell, 50：509-517, 1987.
2) Hoffman, E.P., Brown, R.H. Jr. and Kunkel, L.M.：Dystrophin：The protein product of the Duchenne muscular dystrophy locus. Cell, 51：919-928, 1987.

3) Henry, M.D., Williamson, R.A. and Campbell, K.P.：Analysis of the role of dystroglycan in early postimplantation mouse development. Ann. N.Y. Acad. Sci., 857：256-259, 1998.
4) Bonne, G., Di Barletta, M.R., Varnous, S., et al.：Mutations in the gene encoding lamin A/C cause autosomal dominant Emery-Dreifuss muscular dystrophy. Nat. Genet., 21：285-288, 1999.
5) Richard, I., Broux, O., Allamand, V., et al.：Mutations in the proteolytic enzyme calpain 3 cause limb-girdle muscular dystrophy type 2A. Cell, 81：27-40, 1995.
6) Darras, B.T., Korf, B.R., and Urion, D.K.：(March 2008) Dystrophinopathy. *In* Gene Reviews at GeneTests：Medical Genetics Information Resource (database online). University of Washington, Seattle. 1997-2008. Available at http：//www.genetests.org.
7) Gordon, E., Pegoraro, E. and Hoffman, E.P.：(June 2007) Limb-girdle muscular dystrophy. In：GeneReviews at GeneTests：Medical Genetics Information Resource (database online). Copyright, University of Washington, Seattle. 1997-2008. Available at http：//www.genetests.org.
8) Saito, K.：(January 2006) Fukuyama Congenital Muscular Dystrophy. *In* Gene Reviews at GeneTests：Medical Genetics Information Resource (database online). University of Washington, Seattle. 1997-2008. Available at http：//www.genetests.org.
9) Manya, H., Sakai, K., Kobayashi, K., et al.：Loss-of-function of an N-acetylglucosaminyltransferase, POMGnT1, in muscle-eye-brain disease. Biochem. Biophys. Res. Commun., 306：93-97, 2003.
10) Beltrán-Valero de Bernabé, D., Currier, S., Steinbrecher, A., et al.：Mutations in the O-mannosyltransferase gene POMT1 give rise to the severe neuronal migration disorder Walker-Warburg syndrome. Am. J. Hum. Genet., 71：1033-1043, 2002.
11) Kobayashi, K., Nakahori, Y., Miyake, M., et al.：An ancient retrotransposal insertion causes Fukuyama-type congenital muscular dystrophy. Nature, 394：388-392, 1998.

〔斎藤加代子〕

G. 筋・骨格系疾患

骨髄炎

ケアに対するポイント
・関節周囲の発赤・腫脹の早期発見
・四肢の運動に注意
・オムツ換えの際の機嫌を観察

　小児の骨髄炎（osteomyelitis）はおもに血行性感染である。本稿では、血行性骨髄炎について詳述する。

● 原　因

　血行性骨髄炎は急性骨髄炎、亜急性骨髄炎、慢性骨髄炎に分類される。大腿骨や脛骨といった長管骨に多く、骨内の部位では骨幹端部に好発する。骨幹端部の毛細血管係蹄で血流が停滞し、細菌が同部位で停留、増殖しやすいことや骨幹端部に網内系細胞がほとんどなく、感染防御機能が弱いことが、同部に感染が生じやすい原因と考えられている[1]。

● 急性化膿性骨髄炎（acute pyogenic osteomyelitis）

症状・検査

　発熱、悪寒、全身倦怠感、局所の熱感、発赤、腫脹、疼痛などの急性炎症所見がある。下肢の罹患では疼痛のため跛行を生じ、しばしば歩行不可能である。乳幼児では、機嫌が悪く、患部を含む四肢の自発運動は減少または消失（仮性麻痺；pseudoparalysis）し、他動運動をひどく嫌がる（図1a）。

　血液検査では、白血球増多（白血球増多を示さない例も多い）と左方移動、CRP値や赤沈値の亢進を伴う。X線像は発症初期には正常で、発症後1〜2週前後で骨吸収や骨膜反応像が出現する（図1b）。診断にはMRIや骨シンチが有用で、MRIは病巣の広がりや膿瘍形成の描出に優れている。初期治療から行う場合は、必ず抗菌薬投与前に血液培養を提出して起因菌の同定に努める。手術治療を行う場合は、病巣からも検体を提出してから抗菌薬投与を開始する。

観察のポイント

　乳幼児の場合、自発的な訴えは期待できないため、十分な視触診により感染部位の同定に努める。

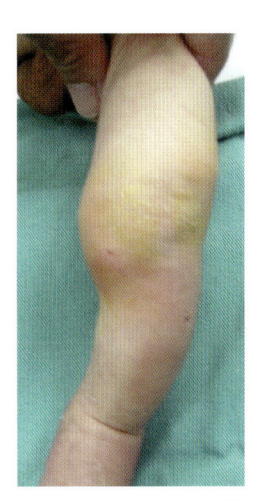

図 1a 日齢20日。左膝臨床像
膝関節を中心とした腫脹と発赤。左大腿骨骨髄炎から化膿性膝関節炎を併発

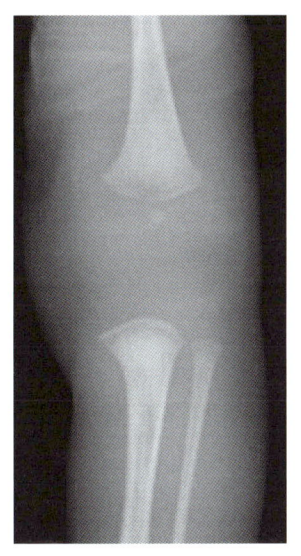

図 1b 左膝関節正面X線像
大腿骨遠位骨幹端部の骨吸収と骨端線の不整

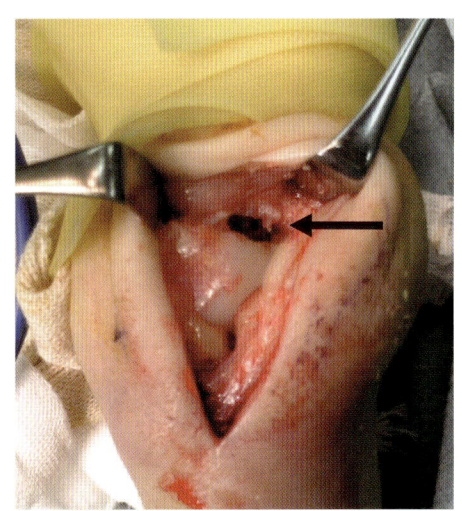

図 1c 術中所見
左大腿骨遠位骨幹端部から骨端に及ぶ病巣掻爬後の骨欠損(矢印)

　院内感染や敗血症では,感染部位が1カ所とは限らないため,全身の視触診と疑わしい部位にはX線撮影などの画像的な検索も行う。

処置・治療

　先にも述べたが,小児の骨髄炎は骨端線近傍の骨幹端部に多く,骨端線に波及して骨端線損傷を起こしやすい。また,骨髄内は抗生物質が移行しにくいため,初期から手術治療を選択し,病巣の徹底的な掻爬(図1c)と洗浄が必要となる。われわれは持続灌流を併用する場合が多い。
　起因菌は黄色ブドウ球菌が多く,培養結果が出るまでは,第1世代セフェムやペニシリン系抗菌薬を選択する。院内感染の場合は,MRSAが起因菌である可能性がきわめて高く,培養結果を待たずに,初期からバンコマイシンの投与を行うことを考慮する。抗菌薬静注は,CRPや赤沈を指標として炎症所見が完全に陰性化するまで行う。この間,通常1~2週間が必要である。その後1~2カ月の抗菌薬内服を行う。
　感染治癒後も骨端線損傷などによる変形や脚長不等の有無を経過観察する必要がある。

● 亜急性骨髄炎(subacute osteomyelitis)

　急性骨髄炎とは異なり急性症状を欠く。つまり,疼痛などの症状が2週間以上持続するが,発熱などの全身症状が軽度またはなく,血液検査で炎症所見が軽度またはない。しかし,X線上は異常所見を示す(図2)。慢性疾患や免疫不全を伴うものや,すでに抗菌薬治療を受けたものは除外する。宿主の抵抗力増大と菌毒性の相対的低下の結果生じると考えられている。病

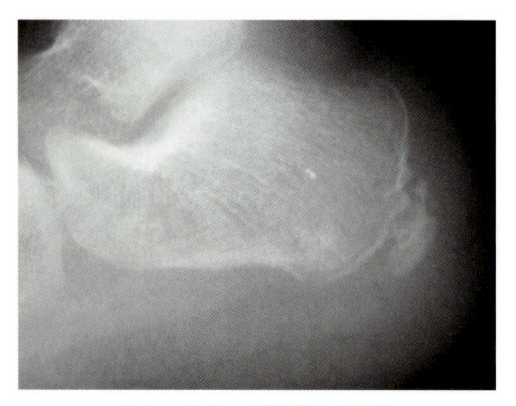

図2　10歳。踵骨側面X線像
apophysis 近傍の骨吸収像

表1　小児亜急性骨髄炎の分類（Roberts 分類改変）

型	部位	鑑別診断
I	骨幹端（皮質骨びらんなし）	
	a. 辺縁硬化なし	抗酸球性肉芽腫
	b. 辺縁硬化あり	類骨骨腫
II	骨幹端（皮質骨びらんあり）	骨肉腫，抗酸球性肉芽腫，結核，真菌感染
III	骨幹（皮質骨）	類骨骨腫
IV	骨幹（骨膜）	ユーイング肉腫，円形細胞腫瘍，白血病
V	骨端	軟骨芽腫，結核
VI	椎体	軟骨芽腫，結核，真菌感染
VII	骨端・骨幹端	―
VIII	扁平骨	―

理像は，慢性炎症所見を示す。

　治療法には議論があるが，近年ではX線で悪性腫瘍を疑わせる像を示さなければ，生検の有無は別として，抗菌薬投与を6週間前後行う治療が第一選択として薦められている。また，抗菌薬治療の有効性は，搔爬の効果と同等であると報告されている。しかし，亜急性骨髄炎は多様な部位に生じ，そのX線像もさまざまであることも知られており，鑑別すべき疾患は多岐にわたるため[2]（表1），他の疾患と鑑別が困難な場合は，生検により診断を確定する必要がある[3]。

観察のポイント

　疼痛を主訴とし，急性炎症所見を欠くがX線上異常所見を示す症例は，本疾患を念頭におくことが必要である。

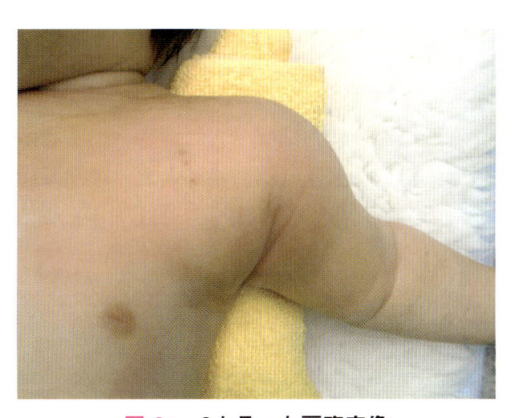

図 3a　2カ月。左肩臨床像
化膿性肩関節炎。著明な腫脹と発赤

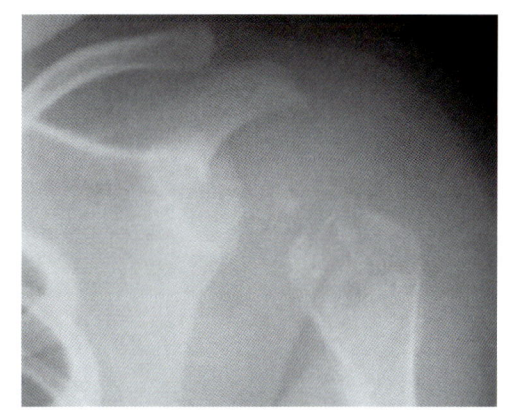

図 3b　左肩関節正面X線像
関節裂隙拡大に加えて，上腕骨近位の骨髄炎のために骨端線の不整，骨幹端の骨吸収，骨膜反応がみられる

● 慢性骨髄炎（chronic osteomyelitis）

　亜急性骨髄炎とは異なり難治性で，搔爬などの外科的治療が複数回必要な場合が多く，抗菌薬投与期間も亜急性骨髄炎よりも長期に及ぶことが多い[4]。その特徴は，骨壊死の結果生じる腐骨，腐骨を取り囲む異常な骨（骨柩），感染性肉芽，瘻孔の形成である。治療後の再発率も高く，20〜30％と報告されている。

● 化膿性関節炎（pyogenic arthritis）

　骨幹端部の全体または一部が関節内にある関節では，骨髄炎が関節内に波及して化膿性関節炎を生じる。大腿骨近位（股関節），上腕骨近位（肩関節），脛骨遠位外側（足関節），橈骨頸部（肘関節）は，骨髄炎から化膿性関節炎を起こしやすい。遠隔病巣から血行性に細菌が関節滑膜へ至り関節炎を生じる場合や，1歳以下の小児では成長軟骨を貫く血管が存在するため，骨幹端部の骨髄炎から関節炎を生ずることもある。
　仙腸関節炎では，股関節痛や股関節可動域制限を伴うことが多い。股関節症状を伴う場合は，仙腸関節炎も念頭におく必要がある。
　乳幼児では局所の炎症所見（図 3a）と仮性麻痺を示すことが多く，患部を他動的に動かすことをひどく嫌がる。
　血液検査は，急性骨髄炎同様に急性炎症所見を示すが特異的ではなく，X線上典型例では関節裂隙の拡大を示すが（図 3b），とくに病初期には明確でない例もある。超音波やMRIにより関節内の液体貯留は確認できるが，確定診断は関節穿刺により膿を証明することによる。
　起因菌は新生児では黄色ブドウ球菌，B群レンサ球菌，1カ月〜3歳の乳児では黄色ブドウ球菌，インフルエンザ菌，レンサ球菌が多い。
　治療は新生児・乳児期では，緊急的に切開排膿を必要とする。術後は骨髄炎同様，完全に炎症所見が陰性となるまで抗菌薬静注を行い，その後，抗菌薬内服に移行する。幼児期以降は後

遺障害の可能性は少なくなるが，臨床像や検査所見に改善がない場合は，やはり手術が必要となる。すみやかな改善がない状態で抗菌薬治療のみを行うことは，最終的に検査上，炎症所見が消失しても，不可逆的な後遺障害を招く原因となる。

　膿そのものによる関節軟骨の破壊，関節腫脹による関節適合性の破綻，血流障害による骨端核の変形，合併する骨髄炎による成長障害により，関節変形や脱臼，脚長不等などの後遺障害を生じる。予後不良因子として，治療開始の遅れ，罹患関節（股関節は予後不良），骨髄炎の合併，年齢（低いほど予後不良）が報告されている[5]。

■文　献

1) Kocher, M.S., Dolan, M.M. and Weinberg, J. : Pediatric orthopedic infections. *In* Orthopaedic Knowledge Update : Pediatrics, third edition, ed. by Abel, M.F., American Academy of Orthopaedic Surgeons, Rosemont, 2006, pp.57-73.
2) Roberts, J.M., Drummond, D.S., Breed, A.L., et al. : Subacute hematogeneous osteomyelitis in children : A retrospective study. J. Pediatr. Orthop., 2 : 249-254, 1982.
3) 滝川一晴，田中弘志，岡田慶太，他：小児亜急性骨髄炎の治療成績．日小児整外会誌，17：62-64, 2008.
4) Yeargan, S.A., Ⅲ, Nakasone, C.K., Shaieb, M.D., et al. : Treatment of chronic osteomyelitis in children resistant to previous therapy. J. Pediatr. Orthop., 24 : 109-121, 2004.
5) 芳賀信彦：乳児化膿性関節炎（肩，股，膝）．中村耕三・監，織田弘美，高取吉雄・編，整形外科クルズス，改訂第4版，南江堂，東京，2003, pp.623-624.

〔滝川　一晴〕

G. 筋・骨格系疾患

骨　折

> **ケアに対するポイント**
> ・骨折のギプス固定後，牽引中，手術後は神経障害（しびれ，手指や足趾の動き），血流障害（皮膚の色調，鎮痛薬が効かない痛み）に注意する。

● 小児骨折の特徴

骨に柔軟性がある

小児とくに，幼児期の骨は柔軟性があり，若木骨折や隆起骨折を生じる。若木骨折（green-stick fracture）とは，若木を折り曲げたときのように，凸側の骨皮質は破断するが，凹側の骨皮質は連続を保っている状態である。隆起骨折（torus fracture）というのは，骨の長軸に圧迫力が加わったときに骨幹端部に竹節状の隆起を生じて骨折するもので，橈骨や尺骨にみられる。単純X線像で明らかな骨折を認めない外傷による骨の彎曲を急性可塑性変形（acute plastic bowing）といい，尺骨や腓骨にみられる。

骨の自然矯正が旺盛である

変形治癒した骨折の自然矯正力は若い小児ほど大きい。長管骨の横骨折においては，横方向の側方転位は骨折端の直径位は自然矯正される。縦方向の短縮は，とくに大腿骨では過成長が生じるため，5歳以下の大腿骨骨幹部骨折では，15mmまでの短縮は許容範囲である。軸方向の屈曲転位は，20°くらいは自然矯正される。しかし回旋変形や内反，外反はほとんど自然矯正されない。

治癒が早い

骨癒合が成人よりも早く起こる。しかし逆にいえば，自然矯正されない転位は早期に整復しないと変形が残る。例えば，上腕骨顆上骨折後の内反肘変形などである。小児では骨癒合しやすいといっても，上腕骨の外顆骨折や大腿骨頸部骨折などでは，適切に観血整復を行わないと偽関節を生じることがある。

成長障害を生じることがある

強い外力が関節に加わったときに成人では靱帯損傷や関節脱臼を生じることが多いが，小児では靱帯よりも弱い骨端線（成長軟骨板）の損傷を起こしやすい。骨端線損傷の分類としては，

II 器官系統別の病態生理

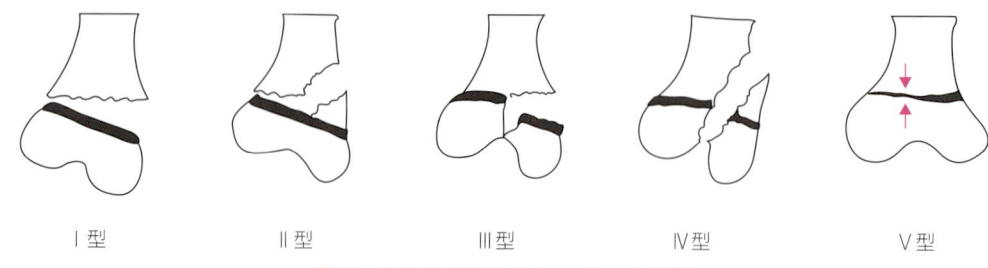

Ⅰ型　　　　Ⅱ型　　　　Ⅲ型　　　　Ⅳ型　　　　Ⅴ型

図1　骨端線損傷のSalter-Harris分類
骨端線（成長軟骨板）を濃い色の帯で示す。Ⅴ型では骨端線が圧挫される（→）

古典的な Salter - Harris 分類（図1）が用いられる。Ⅰ型とⅡ型では一般に成長障害は起こしにくい。しかし，膝周囲では後に成長障害を起こすことがある。Ⅲ型，Ⅳ型は関節面を含む骨折のため，正確に整復しないと変形や成長障害を生じやすい。Ⅴ型は骨端線が圧挫されて起きるもので，多くは成長障害が現れて初めて診断が確定する[1]。

後療法はほとんど不要である

成人に比べ，同じ固定期間であっても関節拘縮が起きにくく，通院での可動域訓練を行わなくても，自然に回復することが多い。

● 小児で注意が必要な骨折

上腕骨顆上骨折

小児の肘関節部骨折の約6割を占め，受傷年齢は5～7歳に多い。遠位骨片が後方に転位する伸展型と前方に転位する屈曲型があるが，大部分は伸展型である。伸展型の受傷機転は，肘を伸展した状態で転落または転倒し手をついたときに生じる。骨片による血管の圧迫や肘，前腕の腫脹により生じるVolkmann拘縮の頻度は0.5％と少ない。しかし一度生じると手の機能は全廃となるので，Volkmann拘縮を起こさないように治療することが重要である。転位がほとんどみられないときはギプスのみの治療でよいが，整復が必要な場合ではギプスの中で再転位し内反肘となったり，腫脹によりVolkmann拘縮を起こす危険がある。

新鮮例は直ちに全身麻酔下で徒手整復し，経皮ピニング法を行う施設が多いが，腫脹が高度な場合には垂直介達牽引を3～7日間くらい行ってから経皮ピニング法をしたほうが安全である。また，幼児では軟骨部分が多く，経皮ピニング法が難しい場合もあるので，垂直介達牽引療法で保存的に治療する場合もある。垂直介達牽引療法では受傷後6カ月～1年くらい，肘の屈曲制限と過伸展がみられることがあるが，2年以上経つと健側との可動域の差は，ほとんどなくなる[2]（図2）。

上腕骨外顆骨折

肘周辺骨折では，上腕骨顆上骨折についで多く，3～5歳に多い。肘関節伸展位で転倒し，外反力が加わったときに生じる。非常に転位しやすい骨折のため，2mm以上骨片が離れていたらキルシュナー鋼線による観血的整復固定術を要する。適切に治療されないと偽関節を生じ，成人になってから著明な外反変形と尺骨神経麻痺をきたす。

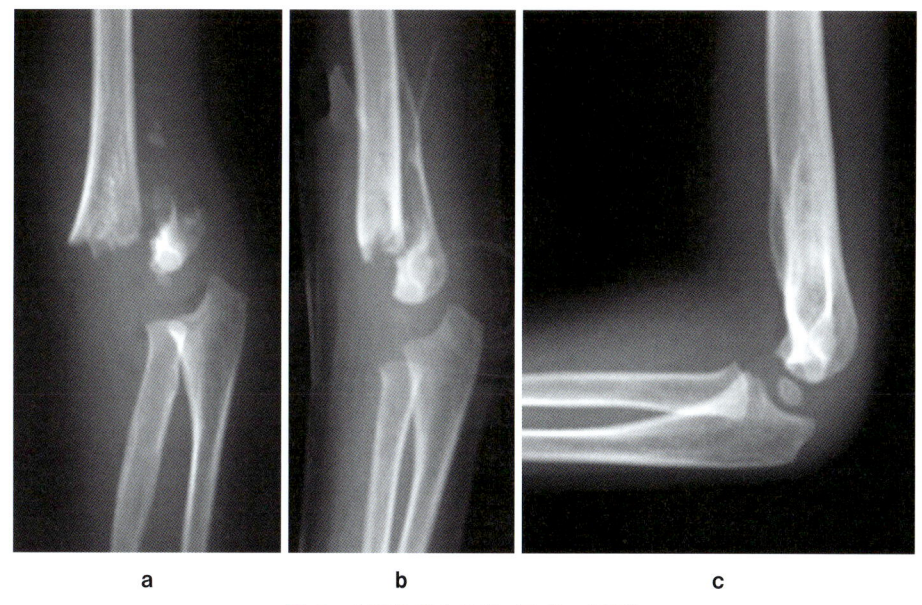

図2　上腕骨顆上骨折（3歳，男児）
a：受傷時肘X線側面像で，遠位骨片は後方に転位している
b：垂直牽引療法施行後3週で仮骨がみられる
c：受傷後2年で後方転位は自然矯正されている

Monteggia骨折

Monteggia骨折は尺骨骨折に橈骨頭脱臼を伴うもので，頻度は多くないが，橈骨頭脱臼の見逃しが多いため注意を要する。また前述した尺骨の急性可塑性変形を生じ，橈骨頭脱臼が起こるものもある[3]。新鮮例では徒手整復，ギプス固定を行うが，尺骨骨折部の安定性が悪いときはプレートによる観血的整復固定を行う。橈骨頭脱臼の見逃しや整復位の保持ができなかったものでは，尺骨骨切りと輪状靱帯の再建による橈骨頭脱臼の整復術を要することがある（図3）。

大腿骨頸部骨折

成人の大腿骨頸部骨折の0.8％と頻度は低いが，偽関節，大腿骨頭壊死，内反股，骨端線早期閉鎖などの合併症があり治療に難渋することが多い。老人の頸部骨折は骨粗鬆症を基盤として転倒による軽微な外力で発生するが，小児では転落や交通事故などの大きい外力で発生する。スクリューによる観血的整復固定を要することが多い。しかし，とくに骨頭部に近い骨折では血流障害による大腿骨頭壊死を生じる危険がある。大腿骨頭壊死の治療は年少児では長期の免荷療法を行うが，年長児では大腿骨頭回転骨切り術を要することもある。

大腿骨骨幹部骨折

年齢により治療法と整復の許容範囲が異なる骨折である。また施設や国によっても治療法が異なる[4]。分娩骨折以外では，転落や交通事故などの大きい外力で生じる。幼児では牽引後のギプス固定による治療が，もっとも一般的である。3歳未満の乳幼児では両下肢を，スピード

II 器官系統別の病態生理

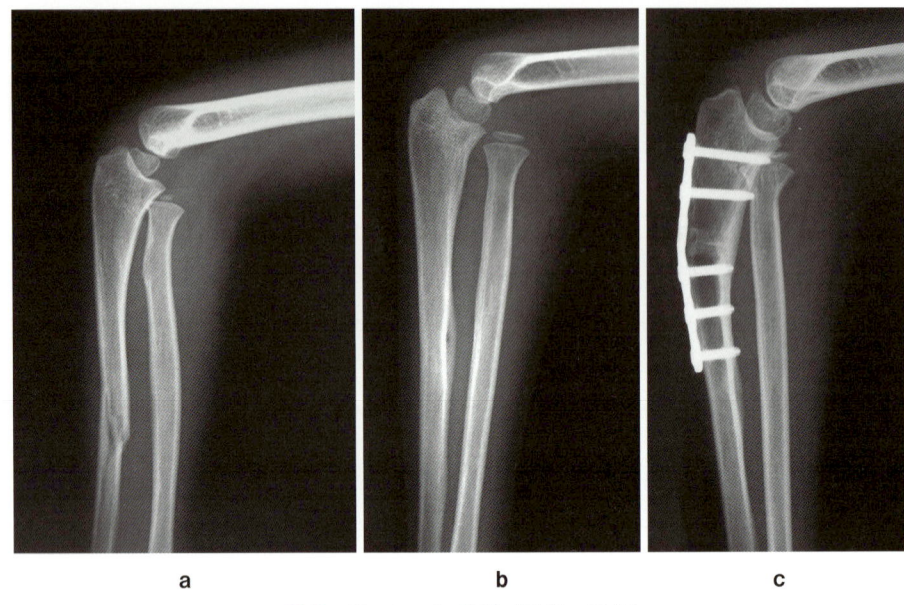

図3 Monteggia骨折（7歳，男児）
a：受傷時肘X線側面像で，尺骨骨幹部で骨折し橈骨頭は前方に脱臼している
b：尺骨は骨癒合したが，橈骨頭脱臼が残存している
c：尺骨骨切りと輪状靱帯の再建による橈骨頭脱臼の整復術を行い，整復位が保たれている

トラックを用いて垂直に介達牽引するBryant法を行う。すなわち股関節90°屈曲位で，膝関節伸展位で上方に垂直牽引を行う。3歳以上では転位が少なければ，Braun架台に下腿を挙上し介達牽引を行う。転位が大きければ，全身麻酔で骨端線を損傷しないように大腿骨遠位にKirschner鋼線を刺入し，直達牽引を行う。90°-90°牽引（股関節と膝関節を90°屈曲した位置での牽引）を4～6週行った後にhip spica cast固定（腹部から下肢までのギプス固定）を行う。6～11歳ではこの直達牽引とギプス固定または，創外固定法を行う。12歳以上では成人と同様の大腿骨近位部からの髄内釘固定を行うこともある。ただし，骨頭の骨端線がわずかに開存している例では骨頭壊死を起こす危険がある。欧米では入院コストの削減のために牽引による治療を行わず，幼児では早期ギプス固定を，年長児ではEnder釘（ステンレス製）やNancy釘（チタン製）による弾性髄内釘固定やプレート固定を行う傾向がある。また，6カ月以下の乳児ではリーメンビューゲルによる治療も報告されている。骨癒合後の短縮の許容範囲は10歳以下で15mm以内，11歳以上で10mm以内である。屈曲変形の許容範囲は2歳未満で内外反・前後凸30°，2～5歳で内外反15°，前後凸20°，6～10歳で内外反10°，前後凸15°，11歳以上で内外反5°，前後凸10°がひとつの目安である[5]。

● 小児の特殊な骨折

分娩骨折

分娩の経過中に発生する骨折で，分娩総数に対して0.1～0.3％くらいと少ないが，分娩外傷中に占める割合は大きい。鎖骨骨折が圧倒的に多く，大腿骨骨折，上腕骨骨折が続く。上肢で

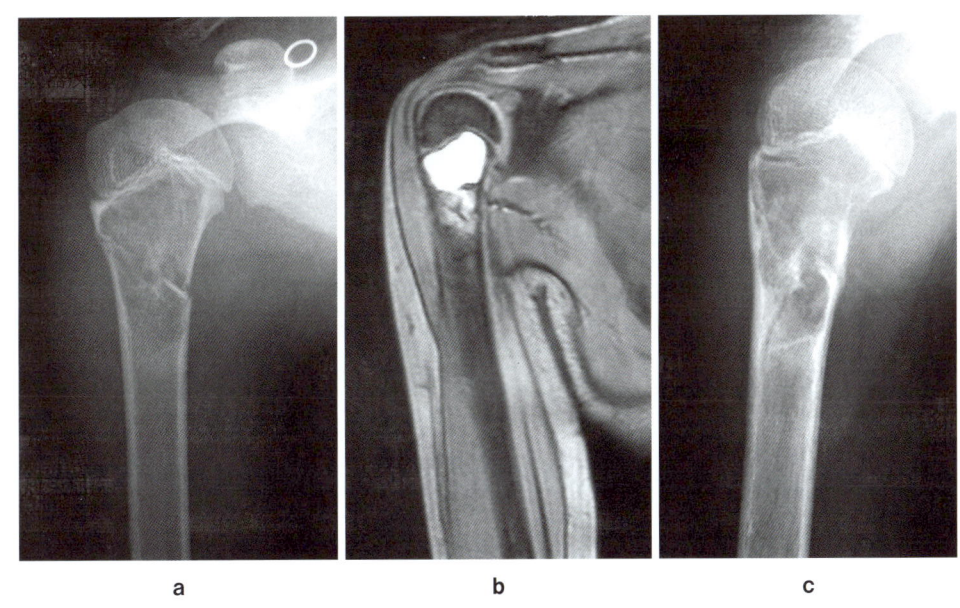

図4 単発性骨嚢腫による病的骨折（11歳，女児）
a：投球動作により，肩の激痛が出現した。受傷時肩X線像で，上腕骨近位の骨透亮像と骨折線がみられる
b：MRIにて液体の貯留と出血像を認める
c：三角布による安静保持を行い，3週で骨癒合がみられる

は疼痛のため仮性麻痺となるため，分娩麻痺との鑑別を要する場合があるが，両者の合併例もある。骨折が多発しているときには，骨形成不全症や多発性関節拘縮症を疑う。治療については，鎖骨骨折は放置しても予後良好である。大腿骨骨折ではBryant牽引を行うことがある。上腕骨骨折では軽く体幹固定を行う。

病的骨折

なんらかの全身的な異常，あるいは局所疾患により脆弱化した骨に軽微な外力が加わって骨折するものをいう。全身的に骨が脆弱化するのは，骨形成不全症やステロイド性の骨粗鬆症，重症心身障害児の廃用性萎縮などがあげられる。局所的な原因としては骨髄炎や骨腫瘍がある。骨腫瘍によるものは単発性骨嚢腫（図4）や線維性骨異形成症[6]などの良性骨腫瘍によるものが多いが，まれに骨肉腫や白血病によるものもあり，注意を要する[7]。良性骨腫瘍によるものでは三角布やギプスなどによる保存療法が原則であるが，不安定性が強いものでは観血的に内固定材による補強を行う。悪性骨腫瘍によるものでは化学療法を施行した後に，その反応性をみて患肢温存または切断を行う。

疲労骨折

運動量が増加した後の長管骨の疼痛を訴える。脛骨，腓骨，中足骨，大腿骨などにみられる。運動を中止すると徐々に疼痛は減少するが，X線像にて骨膜反応を認め，骨髄炎や骨腫瘍との鑑別にMRIを必要とすることもある（図5）。

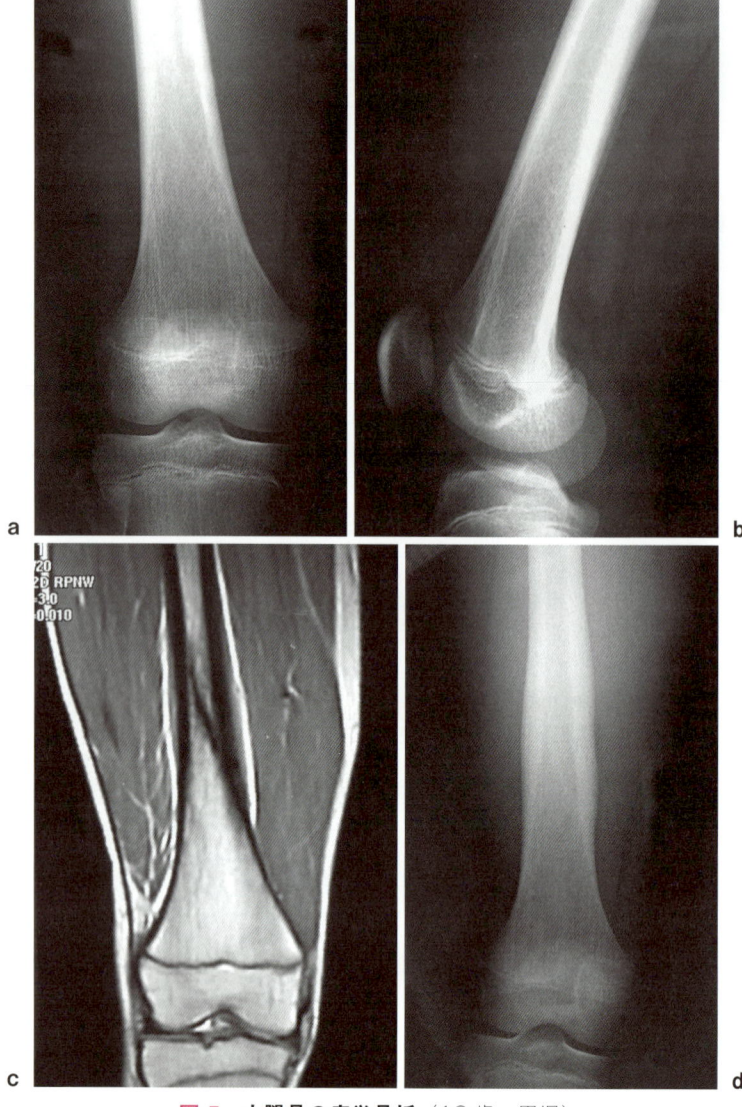

図5 **大腿骨の疲労骨折**（12歳，男児）
a：野球の練習時に，とくに外傷なく大腿部痛が出現した。X線正面像では異常を認めない
b：側面像で大腿骨骨幹部の後方に一層の骨膜反応がみられる
c：骨腫瘍や骨髄炎との鑑別のため，MRIを行った。MRIにて骨折線がみられる
d：スポーツ禁止により，2カ月で疼痛は消失した。X線正面像で骨折の治癒による大腿骨骨幹部の骨皮質の肥厚がみられる

被虐待児症候群

　被虐待児症候群による骨折の頻度は30～50％で多発骨折が多く，骨折の90％は2歳未満で起こるといわれている。そのため2歳未満では全身骨撮影が必要である[8]。5歳以上では身体所見のある部位のみの撮影でよい。X線所見では発症時期の異なる複数の骨折，多量の骨膜下

骨新生（非特異的），骨幹端の骨折（corner fracture，ただし10%のみ）などがみられる。とくに肋骨・脊椎結合部の骨折は特異的である。頭蓋骨，鎖骨以外の骨折理由として，保護者が転落を主張する場合は疑いをもつべきである。

■文　献

1) 奥住成晴：小児骨折の特徴．越智隆弘・編，最新整形外科学大系5　運動器の外傷学，中山書店，東京，2007，pp.113 - 122.
2) 町田治郎：小児上腕骨顆上骨折に対する保存療法．整・災外，49：417 - 423, 2006.
3) 谷本真，高橋晃，中村潤一郎，他：尺骨の急性塑性変形を伴う橈骨頭脱臼の1例．整形外科，51：1441 - 1444, 2000.
4) 高村和幸：小児大腿骨骨幹部骨折に対する保存療法とORIF．整・災外，49：425 - 434, 2006.
5) 金郁喆：下肢骨折（大腿骨，下腿骨）．日本小児整形外科学会教育研修委員会編，小児整形外科テキスト，メジカルビュー社，東京，2004，pp.248 - 258.
6) 町田治郎：線維性骨異形成症，多骨性．日本整形外科学会小児整形外科委員会・編，骨系統疾患マニュアル，南江堂，東京，2007，pp.132 - 133.
7) 町田治郎：骨腫瘍による病的骨折．小児看護，28：878 - 881, 2005.
8) 町田治郎：見逃してはいけない小児整形外科疾患．こども医療センター医誌，36：84 - 86, 2007.

〔町田　治郎〕

H. 血液・腫瘍疾患
貧血

ケアに対するポイント
- 鉄欠乏と発達の遅れ
- 貧血と組織の低酸素状態
- 食事療法
- 鉄欠乏性貧血は自覚症状に乏しい。

● 原因

　貧血とはヘモグロビンの減少した状態のことであり，原因はさまざまであるが，赤血球の産生障害，破壊亢進，出血などに大別できる（**表1**）。

　赤血球の産生には，鉄，ビタミン類（ビタミンB_6，ビタミンB_{12}，ビタミンC，葉酸など），銅，蛋白などの栄養素が不可欠である。これらの物質のいずれかが欠乏したり，利用障害が起こったりすると貧血が生じる。例えば鉄が欠乏すると鉄欠乏性貧血となり，ビタミンB_{12}，葉酸が欠乏すると巨赤芽球性貧血となる。

　赤血球産生の障害による貧血には，造血に関係する物質の欠乏ではなく，赤血球を産生する場である骨髄の機能の障害が原因である場合もある。このなかには先天的なものと後天的なものがある。前者にはFanconi貧血などがあり，後者にはとくに原因は不明である特発性再生不良性貧血と肝炎後や薬剤によって起こる再生不良性貧血などがある。また赤血球系細胞のみに障害を認める赤芽球癆という病態もある。先天的なものとしてDiamond-Blackfan貧血，後天的なものにはヒトパルボウイルスB19感染によるaplastic crisisとよばれる病態などがある。これらのほかに骨髄そのものに病変が生じ，それが原因で貧血となることがある。例えば白血病，悪性腫瘍の骨髄転移などである。そのほか，感染症による貧血，腎不全や肝疾患や甲状腺機能低下症に伴う貧血などのように，別に疾患があり，それに続発して赤血球の産生障害が起こり，貧血となることがある。

　赤血球の破壊の亢進による貧血を溶血性貧血というが，これは，赤血球自体の欠陥による溶血と赤血球外の因子による溶血に大きく分けられる。赤血球自体の欠陥としては，遺伝性球状赤血球症や遺伝性楕円性赤血球症のように赤血球膜の異常がある疾患，グルコース6リン酸脱水素酵素（G-6-PD）欠乏症やピルビン酸キナーゼ（PK）欠乏症などの赤血球酵素の異常による疾患，サラセミアなどのヘモグロビン蛋白の異常による疾患がある。赤血球以外の因子により溶血を起こすものとして，自己免疫性溶血性貧血のような赤血球を破壊する抗体が血中に出現する病態，赤血球が機械的な因子により破壊され，溶血を起こす溶血性尿毒症症候群や播種性血管内凝固（disseminated intravascular coagulation；DIC）などがある。

表1 小児の貧血の原因による分類

1. 赤血球の産生障害
    a. 栄養素の欠乏・利用障害
        鉄欠乏性貧血，銅欠乏性貧血，亜鉛欠乏性貧血，巨赤芽球性貧血（ビタミンB_{12}欠乏症，葉酸欠乏症），ビタミンB_6欠乏（反応）性貧血
    b. 骨髄造血障害
        再生不良性貧血：先天性（Fanconi貧血）
                        後天性（特発性，肝炎後，薬剤性など）
        赤芽球癆/赤芽球低形成症：先天性（Diamond-Blackfan症候群）
                                後天性（パルボウイルスB19感染など）
        他の疾患などに伴う骨髄造血抑制：白血病，悪性腫瘍の骨髄転移，薬剤・化学物質などによる骨髄造血抑制
        他の疾患に伴う貧血：感染症，慢性腎不全，甲状腺機能低下症

2. 赤血球破壊の亢進
    a. 溶血性貧血（赤血球自体の異常）
        赤血球膜の異常：遺伝性球状赤血球症，遺伝性楕円赤血球症
                        発作性夜間血色素尿症
        赤血球内酵素異常：G-6-PD欠乏症，PK欠乏症
        ヘモグロビン異常症：不安定ヘモグロビン症，鎌状赤血球症，異常ヘモグロビン症，サラセミア
    b. 溶血性貧血（赤血球以外の因子）
        免疫性：温式自己免疫性溶血性貧血，冷式自己免疫性溶血性貧血（寒冷凝集素症，発作性寒冷血色素症），新生児溶血性貧血，薬剤による溶血性貧血
        非免疫性：微細血管障害性溶血性貧血（播種性血管内凝固症候群，溶血性尿毒症症候群など），感染症，化学因子

3. 出血性貧血

以上のほかに，出血による貧血がある。

症状

貧血には，原因のいかんにかかわらずみられる貧血の一般的な症状と，それぞれの原因による特有な症状の2つがある。前者はヘモグロビンの減少による酸素運搬能の低下とそれによる組織への酸素供給の低下，およびこれらを代償するために生じる症状である。酸素運搬能の低下と組織への酸素供給の低下による自覚症状として易疲労感，倦怠感，立ちくらみ，頭痛，耳鳴り，めまい，動悸，筋肉痛，こむら返りなどがあり，組織の低酸素を代償する自覚症状としては，頻脈，多呼吸，動悸，息切れなどがある。また他覚症状としては顔面蒼白，心雑音やコマ音の聴取などがある。さらに上記の症状の出現は，貧血の罹病期間にも左右される。例えば，外傷や消化性潰瘍による大量出血に伴う急激な貧血では，貧血の程度がさほど重症ではなくても著明な貧血の症状を呈するが，鉄欠乏性貧血などは緩徐に進行するために，ヘモグロビンの値がかなり低値であっても自覚症状に乏しいことがある。

Ⅱ 器官系統別の病態生理

次にそれぞれの貧血で特徴的な症状を説明する。代表的なものは鉄欠乏性貧血における異食症や匙状爪，舌炎・嚥下障害である。異食症は思春期以降の鉄欠乏性貧血患者の60％以上にみられ，なかでももっとも多いのは氷を好んで食べるパゴファジア（pagophagia）である。巨赤芽球性貧血ではHanter舌炎，萎縮性胃炎による食欲不振，四肢のしびれ，知覚障害，振動覚や位置覚の異常などの神経症状が特徴的である。また溶血性貧血における黄疸，発作性夜間血色素尿症にみられる早朝起床時のヘモグロビン尿などもそれぞれの貧血に特有の症状である。なお，匙状爪や舌炎などは成人にみられるが思春期や乳児の鉄欠乏性貧血ではみることは少なく，個体のさまざまな条件が症状の発現に関係していると考えられる。

● 検 査

貧血はヘモグロビン値の低下によって診断されるが，その基準は必ずしも一定していない。世界的にはWHOが示した貧血と栄養性欠乏症を示唆する指標に記載された基準値を使用することが多い（表2）。

貧血と診断した場合，赤血球恒数を計算し（ほとんどの場合は，赤血球数，ヘモグロビン値，ヘマトクリット値の測定とともにコンピュータにより計算されている），その値により，鑑別することが多い。赤血球指数の算出方法を表3に示す。赤血球恒数とは，平均赤血球容積（mean corpuscular volume；MCV），平均赤血球ヘモグロビン量（mean corpuscular hemoglobin；MCH），平均赤血球ヘモグロビン濃度（mean corpuscular hemoglobin concentration；MCHC）のことである。

一般的によく使用されるのは，MCV（平均赤血球容積）により分類される方法である。一般的にMCVが80fl以下，MCHが28pg以下またはMCHCが31％以下を小球性低色素性といい，鉄欠乏性貧血，サラセミア，鉄芽球性貧血などがこれにあたる。MCVの基準は年齢によって異なり，1～2歳は77fl未満，3～5歳は79fl未満，6～11歳は80fl未満を小球性といっている。MCVが80～100fl，MCH29～35pgまたはMCHC32～36％の貧血は正球性正色素性貧血といい，溶血性貧血，白血病や悪性腫瘍の骨髄転移，出血などが考えられる。再生不良性貧血は正球性正色素性の場合もあるがMCVが高い大球性のこともある。

MCVが100fl以上，MCH36pg以上またはMCHC37％以上と高い貧血を大球性高色素性貧血という。ビタミンB_{12}欠乏や葉酸欠乏の巨赤芽球性貧血などはこれである。

赤血球容積により鑑別した後，それぞれに特徴的な貧血の検査を引き続き行う。例えば，小球性低色素性貧血の場合，もっとも多いのは鉄欠乏性貧血であり，血清鉄の低下，総鉄結合能の上昇，血清鉄を総鉄結合能の値で除したトランスフェリン飽和度の低下（15％以下），血清フェリチンの低下（12ng／ml以下）が認められる。また鉄欠乏性貧血では赤血球亜鉛プロトポルフィリン（zinc protoporphyrin；ZPP）の上昇，赤血球遊離プロトポルフィリン（free erythrocyte protoporphyrin；FEP）の上昇なども認められる。ZPPはヘマトフルオロメーターを使用すると血液検体が微量で簡単に測定ができるが，ヘマトフルオロメーターという測定機器のある施設が限られており，一般的ではない。サラセミアでは，鉄欠乏性貧血に比べ，MCVが小さい場合が多く，MCV/RBC（1×10^6）の値が13以下になることが多い[1]。サラセミアは，以前は日本には非常に少ないといわれていたが，βサラセミアのヘテロ型は，1000人に1人存在するとされ[2]，ときどき遭遇する疾患である。しかし，わが国の症例ではほとん

表2　貧血と栄養性欠乏症を示唆する指標 (WHO 1972)

貧血が存在すると思われるヘモグロビン（Hb）の濃度
　　6カ月〜6歳の小児　　　　11g/dl 以下
　　6〜14歳の小児　　　　　　12g/dl 以下
　　成人男性　　　　　　　　13g/dl 以下
　　成人女性（非妊娠）　　　12g/dl 以下
　　成人女性（妊娠）　　　　11g/dl 以下
平均血色素濃度（MCHC）
　　31%以下は鉄欠乏を示すものと思われる
血清鉄とトランスフェリン飽和率
　　血清鉄　　　　　　　　　　50μg/dl 以下
　　トランスフェリン飽和率*　15%以下
血清葉酸値と血清ビタミンB_{12}値
　　血清葉酸値　　　　　　　3ng/ml 以下
　　血清ビタミンB_{12}値　　100pg/ml 以下

*トランスフェリン飽和率（%）＝ $\dfrac{血清鉄}{総鉄結合能}\times 100$

表3　赤血球指数の算出方法

平均赤血球容積 MCV (fl) ＝ $\dfrac{Ht (\%)}{RBC (\times 10^6)} \times 10$

平均赤血球血色素量 MCH (pg) ＝ $\dfrac{Hb (g/dl)}{RBC (\times 10^6)} \times 10$

平均赤血球血色素濃度 MCHC (%) ＝ $\dfrac{Hb (g/dl)}{Ht (\%)} \times 100$

どが軽症型である．サラセミアは，グロビンのα鎖，β鎖のいずれかの産生低下により，そのバランスの崩れた状態である．グロビン合成試験などにより，さらに疑いが強まった場合は，ヘモグロビンのアミノ酸組成を調べ，遺伝子解析なども行う．サラセミアでは頭蓋X線写真で，hair-standing on end 像とよばれる頭蓋骨髄質の拡大と放射状の骨綾像がみられることがある．

鉄芽球性貧血には先天性と後天性がある．先天性鉄芽球性貧血では，小球性低色素性貧血と正球性正色素性貧血が混在する二相性の末梢赤血球パターンがみられる．後天性の場合は骨髄赤芽球に環状赤芽球をみることがある．鑑別にあたり，血清鉄が上昇しており，総鉄結合能が上昇していないことを確認する必要がある．

正球性貧血には，溶血性貧血や再生不良性貧血（再生不良性貧血は時に大球性である）がある．溶血性貧血はなんらかの原因により赤血球が崩壊し，それに反応して赤血球造血が亢進する病態である．赤血球造血の亢進により網状赤血球が増加し，骨髄では赤芽球の過形成が起こる．網状赤血球は貧血時には骨髄から末梢血中への移動が早くなるため，末梢血液中に増加し

る。これを補正するため，次のような式で網状赤血球（産生）指数を算定する。

網状赤血球（産生）指数（Finch）＝網状赤血球実測値（％）×（患者 Ht 値／正常 Ht 値：45％）÷網状赤血球成熟期間（日数）

網状赤血球成熟期間は，Ht 45％のときは 1 日，35％のときは 1.5 日，25％のときは 2.0 日，15％のときは 3.0 日とする。なお，3 以上のときは溶血性貧血が考えられる。溶血性貧血では赤血球の崩壊が亢進し，ヘモグロビンが分解して生じたヘム由来のポルフィリンが増加し，肝におけるグルクロン酸抱合が間に合わず血液中に間接ビリルビンが増加する。また血液中に過剰なビリルビンが存在すると，尿中や糞便中のウロビリノーゲンが高値となる。溶血が血管内溶血であると，血漿中に遊離ヘモグロビンが出現し，これに結合するハプトグロビンが消費されるために，血清ハプトグロビンの低下がみられる。また溶血が起こると赤血球中の諸酵素が血漿中に遊離する。その代表が乳酸脱水素酵素（lactate dehydrogenase；LDH）である。溶血性貧血で LDH が高値となるのはこのためである。とくに LDH1 と 2 の分画が著増する。赤血球塗抹標本での形態学的な検査も鑑別に有用である。小型球状赤血球が多くみられる場合は遺伝性球状赤血球症を疑う。楕円赤血球，有口赤血球のみられた場合はそれぞれ遺伝性のものを考慮する。破壊赤血球が認められ，さらに血清中の尿素窒素やクレアチニンの上昇，血小板減少などがみられたときは溶血性尿毒症症候群が疑われる。便の病原性大腸菌の検査，ベロ毒素の検査も必要である。異常ヘモグロビン症のひとつである不安定ヘモグロビン症でも溶血を起こす。ヘモグロビンの電気泳動やイオン交換高速液体クロマトグラフィー，イソプロパノールによる不安定性試験，アミノ酸分析，遺伝子解析などにより診断に至る[3]。自己免疫性溶血性貧血であれば，赤血球に結合した抗体（免疫グロブリン）を調べる直接 Coombs 試験，または血清中の抗体（免疫グロブリン）を調べる間接 Coombs 試験が陽性になる。時に補体結合抗体が原因となっていることがある。発作性夜間血色素尿症は溶血性貧血のなかでも，LDH が異常に高値であることが多い。貧血の他に血小板の減少などが認められた場合，ヘモグロビン尿の有無を検査する。とくに早朝起床時の尿が褐色をしていないかなどを問診で確かめる。Ham 試験（酸溶血試験），ショ糖水試験（sugar-water test）が陽性であり，赤血球，顆粒球，リンパ球の CD55，CD59 の欠損が認められる。そのほかの溶血性貧血として赤血球の酵素異常であるグルコース 6 リン酸脱水素酵素欠乏症，ピルビン酸脱水素酵素欠乏症などがある。赤血球のグルコース 6 リン酸脱水素酵素，ピルビン酸脱水素酵素の測定により確定診断ができる。

再生不良性貧血は，末梢血で汎血球減少が認められる。胎児ヘモグロビンの増加も特徴的検査所見のひとつである。末梢血中の好中球数，血小板数，網状赤血球数の数値により重症度分類を行う（表 4）。骨髄の細胞密度の減少をみることも必要である。再生不良性貧血には，前述したように先天的な要因のあるものと後天性のものがある。後天性のものには原因の明確でない特発性，肝炎後に起こる場合，薬剤性のものなどがあり，原因究明のための検査も必要である。

大球性貧血であれば，ビタミン B_{12}，葉酸を測定し，低値であれば，それらの欠乏による巨赤芽球性貧血である。LDH の上昇，好中球，血小板の減少，過分葉好中球が認められるほか，ハプトグロビン低下，間接ビリルビン軽度上昇，尿中ウロビリノーゲンの増加などの溶血所見のみられることがある。骨髄異形成症候群でも大球性貧血がみられ，LDH の上昇，血小板の減少，過分葉好中球などがみられることがあるが，ビタミン B_{12}，葉酸の低値がなく，骨髄は

H. 血液・腫瘍疾患

表4　再生不良性貧血の重症度分類

重　症：骨髄が低形成で，少なくとも下記の2項目を満たす	
好中球	$<0.5\times10^9$/l
（好中球$<0.2\times10^9$/l最重症）	
血小板	$<20\times10^9$/l
網状球	$<20\times10^9$/l
中等症：少なくとも下記の2項目を満たす	
好中球	$<1.0\times10^9$/l
血小板	$<50\times10^9$/l
網状球	$<60\times10^9$/l
軽　症：それ以外のもの	

過形成であることが多い。病型によっては骨髄芽球の出現，環状鉄芽球の増加がみられることがある。

● おもな疾患

鉄欠乏性貧血

　貧血の中でもっとも頻度が高いのは鉄欠乏性貧血である。鉄はヘムの構成成分であるため，体内の鉄が不足するとヘモグロビンの合成が低下し，貧血となる。小児期では思春期と乳児期後期など鉄の需要が増す時期に鉄の需要が供給を上まわると生じる病態である。思春期の女子では，数％以上が鉄欠乏性貧血であるといわれている[4]。スポーツによる貧血，ヘリコバクターピロリの感染があると鉄欠乏性貧血の反復をみることが多い[5]ことなどが最近話題になっている。体内の鉄はその2/3がヘモグロビンに結合しているが，そのほか筋肉内のミオグロビンやチトクロームなどの酵素中にも含まれている。そのために鉄欠乏が起きると貧血まで進展した状態でなくても集中力の低下や易刺激性の亢進などさまざまな症状をみることがある[6]。Brunerらは，貧血のない思春期の鉄欠乏の女子を治療群と偽薬による非治療群に分け，認知力に関する検査を行い，治療群で有意に言語の記銘力の改善がみられたことを報告している[7]。鉄欠乏が起きるとまず貯蔵鉄の減少が起こり，これは血清フェリチンの低下としてみることができる。次に血清鉄の低下，鉄結合蛋白であるトランスフェリンの増加を呈し，これが総鉄結合能の上昇という形で表される。その後赤血球プロトポルフィリンが増加し，最終的にヘモグロビンの低下した鉄欠乏性貧血が現れる。

治　療

　鉄欠乏性貧血の治療は，鉄剤の経口投与が基本である。1日に体重1kg当り鉄を3〜6mg投与する。投与開始後数日で網状赤血球の増加がみられ，その後，ヘモグロビンが回復してくる。ヘモグロビン値が低いほど治療効果が早く現れる。鉄剤の治療は3〜4カ月は必要で，血清フェリチンが20ng/mlを超えるまで続けることがのぞましい。鉄欠乏性貧血では，食事療法も重要である。食物中の鉄にはおもに動物性食品に含まれるヘム鉄と植物性食品に多い非ヘム鉄があるが，ヘム鉄は鉄の吸収率がよいのに比し非ヘム鉄からの鉄吸収はあまりよくない。

遺伝性球状赤血球症

溶血性貧血はなんらかの原因により赤血球が崩壊し，それに反応して赤血球造血が亢進するものである。小児の溶血性貧血でもっとも多くみられるのが，遺伝性球状赤血球症である。

溶血性貧血と診断された場合，赤血球塗抹標本上で，小型球状赤血球が多数みられたときは遺伝性球状赤血球症を考え，位走査顕微鏡で観察したり，赤血球浸透圧抵抗が減弱していることを確認する。また家族歴において，溶血性貧血患者の有無，胆石患者の有無も参考になる。

治 療

貧血が強い場合は，摘脾を行う。通常5歳を過ぎてから行うことが多い。脾臓摘出後の肺炎球菌による重篤な感染症を予防するために脾臓摘出前に肺炎球菌ワクチン接種を行うことがすすめられている。また脾臓摘出後しばらくペニシリンなどの抗生物質の投与を継続する。

再生不良性貧血

骨髄低形成と汎血球減少がみられる病態である。約90％は後天性であり，後天性の場合は多くは原因不明の特発性である。二次性の場合は肝炎後，薬剤性もある。骨髄異形成症候群や発作性夜間血色素尿症との鑑別が難しい場合があり，再生不良性貧血からそれらの疾患への移行もある。

治 療

重症型の場合は，血縁者間でHLA一致ドナーがいれば，第一選択は骨髄移植である。HLA一致血縁ドナーがいない場合は，抗胸腺リンパ球グロブリン，シクロスポリンなどによる免疫療法が適応になる。中等症における治療は，免疫療法を選択することが多いが，HLA一致血縁ドナーがいる場合は骨髄移植を選択することもある。軽症型では蛋白同化ホルモンによる治療が選択されることが多い。また貧血に関しては通常ヘモグロビン6.0g/dlを保つように赤血球輸血を行う。この際，鉄過剰に注意が必要である。また血小板減少に関しては10000/μl以下の場合は出血傾向に注意し，5000/μl以下の場合は血小板輸注を行うことが多い。

● 治 療

貧血の治療は，原因によって異なる。それぞれの原因に対する治療を行う。鉄欠乏性貧血，遺伝性球状赤血球症，再生不良性貧血については先に述べた。その他，自己免疫性溶血性貧血であれば副腎皮質ステロイド投与，巨赤芽球性貧血であればビタミンB_{12}あるいは葉酸の投与，腎性貧血であればエリスロポエチン投与，骨髄異形成症候群であれば免疫療法あるいは造血幹細胞移植など，慢性炎症に伴う貧血では原因の除去が行われる。また治療はおのおのの状態によっても異なる。例えば，急激に起こった貧血では，ヘモグロビンが6〜7g/dlであっても循環動態の破綻があると考えられるときは輸血を行うが，鉄欠乏性貧血などの慢性的な貧血では，ヘモグロビンが4〜5g/dlであっても輸血は安易に行わない。

■ 文 献

1) Menzter, W.C.：Difference of iron deficiency anemia from thalassemia trait. Lancet, 7808：882, 1973.
2) Imamura, T., Yokota, E., Naito, Y., et al.：Thalassemia in Japan. Nippon Ketsueki Gakkai

Zasshi, 48：2029-2037, 1985.
3) 前田美穂：異常ヘモグロビン症. 小児内科，35：1065-1068, 2003.
4) Maeda, M., Yamamoto, M. and Yamauchi, K.：Prevalence of anemia in Japanese adolescents？： 30 years' experience in screening for anemia. Int. J. Hematol., 69：75-80, 1999.
5) Dofour, C., Brisigotti, M., Fabretti, G., et al.：*Helicobacter pylori* gastric infection and sideropenic refractory anemia. J. Pediatr. Gastrenterol. Nutr., 2：225-227, 1993.
6) Prasad, A.N. and Prasad, C.：Iron deficiency：Non-hematological manifestations. Prog. Food Nutr. Sci., 15：255-283, 1991.
7) Bruner, A.B., Joffe, A., Dugger, A.K., et al.：Randomized study of cognitive effects of iron supplementation in non-anemic iron-deficient adolescent girls. Lancet, 348：992-996, 1996.

〔前田　美穂〕

H. 血液・腫瘍疾患

出血性疾患

ケアに対するポイント
・点状出血や紫斑を見逃さない。
・随伴症状の観察が診断に役立つ。
・血液学的異常のない出血症状もある。

はじめに

　止血系は，おもに血管，血小板および血漿（凝固因子および線溶系因子）の相互作用により成り立っている。血管が損傷を受けると，血管が収縮し出血量を抑制するとともに，損傷により露出した血管内皮下組織に血小板が粘着・凝集することにより一次血栓を形成する。それとともに内皮下組織の組織因子と活性化第Ⅶ因子にはじまる凝固系が起動し，二次血栓を形成し止血する。損傷組織の修復とともに，血栓は線溶系により溶解されて止血は完成することになる。

　出血傾向は，このような過程の異常，すなわち血管，血小板，凝固・線溶因子とそれらの阻止因子の量的・質的異常により出現する。いずれの異常にも先天性と後天性のものがあるが，先天性は単一因子異常，後天性は複数の因子異常が複合して生じることが多い。疾患の頻度としては血小板減少症や血管性紫斑病などの後天性のものが多いが，小児の出血傾向を診る場合には常に先天性疾患を念頭におく必要がある。出血性疾患はいずれも，点状出血や紫斑から始まることが多いため，その鑑別にあたっては病態の把握が重要である。

　本項では，出血性疾患を頻度の高い疾患を中心に，血管，血小板，血液凝固および線溶の異常に分けて述べる。

血管の異常

原因
　先天性の血管形成異常や後天性の血管炎などによる血管壁の異常により出血をきたす。

症状・検査
　先天性の末梢血管形成異常である遺伝性出血性毛細血管拡張症（hereditary hemorrhagic telangiectasia；HHT）の場合は鼻出血に毛細血管拡張や消化管出血を合併することが多い。HHTでは，全身の血管系に異常が出現し，肺，脳，肝臓などに動静脈奇形を合併するため

MRIなどの画像診断が有用である。

　後天性の血管炎である血管性紫斑病（Henoch-Schönlein purpura；HSP）の場合は皮下の点状出血に関節痛，腹痛，血尿などが合併する。HSPの紫斑は，やや隆起した点状出血斑で始まり，左右対称に下腹部，殿部，下腿伸側に多くみられる。腹痛ではじまるHSPの診断は困難であるが，第XIII因子測定が診断に役立つことがある。腹部超音波検査で腸管の浮腫を認める。

観察のポイント
出血症状だけでなく，上述の随伴症状に留意する。

おもな疾患
　HHTやHSP以外に，血管の構造異常としてKasabach-Merritt症候群，また，血管周囲結合織異常としてはEhlers-Danlos症候群，Marfan症候群や骨形成異常などがある。

処置・治療
　HHTの鼻出血に対してはホルモン療法やレーザー治療が行われている。また，動静脈奇形に対しては予防的治療が必要となることがある。HSPでは安静を保ち経過観察とするが，重症の場合，第XIII因子投与が有効な場合がある。腎炎の発症の可能性があるため定期的な尿検査が必要である。

● 血小板の異常

大きく分けて血小板減少数の減少と血小板機能の異常に分類される。

1. 血小板減少

原因
　血小板減少は，血小板破壊や消費の亢進，あるいは血小板産生の低下により生じる。特発性血小板減少性紫斑病（idiopathic thrombocytopenic purpura；ITP）では，ウイルスなどの感染源に対する免疫応答や自己免疫の結果として，血小板膜抗原に対する自己抗体が生じることにより血小板破壊が亢進する。血栓性血小板減少性紫斑病（thrombotic thrombocytopenic purpura；TTP）や溶血性尿毒症症候群（hemolytic uremic syndrome；HUS）などの血栓性微小血管障害症（thrombotic microangiopathy；TMA）では，血栓形成のため血小板の消費が亢進する。また，白血病などでは骨髄機能不全により血小板産生が低下することがある。骨髄線維症などでは脾臓による血小板の捕捉のために，末梢血液中の血小板数が減少する。輸血や輸液により希釈されて見かけの血小板数が低下することもある。また，小児においてもヘパリン起因性血小板減少症が報告されており，留意する必要がある。

症状・検査
　点状出血や紫斑により気づかれることが多い。口腔粘膜の出血斑，歯肉出血や血尿・血便などの消化管出血を伴い，女児の場合は月経過多となることもある。また，TTPでは発熱や動

揺性精神神経障害を伴い，HUS では腎障害が著明となる。

一般に，血小板数と血小板減少症の重症度は相関しており，血小板数の推移は重要である。血小板減少の原因として血小板産生の低下が疑われる場合は，骨髄穿刺・生検を行う。溶血が疑われる場合は Evans 症候群との鑑別に Coombs 試験が有用である。

検査の際には，抗凝固薬の EDTA などによる偽性血小板減少にも注意が必要である。

観察のポイント

点状出血や紫斑がいつごろから現れたのか，どの程度持続しているか。その他の出血症状の有無，さらには発熱などの感染徴候の有無を観察することが重要である。血小板数が 10000/μl をきると頭蓋内出血などの重篤な出血をきたすおそれがあり，密な観察が必要である。

おもな疾患と処置・治療

1）特発性血小板減少性紫斑病（ITP）

自己の血小板膜糖蛋白（GPⅡb/Ⅲa など）に対する自己抗体で感作された血小板が，脾臓・肝臓などで破壊されて血小板減少症をきたす疾患である。骨髄では巨核球の増加を示す。小児では，ウイルス感染後に発症し6カ月以内に軽快する急性型が多く，成人に多い慢性型は少ない。ヘリコバクター・ピロリ（H. pylori）との関連は小児領域では少ないとされている。血小板結合 IgG は特異性が低く診断的意義は少ないとされるが，近年，Elispot 法による抗血小板膜糖蛋白抗体産生 B 細胞検出法が確立された。特異性の高い検査として有望である。

処置・治療

血小板数および症状に応じた治療となる。一般に，血小板数が 10000/μl 未満の場合，ステロイド経口あるいはγグロブリン大量静注療法（IVIG）が適応となる。20000/μl 以上で症状が軽度であれば，十分に生活管理をしたうえで，無治療で経過観察してもよい。慢性の ITP で有症状かつ小学校高学年以上であれば脾臓摘出の適応となる。

2）血栓性微小血管障害症（TMA）

TTP と HUS は臨床的にはきわめて類似した疾患であるが，その鑑別には von Willebrand 因子（VWF）を特異的に切断するメタロプロテアーゼ ADAMTS13 測定が有用である。TTP では同酵素活性が著減しているのに対し，HUS ではほぼ正常である。TTP には，同酵素の遺伝子変異による先天性のもの（Upshaw-Schulman 症候群；USS）と，同酵素に対する自己抗体が生じて発症する後天性のものとがある。一方，HUS では，感染により，内毒素・血管作動性アミンや，免疫複合体により活性化された補体により腎糸球体血管内皮細胞障害が生じる。

処置・治療

TTP では，ADAMTS13 の補充とインヒビターの除去を目的に，新鮮凍結血漿（fresh frozen plasma；FFP）を用いた血漿交換療法が第一選択となる。これにステロイドパルス療法あるいはプレドニゾロン内服を加えることもある。USS では FFP の定期輸注を行う。

HUS の治療は，体液管理（輸液・透析），高血圧の治療，輸血，脳症の治療，DIC の治療，さらには中心静脈栄養といった支持療法が基本である。特異的治療としては，血漿交換療法，IVIG，抗生物質，抗血小板薬，プロスタグランジン I_2（PGI_2），血漿輸注，ビタミン E，ハプトグロビン投与などがあるが，いずれも効果は確実とはいえない。

2. 血小板異常症

原因

血小板は一次止血に働き，血小板粘着，凝集，血小板顆粒放出という機能を有する。これらのいずれかが正常に機能しない場合，止血に異常をきたすことになる。血小板粘着においては血小板膜糖蛋白Ⅰb（GPⅠb）が，血小板凝集においてはGPⅡb/Ⅲaが重要な役割を果たしており，これらの質的・量的異常が原因となり得る。また，各種の自己免疫性疾患において，血小板膜糖蛋白に対する抗体が出現し，後天性の血小板機能異常症となることもある。このような抗体が出現した場合は，血小板減少を伴ってITPの病態を呈することも多い。

症状・検査

血小板減少の場合と同様に，皮膚の点状出血・紫斑や粘膜出血により気づかれる。検査では，血小板数に異常をみないことが多く，出血時間の延長が鍵となる。さらに血小板粘着能・凝集能検査により客観的に評価する。

ベルナール・スーリエ症候群（Bernard-Soulier syndrome；BSS）は巨大血小板が特徴であるが，検査上，血小板減少を伴い，時にITPとの鑑別が困難となる。両者は治療法が大きく異なるため，このような場合には確定診断のためGPⅠbについてフローサイトメトリーなどで確認する必要がある。

観察のポイント

外見上で鑑別することは困難であり検査が不可欠であるが，まず疾患を疑うことが重要である。病歴聴取により先天性・後天性の鑑別を行う。

おもな疾患

頻度的には，GPⅡb/Ⅲaの異常であるGlanzman血小板無力症，GPⅠbの異常であるBSS，放出機構異常症の順にみられる。

処置・治療

基本的には血小板輸血である。ただし反復輸血は抗血小板抗体の産生を促して輸血不応性に陥る可能性があるため，HLA型適合血小板輸血が望ましい。また，最近では活性化第Ⅶ因子製剤の有効性が報告されている。

血液凝固の異常

原因

凝固因子の低下あるいは質的異常は二次止血の異常をきたす。小児の場合は先天的異常が多い。循環血中において第Ⅷ因子と複合体を形成するvon Willebrand因子（VWF）の質的・量的異常によっても止血障害をきたす。他の凝固因子とは異なり，VWFは血小板GPⅠbに結合し血小板粘着にかかわるため，その異常は一次止血の障害をもたらす。

後天的に凝固因子に対する抗体（インヒビター）が出現することがあるが，小児の報告は少ない。小児のスクリーニング検査でインヒビターの存在が認められた場合は，ループスアンチ

II 器官系統別の病態生理

コアグラント（抗リン脂質抗体）であることが多い。

ビタミンK（VK）欠乏により，VK依存性凝固因子，すなわち第Ⅱ因子（プロトロンビン），第Ⅶ因子，第Ⅸ因子，第Ⅹ因子の異常を招き，出血が生じることもある。

症状・検査

先天性出血性素因の出血症状は特徴的なものが多い。臍帯脱落時の著明な出血は第ⅩⅢ因子欠乏症，無フィブリノゲン血症およびアンチプラスミン欠乏症が考えられるが，頻度的には前二者が疑わしい。

もっとも頻度の高い先天性凝固異常症は血友病であるが，通常は男児がはいはいやつかまり立ちをするようになって気づかれることが多い。成長につれて筋肉内出血や関節内出血が多くなる。VWFの異常による von Willebrand 病（VWD）では鼻出血などの粘膜出血が多いが，血友病に比して症状が軽微であり見落とされがちである。VWFが完全に欠損する3型VWDでは第Ⅷ因子活性も著減するために血友病Aと間違われやすい。血友病Aが疑われる際には，VWF抗原量およびリストセチンコファクターの測定も行う。その他，先天性のプロトロンビン欠乏症，第Ⅶ因子欠乏症，第Ⅴ因子欠乏症，第Ⅹ因子欠乏症，第ⅩⅠ因子欠乏症は血友病やVWDほど出血せず，あるとしても軽度である。鼻出血や打撲部の出血がほとんどであり，女児では月経過多となることもある。

先天性出血性素因は，時にPTやAPTTなどの止血検査の異常で気づかれることもある。VK欠乏性出血症ではPIVKA-Ⅱの増加が特徴的である。最終的には，各凝固因子の活性・抗原量の定量により診断する。

観察のポイント

血友病では，患児の発達・活動性の向上とともに出血回数が増える。血友病の約30％には家族歴がない。このような場合，乳幼児期には出血症状から虐待と間違われることがあり，注意が必要である。新生児～乳児期の消化管出血ではVK依存性出血症が疑われるが，凝固検査に異常がみられない場合，IgE依存性もしくは非依存性の遅延型牛乳アレルギーの場合がある。

凝固系の異常による紫斑は，血管や血小板の異常の場合にみられる点状出血はまれで，比較的大きいことが特徴である。

おもな疾患

血友病A，血友病B，VWD，VK依存性出血症。

処置・治療

出血が生じた場合，低下・欠損している因子の製剤を補充する。血友病患者の場合，関節障害によりQOLが著明に低下することから，その予防が重要である。そのため，オンデマンドの製剤輸注のみならず，定期補充療法も行われている。軽症の血友病や，3型および2型（質的異常）の一部を除くVWDではデスモプレシン静注療法も行われる。また，血友病のような長期慢性的な出血性疾患での包括治療の重要性はいうまでもない。

凝固因子製剤の反復投与は時に抗凝固因子抗体（インヒビター）の出現を招くことがあり，製剤の輸注効果の観察は欠かせない。

H. 血液・腫瘍疾患

● 線溶の異常

原因
線溶系の異常亢進により，早期に血栓が溶解されて出血傾向を呈する。先天性の疾患では，線溶系の阻止因子の低下・欠損により線溶系が亢進する。播種性血管内凝固（disseminated intravascular coagulation；DIC）は後天性の線溶異常である。DICでは，原疾患による全身性の血栓傾向からフィブリンが析出し，その後，線溶系活性化が生じる。プラスミン産生に対して $α_2$ プラスミンインヒビター（$α_2$-PI）がこれを中和して両者の複合体（PIC）が生じ，フリーの $α_2$-PI が低下することにより，線溶亢進状態となる。

症状・検査
止血後の再出血（後出血）が特徴である。$α_2$-PI の完全欠損では，フィブリン析出後の生理的線溶が阻止されることなく進行するため，血管修復前に止血栓が破壊される。そのため外傷後や手術後に止血困難あるいは再出血をきたすことになる。切傷からの漏出性出血や皮下血腫，筋肉内血腫，関節内出血，血胸，消化管出血などがある。検査としては，FDP，Dダイマー，$α_2$-PI，プラスミン-$α_2$-PI 複合体などをしらべる。

観察のポイント
いったん止血したものが漏出性に再出血する場合，これらを疑う。

おもな疾患
$α_2$ プラスミンインヒビター（$α_2$-PI）欠損症，プラスミノゲンアクチベータインヒビター（PAI）-1欠損症，DIC など。

処置・治療
$α_2$-PI 欠損症あるいは PAI-1 欠損症では，トラネキサム酸での治療を行う。止血効果が得られない場合は新鮮凍結血漿も考慮する。DIC の治療については，紙幅の関係上ここでは述べない。

● おわりに

以上，出血性疾患について概説したが，記載し得なかった内容・疾患もあり，詳細については成書を参照されたい。また，出血症状（紫斑）を呈するものは血液学的異常にとどまるものではなく，鑑別診断としての心因性紫斑（psychogenic purpura），人工紫斑（factitious purpura）や虐待などにも留意すべきである。

■ 文献
1) 赤塚順一：小児の紫斑病；子どもの出血傾向と血栓症の理解，医歯薬出版，東京，2001.
2) 家子正裕：出血傾向の鑑別．日血栓止血会誌，18：555-558，2007.
3) 富山佳昭：紫斑の種類と病因．日血栓止血会誌，18：559-562，2007.

4) 桑島実：出血性疾患，診断群別臨床検査のガイドライン　医療の標準化に向けて．日本臨床検査医学会，2003, pp.167-171.
5) 長江千愛，瀧正志：出血性疾患の実地診療の実際；血管性紫斑病へのアプローチ．Medical Practice, 24：2099-2103, 2007.
6) 東博之：血管病の分子病態；遺伝性出血性末梢血管拡張症の成因．医学のあゆみ，191：523-528, 1999.
7) 長澤正之：自己免疫性血小板減少性紫斑病．小児科診療，69：456-459, 2006.
8) 藤村吉博：血栓性微小血管障害症．臨床血液，47：734-747, 2006.
9) 藤田直也：溶血性尿毒症症候群．臨床医薬，22：637-649, 2006.
10) 松野一彦：出血性疾患の実地診療の実際；血小板機能異常症へのアプローチ．Medical Practice, 24：2111-2117, 2007.
11) 田中一郎，吉岡章：血友病の診断と治療．日血栓止血会誌，18：568-571, 2007.
12) 髙橋芳右：von Willebrand病の診断と治療．日血栓止血会誌，18：572-574, 2007.
13) 嶋緑倫：後天性血友病・後天性 von Willebrand 病の診断と治療．日血栓止血会誌，18：575-579, 2007.
14) 白幡聡：ビタミン K 欠乏症の臨床．血栓止血誌，18：584-587, 2007.
15) 岡田清孝，松尾理：a_2-プラスミンインヒビター．血栓と循環，12：443-447, 2004.
16) Girolami, A., Luzzatto, G., Varvarikis, C., et al.：Main clinical manifestations of a bleeding diathesis：An often disregarded aspect of medical and surgical history taking. Haemophilia, 11：193-202, 2005.

〔櫻井　嘉彦〕

H. 血液・腫瘍疾患
白血病

ケアに対するポイント
- 小児白血病の大多数は原因不明である。
- 小児 ALL の 80％は再発せずに治癒する。
- 小児 ALL 治療の基本は化学療法であり，骨髄移植が適応となる例は少ない。
- 小児 ALL では予後因子が詳細にわかってきたため，治療は 3〜4 のリスクに分けて行われている。

　白血病は小児癌の約 40％を占める大きなグループである。白血病のうち約 70％は急性リンパ性白血病（acute lymphoblastic leukemia；ALL），約 25％は急性骨髄性白血病（acute myeloid leukemia；AML）であり，そのほかに慢性骨髄性白血病（chronic myelogenous leukemia；CML），骨髄異形成症候群（myelodysplastic syndrome；MDS），若年性骨髄単球性白血病（juvenile myelomonocytic leukemia；JMML）などが少数ながら存在する。

● ALL [1)]

ALL の診断
　正常状態では赤血球，白血球，血小板の 3 系統からなる血液細胞は毎日骨髄で作られている。白血病は，これら血液細胞の若い細胞（芽球＝白血病細胞）が，そこから成熟・分化してそれぞれ赤血球，白血球，血小板に至らず，骨髄に蓄積することにより起こる。
　芽球が増加することにより骨髄内で正常の造血を行うスペースが減少すると，それぞれの血液細胞が作れなくなる。すなわち，赤血球の減少により貧血が，白血球の減少により感染症（発熱）が，血小板の減少により出血点あるいは紫斑が出現する。芽球の増加により骨痛が起こることもある。また骨髄のみならず肝臓あるいは脾臓においても芽球が増加することがあり，肝脾腫が起こる。
　末梢血では貧血と血小板減少はほぼ全例でみられるが，芽球が末梢血に多く出るタイプとあまり出ないタイプがあるため，白血球は増加することもあれば減少することもある。
　確定診断は骨髄穿刺によりなされる。小児では骨が軟らかいため，骨髄穿刺は大きな負担となる検査ではないが，精神的なトラウマを残さないようにとの配慮から全身麻酔あるいは鎮静下に行われることが多い。おもな鑑別診断は再生不良性貧血（3 系統の血液細胞すべてが減少し，芽球はみられない）であるが，ALL の診断は容易である。骨髄で正常細胞が減少し，ALL 細胞が全体の 30％（旧 FAB 分類，新 WHO 分類では 20％）以上を占めていれば ALL

表1 白血病の細胞表面マーカー

ALL
　　T細胞型ALL　　　CD2, CD5, CD7
　　B前駆細胞型ALL　CD19, (CD10), HLA-DR
AML
　　　　　　　　　　CD13, CD33, HLA-DR

参考：
T細胞型ALLでは細胞質内CD3が陽性になる
B前駆細胞型ALLでは細胞質内CD79aが陽性になる。
AMLでは細胞質内ミエロペルオキシダーゼ（MPO）が陽性になる

表2 ALLの代表的な染色体異常・遺伝子異常

	染色体異常*	遺伝子異常	治りやすさ
B前駆細胞型ALL			
	t (9;22) (=Philadelphia染色体)	BCR/ABL融合	治りにくい
	t (4;11)	MLL/AF4融合	治りにくい
	染色体数45本未満		治りにくい
	t (12;21)	TEL/AML1融合	治りやすい
	t (1;19)	E2A/PBX1融合	治りやすい
	染色体数50本以上		治りやすい
T細胞型ALL			
		TAL1変異	治りにくい
	t (11;19)	MLL/ENL	治りやすい
		HOX11高発現	治りやすい
		NOTCH1変異	不明

＊t（9；22）は9番の染色体と22番の染色体の間の転座を示す

と診断される。1970年代から用いられてきたFAB分類では芽球の形態によりALLの細胞はL1，L2，L3に分けられていたが，現在ではその分類は意味がないとされている。より重要なのは，芽球の細胞表面に出ている分子（抗原，マーカー）を，フローサイトメトリーを用いて調べることである。細胞表面には細胞系列によって特異的なマーカーが出る（**表1**）。例えばALLかAMLか，ALLの中でT細胞型ALLかB前駆細胞型ALLか，などが約1日でわかるようになっている。このほか細胞質内マーカーもあり，診断困難例では有用な検査法である。

　細胞表面マーカーの検索とならんで重要な検査が遺伝子検査および染色体検査である。癌はすべて細胞の核内にある遺伝子が変異して起こると考えられているが，白血病は骨髄細胞の癌化により起こる。遺伝子異常は染色体異常として検出されることもあるが，DNAあるいはRNAを調べることでもわかる。通常ヒトの染色体は46本であるがALL細胞では50本以上あることも多く，また数は46本でも，その一部が入れ替わっている（＝転座という）場合がある。この入れ替わって新しくできた遺伝子融合は，RNAの検査で調べることができる。**表2**

表3 ALLの予後因子

白血病の細胞生物学に基づくもの
  試験管内での芽球の増殖性
  試験管内での芽球の薬剤に対する感受性
  特定の染色体異常
  特定の遺伝子異常
患児の体質に基づくもの
  薬剤代謝，薬物の解毒の個人差（薬物代謝酵素の遺伝子多型）
治療に対する反応性
  発症後1週間での芽球の減少
  発症後約3カ月での微小残存病変
そのほか
  初診時の白血球数
  患児の年齢
  患児の性別

に代表的な染色体異常と遺伝子異常を示す。これらの情報は白血病を分類するうえで重要なだけではなく，それぞれの患児の治りやすさを予測し，治療にあたっては腫瘍量をモニターする手段にもなる。

ALLの原因

　放射線被曝，ある種の抗癌剤の使用などの環境要因が白血病を引き起こすことが知られている。またDown症候群においてAMLの頻度が高いなど，体質要因が白血病を引き起こすことも知られている。しかしながら小児のALLのほとんどの症例で原因は不明である。一卵性双生児では胎生期に子宮内で胎盤の血管を介して白血病になる可能性をもった細胞が，一方の胎児からもう一方の胎児に移ることが報告されている。しかしながら白血病患児の二卵性の双生児，あるいは兄弟姉妹において白血病の発症が多いということはない。また，小児の白血病を引き起こすウイルスは発見されていない。

ALLの予後因子

　1970年代に10％台だったALLの治癒率は現在では80％台になっている。その過程でALLの治りやすさ（＝予後）はそれぞれの症例で異なることが明らかになってきた。すなわち，同じ治療を行っても治りやすい群と治りにくい群があることがわかってきた。例えば発症時に白血球数が多い症例は少ない症例より治りにくい。発症時の年齢が1歳未満と10歳以上は1〜9歳よりも治りにくいということが知られてきた。これらを予後因子という。現在までに多数の予後因子が明らかにされてきた（表3）。

　予後因子の発見・解析から明らかになったことは，すべての患児を同じ方法で治療しなくてもよいということである。予後良好な症例はより弱い，安全な治療を行い予後不良な症例はより強い，比較的危険な治療を発症後早期から行うことにより，各患児における最適の治療法を選択することが可能になっている。このことを患者の「層別化」という。

ALLの治療

ALL治療の基本は化学療法である。3つのコンポーネントからできている。

1）寛解導入療法

ステロイド剤（副腎皮質ホルモン）と抗癌剤を3〜4種類（ビンクリスチン，L-アスパラギナーゼ，アンスラサイクリン系薬剤，アルキル化剤など）を用いる。期間は4〜6週間である。この期間は白血病細胞の崩壊に伴う問題（高尿酸血症，高カリウム血症，腎不全など）や治療に伴う合併症（敗血症などの重症感染症，頭蓋内出血・梗塞，急性膵炎など）が起こりやすく，厳重な管理を要する。なおステロイド製剤としてプレドニゾロンとデキサメタゾンのいずれがよいかの結論は出ていない[2]。後者は前者に比べて中枢神経への効果が大きいが，感染症や気分の変調など副作用が多いことが知られている。

治療後，骨髄に正常細胞が現れ，輸血が不要になり，白血病細胞が5％未満に減少すると，「完全寛解」と判断される。現在では全症例の98％が完全寛解に到達する。患児のみかけの状態は完全に改善する。しかし，ここで治療を中止すると高率に再発することがわかっている。

2）強化療法

化学療法により，寛解の程度を深める治療である。ALL発症時に体内にある白血病細胞の数は約1兆個と概算される。寛解導入療法により，これが約1000分の1に減少するが，まだまだ残っている細胞は多い。ALL治療の根本はこれを段階的に減らすことである。強化療法は地固め療法とよばれることもある。アルキル化剤やシタラビン，メトトレキサート（MTX）などからなる抗癌剤の点滴治療が中心で，6〜12カ月間行われる。

ALL細胞は中枢神経系あるいは精巣（睾丸）など，薬剤の届きにくい部位（聖域という）に逃げ込むことがある。それを予防するために，頭蓋照射，薬剤の髄注（腰椎穿刺を行いMTXなどの抗癌剤を注入する），MTXの大量点滴治療などが行われる。中枢神経再発に対する頭蓋照射の予防効果は抜群であり，1970年代にはすべての症例に対して行われたが，年少児に行われると，知能発達の遅延や低身長などを引き起こすことがあるため，現在，頭蓋照射は中枢神経再発のリスクの高い10％ほどの症例に限って行われるようになってきた。大量抗癌剤療法により，精巣再発はきわめてまれになっている。

3）維持療法

外来で，おもに経口抗癌剤を用いて2〜3年間行われる。普段は細胞周期のG0という休止期にあるALL細胞がときどき分裂するところをねらって薬剤を長期間用いる。学校生活など通常の生活を送ることができる。一見あまり意味のなさそうな治療だが，これを省略すると再発が多くなることがわかっている。

4）造血幹細胞移植

骨髄移植，末梢血幹細胞移植，臍帯血移植などさまざまな方法があり，また本人の細胞を用いる自家移植と他人の細胞を用いる同種移植に分かれる。現在では小児ALLに対して自家移植は用いられなくなった。また末梢血幹細胞移植も小児に対して行われることはほとんどない。

移植療法は治療強度がきわめて高く，その治療効果も大きいが，早期の合併症〔急性GVHD（graft-versus-host disease），重症感染症など〕が多く，また晩期障害（低身長，不妊症，慢性GVHDなど）も多いため，その適応は厳しく制限されている。現在の適応は，Philadelphia染色体陽性ALL，寛解導入不能例，初期反応性不良のT細胞型ALL，治療開始

から18カ月以内の再発などに限られている。

小児ALLが成人に比較して治りやすい理由

　成人に比べてPhiladelphia染色体陽性例が少ない（約3％しかない）。小児は肝臓や腎臓などの内臓が健康であり，また糖尿病などの内臓疾患が少ないため，薬剤を減量する必要が少ない。母親など保護者が治療に協力的であり，薬剤の飲み忘れが少ない（コンプライアンスが高いという），などが理由としてあげられる。また症例数が少なく，各施設で独自に治療を決めることはできないため，30年前から日本を含む世界中で，多施設共同研究が行われてきた。そのことがかえって幸いし，豊富な症例蓄積が得られ，現在の層別化治療に結びついたものと考えられる。

乳児ALL

　12カ月未満の乳児のALLは，1歳以上の小児のALLと白血病細胞そのものの性質が異なり，また薬剤投与に際して細心の注意が必要であるため，世界的に別立ての治療計画が用いられている。なかでも6カ月未満の乳児ALLは，MLL遺伝子の変異を伴うことが多く，中枢神経に浸潤しやすく，また化学療法にきわめて抵抗性であり，国内では造血幹細胞移植が行われている。欧米では強力な化学療法が試みられているが，満足できる成果は得られていない。

Philadelphia染色体陽性ALL

　小児ALLの約3％を占める病型であり，通常のALLに対する化学療法には抵抗性であり，第1寛解での造血幹細胞移植の適応と考えられている。ただしこの病型では，CMLにおけるPhiladelphia染色体に伴うBCR/ABL融合分子に対する分子標的薬剤であるイマチニブがある程度効果を有することもあり，今後は移植の不要な症例を抽出することが可能になると思われる。

再発ALL

　現在でも全ALL症例の約20％は再発する。再発の時期により，その後の予後は変わってくる。例えば第1寛解期間が30カ月以上の症例に骨髄再発が起こった場合には，再び化学療法のみにより治癒する可能性があるが，診断後18カ月以内に骨髄再発が起こった場合には造血幹細胞移植が適応になる。また，中枢神経系や精巣など，骨髄以外に再発（髄外再発）した場合にはさらに別のアプローチが必要になる。幸いALLの再発例はどんどん減少しているが，再発例の治療はかえって困難になってきているため，研究グループを越えた臨床試験が必要と考えられている。

● AML

AMLの診断

　AMLは骨髄においてAML細胞が増加している疾患である。1970年代から芽球の形態によりAMLの細胞はM0〜M7まで8種類に分類されていた（FAB分類とよばれる；表4）。骨髄細胞のうちのどのタイプの細胞が白血化したかによってAMLを細かく分けたのである。

表4 AMLの分類（FAB分類）

M0	骨髄球系細胞への分化傾向がほとんどない骨髄芽球
M1	成熟傾向のない骨髄芽球
M2	成熟傾向のある骨髄芽球
M3	前骨髄球，APL
M4	骨髄単球性芽球，AMMoL
M5	単球性芽球，AMoL
M6	赤芽球系細胞
M7	巨核芽球

一方，染色体・遺伝子研究の進歩により，AMLの多くの症例において特徴的な染色体異常があり，それは予後と関連することがわかってきた．現在用いられているWHO分類では4つの染色体異常［t(8;21)，inv(16)またはt(16;16)，t(15;17)，11q23異常］を有するAMLを独立したグループとして扱っている．

AMLの原因

ALL同様，AMLの大多数の症例の原因は不明である．ただし前述のようにDown症候群ではM7タイプのAMLが多く，また通常のAMLに比べて弱い化学療法で治癒する．

ALLや神経芽腫などの小児癌の治療後にAMLが起こることがあり，それらは「治療関連性AML」あるいは「二次性AML」とよばれる．放射線照射，アルキル化剤やトポイソメラーゼ阻害薬などの抗癌剤などが用いられた症例にみられることがある．化学療法で治癒させることは難しく移植療法が行われる．

AMLの予後因子

ALLに遅れてAMLにおいても予後因子が明らかになってきた．t(8;21)，t(15;17)，inv(16)は予後良好因子であり，-7や複雑核型異常は予後不良因子である．$Flt3$遺伝子の増幅は染色体異常から独立した予後不良因子である．また治療反応性も予後に相関する可能性が示されている．AMLは症例数が多くないこともあり，ALLのような患児の層別化は進んでいなかったが，最近の治療計画では上記の予後因子を組み込んだ層別化治療が試みられている．

AMLの治療[3]

AML治療の基本は化学療法であるが，ALLと異なり，効果の明らかな薬剤（キードラッグ）は少ない一方，治療期間は短くてすむ．

AMLのうち急性前骨髄球性白血病（acute promyelocytic leukemia；APL）とDown症候群合併例は別立て治療で行われる．

1）寛解導入療法

アンスラサイクリン系薬剤（ダウノルビシン，イダルビシン，ミトキサントロンなど）とシタラビンの2剤あるいはそれにエトポシドを加えた3剤を用いる．強力な治療であり，重篤な感染症を起こす頻度は高いが，約90％の症例が完全寛解に入る．

2) 強化療法

上記の寛解導入で用いられたキードラッグが再び用いられる。ただしシタラビンは大量療法として用いられることもある。強化療法は4～5回，3～4週間に1回繰り返される。なおALLと異なり維持療法の必要性は示されていない。

3) 造血幹細胞移植

AMLにおいて同種移植は化学療法に優るとする報告もあったが，ALLと同様，AMLにおいても移植の適応は狭められる方向にある。ただし各国のプロトコールにおいて移植の適応は異なっている。なお，過去においてはAMLに対して自家移植が用いられたが，現在では化学療法に優る治療とは考えられていない。

APLの治療

APLはt（15；17）を有する。治療にあたっての問題は，DIC（播種性血管内凝固）を高頻度に伴うことである。1990年代にビタミンAの誘導体であるall‑trans‑retinoic‑acidが用いられるようになり，安全に治療が行えるようになった。

Down症候群を合併したAMLの治療[4]

Down症候群は前述のM7型AMLが多いが，化学療法で約90％が治癒する。ただしDown症候群患児はMTXやシタラビンなどの抗癌剤の毒性が強く出るため，薬剤量を大幅に減量した治療が行われている。

再発AML

ALLに比べると明確な方針は得られていない。ほとんどの症例で造血幹細胞移植が適応となる。最近CD33抗体と化学療法剤を組み合わせた薬剤であるマイロターグが登場し，成人同様小児においても再発例において試されている。

● CML

CMLは小児においてはきわめてまれである。2000年に入り，CMLの白血化に重要な役割を果たしている癌遺伝子 *BCR/ABL* を標的にしたイマチニブという小分子薬剤が開発されて以後，CMLの治療法は一変した。従来はインターフェロンを用いて病状を安定させた後に同種移植が行われていたが，現在ではまずイマチニブ治療を行い，染色体検査または遺伝子検査で異常細胞の数をモニターしながら治療戦略を練ることになっている。イマチニブに続く，他の低分子化合物も得られてきており，成人では同種移植の適応は少なくなった。しかしながら本当に同種移植なしに治癒する症例があるかどうかはわかっていない。移植死亡率が成人に比べて格段に低い小児に対してどのような戦略をとるべきかはまだ決まっていない。今後は，晩期障害がより軽微と考えられるミニ同種移植が行われるようになるかもしれない。

● MDS[5]

小児における頻度はきわめて低い疾患群である。国内で15歳以下の発生数は1年間に50～

100例である。このうちJMML（若年性骨髄単球性白血病は）は，最近10年間に確立された概念である。おもに2歳以下の年少児に発症する。脾臓の腫大，白血球の増加，血小板減少などがあり，遺伝子検査で診断が確定する。現在のところ大多数の例で同種移植が適応である。そのほかのMDSは，世界的にも一定の治療方針は得られていない。小児血液学会のMDS委員会が診断と治療の標準化をめざした活動を行っている。

● おわりに

多施設共同研究によるプロトコール治療を用いることにより，全体の予後が大幅に改善してきた。しかしながら，治療に伴う合併症や晩期障害の発生は無視できない大問題である。全例登録による臨床研究の推進が肝要である。

■文　献

1) Pui, C.H. and Evans, W.E.：Treatment of acute lymphoblastic leukemia. N. Engl. J. Med., 354：166 - 178, 2006.
2) Igarashi, S., Manabe, A., Ohara, A., et al.：No advantage of dexamethasone over prednisolone for the outcome of standard - and intermediate - risk childhood acute lymphoblastic leukemia in the Tokyo Children's Cancer Study Group L95 - 14 protocol. J. Clin. Oncol., 23：6489 - 6498, 2005.
3) Tomizawa, D., Tabuchi, K., Kinoshita A., et al.：Repetitive cycles of high - dose cytarabine are effective for childhood acute myeloid leukemia：Long - term outcome of the children with AML treated on two consecutive trials of Tokyo Children's Cancer Study Group. Pediatr. Blood Cancer, 49：127 - 132, 2007.
4) Kudo, K., Kojima, S., Tabuchi, K., et al.：Prospective study of a pirarubicin, intermediate - dose cytarabine, and etoposide regimen in children with Down syndrome and acute myeloid leukemia：the Japanese Childhood AML Cooperative Study Group. J. Clin. Oncol., 25：5442 - 5447, 2007.
5) Sasaki, H., Manabe, A., Kojima, S., et al.：Myelodysplastic syndrome in childhood：A retrospective study of 189 patients in Japan. Leukemia,15：1713 - 1720, 2001.

〔真部　淳〕

H. 血液・腫瘍疾患

神経芽腫

ケアに対するポイント
- *MYCN* の異常と予後
- 転移しやすい組織
- 診断
- INPC と INSS

● はじめに

　神経芽腫は胎生期に神経堤から発生した神経芽細胞が成熟分化せず腫瘍化したものと考えられており，副腎髄質や交感神経組織に発生する腫瘍である。発生要因は明らかではないが環境因子の影響は少ないと考えられている。小児悪性固形腫瘍のなかでは脳腫瘍についで多い。およそ7000人出生に対し1人の割合で発生すると考えられ，アメリカでは年間約600人の新規発生があり[1]，日本では約200人の新規発生があると考えられている[2]。日本では1歳以下と3～4歳に発生のピークがある。98％は10歳までに診断されている。

● 神経芽腫と遺伝子異常

　神経芽腫の臨床像と腫瘍細胞の遺伝子異常の関連性は高い。遺伝子異常により予後予測が可能であり，治療法の選択にも役立てることができる。*MYCN* は2p24に位置する遺伝子で，*MYCN* の増幅は急増悪神経芽腫，進行神経芽腫，予後不良に関連する[3]。神経芽腫の20％程度に *MYCN* の増幅は認められる。MYCN蛋白は転写活性化因子のひとつであり，*MYCN* の増幅はMYCN蛋白の発現を増大させるが，*MYCN* の増幅と腫瘍の悪性化のメカニズムはまだ十分に解明されていない。

　神経芽腫の遺伝子異常のうち，1pの異常，*MYCN* 遺伝子の増幅，腫瘍DNA量を用いて次のような神経芽腫発生モデルが考えられている[3]。ひとつのタイプは染色体分裂異常によりDNA量が高2倍体，あるいは近3倍体になるもので染色体付加異常が少ないものである。*MYCN* 異常も少なくほとんどの場合TrkAは高発現している。nerve growth factor のあるなしで分化あるいはアポトーシスを起こす。1歳未満の局所型神経芽腫に多く予後がよい（**表1**）。もうひとつは近2倍体の異常をもち，17q付加を伴うことが多いタイプである。このタイプはさらに2つのタイプに分けられ，ひとつは11q欠失あるいは14q欠失を伴い，1pの loss of heterozygosity（LOH）が認められる。しかし *MYCN* の増幅はない。1歳以上の進行神経芽腫が多く5年生存率は50％程度である。もうひとつは5年生存率25％程度と一番予後不良

表1 生物学的特性による分類

	Type 1	Type 2A	Type 2B
MYCN	非増幅	非増幅	増幅
DNA ploidy	hyperdiploid/near triploid	near diploid/near tetraploid	near diploid/near tetraploid
17q gain	まれ	(＋)	(＋)
11q, 14q LOH	まれ	(＋)	まれ
1p LOH	まれ	まれ	(＋)
TrkA 発現	高	低	低
TrkB 発現	高	低	高
TrkC 発現	高	低	低
Age	＜1 year	＜1 year	1〜5 years
INSS stage	1, 2, 4S	3, 4	3, 4
5-year survival	95%	40〜50%	25%

〔文献3〕より引用〕

なタイプで，*MYCN*の増幅，1pLOHを認める。細胞不死化に関与するTrkBとbrain-derived neurotrophic factorの発現を伴う。

● 臨床症状

　原発巣は約65%が副腎で，他には頸部，胸部，骨盤腔内などの交感神経節から発生する[2]。症状は発生部位や転移部位などによってさまざまである。約40%は局所型腫瘍で乳児健診や胸部X線写真から偶然みつかることがある。頸部腫瘍ではHorner症候群を伴うことがある。傍脊椎腫瘍では神経根症状や脊髄神経圧迫症状を呈することがある。腫瘍から分泌されるvasoactive intestinal peptideにより水様性下痢や体重増加不良をきたすことがある。2〜4%にopsoclonus-myoclonus症候群を認め，予後はよいものの70〜80%に神経学的障害を残す。約半数の神経芽腫に血行性転移を認める。骨皮質，骨髄，肝臓，リンパ節に多く，中枢神経には少ない。眼窩骨転移では眼窩周囲の出血斑や眼瞼下垂を認める。骨転移では骨痛を伴う。腎血管障害からレニン血性高血圧症をきたすことがある。病期4Sは1歳以下限局型原発腫瘍および肝臓，皮膚，骨髄いずれかに転移があるもので，多くは自然消退するが，2カ月未満では急増悪し呼吸障害をきたす例がある。

● 診　断

　診断は原発あるいは転移の腫瘍組織において神経芽腫が病理組織学的に証明されるか，骨髄穿刺あるいは生検で腫瘍細胞を認め，尿中のカテコラミンの上昇を認めた場合になされる。腫瘍の病理組織や分子遺伝学的マーカーは予後と相関し，治療を計画するうえでも重要であるの

表2 神経芽腫国際病期分類（INSS）

病期	定義
1	限局性腫瘍で，肉眼的に完全切除。組織学的な腫瘍残存は不問。同側のリンパ節に組織学的な転移を認めない（原発腫瘍に接し，一緒に切除されたリンパ節転移はあってもよい）
2A	限局性腫瘍で，肉眼的に不完全切除。原発腫瘍に接しない同側のリンパ節に組織学的に転移を認めない
2B	限局性腫瘍で，肉眼的に完全または不完全切除。原発腫瘍に接しない同側のリンパ節に組織学的に転移を認める。対側のリンパ節に転移を認めない
3	切除不能の片側性腫瘍で，正中線（対側椎体縁）を越えて浸潤。同側の局所リンパ節の転移は不問。または，片側発生の限局性腫瘍で対側リンパ節転移を認める。または，正中発生の腫瘍で椎体縁を越えた両側浸潤（切除不能）か，両側リンパ節転移を認める
4	いかなる原発腫瘍であるかにかかわらず，遠隔リンパ節，および/または，骨，骨髄，肝，皮膚，他の臓器に播種している（4Sは除く）
4S	限局性腫瘍（病期1，2A，2B）で，播種は皮膚，および/または，肝，骨髄に限られる（1歳未満の患者のみ）。骨髄中の腫瘍細胞は有核細胞の10%未満で，それ以上は病期4である。MIBGシンチが行われるならば骨髄への集積は陰性

(Brodeur, G.M., et al.: Revisions of the international criteria for neuroblastoma diagnosis, staging, and response to treatment. J. Clin. Oncol., 11：1466-1477, 1993. より引用)

で，十分な腫瘍検体を採取することが大切である。

● リスク分類

　2005年International Neuroblastoma Risk Group (INRG) における検討では，リスク因子として年齢（18カ月），治療前病期，*MYCN*増幅が合意された[4]。さらにINRG病期分類では画像検査や骨髄検査から腫瘍の広がり具合を取り入れる予定で，今後最終的なリスク分類が示される。年齢は1歳の区切りがよく用いられてきたが，最近の検討によれば18カ月前後が妥当なようである。現在，各国の治療成績を比較するため病期分類としてInternational Neuroblastoma Staging Sytem (INSS)（表2）が広く用いられている。2年無病生存は病期1，2，4Sで80～90%程度，病期3，4で40～50%程度である。

　血清学的なマーカーは予後因子や治療の選択に用いられることはなくなったが，腫瘍の増殖や腫瘍増悪の指標に用いられている。これらのマーカーとして，フェリチン，neuron-specific enolase，disialoganglioside GD2，lactate dehydrogenaseなどがある。

　腫瘍病理学的にはShimada分類を基にしたInternational Neuroblastoma Pathology Classification System (INPC) が予後との相関を示し世界的に用いられている。神経芽細胞の分化度，Schwann細胞の発達（stroma），mitosis-karyorrhexis index，年齢の因子を検討し予後良好，不良に分類する。細胞膜抗原の検討もなされ，CD44の発現はより分化した腫瘍に認められ予後がよい。

　各国において治療選択のためのグループ分けが予後関連因子を組み合わせて試みられている。Children's Oncology Group (COG) では表3に示すような層別化を提唱し，現在臨床研究中である。

II 器官系統別の病態生理

表3 COG リスク分類

日齢		NMYC増幅	Ploidy	Histology	他	リスクグループ
1						低
2A/2B		(−)			50%以上切除	低
		(−)			50%以下切除	中
		(−)			生検のみ	中
		(+)				高
3	＜547days	(−)				中
	≧547days	(−)		Favourable		中
	≧547days	(+)				高
		(−)		Unfavourable		高
4	＜365days	(+)				高
	＜365days	(−)				中
	365〜547days	(+)				高
	365〜547days		DI＞1			高
	365〜547days			Unfavourable		高
	365〜547days	(−)	DI＝1	Favourable		中
	≧547days					高
4S	＜365days	(−)	DI＞1	Favourable	無症状	低
	＜365days	(−)	DI＝1			中
	＜365days	未検査	未検査	未検査		中
	＜365days	(−)			症状あり	中
	＜365days	(−)		Unfavourable		中
	＜365days	(+)				高

〔文献4〕より引用〕

その他の予後に関連する因子として, 染色体遺伝子の異常については前述した.

● 治 療

外科的治療, 化学療法, 放射線療法が基本であるが, 場合によっては経過観察も行われる[4]。これは神経芽腫の大きな特徴である. 治療方針の決定には前項で示したリスク分類が用いられる. また, 残存腫瘍がある場合には, その生物学的特徴により治療方針は変わってくる. 限局神経芽腫の多くは外科治療のみで治癒が期待できるが, *MYCN* 増幅など生物学的予後不良因子をもつ場合の治療は定まっていない. また INSS 病期3で生物学的予後因子が良好なものは外科切除後残存腫瘍があっても治療の軽減が可能である. 逆に生物学的予後因子が不良なものに対しては移植治療も含めた強力な治療が行われる. INSS 病期 4S は転移があっても予後良好で経過観察が行われる場合もあるが, 肝腫大が急速に進行し呼吸障害を起こす例や, 生物学的予後不良因子をもつ例, 再発する例に対しては強力な治療が必要となる. INSS 病期4の治療成績はいまだ十分なものではない. 初期治療としては cisplatin, etoposide, doxorubicin, cyclophosphamide, vincristine が多く用いられる. 局所治療として遅延腫瘍切除や放射線療法

が行われる。さらに腫瘍細胞の根絶のため造血幹細胞移植を併用した超大量化学療法が行われる。超大量化学療法については1980年代にChildren's Cancer Groupやドイツのグループがその有用性を示したが，予後の大きな改善にはつながっていない。

現在新規治療薬として，化学療法薬（topotecan, irrinotecan, temozolomideなど），^{131}I-MIBG，免疫療法（抗G_{D2}抗体），血管新生阻害薬，チロシンキナーゼ阻害薬（CEP-701, imatinib mesylateなど）などの研究が進んでいる[4]。神経芽腫の病態がより詳細に明らかにされ，より有効な治療法の開発が期待される。

■文 献

1) Broudeur, G. M. and Maris, J. M.：Neuroblastoma. *In* Principles and Practice of Pediatric Oncology. ed. by Pizzo, P. and Poplack, D., Lippincott Williams & Wilkins, Philadelphia, 2006, pp.933-970.
2) 七野浩之：神経芽腫．小児内科，東京医学社，東京，2006, pp.568-570.
3) Brodeur, G. M.：Neuroblastoma：Biological insights into a clinical enigma. Nat. Rev. Cancer, 3：203-216, 2003.
4) Maris, J. M., Hogarty, M. D., Bagatell, R., et al.：Neurobalstoma. Lancet, 369：2106-2120, 2007.

〔齋藤　正博〕

I. 免疫・アレルギー疾患

食物アレルギー

ケアに対するポイント
- 皮膚症状を見逃さない。
- 呼吸器症状に注意
- 食品表示
- 除去食品・代替食品

● 定義と分類

定義

食物アレルギーとは，原因食物を摂取した後に免疫学的機序を介して生体にとって不利益な症状（皮膚，粘膜，消化器，呼吸器，アナフィラキシー反応など）が惹起される現象をいう。

分類

食物アレルギーは食物による生体に不利益な反応（adverse reactions to food）に含まれる現象のひとつである。食物により惹起される生体に不利益な反応はその機序に基づき，毒性物質による反応（toxic reactions）と非毒性物質による反応（nontoxic reactions）とに大きく分類される。非毒性物質による反応のうち免疫学的機序を介するものを食物アレルギーとする。

食物アレルギーを感作経路により分類すると，class 1 food allergy と class 2 food allergy とに分けられる。前者は，食物抗原が消化管経由で進入し感作成立し，消化管経由で発症する。一方，後者は，気道経由で抗原が進入し感作成立し，経口摂取で口腔領域に過敏症状が出現する。感作に関与する抗原は花粉であり，過敏症状を惹起する食物は主として果物・野菜である（pollen - food allergy syndrome；PFS）。

● 診断

臨床病型の診断

病歴による食物摂取後の異常反応から食物アレルギーの関与を疑う。さらに諸検査により，原因食物の同定および免疫学的機序の関与の証明を行う。

食物摂取後2時間以内に症状が出現する即時型反応と，それ以後に現れる非即時型反応に分けられる。これはあくまでも症状出現時間による区別であり，アレルギー反応の機序とは関連しない。非即時型反応のみを示す場合は診断に苦慮することがある。ミルクや離乳食摂取後2時間以内に嘔吐，下痢，血便などの症状を呈する乳幼児でIgE非依存性である場合，食事性

I. 免疫・アレルギー疾患

蛋白腸炎（food protein-induced enterocolitis syndrome；FPIES）を考慮する[1]。牛乳，大豆での報告が多いが，米，鶏卵，ピーナッツなどを原因とすることもある。著明な脱水によりショック症状を呈する例もあり注意を要する。機序として細胞性免疫の関与が推定されている。

その他食物アレルギーの特殊な病型として，口腔アレルギー症候群（oral allergy syndrome；OAS），食物依存性運動誘発アナフィラキシー（food-dependent exercise-induced anaphylaxis；FEIAn）がある。OASは，果物・野菜などを摂取した後，比較的早い時間経過で口腔粘膜およびその周囲の粘膜組織に痒みやイガイガ感，腫脹（血管浮腫）などのアレルギー症状を呈する疾患である。花粉との交差抗原性が関与することが多く，そのような例をとくに，花粉食物アレルギー症候群（pollen-food allergy syndrome；PFS）とよぶ。成人になってから発症した果物・野菜のアレルギーでは，PFSが多いと考えられている。このような交差反応を引き起こすアレルゲンとして，感染特異的蛋白質（pathogenesis-related protein；PRP），profilinなどの植物界に広く分布するpan-allergenが関与していると考えられている。また，花粉症を伴わないOASも一部に認められLTP（lipid transfer protein）が関与している。LTPは，リポソームからミトコンドリアへリン脂質を輸送する能力があることから命名された。LTPは熱やpHの変化に抵抗性であり，これによるアレルギーは症状が重篤になりやすい。

FEIAnは，ある特定の食物摂取後の運動負荷によって蕁麻疹・呼吸困難・血圧低下などのアナフィラキシーを発症する疾患である。思春期の男児に多く認められ，原因食物としては小麦（約60％）・甲殻類（約30％）の頻度が高い。2種以上の食物が複合的に関与する場合もあり[2]，本症の診断をより困難にしている。また，発症に関与する因子として，ストレス・疲労・入浴・非ステロイド性抗炎症薬（とくに，アスピリン）など多種があり，本症が多因子疾患であることが示唆される。

診断のための臨床検査
1）特異IgE抗体
ある食物が特異IgE抗体陽性を示す場合，その食物抗原による感作を意味するわけであるが，実際に食物アレルギー症状を現すかどうかは，経口負荷試験による確認が必要である。特異IgE抗体値と負荷誘発率との関連については後述する。特異IgE抗体陽性という理由のみで除去食品を決定され，過剰な除去食を強いられている症例が少なくないので注意したい。

2）皮膚テスト
乳児期，とくに早期の食物アレルギーは特異IgE抗体が偽陰性の結果をとる場合があり，このパターンの診断にはプリックテストが有用である。また，果物・野菜アレルギーの皮膚テストでは，検査用の試薬を用いるよりも，新鮮な食物そのものを用いるprick to prick法が感度の点で優るとされている。果物・野菜の抗原が加熱・凍結などに弱く，壊れやすいためである。

プリックテストに比較し，皮内テストは100倍程度敏感とされ，感度は高い（偽陽性が起こり得る）がショックなどの危険性がある。

3）食物除去試験
疑わしい原因食物を2週間程度完全除去し，症状の改善が得られるかどうかを観察する。あ

表 1　CAP system で測定した特異的 IgE 抗体価と経口負荷試験

経口負荷試験	鶏卵	ミルク	ピーナッツ	タラ	大豆	小麦
CAP system	卵白	ミルク	ピーナッツ	魚（タラ）	大豆	小麦
特異的 IgE 抗体価（UA/ml）	7 （2 歳以下；2）	15 （2 歳以下；5）	14	20	30	26
食物負荷試験陽性的中率（%）	98 （2 歳以下；95）	95 （2 歳以下；95）	100	100	74	73

(Sampson, H.A. : J. Allergy Clin. Immunol., 113 : 805-819, 2004.)

経口負荷試験	凍結乾燥卵白	加熱卵白	凍結乾燥卵白	加熱卵白
CAP system	卵白		オボムコイド	
特異的IgE 抗体価（UA/ml）	11	62	6	20
食物負荷試験陽性的中率（%）	≧95	≧95	≧95	≧95

(宇理須厚雄：除去食中止の目安．アレルギーナビゲーター，森田寛，他・編，メディカルレビュー社，東京，2001, pp.112-113.)

る単一の食物抗原を除去する場合，その抗原を含むすべての食品を完全に除去することが重要であり，そのための知識を患者に十分説明しておく必要がある．例えば，牛乳抗原を除去する場合，カゼイン，ホエイなどの食品表示についても注意しなければならないことを理解させるべきである．

食物除去試験はおもに，「食物アレルギーの関与する乳児アトピー性皮膚炎」に対して施行されるが，アトピー性皮膚炎の治療として同時にステロイド外用薬などを使用していることが多く判定に苦慮する場合もある．そのような場合は，次にあげる食物経口負荷試験を組み合わせて判断する．

4）食物経口負荷試験

食物経口負荷試験は食物アレルギーの唯一の正確な診断方法である．負荷試験には，オープン法，盲検法，二重盲検法（double-blind, placebo-controlled food challenge；DBPCFC）がある．DBPCFC がもっとも信頼性が高い負荷検査法であるが，臨床的には他の検査法で十分であることも多い．負荷試験の方法についても標準化されていない．すなわち，負荷適応，負荷形態，負荷量，負荷間隔などに関する明確な基準が示されていない．したがって，個々の症例の原因食品とそれに対する過敏性の程度を考慮しながら，注意深く負荷を試みることになる．

最近，安全性を考慮した DBPCFC 負荷試験法として，特異的 IgE 抗体値と負荷誘発率との関連が再検討され，負荷試験適応判断値として CAP 抗体値が用いられている．卵 7UA/ml，牛乳 15UA/ml，ピーナッツ 14UA/ml，魚 20UA/ml では誘発確率が 95% 以上であり負荷試験は不要であるとしている[3]（**表 1**）．卵白アレルギーでは，オボムコイド IgE 抗体値の高い場合に加熱卵白負荷陽性率が高いことが報告され，加熱卵白負荷による 95% 以上陽性確率のオボムコイド CAP 抗体値は 20UA/ml である．一方，小麦や大豆は抗体値からの誘発予測が困難であり，注意して負荷試験を施行することとなる．

食物経口負荷試験は食物アレルギーの最終確定診断検査であるが，リスクと時間を要する検

査であるために十分に普及していない現状がある。ようやく，2006年4月より入院患者に限り保険適用を認められ，1回の負荷試験につき1000点の診療報酬が得られるようになった。

以上，食物アレルギーの診断は，病歴，特異的IgE抗体，皮膚テスト，食物経口負荷試験などを参考にして総合的に判断することが重要であり，患者の食物除去が必要最低限になるように努めるべきである。

● 治 療

原因食物によって惹起された皮膚症状やアナフィラキシーなどの過敏症状に対する治療と，過敏症状が起こらないようにするための予防的な治療がある。

食物アレルギーの予防的治療の基本は原因食物の除去である。除去食は患者および家族にとって栄養学的，経済的，社会的に種々の負担をもたらすおそれがある。したがって，除去品目を必要最低限とすることが重要であるが，前述した診断の困難さもあるため必ずしも容易ではない。

具体的なアレルギー原因食物が決定した場合，除去すべき食品の範囲や代替食品などについて患者に十分な説明を行う必要がある。牛乳アレルギーを例にあげるとすれば，クッキーやチョコレートはもちろんのことドロップやチューインガムにも乳蛋白が含まれている可能性があること，ハムやソーセージにつなぎとしてカゼインが含まれている可能性があること，アレルギー予防用のペプチドミルクは治療用としては使用できないこと，除去中のカルシウム補給として小魚・野菜・海藻を摂取する必要があることなどを理解させることが重要である。

また，食物間における交差抗原性を利用して除去食療法を指導することも有用である。すなわち，鶏卵アレルギーであっても鶏肉や魚卵は摂取可能である場合が多く，また，牛乳アレルギーであっても牛肉は摂取可能である場合が多いことを説明する。一方，エビアレルギー患者の約6割がカニに対してもアレルギーを呈するので注意を要する。

食物アレルギーの予防的治療として，免疫療法が注目されつつある。以前から，修飾されていない食品そのものを用いた免疫療法は取り組まれてきた。しかし，これらアレルゲン活性を残したままの免疫療法は，アナフィラキシーなどの全身反応の危険性があり，安全で確実な方法としては普及し難い。われわれは，低アレルゲン化に成功した加熱脱オボムコイド卵白をクッキーのなかに混ぜ込み，鶏卵1個分を4週間経口摂取することによって緩解が誘導できるかを試みた。約5割の患者で連日摂取前の経口負荷試験陽性であった加熱卵白，あるいは凍結乾燥卵白による負荷試験が陰性化した。さらに，その機序に卵白特異的IgG4が関与していることを示した[4]。

IgE結合能は低下消失しているが，T細胞活性化能は残存しているような修飾抗原を用いた免疫療法が試みられている。抗IgE抗体の有用性も注目されている。抗IgE抗体は肥満細胞や好塩基球上の高親和性IgEレセプター（FcεRI）へのIgE結合を阻止するため，IgEに抗原が結合しても肥満細胞の活性化が起きず，FcεRIの発現が減少する。そのため，抗IgE抗体の投与により即時型反応を回避しながら免疫療法を進める方法が期待されている。

プロバイオティクスを用いたアレルギー治療の試みも注目されている。プロバイオティクスとは，「生きた状態で摂取すると腸内の有用菌の増殖を促進したり，あるいは有害菌の増殖を抑制し，その結果，健康に有利に働く細菌や酵母」と定義され，多くの商品が「特定保健用食

品」として認可されている．Kukkonen らは，アレルギーのリスクのある妊婦および出産後の児に対して，*Lactobacillus rhamnosus* GG などのプロバイオティクスに加えてオリゴ糖を投与し，そのアレルギー疾患発症予防効果を検討した[5]．その結果，2歳の時点でのアトピー性皮膚炎の発症がプラセボ群に比べて治療群で有意に低かった（$p=0.025$）．一方，生後6カ月までの *Lactobacillus acidophilus*（LAVRI-A1）投与により，アトピー性皮膚炎の発症を低下させることはできず，また牛乳アレルゲンに対する感作が増加したという，プロバイオティクスの否定的な効果を論じる報告もあり[6]，さらなる検討を要する．現段階における，アレルギー疾患に対するプロバイオティクスの位置づけとしては，アトピー性皮膚炎の発症予防にはある程度の効果が示されているが，アレルギー疾患全体の予防・治療の標準的な方法としてはまだ十分に確立していないものであるといえる[7]．

■文　献

1) Sicherer, S.H.：Food protein-induced enterocolitis syndrome：Case presentations and management lessons. J. Allergy Clin. Immunol., 115：149-156, 2005.
2) Aihara, Y., Kotoyori, T., Takahashi, Y., et al.：The necessity for dual food intake to provoke food-dependent exercise-induced anaphylaxis（FEIAn）：A case report of FEIAn with simultaneous intake of wheat and umeboshi. J. Allergy Clin. Immunol., 107：1100-1105, 2001.
3) Sampson, H.A.：Utility of food-specific IgE concentrations in predicting symptomatic food allergy. J. Allergy Clin. Immunol., 107：891-896, 2001.
4) 德田玲子，藪田憲治，各務美智子，他：加熱脱オボムコイド卵白を用いた寛解導入の試み．日小児アレルギー会誌，18：75-79, 2004.
5) Kukkonen, K., Savilahti, E., Haahtela, T., et al.：Probiotics and prebiotic galacto-oligosaccharides in the prevention of allergic diseases：A randomized, double-blind, placebo-controlled trial. J. Allergy Clin. Immunol., 119：192-198, 2007.
6) Taylor, A.L., Dunstan, J.A. and Prescott, S.L.：Probiotic supplementation for the first 6 months of life fails to reduce the risk of atopic dermatitis and increases the risk of allergen sensitization in high-risk children：A randomized controlled trial. J. Allergy Clin. Immunol., 119：184-191, 2007.
7) Prescott, S.L. and Björkstén, B.：Probiotics for the prevention or treatment of allergic diseases. J. Allergy Clin. Immunol., 120：255-262, 2007.

〔川田　康介／宇理須厚雄〕

I. 免疫・アレルギー疾患

若年性特発性関節炎

ケアに対するポイント
- 慢性炎症性疾患の理解
- 疾患活動性の評価
- 早期の緩解導入と長期維持
- リハビリテーション

● 病因と病態生理

　若年性特発性関節炎（juvenile idiopathic arthritis；JIA）は原因不明の関節炎を繰り返し，進行した場合には，関節軟骨・骨破壊，関節の拘縮などを引き起こす慢性の炎症性疾患である[1)～3)]。JIAは小児リウマチ性疾患のなかでわが国においてもっとも頻度の高い疾患である[4)]。これまでは，若年性関節リウマチ（juvenile rheumatoid arthritis；JRA）と呼称されてきた。近年，国際的にはJIAへ名称変更がなされている[1)]。わが国においても同様に名称の切り替えがなされているが，その浸透はいまだ十分とはいえない。JIAの病因については，必ずしもすべてが明らかにされてはいない。しかしながら，これまでの研究から，複数の遺伝的因子を基盤にし，感染因子をはじめとした刺激に対して過剰な免疫応答が関節をおもな反応場所として誘発され，それが持続する慢性炎症性疾患と考えられている。

　JIAの病態は大きく2つに分けられる。成人関節リウマチ（rheumatoid arthritis；RA）と同一の関節炎を主体としたものと，もう1つは発熱など関節外症状を主体とした全身型関節炎である。

　すなわち，遺伝的素因（例えばHLA-DR4など）のあるヒトになんらかの感染などを契機に免疫異常が起こり，血中から炎症起炎因子が関節滑膜に到着し，局所の炎症が起こる。関節炎主体の場合には最初に関節軟骨・滑膜の移行部に炎症性細胞（好中球，マクロファージ，リンパ球など）浸潤が起こる。炎症性細胞からはIL-1，IL-6やTNFなど種々のサイトカインや細胞増殖因子，蛋白分解酵素などが産生され，血管透過性の亢進，白血球遊走促進などさらに炎症が拡大していく。炎症が進行すると，活性化リンパ球（Tリンパ球，Bリンパ球）を主体とする細胞浸潤が起こり，滑膜細胞の多層化（パンヌス）や血管の新生が起こる。Bリンパ球の活性化により，リウマトイド因子やγグロブリンの産生が亢進する。さらに炎症が遷延すると破骨細胞の活性化や骨吸収の促進などから軟骨・骨破壊へと進展する。関節での炎症が慢性化した場合には，関節拘縮などをきたすことになる。一方，全身型関節炎の場合には，初期の炎症性サイトカイン産生が極端に過剰で，高サイトカイン血症（とくにIL-6の過剰産生が特徴的）が起こり，それによる高熱や漿膜炎など全身的な炎症が主体となる。その極端な例が

表1 若年性特発性関節炎（JIA）と若年性関節リウマチ（JRA）の分類

JIAの分類（ILAR分類）[*1]	JRAの分類（ACR分類）[*2]
1. 全身型関節炎	1. 全身発症型
2. 少関節型関節炎 　a）持続性　b）進展性	2. 少関節発症型
3. RF陰性多関節型関節炎	3. 多関節発症型
4. RF陽性多関節型関節炎	
5. 乾癬性関節炎	
6. 付着部関連関節炎	
7. その他	

[*1]：International League of Association for Rheumatology, Durban, 1997
　　RF；rheumatoid factor
　　〔文献1）3）参照〕
[*2]：American College of Rheumatology
　　〔文献3）参照〕

マクロファージ活性化症候群と考えられている。もちろん関節の炎症も伴うが，関節炎が主体の多関節型の場合とは障害される関節の分布が異なるなど，関節破壊の機序が異なる可能性が示唆されているが，詳細は明らかではない。

また，後述のように生物学的製剤を用いた治療効果が明らかになったことでJIAの病態が一部明らかにされてきた。すなわち，全身型JIA症例に対して抗IL-6R抗体を用いた臨床治験が行われ，著効を示した[5]。この結果から，全身型JIAの病態の主要な因子がIL-6であること，したがってIL-6にかかわる炎症経路を遮断することにより，この疾患がコントロールできることが明らかにされた。一方，多関節型JIAでは抗TNF-α抗体[6]，抗IL-6R抗体がともに有効であることから全身型JIAとは少し病態が異なり，TNF-αならびにIL-6が病態に関与していることが明らかになった。

● 分　類

JIAは，16歳未満に発症し，原因不明の関節炎が6週間以上持続するものと定義される慢性の炎症性疾患である。JIAはその臨床像ならびに検査所見などから7つに分類される。そのうち，発症から6カ月以内に5関節以上に炎症を認める場合に多関節型関節炎と定義される。多関節型はリウマトイド因子（RF）の有無により2つに分類される。全身型JIAは，2週間以上持続する高熱を伴い，あるいは高熱が先行し，次の項目①一過性の紅斑，②全身性リンパ節腫脹，③肝臓腫大または脾臓腫大，④漿膜炎，の1つ以上の症候を伴うものである。一方，これまで使用されてきたJRAでは発症6カ月以内の病型により3つに分類される[2)3)]（表1）。

● 症状・検査

臨床症状としては2週間以上続く関節炎（関節の腫脹，疼痛，発赤を伴う）で，感染症や悪

表2 わが国におけるJRA病型別臨床症状の出現率（%）

	全身型	多関節発症型	少関節発症型
弛張熱	91	9	3
微熱	5	22	16
リウマトイド疹	49	4	8
他の皮疹	1	5	3
皮下結節	1	5	2
朝のこわばり	17	59	2
リンパ節腫脹	20	5	2
漿膜炎	23	1	0
肝腫大	11	2	1
咽頭痛	10	1	0
ブドウ膜炎	3	13	8

〔文献3）参照〕

性腫瘍など特定の原因が不明の場合にはJIAを念頭におく必要がある。とくに対称性の関節炎の場合には本症を疑う。また，弛張熱，皮疹，リンパ節腫脹，肝臓腫大，脾臓腫大，心膜炎などを合併する場合には，とくに全身型JIAを疑う必要がある（**表2**）。

　全身型JIAは関節外症状が主症状となる場合が多く，成人Still病と類似した病型と考えられている。症例の男女差はなく，乳幼児発症例が多い。発熱は日内変動が著明な弛張熱であり，有熱時にリウマトイド疹とよばれる紅斑を認めることが特徴的である。肝臓腫大や脾臓腫大を認めることが多い。漿膜炎としては，心膜炎が多く，胸膜炎も認められる。重症例では心筋炎の合併もある。関節炎は発症早期では軽症であることが多いが，短期間に急速に進行する場合もある。大関節や手根骨などが障害されることが多い。炎症が急速に悪化し，マクロファージ活性化症候群を起こしたり，さらに致死的になる場合もある。再燃を繰り返す症例も少なくないため，発育障害，関節障害などが重篤である。

　多関節型関節炎は成人関節リウマチ（RA）と同一疾患と考えられる。大部分が10歳以降の女児であり，RF陽性でHLA-DR4陽性例が多く，慢性の経過をとり関節予後は必ずしもよくない。一方，RF陰性例では抗核抗体陽性率は25％とされ，その関節予後はRF陽性例より悪くはない。

　検査は，血液検査と画像検査が必須である。血液検査は，末梢血白血球数増多，血小板数増多，赤沈の亢進，CRP上昇，補体上昇，SAA上昇などの炎症所見のほか，リウマトイド因子陽性（多関節型で頻度が高い）や抗核抗体陽性（少関節型で頻度が高い），抗CCP抗体陽性などが認められる。関節炎では滑膜由来物質であるヒアルロン酸やMMP-3上昇を認める。特殊検査としては，HLAタイピングがあり，DR4陽性例では，関節予後が不良といわれている。炎症が長期化した場合には，貧血やγグロブリン高値が認められる。一方，全身型JIAでは，CRP異常高値，フェリチン高値，β2MG高値，LDH，AST，ALT高値などを認め，各種炎症性サイトカインの高値を認める。さらに，マクロファージ活性化症候群をきたした場合には，汎血球減少に陥る。

　画像診断では，関節の炎症の初期変化はX線検査では判定不可能であり，MRI検査が適し

ている[2]）。炎症が遷延した場合にはX線検査で，関節裂隙の狭小化や骨吸収像や破壊などが認められる。頸椎の亜脱臼の評価は生命予後のうえからも重要である。また，全身型JIAの場合には，関節以外の臓器とくに心膜炎などの評価も重要である。心臓超音波検査，骨髄穿刺などが必要である。また，鑑別診断のためにガリウムシンチやPETなどが有用である。

その他の検査としてはブドウ膜炎の合併評価のための眼科検査は必須である。また，多くの場合，治療薬としてステロイド薬を長期に使用することが多く，その副作用である白内障や緑内障合併の評価のためにも眼科検査を定期的に行う。

● 観察のポイント

観察ポイントとしては，JIAの疾患活動性の評価が重要である。まず，身体所見で，とくに発熱と皮疹の有無と関節炎所見（腫脹・疼痛）とその分布（対称性，大小関節）と数，朝のこわばり，臓器腫大（肝臓腫大，脾臓腫大，心拡大，リンパ節腫大）の有無，全身倦怠感があげられる。検査所見では，上述の血液生化学検査の炎症マーカーの推移を確認する。

● おもな疾患

全身型関節炎

全身型関節炎は関節外症状が主体で，弛張熱とリウマトイド疹が特徴的である。関節炎所見は病初期にはかならずしも認められない場合もある。検査所見としては，血液生化学検査で高度の炎症所見が認められる。とくに末梢血白血球数の異常高値，CRP高値，赤沈異常亢進，ASTやALT上昇などである。血清IL-6の高値も認められる。さらに，マクロファージ活性化症候群にも移行しやすく，その場合にはサイトカインの異常産生が起こる。その結果，それまで高値であった白血球数が逆に低下，血小板低下とトランスアミナーゼやLDHの急上昇，フェリチン異常高値，β2MG高値などが認められる。骨髄穿刺による血球貪食像の検索は必須ではない，これは採取時期によって貪食像がみられないこともあるためである。そのため血球貪食像の有無だけで判断せずに，検査所見の変化などで判断し早期に治療（リポ化ステロイド，シクロスポリン併用など）を開始することが重要である。

RF陽性多関節型関節炎

発症6カ月以内に5つ以上の関節が侵される。罹患関節の分布は左右対称性で，手指などの小関節が罹患すること，朝のこわばりを伴うことが特徴的である。女性に多く，発熱は軽微であり，炎症所見も全身型関節炎に比較し軽微である。しかしながら，炎症の持続に伴い貧血やγグロブリン高値などを認め，関節予後は不良である。とくに，CCP抗体高値やHLA-DR4陽性，抗核抗体陽性例では従来の治療に対して難治であるものが多い。顎関節炎による開口障害などの合併にも注意する。

少関節型関節炎

発症6カ月以内に4関節以下に炎症を認める。小関節が障害されることは少ない。単関節の例も認められるが，10～35％の例は多関節型に移行し，進展性少関節型関節炎とよばれる。関

I. 免疫・アレルギー疾患

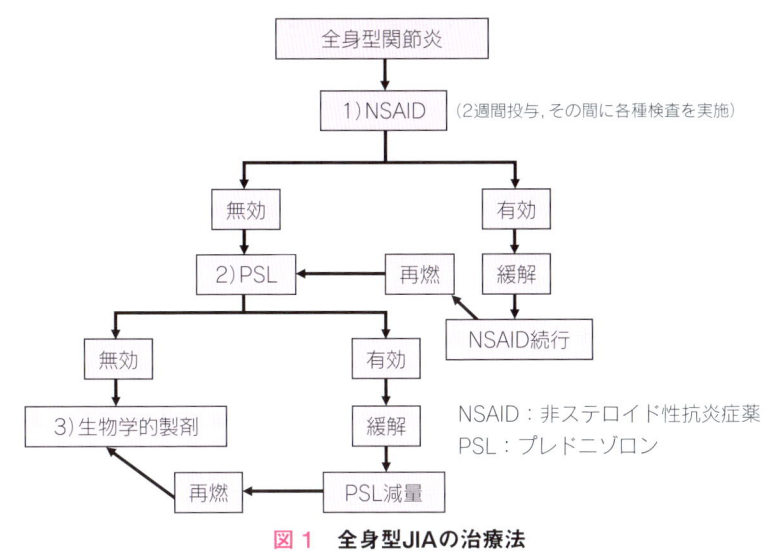

```
                   全身型関節炎
                       │
                       ▼
               1) NSAID  (2週間投与,その間に各種検査を実施)
                  ┌────┴────┐
                  ▼         ▼
                 無効       有効
                  │         │
                  ▼     ┌──緩解
               2) PSL ◄─再燃
                  │         │
              ┌───┴───┐   NSAID続行
              ▼       ▼
             無効     有効
              │       │
              ▼       ▼
         3)生物学的製剤 緩解
              ▲       │
              │       ▼
             再燃◄── PSL減量
```

NSAID：非ステロイド性抗炎症薬
PSL：プレドニゾロン

図1 全身型JIAの治療法

〔文献7）より一部改変〕

節の予後は多関節型に移行しないものは比較的良好である。10～20％で慢性のブドウ膜炎を認め，気づかずに発見が遅れると失明の危険もある。抗核抗体の陽性率は約半数である。

● 治 療

　JIAの治療目標は，発症早期の炎症鎮静による緩解導入と緩解維持により炎症の長期化による関節破壊を防止することである[7]。全身型では弛張熱や肝脾腫，漿膜炎などの高度な炎症所見の鎮静化が必要である。そのためには，内科的薬物療法が主体であるが，早期から関節拘縮の予防を含めたリハビリテーションが不可欠である[8]。また，長期的には破壊された関節の治療についてはQOLを考慮して外科的治療が必要な場合がある。近年，導入された生物学的製剤の早期導入により，関節破壊などを残さない画期的治療法が確立されつつある。

　薬物療法は，JIAの病型により多少使用薬が異なる。全身型JIAについてはステロイド薬〔プレドニゾロン（PSL），1～2mg/kg〕が第一選択となる（図1）。また，ステロイドパルス療法を併用することも少なくない。ステロイドの減量方法には注意が必要である。再燃例やステロイド減量不可能例などでは抗IL-6レセプター抗体（tocilizumab，アクテムラ®，8mg/kgを2週間間隔で点滴静注）[5]が有効であることが明らかにされ，2008年4月に認可され使用可能となった。臨床治験の結果からは，アクテムラ®投与を行った症例では，治療開始後早期に全身状態の改善（発熱の消失，関節痛の改善，全身倦怠感の改善など），炎症所見の鎮静化（白血球数の正常化，CRPの陰性化，IL-6の低下など），ステロイド薬の漸減，中止も可能である。また，炎症の長期化に伴う貧血や発育障害なども長期のアクテムラ®による治療により改善することも報告されている。したがって，ステロイド減量が困難な難治症例にとっては正に福音といえる。ただし，その使用にあたっては，確実な診断と感染症の鑑別，心臓機能の評価のうえで，講習を受けた医師でないと使用できない。さらに，小児リウマチ専門医療機関との連携のうえで使用することが望ましい。

Ⅱ 器官系統別の病態生理

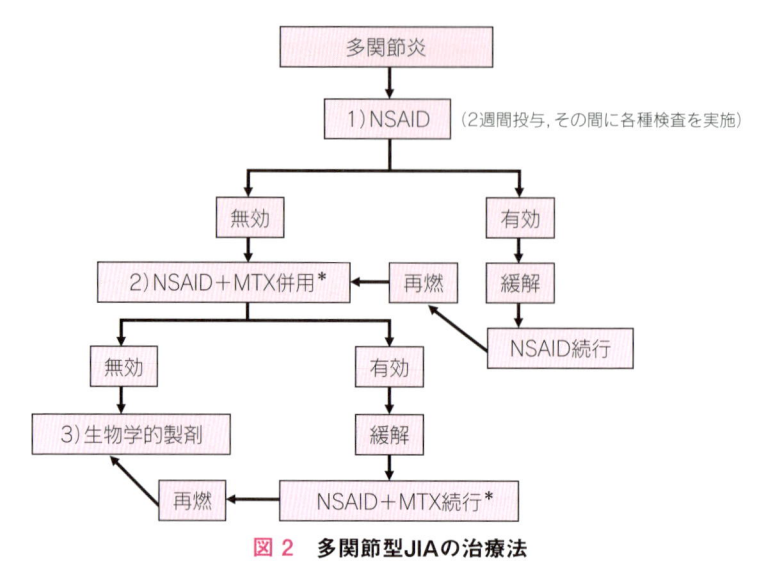

図2　多関節型JIAの治療法

＊：MTX ＋ NSAID ＋ PSL；MAP 療法

〔文献 7）より一部改変〕

　一方，多関節型 JIA に対しては，メトトレキサート（MTX,リウマトレックス®）10〜15mg/m^2/week を中心としプレドニゾロン，非ステロイド性抗炎症薬（NSAID）の併用療法（MAP 療法）[7,9]に代表される治療が行われ（図2），約7割の症例には有効であるがやはり限界がある。これまで，MAP 無効例あるいは難治再燃例には他の免疫抑制薬が併用されることが多かったがその有効性は不確実であった。多くは，関節拘縮あるいは関節破壊の阻止効果は少なかった。そのため今後は関節破壊を阻止するために，早期に生物学的製剤を導入する治療が主体となることが予測される。前述の抗IL-6R 抗体は多関節型 JIA についても 2008 年 4 月に認可された。また，他の生物学的製剤[5]（infliximab，レミケード®，抗 TNF-α抗体 3mg/kg/回点滴静注）（etanercept，エンブレル®，可溶性 TNF-α受容体，0.4mg/kg 週 2 回皮下注射）についても 2009 年度中には多関節型 JIA に対して認可されることが期待される。ただし，その使用にあたっては抗IL-6 抗体と同様に細心の注意が求められる。また，すべての症例に生物学的製剤が有効であるとはいえず，高価であること，アナフィラキシーの出現の可能性，結核の再燃や易感染性や自己免疫疾患誘発など，今後もいまだ使用経験が十分ではないために未知の長期的副作用の出現の可能性は否定できない。薬物療法を継続中には血液・尿検査などを定期的に実施し，自覚症状ならびに他覚所見に十分な注意を払う。治療については，定期的に見直しを行い，薬剤投与 3 カ月で無効例については薬剤の変更あるいは併用療法などを考慮する。

　リハビリテーションについては，炎症の急性期から関節変形や筋萎縮の予防を行う必要がある[8]。関節炎の活動期には，前述の薬物療法による炎症の早期鎮静化を図りつつ，関節の保護と筋萎縮の防止を行う。すなわち，種々のスプリントや夜間装具を作製し，関節への過剰負荷を避けつつ，関節の変形を防止する。炎症鎮静後には積極的機能回復訓練を行う。すなわち筋力増強と関節可動域の増大運動を行う。関節変形の予防・矯正には装具・補助具を活用する。

● まとめ

RAに対する治療法は生物学的製剤の導入により大変革を遂げた。これまでは，障害された関節機能を保持するといういわば「守り」の治療法であったが，早期治療介入により緩解・治癒をめざす「攻め」の治療法に変わったといえる。JIAの治療についても生物学的製剤の認可がおり，これから治療法が大きく転換しつつある。しかしながら，生物学的製剤が導入されてからの期間もまだ短く，無効例や使用不能例も散見され，また長期的副作用などについても必ずしも明らかではない。今後もJIAの病因解明に向けた研究と根治療法の開発が必要であることに変わりはない。

■文　献

1) Cassidy, J.T. and Petty, R.E.：Introduction to the study of rheumatic diseases in children. *In* Textbook of Pediatric Rheumatology. 5th ed., Elsevier Saunders, Philadelphia, 2005, pp.2-8.
2) Cassidy, J.T. and Petty, R.E.：Chronic arthritis. *In* Textbook of Pediatric Rheumatology. 5th ed., Elsevier Saunders, Philadelphia, 2005, pp.206-303.
3) 藤川敏：若年性特発性関節炎．リウマチ基本テキスト第2版，日本リウマチ財団，東京，2005, pp.391-399.
4) 横田俊平：平成12年度厚生科学研究補助金研究報告書「若年性関節リウマチの実態調査とQOL向上の医療・行政的政策立案」，2001, pp.1-17.
5) Yokota, S., Imagawa, T., Mori, M., et al.：Efficacy and safety of tocilizumab in patients with systemic-onset juvenile idiopathic arthritis：A randomised, double-blind, placebo-controlled, withdrawal phase III trial. Lancet, 371（9617）：998-1006, 2008.
6) Lahdenne, P., Vähäsalo, P. and Honkanen, V.：Infliximab or etanercept in the treatment of children with refractory juvenile idiopathic arthritis：An open label study. Ann. Rheum. Dis., 62：245-247, 2003.
7) 横田俊平：小児リウマチ性疾患への新たな治療戦略．先端医療シリーズ34　小児科の新しい流れ，先端医療技術研究所，東京，2005, pp.331-336.
8) 安藤徳彦，根本明宣，清澤祐子，他：若年性関節リウマチ：リハビリテーション．小児内科，33：791-796, 2001.
9) Aihara, Y., Imagawa, T., Katakura, S., et al.：Methotrexate therapy for juvenile rheumatoid arthritis in Japan-surveillance with a questionnaire at seven main facilities. Jpn. J. Rheumatol., 9：229-237, 1999.

〔相原　雄幸〕

I. 免疫・アレルギー疾患

川崎病

ケアに対するポイント
- 川崎病の各主要症状の経過に注意する。
- 冠動脈病変のある児では，心筋梗塞や心不全の徴候を見逃さないようにする。
- γグロブリン点滴静注や他の治療中のバイタルサインの変動に注意する。

● 定義・概念

　川崎病は4歳以下の乳幼児に好発する原因不明の急性熱性疾患で，組織学的には全身の中小動脈の系統的血管炎である。

　1970年以後2年ごとに全国調査が行われている[1]。全国レベルでの大規模な流行は過去3回（1979年，1982年，1986年）みられたが，以後大規模な流行はなく局所的な流行がある。15年前から，患者数は徐々に増加し，2005年には年間1万人を超えている。第19回川崎病全国調査（2005～2006年）での罹患率は0～4歳人口10万対184.6で男（罹患率の男女比1.32）が多い。3歳未満が全体の65.9%を占め6～8カ月にピークがある。前回調査のピークは9～11カ月で若年化している。同胞例1.3%，再発例3.7%，死亡例0.01%にみられる。

　1967年に日本で最初に報告されて以来，各国で患者報告があるが，人種によって罹患率が異なる。また同胞例が1～2%にみられること，川崎病多発兄弟例や親子例があることなどから，川崎病発症にはなんらかの遺伝的素因があると考えられ，SNPを用いた遺伝子多型の報告があるが，確定的なものはない。最近，Tリンパ球活性化に関与する遺伝子であるinositol 1,4,5 - trisphosphate 3 - kinase C（ITPKC）が，日本とアメリカの川崎病患児で共通に疾患感受性遺伝子として報告され，注目されている[2]。

● 病態生理

　疫学的見地からなんらかの感染症が原因で，感染症を契機に起こった免疫反応により高サイトカイン血症が引き起こされるcytokine - associated diseaseと考えられている。細菌，トキシン，スーパーアンチゲン，ウイルス，真菌など種々の病因が提唱されているが一定の見解は得られていない。特定の微生物に限定せず，感染を引き金とする症候群の可能性もある。

　免疫病態については解明されてきた[3]。病変部ではマクロファージ，CD4 + Tリンパ球および血管内皮細胞の活性化を主体とした病像である。一方，末梢血においてはモノサイト/マ

クロファージ，T helper（Th）2タイプTリンパ球，Bリンパ球，好中球および血小板の活性化が重要で，末梢血Th1タイプTリンパ球は免疫不応答状態である。

● 臨床症状・検査

　主要な臨床症状および検査所見の特徴は厚生労働省川崎病研究班作成の"診断の手引き"（図1）にすべて記載されている[4]。BCG部位発赤は接種後6カ月以内で変化がみられ，6～11カ月児では88％に所見があるが，年長児ではみられない。乳幼児の頸部リンパ節腫脹の頻度は低いが，年長児では発熱と頸部リンパ節腫脹が先行して受診する場合が多い。好中球優位の白血球増加とCRP上昇の検査所見から頸部化膿性リンパ節炎との鑑別が重要で，それには超音波検査が有用である[5]。頸部化膿性リンパ節炎では，1個のリンパ節が腫大するのに比し，川崎病では触診上一塊に触れても，エコー上数個のリンパ節が集簇をなす多房性の所見が得られる（図2）。

● 経　過

　重要なのは心血管病変である。冠動脈瘤が心後遺症として重要で，一過性冠動脈拡大を含めヒト免疫グロブリン大量療法（intravenous immunoglobulin；IVIG療法）導入前の急性期の心病変は20.1％，遠隔期に残存する心後遺症は7.0％にみられる。死亡の多くは心筋梗塞で冠動脈瘤破裂例もある。

冠動脈病変

　心臓超音波検査で第5～7病日頃から冠動脈は拡大し始め，第10～14日頃に最大径に達する。無治療で一部次第に縮小し，第30病日頃にはほぼ20％内外，さらに1～2年後には3～7％の拡大病変残存率となる。内径4mm以下の冠動脈瘤はほとんど退縮するが，8mm以上（巨大冠動脈瘤）は狭窄病変に伸展しやすい。冠動脈瘤内および狭窄病変部の血栓により心筋梗塞を起こす。

冠動脈病変以外の心病変

　急性期に僧帽弁閉鎖不全症がしばしば，その他心弁膜炎，心内膜炎，心外膜炎，心筋炎が時にみられる。心囊液貯留は急性期の心臓超音波検査でしばしば認められる。

冠動脈以外の血管病変

　弾力動脈から筋型動脈に移行する部位に起こりやすい。総腸骨動脈，腹腔動脈，上腸間膜動脈の分岐部などに動脈瘤が出現する。原則として大動脈は侵されず，成人の血管炎と異なり，肺，腎，胃腸管，皮膚は侵襲が少ない。また約30％の症例では，無症状だが急性期に一過性局所脳血流量の低下がみられる。

川崎病（MCLS, 小児急性熱性皮膚粘膜リンパ節症候群）診断の手引き
（厚生労働省川崎病研究班作成改訂5版）

```
初版      1970年9月
改訂1版   1972年9月
改訂2版   1974年4月
改訂3版   1978年8月
改訂4版   1984年9月
改訂5版   2002年2月
```

本症は，主として4歳以下の乳幼児に好発する原因不明の疾患で，その症候は以下の主要症状と参考条項とに分けられる。

A　主要症状
1. 5日以上続く発熱（ただし，治療により5日未満で解熱した場合も含む）
2. 両側眼球結膜の充血
3. 口唇，口腔所見：口唇の紅潮，いちご舌，口腔咽頭粘膜のびまん性発赤
4. 不定形発疹
5. 四肢末端の変化：（急性期）手足の硬性浮腫，掌蹠ないしは指趾先端の紅斑
　　　　　　　　　（回復期）指先からの膜様落屑
6. 急性期における非化膿性頸部リンパ節腫脹

6つの主要症状のうち5つ以上の症状を伴うものを本症とする。
ただし，上記6主要症状のうち，4つの症状しか認められなくても，経過中に断層心エコー法もしくは，心血管造影法で，冠動脈瘤（いわゆる拡大を含む）が確認され，他の疾患が除外されれば本症とする。

B　参考条項
以下の症候および所見は，本症の臨床上，留意すべきものである。
1. 心血管：聴診所見（心雑音，奔馬調律，微弱心音），心電図の変化（PR・QTの延長，異常Q波，低電位差，ST‐Tの変化，不整脈），胸部X線所見（心陰影拡大），断層心エコー図所見（心膜液貯留，冠動脈瘤），狭心症状，末梢動脈瘤（腋窩など）
2. 消化器：下痢，嘔吐，腹痛，胆囊腫大，麻痺性イレウス，軽度の黄疸，血清トランスアミナーゼ値上昇
3. 血液：核左方移動を伴う白血球増多，血小板増多，赤沈値の促進，CRP陽性，低アルブミン血症，α2グロブリンの増加，軽度の貧血
4. 尿：蛋白尿，沈渣の白血球増多
5. 皮膚：BCG接種部位の発赤・痂皮形成，小膿疱，爪の横溝
6. 呼吸器：咳嗽，鼻汁，肺野の異常陰影
7. 関節：疼痛，腫脹
8. 神経：髄液の単核球増多，けいれん，意識障害，顔面神経麻痺，四肢麻痺

備考 1. 主要症状Aの5は，回復期所見が重要視される。
　　　2. 急性期における非化膿性頸部リンパ節腫脹は他の主要症状に比べて発現頻度が低い（約65%）。
　　　3. 本症の性比は，1.3〜1.5：1で男児に多く，年齢分布は4歳以下が80〜85%を占め，致命率は0.1%前後である。
　　　4. 再発例は2〜3%に，同胞例は1〜2%にみられる。
　　　5. 主要症状を満たさなくても，他の疾患が否定され，本症が疑われる容疑例が約10%存在する。この中には冠動脈瘤（いわゆる拡大を含む）が確認される例がある。

図1　診断の手引き

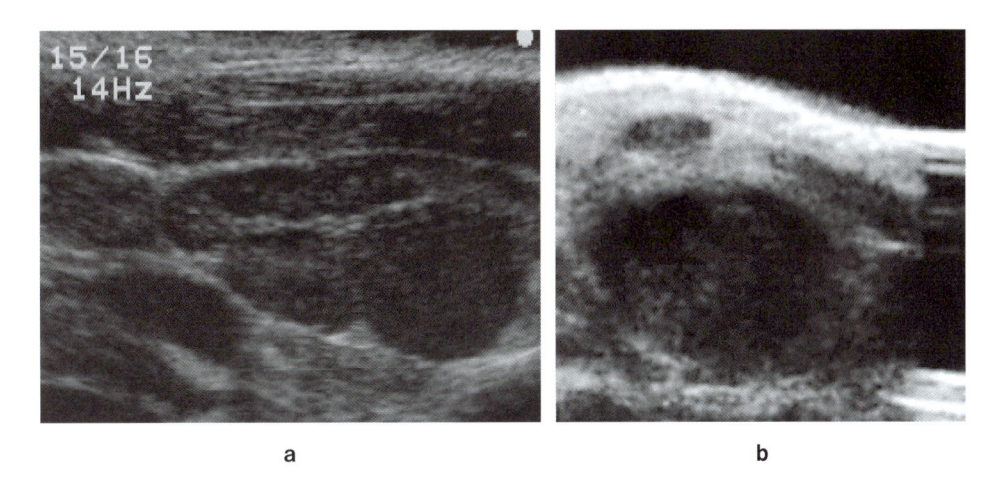

図 2　川崎病（a）および化膿性リンパ節炎（b）の頸部リンパ節の超音波所見
川崎病では一塊のリンパ節のなかに数個のリンパ節が集簇した多房性の所見がみられ，化膿性リンパ節炎では 1 個の大きな hypoechoic な腫瘤がみられる

● 治　療

治療は急性期の治療（炎症の抑制）と遠隔期の治療（冠動脈後遺症の治療）に大別される。

急性期の治療（表1）

川崎病の治療のゴールは"急性期の強い炎症反応を可能な限り早期に終息させ，結果として合併症である冠動脈瘤の発症頻度を最小限にすること"である[6]。

アスピリン療法（抗血栓療法）とIVIG療法の併用がスタンダードである。多くの症例はIVIG投与後に解熱し症状が改善する。時に，治療に反応せずに発熱が続いて白血球増加やCRP高値などの炎症所見が続き，治療に難渋する症例がある。確定した定義はないがIVIG療法終了48時間後に解熱していない症例をIVIG不応例とする場合が多い。IVIG不応例の治療には，① IVIG1g/kg/dayまたは2g/kg/dayの単回の追加投与，② ステロイド薬，③ 血漿交換，④ ウリナスタチン，⑤ 抗TNF-α（tumor necrosis factor，腫瘍壊死因子）療法などがあり，その単独または併用が施行されている。方法は施設によって異なり難治例に対する確定した治療プロトコールはない。現時点ではIVIG再投与がもっとも多く行われている。

1）抗血栓療法

急性期にアスピリン 30〜50mg/kg/day（分3）を経口投与する。肝障害（GOT 200 単位以上）がある場合はアスピリンを中止してフルルビプロフェン（フロベン®）3〜5mg/kg/day（分3）の経口投与を行う。解熱後アスピリン 3〜5mg/kg/day（分1）に減量する。

2）IVIG療法

軽症例ではアスピリン療法単独でも効果を示すことも多いが，現在は86％の症例でIVIGが使用されている[1]。用法は，① 2g/kg/dayを1日，② 1g/kg/dayを2日連続，③ 200〜400mg/kg/dayを3〜5日間（分割投与）である。約80％の症例で1日投与が施行され，現在は③ はほとんどない。アナフィラキシーやショックに注意するために投与開始30分間は0.01〜0.02ml/kg/minで，異常がなければ0.03〜0.06ml/kg/minに速めて点滴静注する。輸液量の過

II 器官系統別の病態生理

表1 川崎病急性期の治療 (日本小児循環器学会作成の川崎病治療のガイドラインから一部改変)

治療法	薬剤名	投与量	投与法	副作用と注意点
抗血栓療法	アセチルサリチル酸 (アスピリン®)	急性期 30〜50mg/kg/day 解熱後 3〜5mg/kg/day	経口（分3） 経口（分1）	肝機能障害，消化管潰瘍，水痘やインフルエンザに伴うReye症候群の発症に注意
	フルルビプロフェン (フロベン®)	3〜5mg/kg/day	経口（分3）	アスピリン肝機能障害の強いときの代替，肝機能障害，消化管潰瘍
	ジピリダモール (ペルサンチン®，アンギナール®)	2〜5mg/kg/day	経口（分3）	高度冠動脈狭窄例での狭心症悪化，出血傾向
	チクロピジン (パナルジン®)	2〜5mg/kg/day	経口（分2）	汎血球減少，出血傾向，薬剤性の血栓性血小板減少性紫斑病（ITP）の発症に注意 投与初期には2週間ごとに血液検査が必要
	ワルファリン (ワーファリン®)	0.05〜0.12mg/kg/day	経口（分1）	INR（1.2〜2.0），トロンボテスト（10〜45%）に調節作用に個人差が大きく，出血性副作用に注意
IVIG療法	ヒト免疫グロブリン製剤	2g/kg/day	1日 点滴静注（単回投与）	投与速度に注意
		1g/kg/day	2日間 点滴静注連続投与	アナフィラキシー様症状，ショック
		200〜400mg/kg/day	3〜5日間 点滴静注（分割投与）	無菌性髄膜炎 心不全，心機能低下の増悪
ステロイド療法	プレドニゾロン (プレドニン®)	2mg/kg/day	経口（分3） 2週間 以後6週間かけて漸減中止	漸減時再燃あり 巨大動脈瘤とその破裂の頻度が高くなる危険性あり
	メチルプレドニゾロン (ソル・メドロール®)	30mg/kg/day（ステロイドパルス療法）	1〜3日間 点滴静注	高血圧，血栓症，電解質異常
ウリナスタチン療法	好中球エラスターゼ阻害剤 (ミラクリッド®)	ミラクリッド®として5000単位/kg/回	3〜6回/day 点滴静注 数日間	白血球減少，発疹
血漿交換療法	血漿 (5%アルブミン液®)	循環血漿量と同じ	1〜3日間	ショック，血管損傷

IVIG；intravenous immunoglobulin

I. 免疫・アレルギー疾患

剰による心不全の発症および心機能低下の増悪に注意する。

3）ステロイド薬

IVIG療法の確立以前には，ステロイドが多くの症例で使用されていた。その後，冠動脈瘤破裂による死亡例の多くがステロイド薬使用例で，冠動脈瘤部位の病理組織では通常みられる線維がなく薄い血管壁であることから，ステロイド薬により血管壁の菲薄化が起こることが危惧され，ステロイドが敬遠されてきた。ステロイド薬は炎症性サイトカインの抑制に有効であるが，凝固亢進とともに抗炎症性サイトカインをも抑制する。病初期に冠動脈病変がない場合にメチルプレドニンパルス療法が一般的に行われてきた。近年，経口ステロイドの早期使用が有効と報告され[7]，経口ステロイド薬の有用性について多施設共同研究が計画されている。

4）血漿交換療法

血液中に存在する炎症性サイトカインを一度に除去し血管炎の進行を阻止する目的で，IVIG不応例で有効性が報告されている[8]。乳児などの体格の小さい児では施行上の技術的な問題があるが，日常的に血漿交換を施行できる施設であれば有効である。

5）ウリナスタチン

川崎病の末梢血では好中球の増加と活性化がみられることから，急性膵炎やショックの治療に使用されている好中球エラスターゼ阻害薬であるウリナスタチン（ミラクリッド®）を急性期の治療に併用し有効と報告されている[9]。ただし保険適応外である。

6）TNF-α阻害薬

最近，TNF-α阻害薬として抗TNF-α抗体〔インフリキシマブ（レミケード®）〕，可溶性TNF receptor type II〔エタネルセプト（エンブレル®）〕がリウマチ疾患に使用されている。川崎病の血管炎にはTNF-αが重要であること[3)10)]から，IVIG不応例にインフリキシマブ5mg/kgが1回の静注で施行され，解熱・抗炎症効果がみられたとアメリカで報告された[11]。以後，わが国で40例の症例報告がある。しかし，わが国ではこれらの生物学的製剤の小児への保険適応がなく，国外のリウマチ疾患でも乳幼児に使用されていない。生物学的製剤は感染症をマスクし，とくにTNF-α阻害により結核が発症することや，心不全の悪化因子と関連するとの報告がある[12]。アメリカでの川崎病の治験責任者のBurn教授は，単回投与で現在のところ重篤な副作用は生じていないと語っているが（私信），現時点では，各施設の倫理委員会の承認の下で，有効性と心不全などの副作用を考慮して慎重に対応すべきである。わが国での臨床治験の早期開始が望まれる。

遠隔期の治療（冠動脈後遺症の治療）

冠動脈瘤や拡張性病変がある場合には血栓形成が促進し，狭窄部位の血栓により虚血性病変が生じて心筋梗塞を発症する。遠隔期における管理の基本は，①冠動脈病変の変化の観察，②血栓形成の予防と治療，③虚血性病変や急性心筋梗塞の治療，④狭窄性病変の治療（血行再建術）である。

スタンダードな管理基準は日本川崎病研究会作成の「川崎病の管理基準（2002年改訂）」[13]と日本小児循環器学会などからなる合同研究班作成の「川崎病心臓血管後遺症の診断と治療に関するガイドライン」[14]である。

1）冠動脈病変の変化の観察

原則として非侵襲的な方法である心エコー検査で経過観察する。成人期では通常の経胸壁で

なく経食道エコーが必要となる。心電図（安静時，運動負荷，ホルター），心臓カテーテル検査（冠動脈造影，心機能検査，心臓内超音波検査など），MRI，MRアンギオグラフィー（MRA），マルチスライス・スパイラルCTなどを施行する。狭窄性病変を併発した場合には，心筋の機能評価が必要となり，運動負荷心筋シンチグラフィーなどを施行する。

2）血栓形成の予防と治療

血栓形成の予防として，抗血栓治療を行う（表1）。心エコーで冠動脈瘤内に血栓形成がみられた場合には，血栓溶解術を行う。

3）虚血性病変や急性心筋梗塞の治療

冠動脈病変例の16％に閉塞がみられ，その約8割が2年未満で閉塞する。年長児や成人では激しい胸痛，心窩部痛，冷汗などがみられた場合に急性心筋梗塞を疑う。乳幼児では，突然の不機嫌，哺乳不良，顔色不良や嘔吐，腹痛，異常な啼泣などが短時間出現するだけの場合があるので注意を要する。突然ショック状態から死に至る例もあり，急性心筋梗塞は川崎病の主要な死亡原因である。

心電図，心エコー，血液検査などから心筋虚血を確認し，発症6時間以内の場合，再灌流療法の適応がある。冠動脈内血栓溶解薬（ウロキナーゼやモンテプラーゼなど）の投与（percutaneous transluminal coronary revascularization；PTCR）や，冠動脈用バルーンにより狭窄部位を血管内から拡大するPTCA（percutaneous transluminal coronary angiography）が行われる。

4）狭窄性病変の治療（血行再建術）

血行再建術は，① カテーテルインターベンションと，② バイパス術がある。

カテーテルインターベンション

バルーンを用いて狭窄病変を拡張させるバルーン冠動脈形成術，狭窄病変へのステント留置術，ダイアモンド粒子が付着した円錐状の金属球が超高速で回転することで石灰化部分を削って狭窄部位を拡大するローターブレーターによる冠動脈形成術などがある。

冠動脈バイパス手術

内科的管理で虚血所見が改善しない例には，内胸動脈を用いての冠動脈バイパス手術が必要となる。

● おわりに

川崎病治療の今後解決すべき問題点は，① IVIG不応例や冠動脈瘤合併例の予測と治療，② 川崎病患児が成人期に達した場合のリスクなどである。

■ 文 献

1) 第19回川崎病全国調査，自治医科大学公衆衛生ホームページ．http://www.jichi.ac.jp/dph/index.html
2) Onouchi, Y., Gunji, T., Burns, J. C., et al.：ITPKC functional polymorphism associated with Kawasaki disease susceptibility and formation of coronary artery aneurysms. Nat. Genet., 40：35-42, 2008.
3) Matsubara, T., Ichiyama, T. and Furukawa, S.：Immunological profile of peripheral blood

lymphocytes and monocytes/macrophages in Kawasaki disease. Clin. Exp. Immunol., 141：381-387, 2005.
4) 厚生労働省川崎病研究班：川崎病診断の手引き．http：//www.kawasaki-disease.org/tebiki/tebiki.html
5) Tashiro, N., Matsubara, T., Uchida, N., et al.：Ultrasonographic evaluation of cervical lymphnodes in Kawasaki disease. Pediatrics, 109：77, 2002.
6) 日本小児循環器学会：川崎病急性期治療のガイドライン．日小児会誌，107：1713-1715, 2003.
7) Inoue, Y., Okada, Y., Shinohara, M., et al.：A multicenter prospective randomized trial of corticosteroids in primary therapy for Kawasaki disease：Clinical course and coronary artery outcome. J. Pediatr., 149：336-341, 2006.
8) Mori, M., Miyamae, T., Imagawa, T., et al.：Efficacy of plasma exchange therapy for Kawasaki disease intractable to intravenous gamma-globulin. Mod. Rheumatol., 14：43-47, 2004.
9) Zaitsu, M., Hamasaki, Y., Tashiro, K., et al.：Ulinastatin, an elastase inhibitor, inhibits the increased mRNA expression of prostaglandin H2 synthase-type 2 in Kawasaki disease. J. Infect. Dis., 181：1101-1109, 2000.
10) Furukawa, S., Matsubara, T., Jujoh, K., et al.：Peripheral blood monocyte/macrophages and serum tumor necrosis factor in Kawasaki disease. Clin. Immunol. Immunopathol., 48：247-251, 1988.
11) Burns, J.C., Mason, W.H., Hauger, S.B., et al.：Infliximab treatment for refractory Kawasaki syndrome. J. Pediatr., 146：662-667, 2005.
12) Hochberg, M.C., Lebwohl, M.G., Plevy, S.E., et al.：The benefit/risk profile of TNF-blocking agents：Findings of a consensus panel. Semin. Arthritis Rheum., 34：819-836, 2005.
13) 日本川崎病研究会運営委員会：川崎病の管理基準，2002. 日小児会誌，107：166-167, 2003.
14) 合同研究班：川崎病心臓血管後遺症の診断と治療に関するガイドライン．Circulation J., 67：1153-1173, 2003.

〔松原　知代〕

J. 内分泌・代謝疾患

糖尿病

ケアに対するポイント
- 自己血糖測定・自己注射など自己管理を行えるようにする。
- 食事・運動療法について正しく理解し実行できるようにする。
- 病気のない子どもと同じように社会生活を送れるよう支援する。

　糖尿病とはインスリンの作用不足による慢性の高血糖状態を主徴とする代謝疾患群である。高血糖の基準は空腹時の血糖値126mg/dl以上あるいは随時もしくは経口ブドウ糖負荷試験（oral glucose tolerance test；OGTT）の2時間血糖値200mg/dl以上であるが、糖尿病の典型的な症状が存在し、HbA_{1c}が6.5%以上あるいは確実な糖尿病網膜症を有する場合にも糖尿病が強く示唆される[1]。

　その成因と病態はさまざまであり、表1に示すように分類されるが、本項では1型および2型糖尿病の病態生理について、その概要を述べることにする。

表1　糖尿病の成因分類

Ⅰ．1型　β細胞の破壊、通常は絶対的インスリン欠乏に至る
　　A．自己免疫性
　　B．特発性
Ⅱ．2型　インスリン分泌低下を主体とするものと、インスリン抵抗性が主体で、それにインスリンの相対的不足を伴うものなどがある
Ⅲ．その他の特定の機序、疾患によるもの
　　A．遺伝因子として遺伝子異常が同定されたもの
　　　① 膵β細胞機能にかかわる遺伝子異常
　　　② インスリン作用の伝達機構にかかわる遺伝子異常
　　B．他の疾患、条件に伴うもの
　　　① 膵外分泌疾患
　　　② 内分泌疾患
　　　③ 肝疾患
　　　④ 薬剤や化学物質によるもの
　　　⑤ 感染症
　　　⑥ 免疫機序によるまれな病態
　　　⑦ その他の遺伝子的症候群で糖尿病を伴うことが多いもの
Ⅳ．妊娠糖尿病

〔文献1）より〕

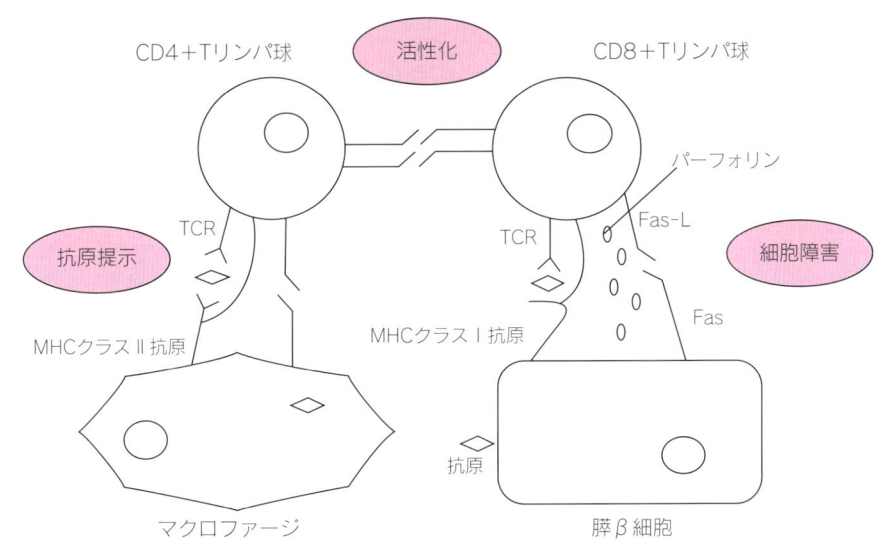

図1 自己免疫性1型糖尿病における膵β細胞障害のメカニズム

● 1型糖尿病

成因

1型糖尿病の成因は膵β細胞の破壊に基づくインスリン分泌不全である。80〜90％の症例が膵島特異的な自己免疫により膵β細胞が破壊され，最終的には絶対的なインスリン欠乏に至る。

病理学的には膵島炎（insulitis）として観察されるが，自己免疫の機序としては，膵β細胞の抗原が抗原提示細胞であるマクロファージに取り込まれた後にヘルパーTリンパ球に提示され，膵β細胞抗原に対するクローンが特異的に活性化され，それに次いで細胞傷害性Tリンパ球が活性化されて，さらに膵β細胞を傷害するという過程が考えられている。これらの浸潤細胞から分泌されるサイトカイン（IFN-γ，TNF-α，IL-1）は膵島細胞を酸化ストレス下におき，膵島破壊を助長する。一方，Fas/Fas-ligand（Fas-L）が膵β細胞に誘導，発現されアポトーシスの機序を介して細胞破壊につながるとされる（図1）[2]。膵β細胞の免疫機序を介する破壊は長年かけて進行し，膵β細胞の約80％が破壊されると臨床的に耐糖能障害が出現する[3]。それまでの時期は，insulitis は進行しインスリン分泌能は徐々に低下するが，臨床症状はなく高血糖は認められない（図2）。進行中の自己免疫によるβ細胞の破壊を反映して膵島特異的自己抗体が血中に出現し，1型糖尿病発症の指標となる。

マクロファージが抗原を認識するには，MHCクラスⅡ分子（ヒトではHLA-DR，HLA-DQ）とともに提示された抗原を認識することが知られており，特定のMHCクラスⅡ分子を有する場合に自己抗原を提示しやすい。日本人におけるMHCクラスⅡ分子ではDRB1＊0405-DQB1＊0401やDRB1＊0901-DQB1＊0303が疾患感受性遺伝子として知られている[4]。

一方，膵β細胞の対応抗原としては，グルタミン酸脱炭酸酵素（GAD），インスリンおよびIA-2/ICA512が主要な抗原として知られ，それぞれ血中にGAD抗体，インスリン自己抗体（insulin autoantibody；IAA），IA-2抗体として検出される。これらのなかでIAAは他の抗体に先だって検出され，小児では成人に比して検出率が高いとされる[5]。

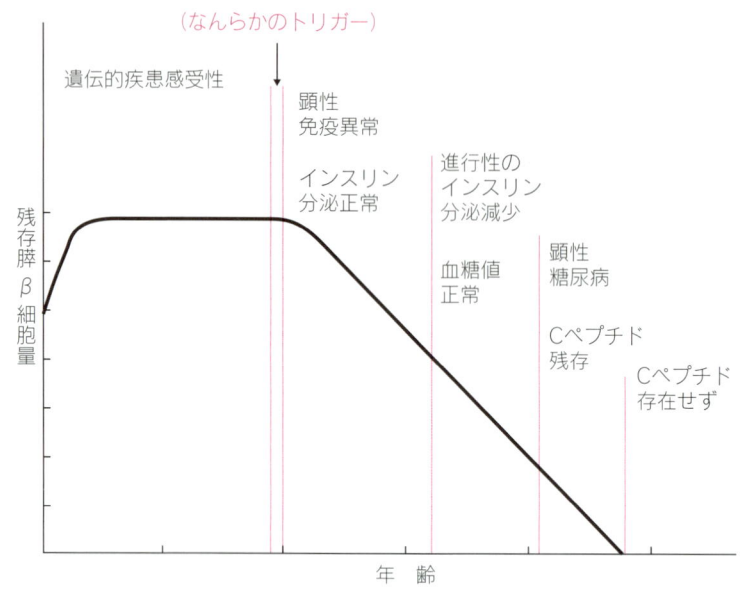

図2 膵β細胞の破壊とインスリン分泌能の低下および臨床経過の関係

症状・検査

　小児の1型糖尿病は多飲・多尿・体重減少などの典型的な高血糖症状やケトアシドーシスを伴い急激に発症することが多く，診断時もしくは診断後早期に内因性インスリン分泌能が廃絶し，生命維持のためにインスリン療法が不可欠になる。

　1型糖尿病の診断は持続する高血糖状態に加え，非肥満であることと内因性インスリン分泌能の低下が重要であり，前述した特異抗原に対する自己抗体の検出や疾患感受性 *HLA* 遺伝子の同定がポイントとなる。

　内因性インスリン分泌能の評価には，グルカゴン負荷試験後の血清C-ペプチド，24時間尿中C-ペプチドが用いられ，一般にグルカゴン負荷後の血中C-ペプチド頂値が3.0ng/ml以下，24時間尿中Cペプチド排泄量が20～40μg以下のときにインスリン分泌の低下が考えられる。また，膵島特異的自己抗体としてGAD抗体やIA-2抗体は70～90％の症例で診断時に検出され，これらの自己抗体が検出される場合には1型糖尿病である可能性が高い。陰性である場合には1型糖尿病でない可能性（非肥満の2型糖尿病，MODYや他の遺伝子異常）を考える必要がある[6]。

　劇症型[7]や年少児発症の1型糖尿病では膵島自己抗体が検出される頻度は比較的低く，発症にウイルス感染が関与している症例が少なくない。また，緩徐進行型1型糖尿病（slowly progressing form）では，診断から2～3年は急性発症の例と比べて内因性インスリン分泌能が比較的保たれ，膵島自己抗体が低抗体価で長期間持続陽性を示す傾向にある。しかし，その後徐々にインスリン分泌能は低下し診断から1.5～2年以内にはインスリン治療の絶対的適応となる[8]。

　MHCクラスⅡ分子においては，前述した疾患感受性遺伝子の検索が1型糖尿病診断の参考になるが，これらの遺伝子型は糖尿病でない対象でもみられるため，このような遺伝子型をもっていても必ずしも1型糖尿病を発症するわけではない。

表2 小児1型糖尿病における血糖管理目標値

指標	正常値	年代別目標値	
食前血糖（mg/dl）	<110	思春期 学童期 幼児期	80〜140 80〜150 80〜160
食後血糖（mg/dl）	<126	思春期 学童期 幼児期	〜180 〜200 〜250
夜間血糖（mg/dl）		思春期 学童期 幼児期	65〜126 70〜140 70〜170
HbA1c（%）	<6	思春期 学童期 幼児期	6.5〜7.4 6.5〜7.4〜 7.5〜8.5〜

〔文献9)10)より〕

治療

1型糖尿病の治療の基本は強化インスリン療法と適切な食事・運動である。これらの治療により健常な小児と同等の成長と精神発達を遂げ、心血管合併症の発生を防止することが治療の目標である。表2に1型糖尿病の血糖管理目標を示す。小児の血糖は不安定であり、目標以下になることをいたずらに推奨してはならない。とくに早朝空腹時血糖が70mg/dl未満では夜間の低血糖を考慮する。

強化インスリン療法では1日に1, 2回の基礎インスリン注射と各食前の追加インスリン注射を行い、1日の血糖値の評価として自己血糖測定を行う。基礎インスリン注射には持効型溶解インスリンアナログあるいは中間型インスリンを用い、追加インスリン注射には超速効型インスリンアナログまたは速効型インスリンを用いる。小児では毎日の食事量や運動量が一定ではなく血糖値が変動しやすいのが特徴であり、1日のスケジュールに合わせてインスリン注射の単位を増減し、アルゴリズム（責任インスリン法）を用いて、測定した自己血糖値にもっとも影響を与える時間帯のインスリン注射の単位を調節する必要がある[9]。

さらに近年では、このような頻回注射法と併行して、持続皮下インスリン注入療法（continuous subcutaneous insulin infusion；CSII）が使用されるようになった。

1型糖尿病における食事の基本は、同性、同年齢の小児と同等のエネルギーを適切な三大栄養素の配分で摂取することであり、運動に関しては進行した心血管合併症がなければ、とくに制限を要しない。

● 2型糖尿病

成因

2型糖尿病は多因子疾患（multifactorial disease）のひとつであり、親または同胞に2型糖尿病があるとそうでない場合と比較して数倍発症の危険率が高く、両親ともに疾患がある場合には生涯における発症率が80%にも及ぶ。その遺伝形式は多因子遺伝とされ、数個の主動遺

II 器官系統別の病態生理

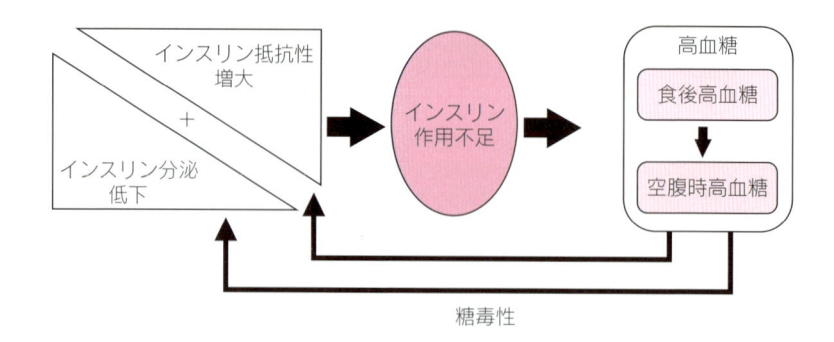

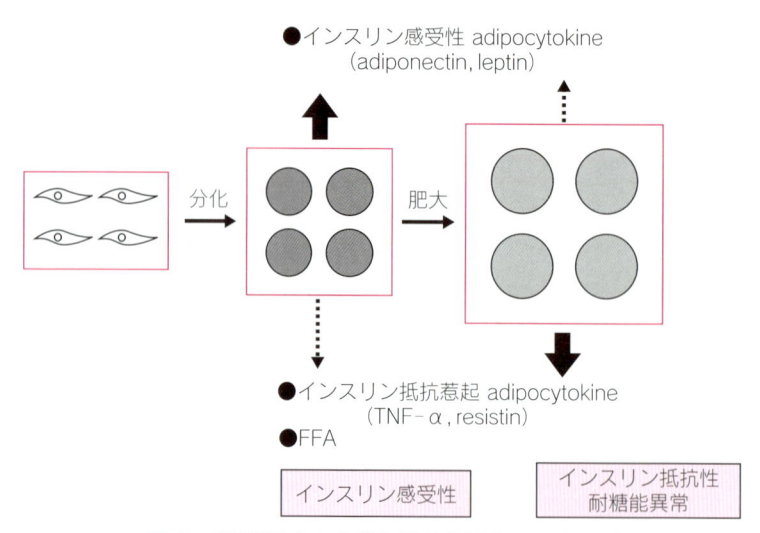

図3 2型糖尿病の病態と耐糖能異常のメカニズム

伝子（major gene）に複数の遺伝子（polygene）が働いて，これに環境因子が作用して発症する[10]。遺伝的素因に基づく潜在的なインスリン分泌不全の状態に肥満，運動不足，ストレスなどの環境因子が加わることでインスリン抵抗性が高まり，増大したインスリン需要に対応できなくなった状態と考えられる。

2型糖尿病は，インスリン分泌低下を主体とするものと，インスリン抵抗性が主体となりインスリンの相対的不足を伴うものがあるが，インスリン分泌低下とインスリン抵抗性の双方がお互いに影響し合って発症，増悪すると考える必要がある（図3）。インスリン抵抗性の要因が重なると，代償性に高インスリン血症をきたし，さらに食後高血糖となる。これらが脂肪-糖毒性（lipo-glucose toxicity）をきたし，膵β細胞の疲弊や分泌障害，インスリン抵抗性のさらなる増悪を引き起こす。一般に，日本人の成人2型糖尿病ではインスリン抵抗性よりもインスリン分泌不全が目立つとされるが[11]，小児では高度肥満を背景に強いインスリン抵抗性を認める例が多く，肥満の程度とインスリン過分泌との間には正の相関を認めると報告されている[12]。

2型糖尿病のインスリン分泌不全はグルコース刺激に対するインスリン分泌反応の低下が特徴的とされ，膵β細胞内のミトコンドリア代謝経路によるATP産生に障害があると考えられている[11]。

また，2型糖尿病では肝でのグルコース供給量の増加と末梢組織でのグルコース利用低下の両者が存在しており，高インスリン血症にもかかわらず空腹時血糖が低下しない原因になる。とくに，筋における糖の取り込みが低下の影響が大きく，筋におけるインスリン抵抗性の機構としてGLUT4, hexokinase, glycogen synthaseなどの糖代謝における障害が推測されている[11]。

一方，脂肪細胞の関与も明らかとなってきており，脂肪細胞が内分泌細胞として種々の生理活性物質（adipocytokine）を分泌することが知られている。肥満に伴って増加する遊離脂肪酸（free fatty acid；FFA）やこれらの活性物質がインスリン作用を阻害する。また，脂肪細胞から分泌されるadiponectinが受容体に結合するとAMP-kinaseが活性化され，骨格筋での糖の取り込みが促進する。肥満ではadiponectinの産生・分泌が低下しておりインスリン抵抗性を惹起している。このように肥満ではインスリン抵抗性を惹起するadipocytokineが増加し，抗糖尿病作用を有するadipocytokineが減少するため糖尿病が発症しやすいといえる（図3）[13]。

症状・検査

症状としては多尿，口渇，過食，瘙痒，体重減少などの高血糖症状があげられるが，これらの症状は長期間の無症状の時期を経て現れる。高度肥満を伴う場合には高インスリン血症による黒色表皮腫（acanthosis nigricans）が腋窩，項部，頸部などに認められる。

2型糖尿病ではインスリン分泌はある程度保たれており，高血糖とそれに伴う代謝異常は存在するものの血中ケトン体の上昇はみられず，通常の状態ではケトアシドーシスは起こさない。まれに感染症や清涼飲料水の多量摂取などに伴ってケトアシドーシスを生じることがある。

1型糖尿病との鑑別には，肥満を伴うことが多く，インスリン分泌が保たれていること，家族歴が存在すること，膵島特異的抗体などの自己抗体が存在しないことなどが参考となる。

2型糖尿病では，OGTTでの負荷後30分の血糖値の上昇に対する血中IRI（immunoreactive insurin）の上昇の割合を示すinsulinogenic index［Δ血中IRI（30分値－負荷前値）（μU/ml）/ΔBS（30分値－負荷前値）（mg/dl）］の低下やIRIの遅延型反応が特徴である。インスリン抵抗性の評価としては空腹時IRIがおおよそ10μU/ml以上の場合に抵抗性を疑う。また，HOMA-IR［空腹時血糖(mg/dl)×空腹時IRI(μU/ml)/405］も簡便な評価法であり，日本人成人での正常耐糖能の非肥満者では平均1.0～1.2とされる。この値が大きいほど抵抗性が高い。

治療

小児2型糖尿病の治療の基本は食事・運動療法である。食事療法ではむやみに摂取エネルギーを制限するのではなく，肥満の原因となった誤った食習慣を是正する必要がある。中等度以上の肥満ではエネルギー摂取を同性，同年齢の90％程度とし，軽度肥満～非肥満では95％を目安として過剰なエネルギー制限を行わない。栄養素配分は糖質53～57％，蛋白質15～17％，脂質30％と適正配分する[9]。

2型糖尿病の多くは食事・運動療法により肥満が軽減すると耐糖能障害が改善されるが，一部の症例では食事・運動療法に抵抗し薬物治療を必要とする[14]（**表3**）。以前は，2型糖尿病の薬物治療の中心はインスリン治療であったが，近年，肥満を有する小児2型糖尿病に対して，ビグアナイド系の経口血糖降下薬であるメトホルミンの単剤投与，またはメトホルミンスルフォニル尿素薬を，インスリンとともに使用し良好な成績をあげている。また，厚生労働省の研究としてメトホルミンの有用性と安全性が確認された。今後は肥満を有する小児2型糖尿病

表 3　小児 2 型糖尿病の治療指針（駿河台日本大学病院小児科）

I　食事療法
　1) 中等度以上の肥満では，エネルギー摂取を同年齢健常児（第 6 次改訂日本人栄養所要量による）の 90％程度に制限し，軽度肥満～非肥満では 95％を目安として治療開始する．その後症例により漸次増減する
　2) 三大栄養素の配分比は，糖質 53～57％，蛋白質 15～17％，脂質 30％を基本とする
II　運動療法
　1 日の摂取エネルギーの 10％程度を消費する運動メニューを作成する
III　薬物療法
　食事・運動療法に抵抗し，HbA1c 8.0％以上を示す場合に，経口血糖降下薬あるいはインスリン治療を開始する

に対してメトホルミンが広く使用されるものと予想される[16]。

■ 文　献

1) 糖尿病診断基準検討委員会，葛谷健，中川昌一，佐藤譲，他：糖尿病の分類と診断基準に関する委員会報告．糖尿病，42：385-404, 1999.
2) 花房俊昭：1 型糖尿病における膵 β 細胞障害の分子メカニズム．医学のあゆみ，192：442-445, 2000.
3) Powers, J. and Eisenbarth, G.S.：Autoimmunity to isletcells in diabetes mellitus. Ann. Rev. Med., 36：533-544, 1985.
4) 戒能幸一：HLA と糖尿病．小児内科，28：755-759, 1996.
5) Yamada, H.：Onset age-dependent variations of three islet specific autoantibodies in Japanese IDDM patients. Diabetes Res. Clin. Pract., 39：211-217, 1998.
6) 浦上達彦：小児期発症 IDDM における ICA, IA-2 抗体，GAD 抗体，GAD65 抗体の臨床的意義．ホルモンと臨床，47：165-169, 1999.
7) Iwanaga, A., Hanafusa, T., Miyagawa, J., et al.：A novel subtype of type I diabetes mellitus characterized by a rapid onset and an absence of diabetes-related antibodies. N. Engl. J. Med., 342：301-307, 2000.
8) Urakami, T., Miyamoto, Y., Fujita, H., et al.：Type 1 (insulin-dependent) diabetes in Japanese children is not a uniform disease. Diabetologia, 32：312-315, 1989.
9) 日本糖尿病学会・編：小児・思春期糖尿病管理の手びき．改訂第 2 版，南江堂，東京，2007.
10) 日本小児内分泌学会糖尿病委員会・編：こどもの 1 型糖尿病ガイドブック：患児とその家族のために，第 1 版，文光堂，東京，2007.
11) 青野繁雄：2 型糖尿病．小児内科，35（Suppl.）：524-528, 2003.
12) 大和田操，似鳥嘉一：小児期発症 2 型糖尿病とその特徴：肥満型・非肥満型の比較．糖尿病学の進歩（第 35 集）2001，診断と治療社，東京，2001, pp.260-264.
13) 浦上達彦：2 型糖尿病．小児内科，38：1587-1590, 2006.
14) Owada, M., Nitadori, Y. and Kitagawa, T.：Treatment of NIDDM in youth. Clin. Pediatr., 37：117-121, 1998.
15) Urakami, T.：How should we treat type 2 diabetes in youth? Clin. Pediatr. Endocrinol., 3：33-39, 2005.
16) 浦上達彦：小児期の糖尿病．内分泌・糖尿病科，20（Suppl. 2）：374-381, 2005.

〔鈴木　潤一／浦上　達彦〕

J. 内分泌・代謝疾患

先天性副腎過形成症

> **ケアに対するポイント**
> - 女児外性器男性化（陰核肥大，大陰唇の陰嚢様変化，陰唇癒合，共通泌尿生殖洞）
> - （男児は初期無症状にて，）新生児マス・スクリーニングの対象疾患
> - 塩喪失型ではグルココルチコイドとミネラルコルチコイドの補充
> - 女児外性器男性化例では2～3歳までに陰核・腟形成術
> - ストレス時には維持量の2～3倍のヒドロコルチゾン

● 概　念

　先天性副腎過形成症（congenital adrenal hyperplasia；CAH）とは，副腎皮質ホルモンの生合成に関与する酵素の遺伝子欠損あるいは変異により副腎皮質ホルモン合成障害をきたし，副腎不全・グルココルチコイド（一般的にはコルチゾール）低下症をきたし，このため副腎皮質刺激ホルモン（adrenocorticotropic hormone；ACTH）の過剰刺激から副腎皮質の過形成を生じた常染色体劣性遺伝疾患である。

　先天性副腎過形成症の理解には下記のA～Gが重要である。

A　副腎皮質ホルモンの生合成経路の理解（覚える必要はない）
B　ステロイドホルモンの種類と作用，欠乏・過剰に伴う病態の理解
C　先天性副腎過形成症の種類（もっとも頻度の高い21-水酸化酵素欠損症を確実に理解すること）
D　副腎不全・塩喪失による症状と初期治療の理解
E　女児の男性化と治療
F　長期（生涯）にわたる副腎皮質ホルモン補充治療の必要性と注意
G　その他の副腎過形成症の知識（21-水酸化酵素欠損症との症状の違い）

● A　副腎皮質ホルモンの生合成経路の理解（図1）

　副腎皮質ホルモンは，下垂体からのACTHによる制御（フィードバック）のもと，副腎皮質において，コレステロールから酵素反応により生合成される。一般に血中コルチゾールの低下に対して下垂体からのACTH分泌が亢進し，コルチゾール分泌が促される。ここでは21-

II 器官系統別の病態生理

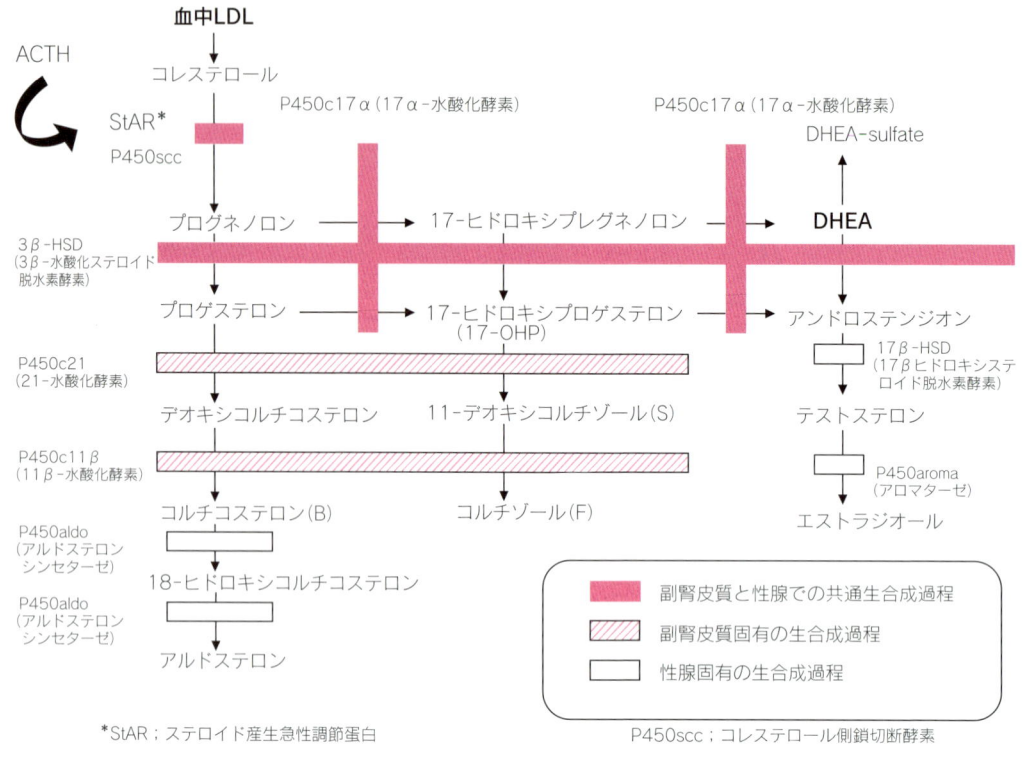

図1 副腎皮質および性腺でのステロイド合成経路

(図中表記)
- 血中LDL → コレステロール
- ACTH
- StAR*, P450scc
- P450c17α（17α-水酸化酵素）
- P450c17α（17α-水酸化酵素）
- DHEA-sulfate
- 3β-HSD（3β-水酸化ステロイド脱水素酵素）
- プログネノロン → 17-ヒドロキシプレグネノロン → DHEA
- プロゲステロン → 17-ヒドロキシプロゲステロン（17-OHP） → アンドロステンジオン
- P450c21（21-水酸化酵素）
- デオキシコルチコステロン, 11-デオキシコルチゾール（S）
- 17β-HSD（17βヒドロキシステロイド脱水素酵素）
- テストステロン
- P450c11β（11β-水酸化酵素）
- コルチコステロン（B）, コルチゾール（F）
- P450aroma（アロマターゼ）
- エストラジオール
- P450aldo（アルドステロンシンセターゼ）
- 18-ヒドロキシコルチコステロン
- P450aldo（アルドステロンシンセターゼ）
- アルドステロン
- 副腎皮質と性腺での共通生合成過程
- 副腎皮質固有の生合成過程
- 性腺固有の生合成過程
- *StAR；ステロイド産生急性調節蛋白
- P450scc；コレステロール側鎖切断酵素

水酸化酵素欠損症について確実に理解してほしい。21-水酸化酵素の欠損により，酵素より下流のホルモン合成が不可能となり，基本的にコルチゾールとアルドステロンの合成が障害される。下垂体からはコルチゾール分泌を促すためACTH分泌が亢進するが，コルチゾール合成は不可能なため，ACTHの過剰分泌により副腎皮質の過形成が生じる。また21-水酸化酵素の上流にある17-ヒドロキシプロゲステロン（17-OHP）の産生が亢進し，その結果，アンドロステンジオンなどの男性ホルモンの合成も過剰となる。

● B　ステロイドホルモンの種類と作用，欠乏・過剰に伴う病態の理解

グルココルチコイドは，生体へのストレス刺激に対する防御に必要で，糖質・蛋白質・脂質の代謝，免疫調節，水・電解質調節・血圧調節作用，骨・中枢神経・カルシウム代謝に関係する。ミネラルコルチコイド（一般的にはアルドステロン）は遠位尿細管における尿中ナトリウム（Na^+）の再吸収，K^+・H^+の尿中への排泄を調節している。副腎ではテストステロン合成はできないが，弱い男性ホルモンを産生し，恥毛の発生に関与する。

先天性副腎過形成症の障害される部位（酵素）により分泌が障害される副腎皮質ホルモンと過剰産生されるステロイド・中間代謝産物の組み合わせが異なり，病型により臨床症状や検査所見が異なる（図2，表2参照）。ここでも21-水酸化酵素の欠損について理解してほしい。21-水酸化酵素の欠損により，コルチゾールとアルドステロン合成が障害される。コルチゾール欠乏により，低血糖，ショック，嘔吐，哺乳不良，体重増加不良（副腎不全）などが生じる。

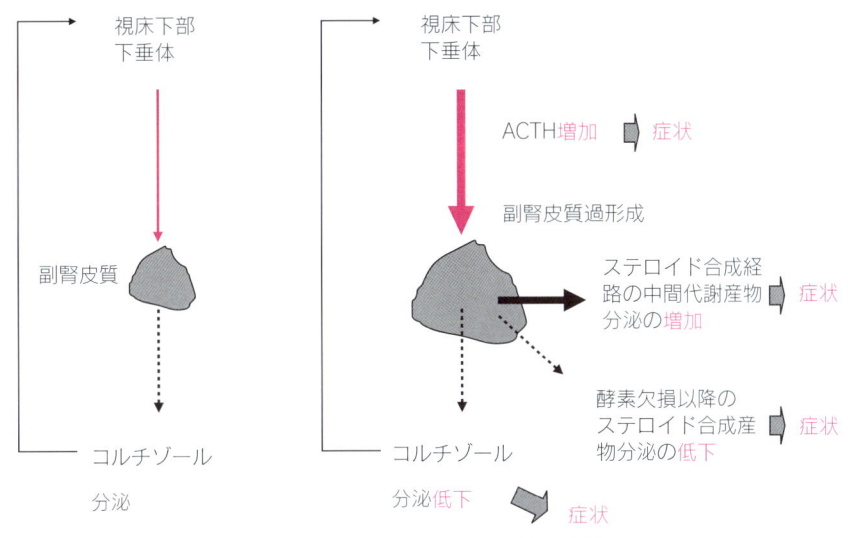

図2 先天性副腎過形成症の基本病態

またアルドステロン欠乏からNa^+が尿中に喪失（塩喪失）し，K^+・H^+が体内へ蓄積し，低Na血症・高K血症，低血圧，脱水，アシドーシスをきたす。17-OHPの産生亢進の結果，アンドロステンジオンなどの男性ホルモン合成の過剰から女児外性器の男性化を生じる。なおACTH過剰産生により皮膚色素沈着を生じる。

C 先天性副腎過形成症の種類（分類・病型）（表1，2）

ここでも，もっとも頻度の高い21-水酸化酵素欠損症を確実に理解すること。表1に先天性副腎過形成症の分類（6病型）と日本人におけるそれぞれの頻度，表2に6病型のステロイド産生に関与する責任酵素・蛋白と責任遺伝子および染色体部位，臨床症状を示した。確定診断にはこれらの遺伝子分析が行われる。各病型とも遺伝子異常の違いによる残存酵素活性の違いから，同じ病型でも症状の重篤度に差が生じる。

21-水酸化酵素欠損症

もっとも多く，CAHの90％を占め，1.5〜2万人に1人の頻度で発生する。副腎不全の早期治療による生命予後の改善，女児外性器男性化による性別誤認を回避することを目的に1989年から新生児マス・スクリーニング対象疾患となり，濾紙血の17-OHP測定が行われている。臨床的にグルココルチコイド合成障害により新生児期から症状を示す古典型として，単純男性化型と塩喪失型（重症），非古典型として小児期後期・思春期に男性化，多毛，月経異常，不妊などの症状を示す遅発型に分けられる。

症状として，グルココルチコイド低下によりACTHが過剰となり皮膚の色素沈着，副腎性男性ホルモン過剰による女児外性器の男性化症状（陰核肥大，大陰唇の陰嚢様変化，陰唇癒合，共通泌尿生殖洞）（図3），男児の陰茎肥大がみられる。さらに生後1週頃より哺乳力低下，体重増加不良，嘔吐，血圧低下，ショック症状，低Na血症，高K血症などの塩喪失症状を伴う。

表 1　先天性副腎過形成症の種類
酵素の欠損の種類により分類（日本人の頻度）

- 21-水酸化酵素欠損症（90%）
    - 古典型
        - 塩喪失型
        - 単純男性型
    - 非古典型
- リポイド過形成症（4.6%）
- 3β-水酸化ステロイド脱水素酵素欠損症（0.3%）
- 17α-水酸化酵素欠損症（2.8%）
- 11β-水酸化酵素欠損症（1.7%）
- P450 oxidoreductase（POR）欠損症〔P450酵素の複合異常（21-水酸化酵素欠損と17α-水酸化酵素欠損）をきたす〕

表 2　病型とステロイド産生に関与する責任酵素・蛋白，責任遺伝子，染色体部位，臨床症状

病型	責任酵素・蛋白	責任遺伝子 染色体部位	臨床症状
21-水酸化酵素欠損症	21水酸化酵素 P450c21	CYP21 6p21.3	色素沈着 男性化，塩喪失
リポイド過形成症	ステロイド産生急性調節蛋白 StAR	StAR 8p11.2	塩喪失，色素沈着 外性器女性化
リポイド過形成症（一部）	コレステロール側鎖切断酵素（P450scc）	CYP11A 15q23-q24	性腺機能低下
3β-水酸化ステロイド脱水素酵素欠損症	3β-水酸化ステロイド脱水素酵素 3β-HSD（I，II）	3β-HSD 1p13.1	色素沈着 女性性分化異常 男性性分化異常
17α-水酸化酵素欠損症	17α-水酸化酵素/17,22リアーゼ P450c17α	CYP17 10q24.3	色素沈着，高血圧 外性器女性化 性腺機能低下
11β-水酸化酵素欠損症	11β-水酸化酵素 P450c11β	CYP11β 8q21	色素沈着 男性化，高血圧
P450 oxidoreductase（POR）欠損症	P450 oxidoreductase（POR）	POR 7q11.2	外陰部異常 性腺機能低下，骨異常 軽度副腎不全

また無治療の場合，成長促進，骨年齢促進，思春期早発，月経異常をきたす。

　臨床症状に加え，血中 ACTH，17-OHP の高値，血中コルチゾール低値，尿中 17-KS 高値，染色体検査などを組み合わせて診断する。

　治療はグルココルチコイドの補充療法に加え，塩喪失型ではミネラルコルチコイドの補充療法が必要である。

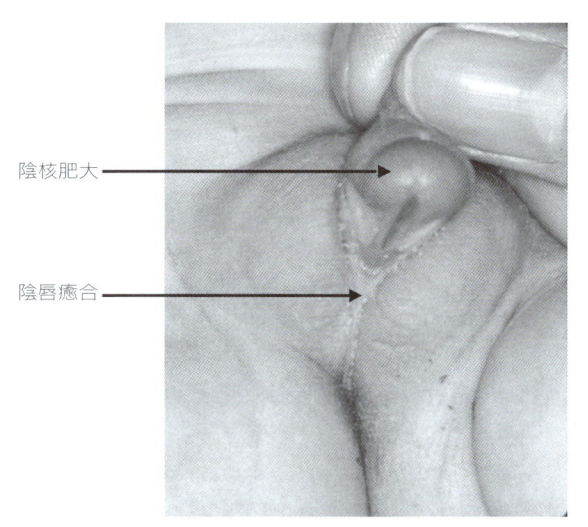

図3 副腎過形成症女児の外陰部
(21-水酸化酵素欠損症, P450c21欠損)

リポイド過形成症

ステロイド合成の最初の段階に異常が生じ，すべてのステロイドホルモン合成が障害される。遺伝的な性にかかわらず外性器は女性型を示し，生後早期から重篤な副腎不全症状をきたす。ほとんどはステロイド産生急性調節蛋白（steroidogenic acute regulatory protein；StAR）の異常により，ステロイド産生が行われるミトコンドリア外膜から内膜側へコレステロールを移送できないために生じる。まれにコレステロール側鎖切断酵素異常によるものもある。

3β-水酸化ステロイド脱水素酵素欠損症

コルチゾール，アルドステロン，性ホルモンの合成障害とDHEA，プレグネノロンの過剰産生から，副腎不全，塩喪失症状，外性器異常（男児の外性器女性化，女児で軽度の男性化）を生じる。

17α-水酸化酵素欠損症

ミネラルコルチコイド〔主体はデオキシコルチコステロン（DOC）〕の過剰分泌により低K血症を伴う高血圧を認め，性ステロイド生合成の低下から女児（46, XX）での性腺機能低下症，男児（46, XY）での外性器女性化をきたす。コルチコステロン（B）が高値を示し，そのグルココルチコイド作用のため副腎不全症状が軽度のことがある。

11β-水酸化酵素欠損症

典型的な症状を示す古典型では，おもな症状として，副腎性男性ホルモンの過剰による男性化と，DOCの増加により高血圧を認める。

P450 oxidoreductase（POR）欠損症

PORはミクロソームの電子伝達を支配し，さまざまな酵素活性に必要とされる．POR異常では酵素の複合異常から，21-水酸化酵素欠損症と17α-水酸化酵素欠損症を中心に副腎不全，外陰部異常，性腺機能低下，先天性骨系統異常（Antley-Bixler症候群：頭蓋早期癒合，上腕骨・橈骨癒合など）がみられる．

● D 副腎不全・塩喪失による症状と初期治療の理解

臨床症状から副腎過形成症・副腎不全が疑われた場合やマス・スクリーニングで17-OHPの異常高値の場合，血液・尿の検体採取後ただちにヒドロコルチゾン（水溶性ハイドロコートン®，サクシゾン®，ソル・コーテフ®，コートリル®）を点滴静注または経口投与し，急性副腎不全の治療・発症阻止を行う．急性副腎不全を認めた場合はヒドロコルチゾンを10～20mg/kg（最高100mg）急速静注後，引き続いて同量を24時間で点滴静注する．また輸液によるブドウ糖，Na，水分の補充と高カリウム血症への対応（Kを含まない輸液，イオン交換樹脂，など）を行う．

副腎不全症状のない場合も肥大した副腎の抑制を目的にコートリル®50～200mg/m^2/dayを経口投与し，その後は3～4週かけて漸減し維持量（乳児期20～40，幼児期15～30，学童期10～20mg/m^2/day）を投与する．

塩喪失症状があるときはミネラルコルチコイドとして酢酸フルドロコルチゾン（フロリネフ®）0.025～0.2mg/dayを分1～3で投与する．また1歳までは食塩（0.1～0.2g/kg/day）補充も必要である．ヒドロコルチゾン大量投与中はミネラルコルチコイドの投与は不要である．

なおマス・スクリーニングで異常を指摘され17-OHPの軽度上昇を認めるが，臨床症状や電解質異常がない場合は慎重に経過観察・検査を行い，非古典型21-水酸化酵素欠損症や他の副腎過形成症の可能性に注意する．

● E 女児の男性化と治療

21-水酸化酵素欠損症や11β-水酸化酵素欠損症の女児（46, XX）では，外性器の男性化に対して陰核・腟形成術が必要となる．手術時期や方法は症例により異なるが，乳児期から熟練した外科医（小児外科，泌尿器科）を受診し，2～3歳までに終了することが望ましい．また21-水酸化酵素欠損症の女児の外性器男性化を防ぐために胎児治療（妊娠9週以前から母体に胎盤を通過できるステロイドとしてデキサメタゾンを投与し，ACTH，副腎アンドロゲンの合成を抑制）が行われることもある．

● F 長期（生涯）にわたる副腎皮質ホルモン補充治療の必要性と注意

ヒドロコルチゾンは必要量に個人差があり症例ごとに調整が必要であり，生涯服用が必要となるが，適切な対応が行われれば生命予後は良好である．適切な成長（身長，体重）を維持すること，血漿レニンやACTH，17-OHP，テストステロンを正常域に近づけるよう治療をすすめる．治療が不十分な場合，男性ホルモン過剰から身長増加促進，骨年齢促進，思春期早発，

色素沈着増強などを生じる。またヒドロコルチゾン過剰でも肥満や成長障害，Cushing徴候をきたす。

発熱，外傷，手術，抜歯などのストレス時には維持量の2～3倍のヒドロコルチゾンの内服や点滴静注（6時間ごと25～50mg/m^2 または25mg/m^2 静注後75mg/m^2 を24時間持続点滴静注）を行い，副腎不全を予防する。

● G　その他の副腎過形成症の知識（21-水酸化酵素欠損症との症状の違い）

典型的な21-水酸化酵素欠損症とは異なる場合，その他の副腎過形成症や副腎低形成症などとの鑑別が必要となる。臨床症状，血液（染色体，*SRY*遺伝子，電解質，コルチゾール，ACTH，レニン活性，アルドステロン，17-OHP，性ステロイド：テストステロン，DHEA，アンドロステロンなど）・尿（17-KS，17-OHCS，尿中ステロイド分析）検査でも確定がつかない場合には，ACTH負荷試験や遺伝子診断も組み合わせて診断する必要がある。

■文　献

1) 日本小児内分泌学会マス・スクリーニング委員会：先天性副腎皮質過形成症（21-水酸化酵素欠損症）新生児マス・スクリーニング陽性者の取り扱い基準；診断の手引き．日小児会誌，103：695-697, 1999.
2) 日本小児内分泌学会マス・スクリーニング委員会：新生児マス・スクリーニングで発見された先天性副腎皮質過形成症（21-水酸化酵素欠損症）の治療指針（1999年改訂）．日小児会誌，103：698-701, 1999.
3) 向井徳男，藤枝憲二：副腎異常；先天性副腎皮質過形成症．小児科，48：1671-1676, 2007.

〔志村　直人／市川　剛／有阪　治〕

J. 内分泌・代謝疾患

肥　満

ケアに対するポイント
- 肥満が症候性か単純性か。
- 単純性肥満の治療は個別の特異的な対応が必要
- 年長児の単純性肥満では行動変容療法が重要
- 家族への協力として環境整備が重要

● 原　因

　肥満とは，過剰な脂肪の蓄積する状態と定義される。体脂肪の蓄積には，大きく分けて，皮下脂肪型や内臓脂肪蓄積（腹部肥満）型に分類される。前者は末梢性肥満，後者は中心性肥満ともいう。末梢性肥満は，大腿や殿部に体脂肪の著明な蓄積を示す，女性型肥満（西洋なし型）ともよばれる。一方，中心性肥満は，アンドロイド肥満（リンゴ型）ともよばれている。このように体脂肪分布の違いは，疾病の合併しやすさが異なるとの観察が昔から存在していた。すなわち，女性型肥満は，生理的な要素が優性であるのに対し，後者のアンドロイド肥満においては，肥満症としての特徴が優性である。現代では，内臓脂肪蓄積（visceral fat accumulation）として，メタボリックシンドロームの概念の前提となる。近年，分子遺伝学的手法を駆使した脂肪細胞の病態生理や脂肪細胞の科学（アディポサイエンス）の進歩には，めざましいものがある。

　体脂肪の分布は，成長期の小児やCushing症候群のように内分泌異常に伴う症候性肥満において，皮下脂肪細胞の増加と内臓脂肪蓄積が共存することもしばしば見受けられる。脂肪組織は，その蓄積する体内の場所における違いにより，その生理活性作用が異なるようである。

　症候性肥満とは対照的に，今のところ主たる責任病変を明確にし得ない肥満（これが肥満全体の90％以上を占めるのである）を単純性肥満という。肥満を専門とする者にとって，この単純性という言葉には常日頃患者を目の前にするたびに抵抗感を覚えるのである。なぜならば，単純性肥満の小児がいかに特異な問題や臨床的徴候を有しているかは，表1，2にまとめた内容から理解されるだろう。小児の肥満は，診断は容易であろうが，それへのアプローチは大変であることがわかるはずである。それぞれのケースに臨床的な違いがあり，常に同じようなパターンでは治療できないのである。できるだけ客観的な肥満小児の評価を行うアプローチが必要になるのである。

　肥満の成因についてみると，摂取エネルギーと消費エネルギーとのバランスで前者が優性となれば，エネルギーのポジティブバランスから脂肪細胞がエネルギーを脂肪（トリグリセライド）として蓄えられる。このような蓄積が慢性的な状態として持続すれば，肥満が生じること

表1 小児肥満の病歴に関する必要事項

周産期
　妊娠中：妊娠糖尿病，胎児運動（fetal movement）／哺乳法：母乳かミルクか／離乳の時期／離乳食の内容
成　長
　出生時体重と在胎週数／乳児期における過脂肪／幼児期肥満／痩せの病歴
家　族
　ほかの子の年齢や性／両親の状況：結婚，離婚，親がいないこと／親の収入／肥満の家族集積性／両親の痩せ／肥満関連性生活様式の存在
食　事
　詳細な食事歴／好き嫌い／給食／家庭外の食事やスナック
身体活動
　通学時間／学校での休憩時間における活動状況／家庭での活動状況-レジャーや趣味／家庭内での様子
身体活動不足
　テレビ視聴時間／睡眠習慣
心理・社会的関係
　友人関係／親子関係／教師関係／受験進学

表2 小児肥満における臨床検査

一　般
　顔貌：先天性肥満症候群の徴候／内分泌異常の徴候
　骨格：先天奇形の存在／手：肥満症候群の徴候／脚：X脚，大腿骨頭すべり症
　血圧：高値
　心肺機能：低下
　二次性徴：異常，性腺低形成
　皮膚：皮膚線条，赤いか白いか／皮膚のたるみとその相接触する皮膚面に生じる皮疹（intertrigo in fat folds）／黒色表皮腫／多毛
神経筋組織：その異常
IQ：低い
身体計測
　体重，身長，腹囲，殿部周囲径，皮脂厚-上腕三頭筋，上腕二頭筋，長骨上稜，肩甲骨下部
生化学検査
　尿糖，空腹時血糖，リピッドプロフィール，コルチゾール，甲状腺機能など
核型，染色体の数や型

になる．しかし，このエネルギーバランスは，真の肥満の原因ではないのである．成長期の子どもであるなら，まず多少のエネルギーのポジティブバランスがあっても，ただちに体脂肪の蓄積増加に結びつくというよりは，まず脂肪以外の除脂肪組織の発達が成長によりおもに保証されるはずである．すなわち，体脂肪量と除脂肪量を比較すると，ともに成長につれ並行して増加する傾向を示す．思春期前までは男女とも体脂肪量と除脂肪量の比は多くとも20：80（％）である．しかし，エネルギーのポジティブバランスが慢性的に続く，そしてまた成長に必要なレベル以上のエネルギーが供給され続けると，いつのまにか体脂肪蓄積が増し，体脂肪量と除

脂肪量の比率が変化する。このようなポジティブエネルギーバランスの慢性化する状態と体脂肪量と除脂肪量の比率がリセットされる病因こそが、真の肥満の原因となるのである。

この原因は、基本的には生存にかかわるきわめて多岐にわたる複雑な因子が関係するとみなされている。肥満は、単に過脂肪状態のみを意味しないのである。上位中枢から内臓、筋肉などすべての臓器に変更が生じている状態、あたかも、いったん増加した脂肪を維持するかのような変更を、肥満を専門とする者は感じているだろう。単に過食というだけではすまされない、過食が誘発され脂肪蓄積が慢性化する機構が働かねば肥満とはならないのである。ルーチンの検査では、ごく一部の異常しか検出できず現代医学でもなお解明できていない領域、それが肥満なのであり、いまだその有効な治療法は確立されていないのである。肥満の疫学として、その発生に関してまず解明されたのが、肥満は遺伝か環境かという問題であった。

● 肥満は遺伝か環境か

この問題で整理しておかねばならない概念として「遺伝素因」と「遺伝病」としての肥満の違いである。遺伝素因とは、複数の遺伝子のわずかな異常の集積により、ある病気の発症率が高まるような体質的要因をさしている。実際に発症するかどうかは、生活習慣病の構成要件である生活習慣や環境要因の存在に大きく左右される。これに対して、「遺伝性肥満」すなわち遺伝病としての肥満は、病気を引き起こす特定の遺伝子の重大な異常により発症する肥満である。これは後で述べるがレプチンの欠損例のように頻度は、きわめてまれである。

肥満の小児を診察すると、しばしば経験されるのが肥満の家族集積性である。しかしこれが、環境要因によるものか遺伝要因によるものかは、議論のあるところであったが、同じ遺伝情報をもつ一卵性双生児を別々の家庭で育てても互いのBMIに強い相関が示されたが、一方、二卵性双生児では、通常の兄弟・姉妹間と同程度の相関でしかなかった。このことは、小児肥満の発症には、生活習慣や環境だけでなく遺伝素因が強く影響していることを示している[1]。

肥満の遺伝素因とは別に、単一遺伝子異常によって発症する「遺伝病」としての遺伝性肥満という概念がある。遺伝性肥満の多くは、肥満以外の特有な症状を合併している。最近になって、これらの遺伝性肥満の多くで病因遺伝子が発見されてきたが、その遺伝子異常がどのような機序で肥満発症につながるのかは、多くはまだ明確とはなっていない。

遺伝性肥満（単一遺伝子肥満）

1994年のレプチンの発見[2]に端を発して、中枢を介した体脂肪量の調節機序が急速に明らかにされてきた。脂肪細胞から分泌されるレプチンが、視床下部のレプチン受容体と結合し、いくつかの伝達経路を経て、摂食抑制とエネルギー消費亢進へ働き体脂肪量を減少させるという、ネガティブ・フィードバック系が提唱された。このレプチンの発見以降、レプチン欠損症、メラノコルチン受容体異常症など、この経路に関連した遺伝子異常の肥満の存在が明らかとなった。

● 症状・検査

単純性肥満に関する、症状や検査に関しては、表1，2にまとめた。**表3**にレプチンによる視床下部を介した体脂肪量調節機構〔レプチン-プロオピオメラノコルチン（POMC）-メラノ

表3 レプチン-POMC-MC4R系の単一遺伝子異常と肥満

蛋白	遺伝子	症状・特徴	遺伝形式
レプチン	LEP	乳幼児期発症の肥満，視床下部性性腺機能低下	AR
レプチン受容体	LEPR	乳幼児期発症の肥満，視床下部性性腺機能低下	AR
プロオピオメラノコルチン	POMC	乳幼児期発症の肥満，副腎不全，赤毛	AR, AD
プロホルモンコンバターゼI	PCI	乳幼児期発症の肥満，高プロインスリン血症	AR
メラノコルチン4受容体	MC4R	乳幼児期発症の肥満高身長，思春期正常（単純性肥満の特徴）	AD

コルチン4受容体（MC4R）系〕の遺伝子異常と臨床症状を示した。

● **観察のポイント**

肥満へのアプローチとして，まず最初になさねばならないのは，治療法の違いとして重要なので，肥満が症候性か単純性かを鑑別することである。

ポイントは，

① 体重や身長の成長曲線における経過をみることである。低身長である場合には，性腺低形成の可能性も診察せねばならない。

② 成育歴も大事なポイントとなる。Prader-Willi症候群は，乳児期には，特有の顔貌と筋緊張低下の病歴がある。

③ 出生歴として，近年，明らかになってきた低出生体重と肥満，メタボリックシンドローム，2型糖尿病，そして心血管病への進展である。これは胎児プログラミングともよばれ，発見者の名からBarker仮説として今や世界的な関心を集めている。妊娠末期の場合，母体の低栄養が胎児プログラミングとして胎児の栄養に再分配が生じる結果，重要臓器と末端の脂肪組織や腎のような組織の遺伝子調節系に変化が生じ，あたかも表現型として倹約遺伝子的な作用が発現するようになる。これは，関係する遺伝子のプロモーター領域のメチル化度が変化することで生じる現象でepigeneticsとよばれる。DNAメチルトランスフェラーゼの活性が変化し，メチル基供給体の細胞内濃度の変化した状態が引き起こされる[3]。このような胎内環境の変化と出生後の疾病や健康状態の変化を追究する学問体系としてDevelopmental Origins of Health and Disease（DOHaD）の概念が創出されてきた。

④ 家族歴について，肥満や糖尿病の家族歴，肥満の家族集積性は，肥満の遺伝素因として単純性肥満にみられる。

⑤ 肥満の皮膚所見などについて，体格指数として肥満度を用いると，肥満の縦断的なケアにも便利である。ただし，体格指数による肥満の判定は，時に指導の必要性のない除脂肪量（lean body mass；LBM）の多い者も肥満と誤って判定されたり，逆にLBMが少ない体型では肥満の過小評価ともなりかねないので，視診や触診または皮脂厚計による上腕三頭筋背部中

央や肩甲骨下部の皮脂厚の測定，あるいは生体インピーダンス法による体脂肪率が，肥満判定の参考になる。視診で重要な点は，肩甲骨下部の皮下脂肪蓄積の状態が一目瞭然であるときには，これは臍周囲径が大きいこととも相関し，内臓脂肪蓄積とも関連がある。さらに体幹部の皮膚線条や頸部，腋窩の黒色表皮腫も肥満の皮膚所見として認める。また，前胸部において，とくに男子で女性乳房のように皮膚のたるみが高度になると，その相接触する皮膚面に汗疹やかゆみのために掻きむしるなどで色素沈着を伴った皮疹（intertrigo in fat folds）を生じる。触診では，最初，皮下脂肪をつまめないくらい脂肪細胞が緊満した状態を高度肥満において経験するが，指導による効果が進むと柔らかく皮下脂肪をつまめるようになる。

　成長曲線も症候性肥満と単純性肥満との鑑別のほかに，肥満の発症時期や誘因となったエピソードの同定，さらに治療経過を追跡するうえで参考になる。

● 肥満に伴うおもな疾患

　肥満症の概念としてまとめられる（**表4**)[4]。また，内臓脂肪蓄積と血圧および生化学的異常からなる小児のメタボリックシンドロームの判定基準を**表5**にまとめた。

● 処置・治療

　症候性肥満のうちCushing症候群のように原因疾患の治療が基本となる例では，その治療を第一義的な治療とする。症候性肥満でもPrader-Willi症候群やDown症候群などのような明確な治療法のない例では，単純性肥満の治療に準じることとなる。近年，精神発達遅滞を有する肥満やPrader-Willi症候群のような例では，肥満発症後の治療では，その治癒はより困難さをきわめており，糖尿病への進展が問題とされている。幼児期早期から肥満とならない食生活習慣を教育することが，もっとも重要であり，保護者に対し肥満予防のための食生活習慣の確立のための支援を行うべきである（これを一次予防という）。

　単純性肥満の治療として重要な点は，以下のようになる。小児の肥満は，大人の肥満と異なって成長期にあることを認識しておかねばならない。体重減少を必要とするための摂取カロリーを極端に制限するのは，むしろ例外的であるとすらいえる。軽度肥満であれば，食習慣や身体活動などの生活習慣を見直すだけで，摂取カロリーは制限しない。子どもの肥満治療の原則は，① 成長・発達をさまたげないこと，② 肥満度の軽快に重点をおくこと，③ 家族の協力を重視すること，④ 指導内容がわかりやすいこと。家族の協力体制を引き出す工夫が必要になる。

　乳児期の肥満のほとんどは，それ以降の肥満につながらないが，なかには母親の肥満の存在と哺乳法の誤りから高度に肥満化し幼児期以降に持ち越す例もみられる。幼児期の肥満も高度のものを除けば自然に解消することが多い。肥満の個人指導が重要になるのは，学童期からである。食事，規則正しい生活，運動・身体活動・外あそびなど具体的なメニューをたてて指導する。学童期までは，保護者による全面的な肥満治療介入が可能であるが，思春期以降では困難になる。とくに身体活動を活発化させてくれる友人の存在は大きい。中学では，クラブ活動に参加させるのも効果がみられる。しかし，年長児の高度肥満の例は，治療がなかなか困難になる。思春期以降，成人期へと肥満を持ち越す例が多くなる。

　指導者は，自然に治る一過性の過脂肪児（軽度～中等度肥満に属する例が多い）を肥満とは

表4 小児肥満症の診断基準

- 肥満児の判定：18歳未満の小児で肥満度が20%以上，かつ有意に体脂肪率が増加した状態
  体脂肪率の基準値は以下のとおりである（測定法を問わない）
  男児（小児期全般）：25%
  女児11歳未満：30%，11歳以上：35%
- 肥満症の定義：肥満症とは肥満に起因ないし関連する健康障害（医学的異常）を合併する場合で，医学的に肥満を軽減する治療を必要とする病態をいい，疾患単位として取り扱う
- 肥満症の診断：5歳0カ月以降の肥満児で下記のいずれかの条件を満たすもの
  (1) A項目を1つ以上有するもの
  (2) 肥満度が50%以上でB項目の1つ以上有するもの
  (3) 肥満度が50%未満でB項目の2つ以上有するもの
    A. 肥満治療がとくに必要となる医学的問題
      ① 高血圧
      ② 睡眠時無呼吸など肺換気障害
      ③ 2型糖尿病，耐糖能障害（HbA_{1c}の異常な上昇）
      ④ 腹囲増加または臍部CTで内臓脂肪蓄積
    B. 肥満と関連の深い代謝異常など
      ① 肝機能障害（ALTの異常値）
      ② 高インスリン血症
      ③ 高コレステロール血症
      ④ 高中性脂肪血症
      ⑤ 低HDLコレステロール血症
      ⑥ 黒色表皮腫
      ⑦ 高尿酸血症
    （肝障害の場合は超音波検査で脂肪肝を確認する。TGとIRIは早朝空腹時採血）
    肥満度を下げても改善がない場合は，これらの所見は肥満によるとは考えない
- 参考項目：身体的因子および生活面の問題（2項目以上の場合はB項目1項目と同等とする）
  (1) 皮膚線条，股擦れなどの皮膚所見
  (2) 肥満に起因する骨折や関節障害
  (3) 月経異常（続発性無月経が1年半以上持続する）
  (4) 体育の授業などに著しく障害となる走行，跳躍能力の低下
  (5) 肥満に起因する不登校，いじめなど

〔文献4）より〕

区別すべきで，肥満が難治であることを知るべきである。肥満とはあらゆる生理的・代謝的内容がリセットされる。それはあたかも増えた体重を維持しようとするかのようであり，心理的にも精神的にも同様である。今のところ，これを修正する決定的な方法論はまだ確立していない。こうした例では，いかにして定期的に外来通院を持続させ得るかが治療を成功させる大きな鍵となる。このためには，行動療法的な治療が重要になる。肥満とその合併症の正しい理解，肥満の成因と自己の生活関係，睡眠を含めた日常生活の規律化，食欲と摂食の関係，自己のモニタリングとしての体重測定グラフ，身体活動の活発化の状況などを繰り返し尋ねたり確認したりする作業が必要になる。栄養士とともに治療以前の食生活，摂取食事の内容は，3日間（休日と平日の両方が含まれるように）の食事記録から解析し，指導上の問題点を明確にする作業はぜひ必要である。通院の当初は，毎月1回の割で通院させると指導内容の確認と実践してい

表5 わが国のメタボリックシンドロームの診断基準（6〜15歳）（2006年度最終案）

(1) があり，(2)〜(4)のうち2項目を有する場合にメタボリックシンドロームと診断する	
(1) 腹囲	80cm以上　（注）
(2) 血清脂質	
中性脂肪	120mg/dl以上
かつ／または	
HDLコレステロール	40mg/dl未満
(3) 血圧	
収縮期血圧	125mmHg以上
かつ／または	
拡張期血圧	70mmHg以上
(4) 空腹時血糖	100mg/dl以上

（注）　腹囲/身長比が0.5以上であれば項目（1）に該当するとする
　　　　小学生では腹囲75cm以上で項目（1）に該当するとする

る内容との関係がよくわかり，また本人に肥満改善の自覚を効率よく促すことが可能であるし，患者-医師関係における信頼感を構築するうえでよい。ただし医師のカリスマ性を前面に打ち出すべきではない，あくまでも科学的な態度で治療に臨むべきである。身長の伸びが期待できない思春期以降の時期には，成人に準ずる減食療法を併用する場合もある。本来，精神科が行っている行動変容療法をスタッフをそろえて実践することは，わが国の医療現場の実情からは難しいので，小児科医師は，いわば精神科医としての心持ちを兼ね備えねばならなくなる。

最後に，肥満は容易に治るものではないことを知っておくべきであり，体重減少に目がいき過ぎ一喜一憂するものではない。肥満の改善あるいは治癒というのは，患者がすべての生活習慣において無理なく，健康的になれたときなのである。指示が実行されていないといって患者を怒るなどは，お門違いもはなはだしいのである。

■文　献

1) Stunkard, A.J., Harris, J.R., Pedersen, N.L., et al.：The body‒mass index of twins who have been reared apart. N. Engl. J. Med., 322：1483‒1487, 1990.
2) Zhang, Y., Proenca, R., Maffei, M., et al.：Positional cloning of the mouse obese gene and its human homologue. Nature, 372：425‒432, 1994.
3) Burdge, G.C., Hanson, M.A., Slater‒Jefferies, J.L., et al.：Epigenetic regulation of transcription：A mechanism for inducing variations in phenotype（fetal programming）by differences in nutrition during early life？ Br. J. Nutr., 97：1036‒1046, 2007.
4) 朝山光太郎，村田光範，大関武彦，他：小児の肥満症診断基準．肥満研究，8：204‒211, 2002.

〔岡田　知雄〕

J. 内分泌・代謝疾患

リソーム病

ケアに対するポイント
- 酵素補充療法に関する知識
  ① アレルギー反応に対する対応法
  ② 高価な薬剤ゆえ正確な投与方法
- 遺伝病なので，遺伝カウンセリングの知識
- 難治性疾患なので心理的支援

● リソーム病の概念

　リソームは細胞内小器官のひとつであり多くの加水分解酵素を内包している。この加水分解酵素をコードする遺伝子に異常が起こると酵素活性が失われ，その当該基質がリソーム内に蓄積する。その結果，細胞の機能不全を引き起こし，個体の病気として表現される。これが先天代謝異常症のひとつであるリソーム病である。リソーム病は蓄積する基質の種類によりリピドーシス，ムコ多糖症，ムコリピドーシス，糖原病に分類されている。本項では，根治療法としての酵素補充療法が日本において健康保険適応になっているリソーム病のうち，Gaucher 病，Fabry 病，ムコ多糖症 I 型，Pompe 病について解説する。

● Gaucher 病 [1)]

原　因

　グルコセレブロシダーゼ活性低下により，その基質であるグルコセレブロシドが細網内皮系細胞に蓄積することにより発症するリピドーシスである。常染色体劣性遺伝形式をとるので発症に性差はなく，両親は保因者である。

症状・検査

　肝脾腫，骨症状（骨痛，病的骨折），汎血球減少症などを主徴とする。神経症状の有無および重症度により 1 型（非神経型），2 型（急性神経型），3 型（亜急性神経型）に分類されている（図 1，表 1）。1 型は神経症状を伴わず，肝脾腫，貧血，血小板減少，骨合併症を主症状とする。発症年齢，骨合併症の有無，肝脾腫の程度などの点において臨床的異質性が大きい病型である。2 型は乳児期に発症し，肝脾腫に加えて痙攣，発達遅滞などの症状を呈し，急速に神経症状が進行し，2 歳頃までに死亡する予後不良の病型である。3 型は，肝脾腫に加え神経症状を伴うが，その発症は 2 型に比較して遅く，またその進行も緩徐な病型である。神経症状としては小脳失調，ミオクローヌス，異常眼球運動などが，おもなものである。検査学的にはアン

II 器官系統別の病態生理

1型　　　　　　　　　　2型　　　　　　　　　　3型

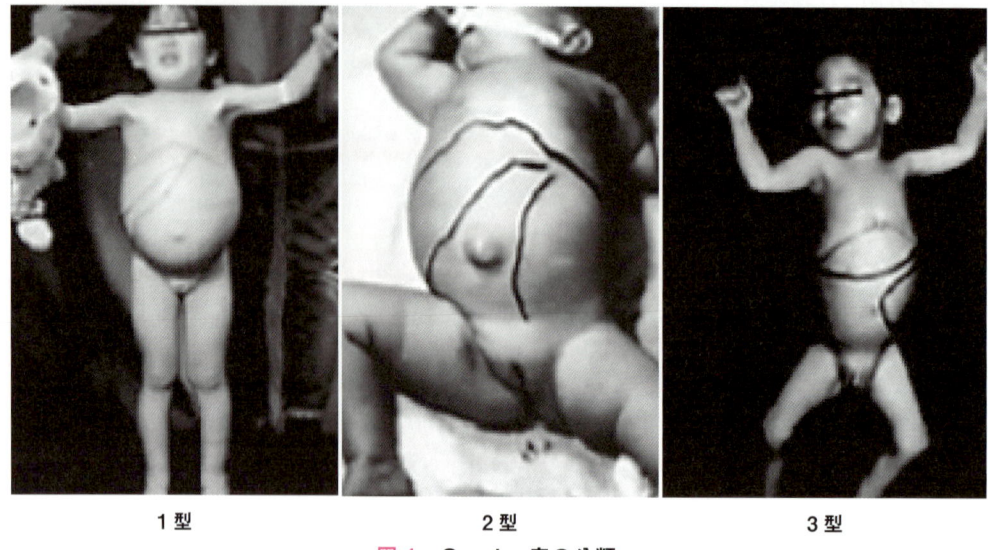

図1　Gaucher病の分類

表1　Gaucher病の臨床症状

	1型	2型	3型
神経症状	(−)	(#)	(+)
発症時期	幼少期〜成人	乳児	乳児〜学童期
肝脾腫	(±)〜(#)	(+)	(+)〜(#)
骨症状	(−)〜(#)	(−)	(−)〜(+)

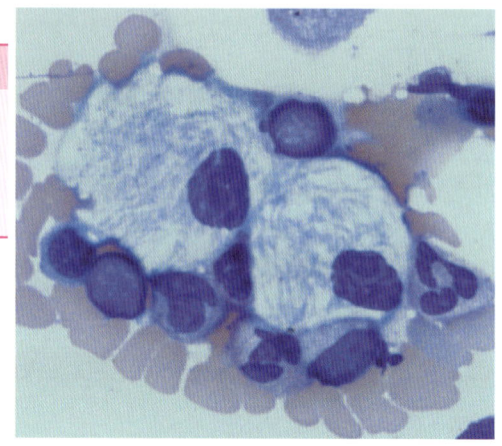

図2　Gaucher細胞

ギオテンシン転換酵素値や酸性ホスファターゼ値の高値と骨髄におけるGaucher細胞（図2）の存在が認められる。

治療

酵素補充療法（enzyme replacement therapy；ERT）が1型から3型に対して用いられている。イミグルセラーゼ（セレザイム®）を体重当たり60単位，2週間ごとに点滴静注する。肝脾腫，骨症状，血液学的異常の改善は認められるが，神経症状に対する効果は不十分である。神経症状に対して骨髄移植が適応になる場合がある。

表2 Fabry病（臨床亜型）

臨床症状	古典型	腎型	心型	脳血管型
発症年齢	4～8歳	25歳以上	40歳以上	20～50歳
平均死亡率	40歳	?	60歳以上	?
被角血管腫	++	±	−	±
四肢疼痛	++	±	−	+
低汗症	++	±	−	+
心症状	心筋梗塞	肥大型心筋症	肥大型心筋症	±
中枢神経症状	脳梗塞	?	−	脳梗塞
腎症状	蛋白尿→腎不全	腎不全	蛋白尿	蛋白尿

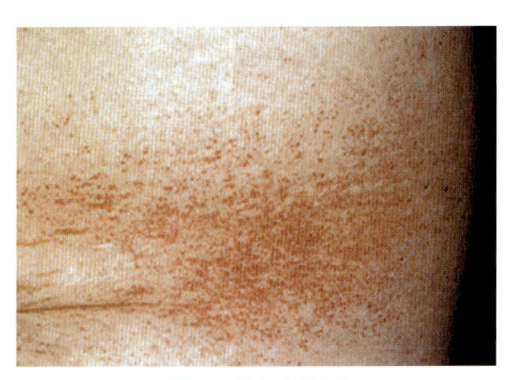

図3 被角血管腫

Fabry病

原因

α-ガラクトシダーゼ活性低下によりその基質であるセラミドトリヘキソシド（GL3）が血管内皮細胞，心筋，汗腺，腎臓などに蓄積することにより発症するリピドーシスである。X連鎖劣性遺伝形式をとるため原則として男性のみに発症する（ヘミ接合体）。また，原則として保因者である母親を介して遺伝する。ただし，正常X染色体の不活性化が起こると女性でも発症する（症候性ヘテロ接合体）。

症状・検査

主症状により古典型，腎型，心型，脳血管型に分類されている（表2）。古典型では学童期に始まる四肢疼痛，低汗症，被角血管腫（図3），角膜混濁が主症状である。症状が進行すると蛋白尿で始まる腎障害，進行すると腎不全となり，さらに虚血性心疾患，脳梗塞，肥大型心筋症などを呈して死亡する重症型である。腎型は古典型に認められるような症状に乏しく，腎機能不全を主徴とする亜型である。原因不明の成人男性透析患者において，α-ガラクトシダーゼ活性低下を指標にしてFabry病をスクリーニングしたところ0.2～0.5%の患者が同定されている[2]。心型は成人発症の肥大型心筋症を主徴とし，古典型でみられる他の症状は明らかではない亜型である。先述の方法で原因不明の40歳以上の男性肥大型心筋症患者をスクリーニングしたところ約4%のFabry病が同定されている[3]。脳血管型は脳梗塞を主徴とするが，

このなかには四肢疼痛，低汗症，蛋白尿，角膜混濁などを認める症例が後方視学的調査にて見いだされている。18～55歳で発症した若年性脳梗塞患者を酵素活性と遺伝子変異の有無でスクリーニングしたところ，男性の5%・女性の2.5%がFabry病と報告されている[4]。

治療

Fabry病に対してはどの病型に対してもERTが健康保険適応となっている。また，症候性ヘテロ接合体に対してもERTは適応である。Fabry病に対しては2種類の酵素製剤が健康保険収載されている。すなわち，アガルシダーゼアルファ（リプレガル®）とアガルシダーゼベータ（ファブラザイム®）である。前者では1回当たり0.2mg/kgを，後者では1回当たり0.2mg/kgを2週間ごとに点滴静注する。古典型Fabry病に対する腎血管内皮，心筋，皮膚血管内皮細胞の病理学的変化は治療開始6カ月後に改善する。腎機能は糸球体濾過率が60ml/min以上あれば54カ月間の投与により悪化が抑制される。心肥大に対しては1年間の治療で平均心室壁肥厚，左室容積ともに統計学的有意差をもって改善することが明らかにされている。

● ムコ多糖症Ⅰ型

原因

α-L-イズロニダーゼ活性低下によりその基質であるデルマタン硫酸およびヘパラン硫酸が骨，関節，心弁膜などの結合組織に蓄積することによって発症するムコ多糖症（mucopolysaccharidosis；MPS）である。常染色体劣性遺伝形式をとるので発症に性差はなく，両親は保因者である。

症状・検査

臨床的重症度によりHurler症候群（重症型），Hurler-Scheie症候群（中間型），Scheie症候群（軽症型）に分類されている。Hurler症候群では乳児期早期から臍ヘルニア，股関節開排制限が認められる。次第に粗な顔貌となり角膜混濁，膝・肘関節拘縮，骨変形，心弁膜症，水頭症，精神運動発達遅滞などが明らかとなる。関節の伸展障害のため立位では猿姿勢（simian posture）をとり，手指は鷲手を呈する（図4，5）。Scheie症候群では指の拘縮（乳児期～就学期），関節の可動域制限（就学期），角膜混濁（成人）を主症状とし，骨変形は軽度で知能は正常である。

治療

原則として2歳以下で，かつIQが70以上の症例では骨髄移植が適応となり，これ以外の症例ではERTが適応となる。6年間のERTにより肩関節の屈曲・伸展における可動域は，ほぼ正常域まで改善する。また，心不全（NYHAスコア）は改善する例が多いが，心弁膜症に対しては明らかな効果は認められていない[5]。

● Pompe病 [6,7]

原因

酸性α-グルコシダーゼ活性低下によりその基質であるグリコーゲンが，おもに心筋，骨格

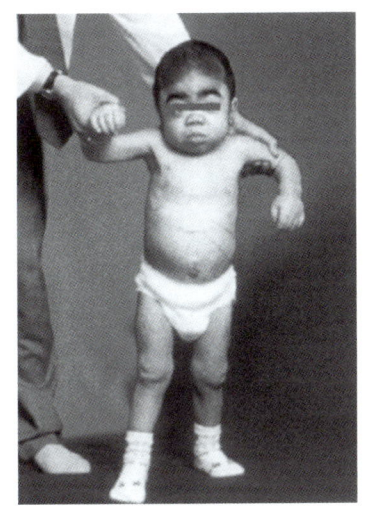

図4 ムコ多糖症Ⅰ型全身像

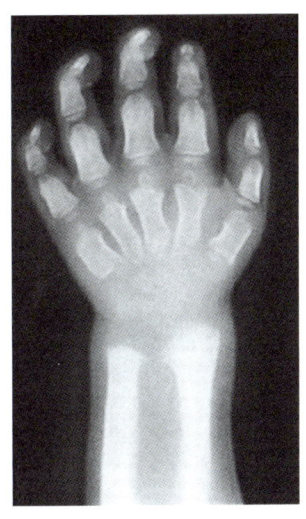

図5 鷲手

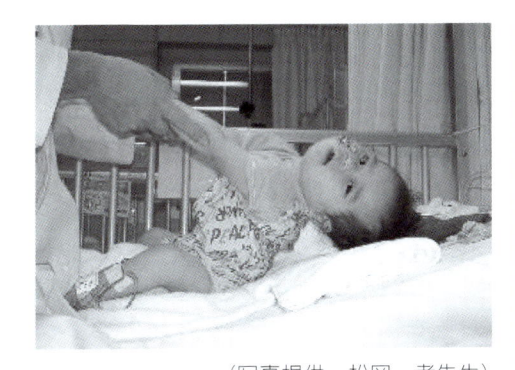

（写真提供　松岡　孝先生）
図6 Pompe病全身像（フロッピーインファント）

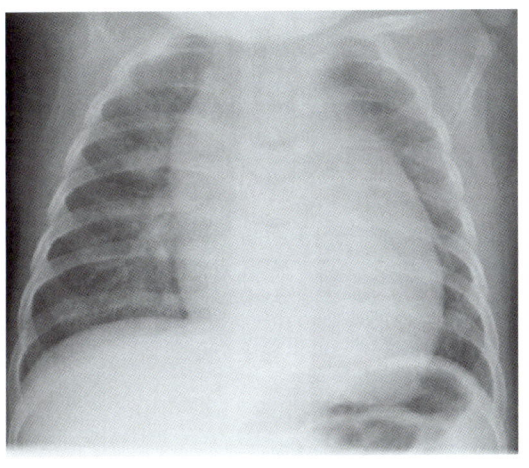

（写真提供　松岡　孝先生）
図7 Pompe病胸部X線像

筋に蓄積するため発症する糖原病である。常染色体劣性遺伝形式をとるので発症に性差はなく，両親は保因者である。

症状・検査

発症年齢および予後により乳児型と遅発型に分類されている。乳児型は生後数カ月以内に心肥大，筋緊張低下で発症し，これらの症状が急速に進行し1歳前後で死亡する予後不良の病型である（図6, 7）。遅発型は20～60歳代に徐々に進行するミオパチーと呼吸障害で発症する病型である。遅発型でみられるミオパチーは近位筋優位で体幹筋の罹患も伴い。上肢に比較して下肢に強い。車椅子の導入は平均41歳で，またベンチレーターは30～40歳代で導入されると報告されている。傍脊柱筋の萎縮や繰り返す気胸もよく認められる臨床所見である。筋電図

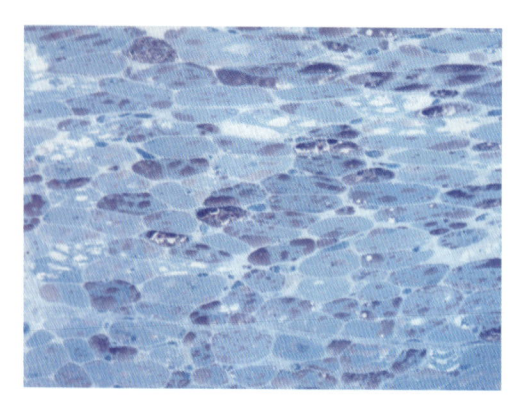

図8 生検筋像

では筋原性変化を示し，ミオトニアは認めないがmyotonic dischargeがみられるのが特徴である．生検筋ではグリコーゲン蓄積（PAS染色陽性）と酸性ホスファターゼ染色陽性の空胞が認められる（図8）．

治　療

ERTはどちらの病型に対しても適応がある．アルグルコシダーゼ（マイオザイム®）を1回当たり20mg/kg，2週間ごとに点滴静注する．臨床治験の成績によれば乳児型では全例18カ月まで生存しており，自然歴と比較すると生命的予後の改善が明らかにされている．また，8例中，3例で独歩可能となり粗大運動の改善という点でもある程度の効果は認められている．しかしながら，長期経過観察により6例が死亡しており，課題と考えられる．遅発型に対するERTの効果は3例について報告されており，全例で呼吸状態およびQOLの改善が認められている．うち1例では車椅子から独歩可能となり，日常生活の制限もまったくないという劇的な改善が認められている．

■文　献

1) 井田博幸：Gaucher病；小児疾患の診断治療基準．小児内科，33（Suppl.）：170-171, 2001.
2) Utsumi, K., Kase, R., Takata, T., et al.：Fabry disease in patients receiving maintenance dialysis. Clin. Exp. Nephrol., 4：49-51, 1999.
3) Sachdev, B., Takenaka, H., Teraguchi, H., et al.：Prevalence of Anderson-Fabry disease in male patients with late onset hypertrophic cardiomyopathy. Circulation, 105：1407-1411, 2002.
4) Rolfs, A., Bottcher, T., Zschiesche, M., et al.：Prevalence of Fabry disease in patients with cryptogenic stroke：A prospective study. Lancet, 366：1794-1796, 2005.
5) Sifuentes, M., Doroshow, R., Hoft, R., et al.：A follow-up study of MPS 1 patients treated with laronidase enzyme replacement therapy for 6 years. Mol. Genet. Metab., 90：171-180, 2007.
6) Winkel, L.P.F., Van den Hout, J.M., Kamphoven, J.H.J., et al.：Enzyme replacement therapy in late-onset Pompe's disease：A three-year follow-up. Ann. Neurol., 55：495, 2004.
7) Kishnani, P.S., Corzo, D., Nicolino, M., et al.：Recombinant human acid α-glucosidase：Major clinical benefits in infantile-onset Pompe disease. Neurology, 68：99-109, 2007.

〔井田　博幸〕

K. 眼・耳鼻咽喉疾患

先天性網膜異常, 網膜芽細胞腫

ケアに対するポイント
- 眼がずれていないか（斜視の有無）
- 片眼をかくして追視できるか（追従の有無）
- フラッシュ撮影時に眼が光っていないか（白色瞳孔の有無）

　先天性網膜異常や網膜芽細胞腫は，斜視，追従不良，白色瞳孔などを主訴に初診となる場合が多い。生命予後にかかわる網膜芽細胞腫をまず念頭におきつつ，迅速な鑑別診断が必要である。また，先天性網膜異常でも視力予後不良の疾患が多く含まれ，患児のQOLに重大な影響が出る。先天性網膜異常は発生時の異常により隣接組織も巻き込まれ，疾患としては瘢痕状態に等しいが[1]，眼発生を知ることで病態や予後をある程度推測できる。

● 眼発生と小児眼底疾患の特徴

　眼発生の重要機転は，胎生裂閉鎖（胎齢6週），硝子体血管（胎齢10週最盛，以後退縮），Bergmeister乳頭（胎齢20週最盛，以後退縮），網膜血管形成（胎齢15週より成長開始）である。各段階における異常が先天性網膜異常を引き起こす。また，小児眼底疾患における特徴としては，退縮すべき組織がしばしば遺残し，炎症や増殖に伴う組織反応が非常に強いことがあげられる。また発生・発育過程なので，組織が未熟で伸展性に富む[1]。上記を踏まえて各疾患について述べる。

● 網膜血管の形成異常

家族性滲出性硝子体網膜症（familial exudative vitreoretinopathy；FEVR）
　FEVRは，成熟児に未熟児網膜症に類似する病態を示す網膜血管成長不全である。家族性（常染色体優性，常染色体劣性，X連鎖性遺伝）で原因遺伝子も複数みつかっている。血管形成不全の程度により，無血管帯だけのものから，牽引乳頭・網膜ひだ・剝離を認めるものまでさまざまな眼底所見を呈する（図1）。晩期合併症として，若年者の裂孔原性網膜剝離を起こす。

　以下の疾患は先天異常とはいえないが，網膜血管異常が基盤にあり，出生後まもなく発症することがある。

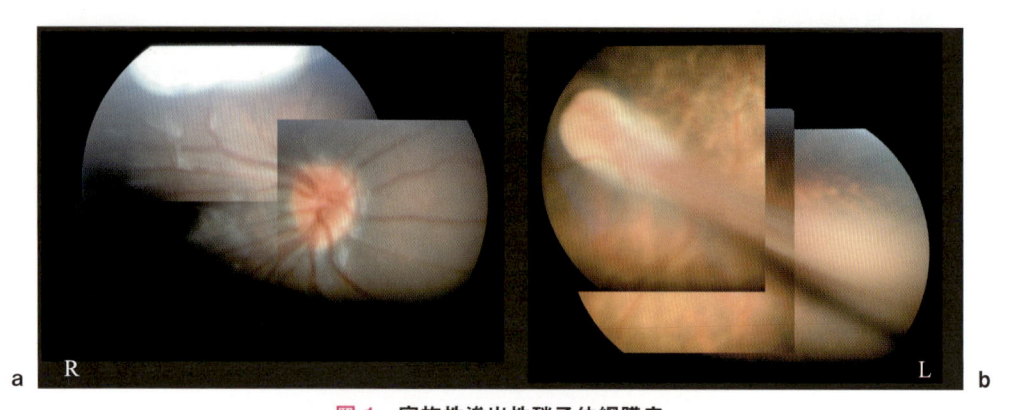

図1　家族性滲出性硝子体網膜症
a：牽引乳頭，b：網膜ひだ（同一症例）

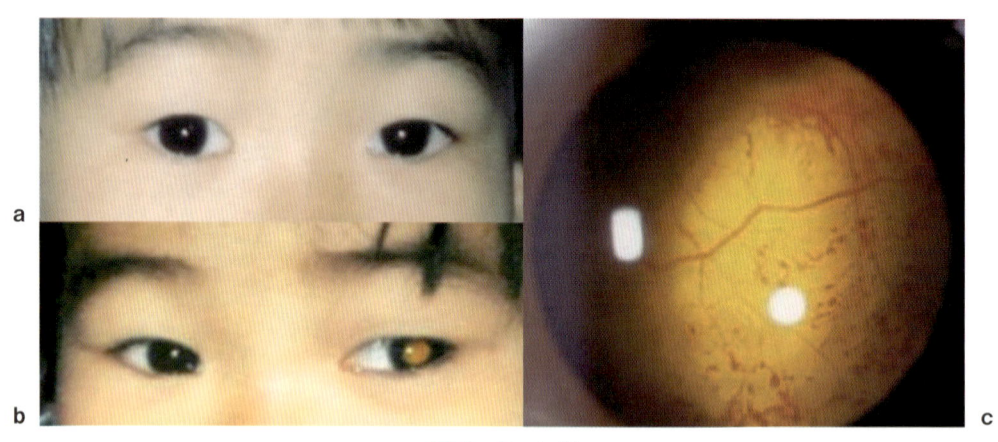

図2　Coats病
a：初診1カ月前，b：初診時，外斜視と白色瞳孔を認める，c：瞳孔から網膜末梢血管拡張を認める

色素失調症（Bloch-Sulzberger syndrome）

出生時または生後早期より特徴的な皮膚所見，中枢神経，歯牙異常などがみられる．X連鎖劣性遺伝で，男児は致死であり，女児にみられる．約30%に眼合併症が生じる．周辺部網膜血管の怒張・吻合・奇網がみられ，進行すると網膜の滲出性・増殖性変化を伴う．

Coats病

通常，若年男児の片眼にみられる網膜血管異常で，末梢血管拡張（telangiectasia），口径不同，血管瘤，異常吻合，奇網，黄色の滲出斑，出血などがみられる．進行例では滲出性網膜剥離を伴い，白色瞳孔となる（図2）．

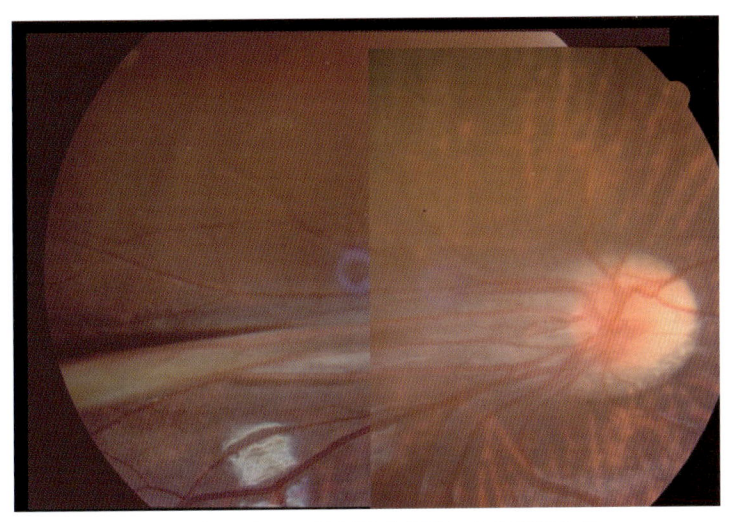

図3 第一次硝子体過形成遺残による網膜ひだ

● 硝子体血管の形成異常

第一次硝子体過形成遺残（persistent hyperplastic primary vitreous；PHPV, persistent fetal vasculature；PFV）

発生初期の硝子体・水晶体血管系が増殖し遺残したもので，程度により網膜や水晶体などに多彩な形成異常を起こす．前部型（水晶体後部の線維血管組織），後部型（遺残した硝子体動脈を含む索状物，網膜ひだ（図3）に分類される．網膜ひだには中心窩が巻き込まれていることが多く，視力不良例が多い．

● 網膜の形成異常

Leber先天黒内障

網膜の広汎な形成異常で，重篤な視力障害，網膜電図の波形がない消失型を示す．変性の所見がさまざまで，複数の疾患が混在している．網膜視細胞の形成遺伝子異常を含め，複数の原因遺伝子が判明している．早期発症の錐体ジストロフィーや網膜色素変性との鑑別が難しいことがある．遺伝子治療により視力改善例の報告がある[2]．

先天網膜分離症

X連鎖劣性遺伝で，若年男児にみられ，網膜接着分子の異常によって神経線維層内で網膜が分離する．黄斑部の車軸状の類嚢胞変性（図4）が特徴で，周辺部では広汎な網膜分離が起こり，薄い内層では大小の裂孔が生じ，拡大・癒合する．外層裂孔が生じれば網膜剝離が起こる[3]．

黄斑低形成

先天無虹彩ではほぼ全例に合併するが，Peters異常，小眼球などでもみられる．黄斑低形成のみを示す孤立例もある．

II 器官系統別の病態生理

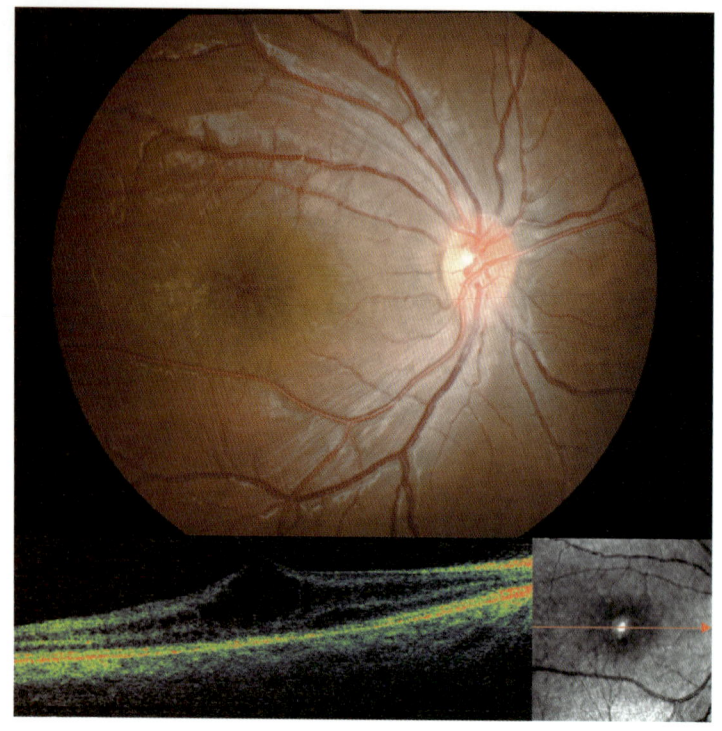

図 4 先天網膜分離症
車軸状の黄斑病変と，光干渉断層法による網膜断層像

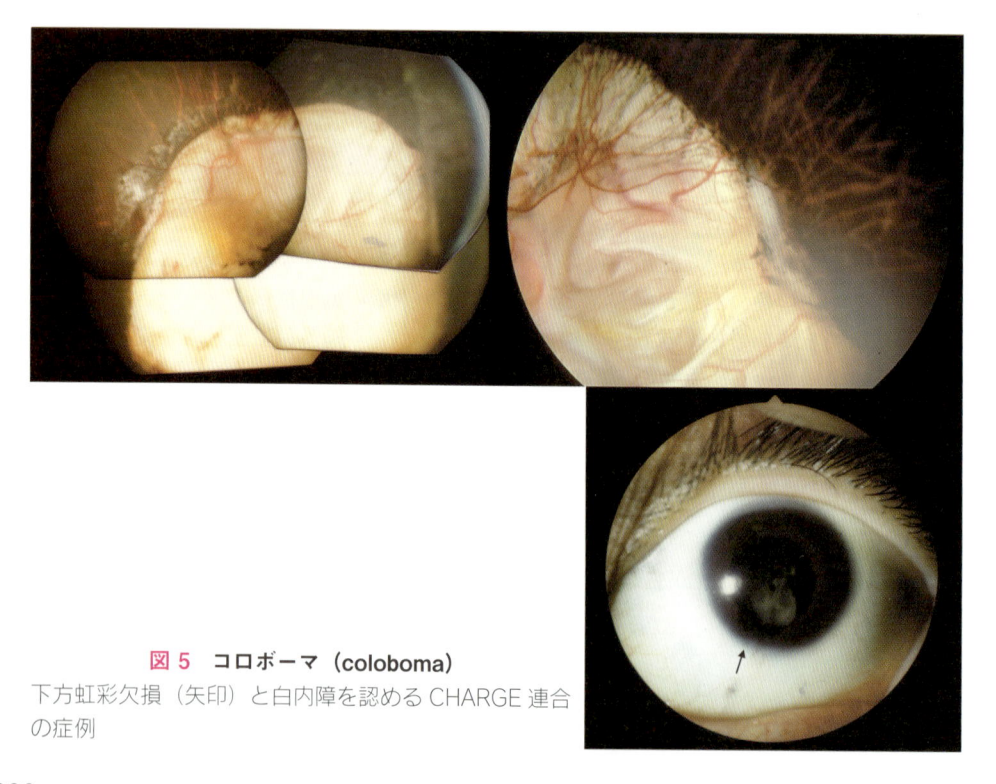

図 5 コロボーマ（coloboma）
下方虹彩欠損（矢印）と白内障を認める CHARGE 連合の症例

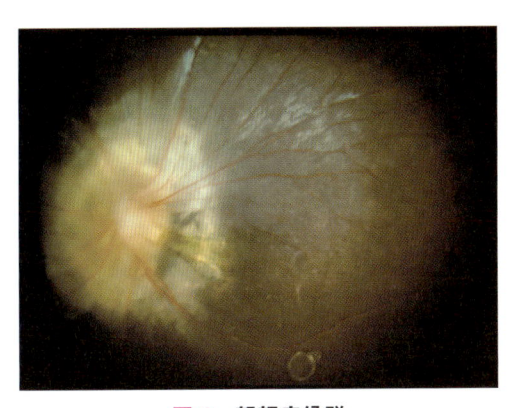

図6 朝顔症候群
健眼遮蔽で視力が改善した例もある

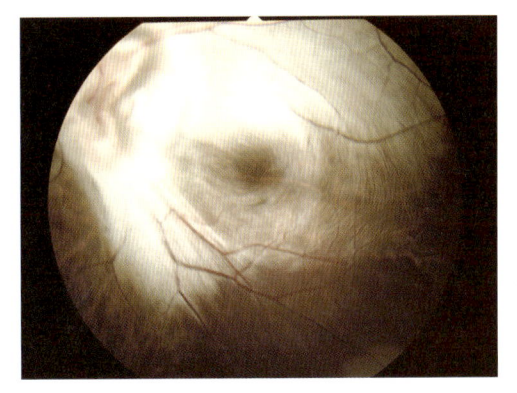

図7 網膜有髄神経線維
強度近視による弱視を伴う

● 視神経の形成異常

代表的疾患として，先天乳頭上膜，乳頭部第一次硝子体過形成遺残（PHPV），ピット黄斑症候群，コロボーマ（coloboma）（図5），乳頭周囲ぶどう腫，朝顔症候群（図6）[4]，視神経低形成・無形成がある．大部分で胎生裂閉鎖不全が関与し，さらに硝子体血管あるいはBergmeister乳頭のグリア増殖が加わって多彩な所見を示す．網膜有髄神経線維（図7）は病変の範囲が広いと強度近視による屈折異常弱視を伴う[5]．

● 網膜芽細胞腫

網膜芽細胞腫は網膜から発生する悪性腫瘍で，乳幼児眼内腫瘍の第1位を占める．発症頻度は出生15000人につき1人[6]で，近年わが国では毎年約80人が発症し，両眼発症と片眼発症の比はほぼ1：2である[7]．13q14に局在する癌抑制遺伝子，RB1の異常で発生する[8]．斜視や，白色瞳孔，充血，眼瞼腫張などで受診する場合が多い（図8）．白色瞳孔とは水晶体の後面に網膜などの白色の組織が透見される状態で，原因別の分類を表1に示す[9)10]．白色瞳孔を認めた場合は網膜芽細胞腫との鑑別のため早急な眼科受診を要する．不透明な白色ないし黄白色腫瘍を呈し，表面には新生血管をみることが多い．単純X線CTでは石灰化が認められる場合が多く（図9），MRIは両眼性網膜芽細胞腫に脳腫瘍を併発する三側性網膜芽細胞腫の検出に有用である．まれに網膜細胞腫（retinocytoma）とよばれる良性の病態がある[11]．病期は放射線治療が主体だった時代のReese-Ellsworth分類や，近年ではVEC療法（vincristine, etoposide, carboplatin）[12]などの化学療法が主体となり国際分類（ICRB；International Classification for RB）が用いられるようになった[13]．治療は眼球外浸潤や転移を認める場合は可能な限り腫瘍切除の後，放射線照射や全身化学療法を行う．眼球内腫瘍の場合，進行眼は眼球摘出，非進行眼は眼球温存のための放射線照射，化学療法，眼球局所治療などを組み合わせて行われるが，眼球予後は半数以上が眼球摘出に至る状況である[14]．生命予後は全国登録の結果[6]から5年生存率，10年生存率とも90％以上である．また二次癌の発生は全症例の約0.15％にみられ，内訳は骨肉腫（41.2％）がもっとも多く，次いで扁平上皮癌，マイボーム腺

Ⅱ 器官系統別の病態生理

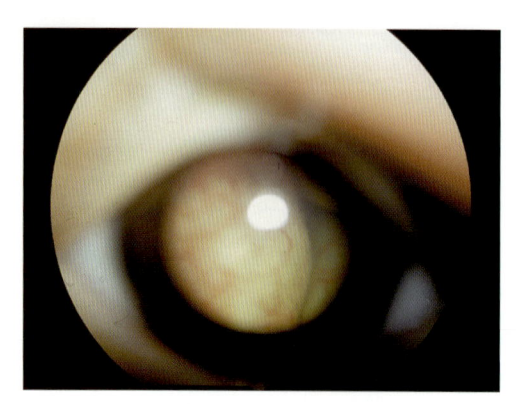

図 8 網膜芽細胞腫による白色瞳孔
瞳孔から腫瘍が透見できる

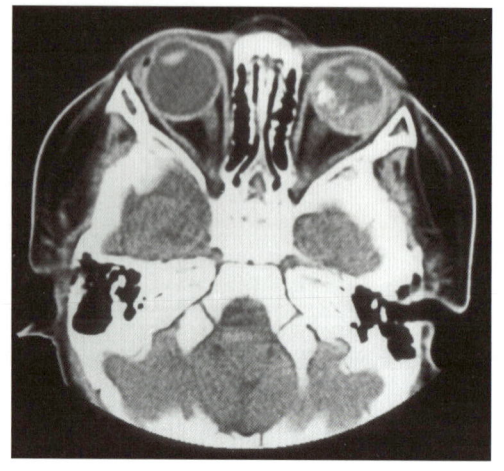

図 9 図8の患児の頭部単純X線CT
左眼内に石灰化を認める

表 1 白色瞳孔の鑑別診断[9]

1.遺伝性疾患	Norrie 病,網膜異形成,網膜分離症 Walker-Warburg 症候群 家族性滲出性硝子体網膜症
2.発生異常	第一次硝子体過形成遺残,脈絡膜コロボーマ 先天性網膜ひだ,網膜有髄神経線維,朝顔症候群
3.炎症性疾患	眼イヌ回虫症,トキソプラズマ症,トキソカラ症 転移性眼内炎,ウイルス性網膜炎
4.腫瘍	網膜芽細胞腫,髄芽腫,星状細胞過誤腫,血管腫 網膜色素上皮混合過誤腫,転移性腫瘍
5.その他	Coats 病,未熟児網膜症 Bloch-Sulzberger 症候群 裂孔原性網膜剥離,硝子体出血(新生児硝子体出血)

癌などの報告がある.

■文　献

1) 東範行:後眼部の先天異常. 専門医制度第 48 回講習会, 日本眼科学会専門医制度委員会, 2008, pp.30-35.
2) Maguire, A. M., Simonelli, F., Pierce, E. A., et al.: Safety and efficacy of gene transfer for Leber's congenital amaurosis. N. Engl. J. Med., 358:2282-2284, 2008.
3) Hotta, Y., Fujiki, K., Hayakawa, M., et al.: Japanese juvenile retinoschisis is caused by mutations of the XLRS1 gene. Hum. Genet., 103:142-144, 1998.
4) 藤巻敏郎, 横山利幸, 早津宏夫, 他:健眼遮蔽により視力の改善がみられた朝顔症候群の 1 例. 眼科, 42:435-438, 2000.
5) 根岸貴志, 阿部江里子, 藤巻拓郎, 他:網膜有髄神経線維による弱視の 5 例. 眼科臨床医報,

99：166‐169, 2005.
6) 網膜芽細胞腫全国登録委員会：網膜芽細胞腫全国登録（1975〜1982）．日眼会誌，96：1433‐1442, 1992.
7) 東範行：網膜芽細胞腫全国登録集計結果．網膜芽細胞腫全国登録委員会，2006, pp.1‐2.
8) Friend, S. H., Bernards, R., Rogelj, S., et al.：A human DNA segment with properties of the gene that predisposes to retinoblastoma and osteosarcoma. Nature, 323：643‐646, 1986.
9) 村上晶，藤巻拓郎：白色瞳孔．臼井正彦，坪田一男・監，島崎潤，後藤浩・編，眼科診療便利手帖，改訂第2版，診断と治療社，東京，2007, pp.44‐45.
10) Shields, J. A. and Augsburger, J. J.：Current approaches to the diagnosis and management of retinoblastoma. Surv. Ophthalmol., 25：347‐372, 1981.
11) 阿部江里子，藤巻拓郎，横山利幸，他：網膜細胞腫の1例．眼科臨床医報，99：474‐477, 2005.
12) Shields, C. L., Shields, J.A., Needle, M., et al.：Combined chemoreduction and adjuvant treatment for intraocular retinoblastoma. Ophthalmology, 104：2101‐2111, 1997.
13) Murphree, A. L.：Intraocular retinoblastoma：The case for a new group classification. Ophthalmol. Clin. North Am., 18：41‐53, 2005.
14) 鈴木茂伸，金子明博：網膜芽細胞腫の治療成績．小児外科，36：133‐138, 2004.

〔藤巻　拓郎〕

K. 眼・耳鼻咽喉疾患

中耳炎

ケアに対するポイント
- 発熱，耳痛
- 耳漏
- 難聴
- 顔面神経麻痺

はじめに

　中耳炎は小児とくに幼少児が多く罹患する疾患で，なかでも代表的な急性中耳炎は小児でもっとも多い感染症とまでいわれている。そのため，耳鼻咽喉科ばかりでなく，多くの小児科や内科の医師によっても日常的に診療されている。
　中耳炎にはいくつかの種類があるが，本項では，おもな4つの中耳炎，すなわち急性化膿性耳炎（以下，急性中耳炎），滲出性中耳炎，慢性化膿性中耳炎（以下，慢性中耳炎），真珠腫性中耳炎について，それらの疫学，病因と病態，診断，治療について解説する。

急性中耳炎

　急性中耳炎は小児に多い中耳炎の代表で，とくに幼少児で非常に有病率は高く，生後1歳までに6〜7割，3歳までに8割以上の小児が少なくとも1回は罹患するという報告がある[1,2]。

病因と病態

　上気道感染から耳管を経由して上行性に感染が中耳に波及する。典型的には，「幼少児が上気道炎罹患後間もなく夜中に耳が痛いと泣き出す」という病歴が多い。上気道炎罹患の機会が多い託児所は，ひとつのリスクファクターとされている。
　起炎菌は肺炎球菌，インフルエンザ菌，カタラーリス菌などの上気道炎の起炎菌と一致する。近年は薬剤耐性が問題となっており，最近の耳鼻咽喉科領域での調査では，肺炎球菌の約60％はペニシリン耐性であり，インフルエンザ菌の約50％はβラクタム非産生菌である[3,4]。このような状況から，急性中耳炎の重症化，難治化の傾向が出現しつつあり，とくに乳幼児・幼少児では急性中耳炎に抗菌薬が効かず，急性乳突炎や髄膜炎に発展する例が時に報告されるようになってきている。

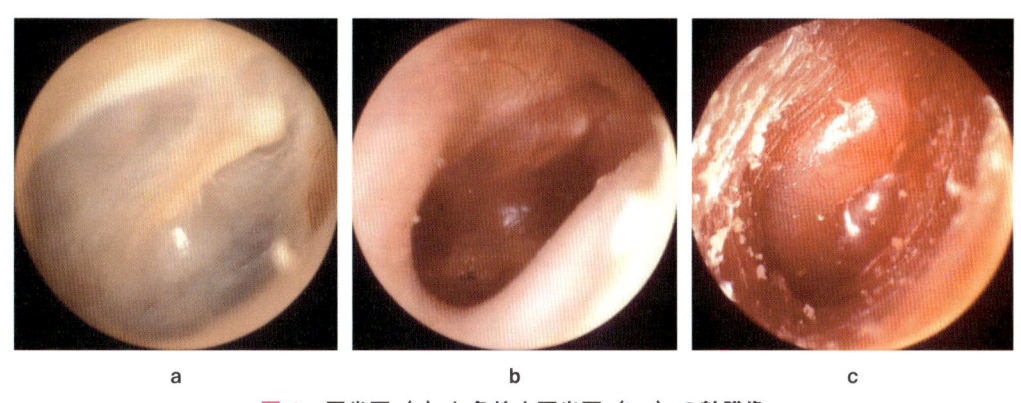

図1 正常耳（a）と急性中耳炎耳（b,c）の鼓膜像
急性中耳炎では発赤（b）や膨隆（c）がよくみられる

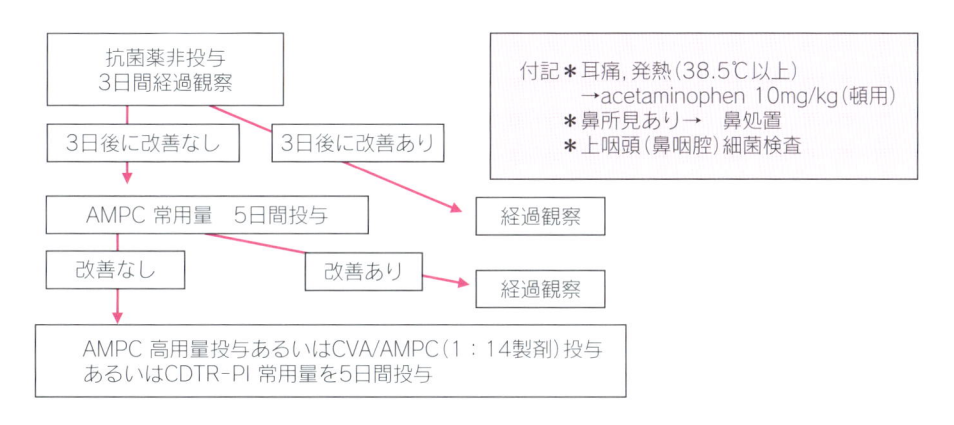

図2 急性中耳炎軽症例の治療アルゴリズム

注：内服薬投与時にはビフィズス菌製剤，耐性乳酸菌製剤を加える
　：成人の常用量を超えない

診　断

日本耳科学会が日本耳鼻咽喉科感染症研究会，日本小児耳鼻咽喉科学会の協力を得て，2006年に小児急性中耳炎診療ガイドライン（以下，ガイドライン）を作成した[5)〜7)]。ガイドラインでは，診断には鼓膜所見がもっとも重要で，詳細な鼓膜の観察が推奨されている（**図1**）。さらに耳痛などの自覚症状，発熱などの全身症状や鼓膜所見などから，重症度分類が規定されている。

治　療

ガイドラインでは，薬物治療の中心はペニシリン系抗菌薬となっていることと，軽症例には初回治療には抗菌薬投与を推奨していないことが特徴である。

具体的には，軽症では3日間抗菌薬を投与せずに観察し，改善がなければ5日間のAMPCの投与が推奨される（**図2**）。中等症では，初回からAMPC常用量を5日間投与し，改善がなければAMPC高用量投与，AMPC/CVAやCDTR-PIなどに抗菌薬を変更する，あるいは鼓膜切開などが推奨される（**図3**）。重症では，初回からAMPC高用量あるいは上記の他の薬剤

Ⅱ 器官系統別の病態生理

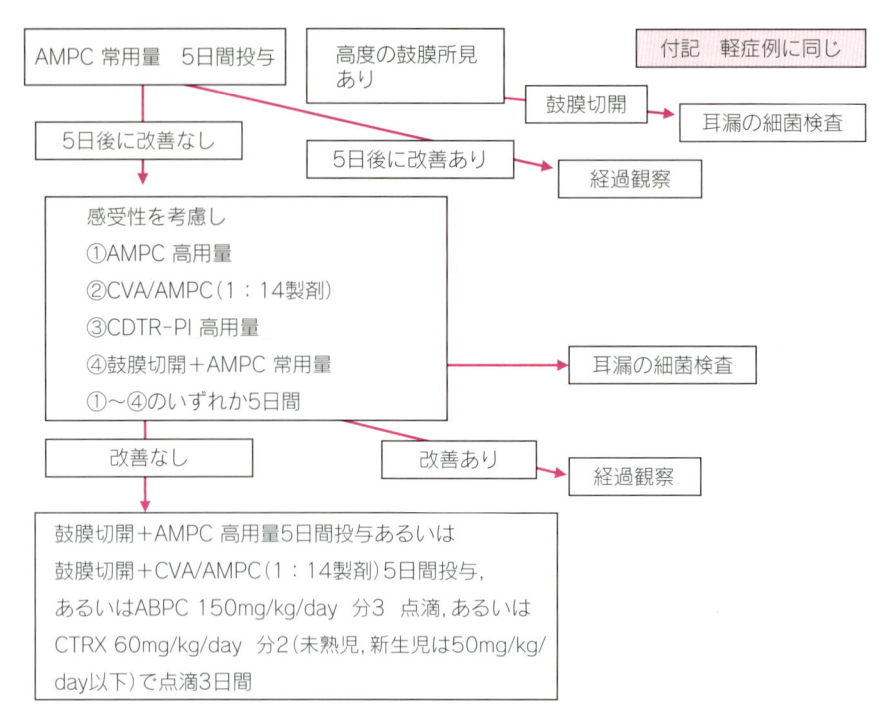

```
[AMPC 常用量 5日間投与]    [高度の鼓膜所見あり]      付記 軽症例に同じ
        │                        │
   ┌────┴────┐              → 鼓膜切開 → 耳漏の細菌検査
[5日後に改善なし] [5日後に改善あり]
        │                  → 経過観察
        ↓
┌──────────────────────┐
│ 感受性を考慮し        │
│ ①AMPC 高用量         │
│ ②CVA/AMPC（1：14製剤）│
│ ③CDTR-PI 高用量      │──→ 耳漏の細菌検査
│ ④鼓膜切開＋AMPC 常用量│
│ ①～④のいずれか5日間 │
└──────────────────────┘
    │              │
[改善なし]      [改善あり] → 経過観察
    │
    ↓
┌────────────────────────────────────────────────┐
│ 鼓膜切開＋AMPC 高用量5日間投与あるいは          │
│ 鼓膜切開＋CVA/AMPC（1：14製剤）5日間投与，       │
│ あるいはABPC 150mg/kg/day 分3 点滴，あるいは     │
│ CTRX 60mg/kg/day 分2（未熟児，新生児は50mg/kg/   │
│ day以下）で点滴3日間                            │
└────────────────────────────────────────────────┘
```

注：軽症例に同じ

図3 急性中耳炎中等症症例の治療アルゴリズム

```
┌──────────────────────┐    付記＊耳痛，発熱（38.5℃以上）
│ ①AMPC 高用量         │        → acetaminophen 10mg/kg（頓用）
│ ②CVA/AMPC（1：14製剤）│    ＊鼻所見あり→ 鼻処理
│ ③CDTR-PI 高用量      │    ＊上咽頭（鼻咽腔）あるいは耳漏の細菌検査
│ ①～③のいずれか5日間投与│
│ と鼓膜切開            │
└──────────────────────┘
        │
   ┌────┴────┐
[5日後に改善なし] [5日後に改善あり] → 経過観察
        │
        ↓
┌──────────────────────────────────┐
│ AMPC，CVA/AMPC（1：14製剤），CDTR-PI│
│ のいずれかで感受性を考慮し，薬剤を変更し│
│ て5日間高用量投与と鼓膜再切開      │
└──────────────────────────────────┘
    │              │
[改善なし]      [改善あり] → 経過観察
    │
    ↓
┌────────────────────────────────────────────────┐
│ ABPC 150mg/kg/day 分3 点滴 3日間，あるいは       │
│ CTRX 60mg/kg/day 分2（未熟児，新生児は 50mg/kg/day以下）で点滴3日間│
└────────────────────────────────────────────────┘
```

注：軽症例に同じ

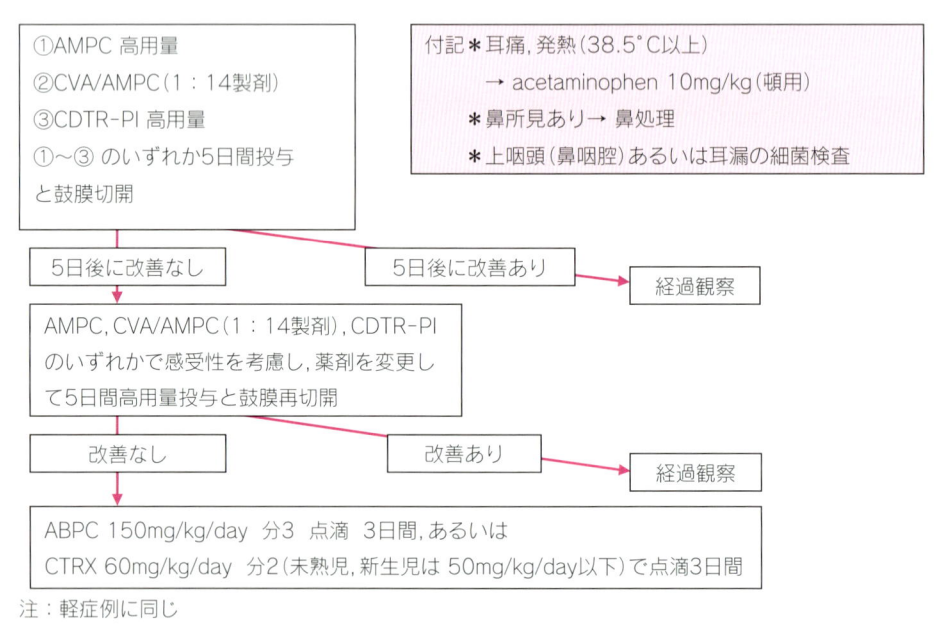

図4 急性中耳炎重症例の治療アルゴリズム

投与と鼓膜切開が推奨されており，改善がなければ最終的には ABPC や CTRX の点滴静注が推奨されている（図4）。

● 滲出性中耳炎

疫　学
急性中耳炎と同様に小児，とくに幼少児に多いが，耳痛や耳漏などのはっきりした症状がないため，実際の患者数は医療機関への受診者数よりかなり多いと考えられる。疫学的報告では，とくに託児所などの幼少児では半数近くが罹患しているともいわれる[8]。

病因と病態
以前は一次的成因として耳管の閉塞が考えられていたが（補空水腫説），近年 PCR などでの中耳貯留液の精査で急性中耳炎の起炎菌と同様の菌が検出され，一次的病因は急性中耳炎と同様に感染であることがわかってきた。急性中耳炎との差は細菌数，感染の強さともいえ，病態としては小児の慢性化した中耳炎といえる。実際に急性中耳炎後に引き続いて生じる場合も少なくない。また多くの場合，副鼻腔炎やアデノイド肥大などの上気道の感染・炎症巣が背景にあり，それが中耳の感染源にも，また粘膜の腫脹などを介して耳管機能不全の原因にもなり，滲出性中耳炎の病因，病態に深く関連している。

診　断
次の3つの検査が診断にもっともよく使われる検査である。

1）耳鏡（耳内視鏡）検査による鼓膜視診
滲出性中耳炎では急性中耳炎のような鼓膜の発赤や耳漏などの明確な所見に乏しいため，肉眼では診断に至る詳細な鼓膜所見を得るのは難しい。陥凹や，色調としては軽度の発赤を反映する暗赤色や中耳貯留液の色を反映する黄褐色などの微妙な所見が多くみられ，時に滲出液の線が鼓膜を通して見えることもある。

2）聴力検査
中耳に液が貯留するために伝音難聴が生じるが，一般にその程度は，軽度からせいぜい中等度にとどまる（平均約 30dB）。したがって高度難聴がみられる場合には，滲出性中耳炎があっても，むしろ他の疾患の合併を考えなければならない。

3）ティンパノグラム
簡単にいえば鼓膜の可動性を示す検査であるが，滲出性中耳炎では中耳貯留液による鼓膜の可動性の低下を反映する B 型，あるいは中耳の高度陰圧を反映する C2 型を呈することが多い。

診断は病歴，上記の視診，検査を総合して行うが，難しい場合も少なくなく，耳鼻咽喉科医でも時に見落としや誤診がある。おそらくそのもっとも多いケースは，鼓膜がよく見えないこと，聴力検査のとくに骨導聴力測定が正確にできないこと，患児が泣いてティンパノグラムが検査できないこと，などが重なる場合である。やはりもっとも信頼すべきは鼓膜所見で，これを正確にとれるように訓練することが誤診を少なくする最良の方法といえる。

治 療

前述のように滲出性中耳炎は耳痛などの苦痛の症状に乏しく，難聴も一般に軽度で，また免疫能などの発達とともに自然治癒も多くみられるため（6～7歳），場合により観察も治療のひとつの選択肢となる。

幼少児（3歳以下）では診療は難しいが，この時期の滲出性中耳炎はしばしば反復性中耳炎を引き起こして患児を悩ませ，また中耳の換気・調圧の重要な役割を果たす乳突蜂巣の発育に影響するため，積極的に治療することが望ましい。小児期（4～9歳）に発症したものは，比較的予後がよいものが多く，観察も選択肢となる。年長児期（10歳以上）のものは明らかに難治性であり，遷延する原因を究明するとともに積極的に治療することが重要である[9]。

1）抗菌薬

一般に急性中耳炎から移行して間もない時期のものなど，一部には有効であるが，あまり大きな期待はできず，効果も一過性のことが多い。抗菌薬の選択としては，急性中耳炎と同様にAMPC，AMPC/CVA，CDTR-PIなどとなる。ただし，年長児の滲出性中耳炎ではマクロライド系抗菌薬の少量長期投与（3カ月程度）が奏効することがしばしばある[10]。

2）粘液融解剤

これも大きな期待はできないが，滲出性中耳炎に有効とのエビデンスはあり[11]，初回治療として2～3週間試みる価値はある。

3）鼓膜チューブ留置術

滲出性中耳炎に対してもっとも信頼性があり，かつ第一選択となる治療法であるが，外科治療なので，両側難聴（＞25～30dB），後遺症をきたす可能性がある異常な鼓膜所見，など適応を守って行うことが重要である。

4）アデノイド切除術

滲出性中耳炎に対しての有効性のエビデンスは十分にあるが[12]～[14]，全身麻酔を要する手術であることや，鼓膜チューブ留置よりも手術侵襲が大きいため，チューブ治療で再発したものでアデノイド肥大があるものなどがこの手術の適応となる。

● 慢性中耳炎

疫 学

成人にむしろ多いが，小児にも時にみられる。

病因と病態

慢性中耳炎の病因・病態は幼少児期の急性，滲出性，あるいはそれらが反復する反復性中耳炎の後遺症といえるもので，生まれつき鼓膜が菲薄であったり，幼少児期に感染，耳漏が持続あるいは反復した結果，鼓膜穿孔が自然閉鎖せずに残存した状態である。そのため，本来，中耳炎を卒業する年長児，成人になっても鼓膜穿孔から新たに経外耳道的に感染を繰り返す。

起炎菌は，小児では急性中耳炎と同じ起炎菌が検出されることもあるが，黄色ブドウ球菌，緑膿菌がおもで，真菌も増加しつつある。急性中耳炎の起炎菌と同様にこれらにも薬剤耐性菌が増加しつつあり，近年はMRSAや多剤耐性緑膿菌による難治性のものが問題となっている。

診 断

鼓膜所見がすべてで，その所見を一言でいうと鼓膜穿孔である。小児では活動性感染により耳漏がみられることもしばしばある。

治 療

保存的治療では根治できず，観血的治療，すなわち手術（鼓室形成術）が必要である。鼓室形成術により慢性中耳炎の治癒とともに，鼓膜穿孔閉鎖や耳小骨病変の修復などにより聴力の改善が望める。しかし聴覚機能の再建は形成手術であり，活動性感染がある場合にはその成功率は低くなる。そのため，術前にできるだけ抗菌薬の全身あるいは局所投与などの保存治療で感染をコントロールすることが一般に行われる。手術時期については論議のあるところであるが，できれば中耳炎罹患率が低下する年長児期まで待つのが得策である。

● 真珠腫性中耳炎

疫 学

慢性中耳炎と同様に成人のほうが多いが，小児にも時にみられる。

病因と病態

真珠腫には一部先天性のものもあるが（類上皮嚢胞），多くは幼少児期の中耳炎による鼓膜の陥凹から生じる後天的なものである。

重要なことは骨を破壊しながら深部へ進展し，耳小骨融解による伝音難聴に始まり，内耳炎による感音難聴，めまい，平衡障害，さらに顔面神経麻痺，ついには髄膜炎，脳膿瘍などの頭蓋内合併症にまで発展するものがあり，慢性とはいえ，もっとも危険な中耳炎である。とくに小児の場合には進行が速く，手術後の再発も多い。

診 断

やはり鼓膜所見が最重要で，鼓膜の弛緩部，後上部などに陥凹，落屑物や痂皮を認めることが特徴的であるが，小児では感染の所見がより顕著で，耳漏やポリープが外耳道に充満していることもある。

画像では単純X線はほとんど無用で，CT（高分解能CT）が不可欠である。初期には上鼓室周囲の骨吸収像，進行すると広範な骨破壊像がみられ，内耳，顔面神経管などへの瘻孔，中・後頭蓋窩硬膜の露出がみられることもしばしばある。

治 療

手術（鼓室形成術）しか根治手段はなく，しかも進行性のため，通常は慢性中耳炎のように年長児期まで待てない。手術後の遺残性再発も多く，6カ月程度期間をあけて再点検する段階手術が多く行われる。

謝　辞：本研究の一部は平成18～19年度科学研究費補助金（基盤研究（C），課題番号18591873）により行われた。

■文　献

1) Teele, D.W., Klein, J.O. and Rosner, B. : The Greater Boston Otitis Media Study Group. Epidemiology of otitis media during the first seven years of life in children in Greater Boston : A prospective cohort study. J. Infect. Dis., 160 : 83‒94, 1989.
2) Faden, H., Duffy, L. and Boeve, M. : Otitis media : Back to basics. Pediatr. Infect. Dis. J., 17 : 1105‒1113, 1998.
3) 鈴木賢二：小児耳鼻咽喉科領域主要感染症における薬剤耐性菌検出の現状．小児耳鼻咽喉科, 21：26‒31, 2000.
4) 西村忠郎, 鈴木賢二, 小田恂, 他：第3回耳鼻咽喉科領域感染症臨床分離菌全国サーベイランス結果報告．日耳鼻感染症研会誌, 22：12‒23, 2004.
5) 小児急性中耳炎診療ガイドライン．Otol. Jpn., 16（Suppl.）：1‒34, 2006.
6) 小児急性中耳炎診療ガイドライン．日小耳鼻咽喉会誌, 27：71‒107, 2006.
7) 小児急性中耳炎診療ガイドライン, 2006年版, 金原出版, 東京, 2006.
8) Elbrønd, O. and Birch, L. : Prospective epidemiological investigation of secretory otitis media in children attending day‒care conters. In Acute and Secretory Otitis Media. ed. by Sade, J., Kugler Publications, Amsterdam, 1986, pp.147‒149.
9) 髙橋晴雄：小児滲出性中耳炎の年齢と治療方針．耳鼻咽喉科臨床, 97：469‒477, 2004.
10) 藤田明彦, 倉田響介, 高北晋一, 他：難治性滲出性中耳炎に対するCAM少量長期投与の効果．耳鼻咽喉科臨床, 87：1287‒1291, 1994.
11) 熊沢忠躬, 牛呂公一, 海野徳二, 他：滲出性中耳炎に対するS‒CMCシロップの臨床効果；二重盲検法によるPlaceboとの比較試験．耳鼻咽喉科展望, 30：719‒735, 1987.
12) Paradise, J.L., Bluestone, C.D., Rogers, K.D., et al. : Efficacy of adenoidectomy for recurrent otitis media in children previously treated with tympanostomy tube placement. JAMA, 263 : 2066‒2073, 1990.
13) Maw, A.R. : Chronic otitis media with effusion (glue ear) and adenotonsillectomy : Prospective randomized controlled study. Br. Med. J., 287 : 1586‒1588, 1983.
14) Gates, G.A., Avery, C.S., Prihoda, T.J., et al. : Effectiveness of adenoidectomy and tympanostomy tube in the treatment of chronic otitis media with effusion. N. Engl. J. Med., 317 : 1444‒1451, 1987.

〔髙橋　晴雄〕

心理・社会的問題 III

神経性食欲不振症

> **ケアに対するポイント**
> ・予防・早期発見・治療
> ・親子と治療者の信頼関係
> ・病気の説明と安静と栄養摂取
> ・甘えなおしによる自己肯定感の獲得
> ・長期フォローと再発予防

　神経性食欲不振症（別名：思春期やせ症，anorexia nervosa；AN）は現代の日本で小児に増加し，小児の common disease のひとつとされる。AN は摂食障害のひとつである。摂食障害は日々のストレスやつらさをあるがまま悩み，本音を訴え解決していく代わりに，食をめぐるこだわりに置きかえる心身症である。AN は発見が遅れ，病状が進行すると，広汎な臓器機能不全と思春期の発育障害を引き起こし，難治性で死亡率の高い予後不良の疾患となる。治療には膨大な時間とマンパワーを要する。専門家の少ない日本では，予防と早期発見・早期治療が現存するもっとも有効な治療である。AN はライフサイクルにわたる QOL の低下を招くうえ，不妊症や育児障害により次世代に悪影響を及ぼすリスクが高い。学校と病院の連携による予防・早期発見・治療を中心とした包括的診療システムが有効である（図1）。

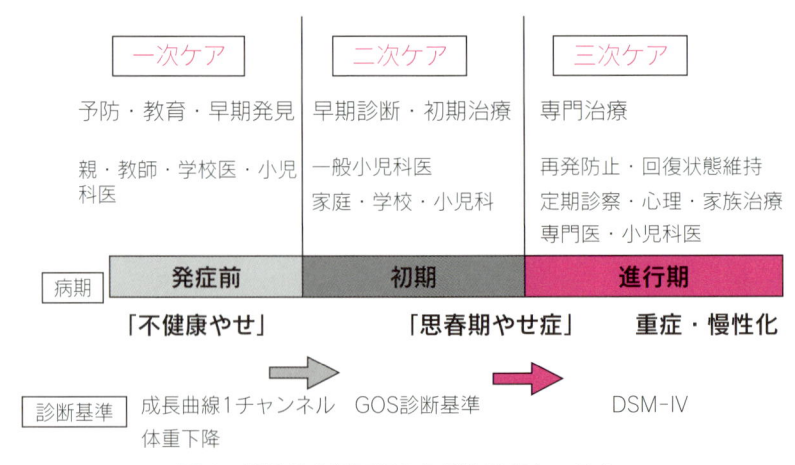

	一次ケア	二次ケア	三次ケア
	予防・教育・早期発見	早期診断・初期治療	専門治療
	親・教師・学校医・小児科医	一般小児科医 家庭・学校・小児科	再発防止・回復状態維持 定期診察・心理・家族治療 専門医・小児科医
病期	発症前	初期	進行期
	「不健康やせ」	「思春期やせ症」	重症・慢性化
診断基準	成長曲線1チャンネル 体重下降	GOS診断基準	DSM-IV

図1 神経性食欲不振症包括的診療システム

● 原　因

　発症には，思春期の二次性徴に伴う社会心理生理的なストレス，敏感な資質，幼児期からの愛着障害や自我形成不全，家族葛藤，転校，病気，離死別などの出来事など多様な要因が複雑に絡み合っている。現代日本の商業主義，競争主義や家族機能不全のもたらした社会病でもある。

　発育期の不自然なやせにより栄養の断たれた身体は，飢餓状態に陥り，代謝機能は同化作用から異化作用に転じる。生きるために体は貯蔵脂肪を燃やし筋肉を破壊し，エネルギーを生み出す。脳の食欲中枢と周辺の自律神経中枢，情動中枢は，飢餓に瀕し，多様な防御反応を動因しつつ機能不全に陥る。生体の概日リズムは乱れ，心身の発育は止まり，脳および他の諸臓器は萎縮する。平常の感情と思考は失われ，精神病様の強迫的，妄想的な肥満恐怖と食のこだわりに陥り，生命の危険が察知できぬまま，自力の回復は困難となる。

　やせていく子どもを，親や教師が見逃し治療が遅れるのは"ダイエット・ハイ"とよばれる状態による。飢餓に反応して脳にコルチコトロピン・リリーシングホルモン（CRH）が分泌し，脳内麻薬（ベータ-エンドルフィンなど）が生産される。子どもはこの爽快気分にのめりこみ，やせに拍車がかかる。やがて胃袋は縮み，循環不全が進み死のリスクは高まる。

　発症の背景には，幼児期から緊張して生きてきた生活史が認められる[1)2)]。仮に飢餓状態から抜け出しても，親に本音を出せる関係を育みなおさないと，その後再発しやすい。周産期うつ病や育児障害を呈して次世代の育児に影響しやすい。

● 発生頻度

　学校現場における成長曲線を用いた全国頻度調査（2002，2005年）によると，女子の高校3年時のANの推定累積発症率は1.03～2.03％，また，不健康やせは13.2～16.5％である（n＝2390）。過半数以上が養護教諭の勧めにもかかわらず受診を拒否し，ANと推定される生徒の1/4～1/3しか医師の診察を受けていない。

● 精神病理

　十代のANは全般的な脳機能不全と成長障害を引き起こす。薬物依存，自傷行為とならぶ自己破壊の精神病理をもつ。栄養障害は脳のエンジンにあたる間脳下垂体機能不全を生じ，感情障害，強迫障害，二次性徴の遅れなどをもたらす[3)～5)]。また，体重減少は骨代謝を阻害し，10～14歳の骨密度最大獲得期の「window period」に，摂取不足によるカルシウム吸収不全から，骨粗鬆症につながる骨形成不全を引き起こす。一方，脱水，電解質異常による徐脈や不整脈，低血糖による意識障害などは生命危機に直結する。ANは死亡率が5.9％と報告されるが，病気が1年長引くごとに死亡率は高まり，15～25歳の一般女性の12倍の死亡率となる[6)]。

表1 ガイドライン1
学校健診における神経性食欲不振症早期発見法

① 標準体重の−15％以下のやせ傾向を呈する生徒
　↓　該当者の成長曲線を作成
② 成長曲線上体重が1チャンネル以上下降シフト
　↓　該当者を保健室へ呼び出す
③ 徐脈（60/min未満）を合併する生徒
　↓　思春期やせ症の疑い
④ 医療機関へ紹介し精密検査を実施

● 診　察

学校での予防と早期発見：成長曲線と脈を用いたスクリーニング法（表1）

学校で成長曲線による体重増加の減少と徐脈からANを早期発見する。成長曲線上の体重データが1区分帯以上横切る生徒は，成長発達に有害なやせを示すANの「ハイリスク児」と定義する（図2）。

1）成長曲線

まず肥満度−15％以下の生徒を抽出し，成長曲線（身長・体重）を作成する。体重の成長曲線で1チャンネルの下降シフトを示す生徒を「ハイリスク児」とする。

2）脈の測定

昼間の横臥位の脈が60未満を示すときに徐脈とする。徐脈は少ないカロリーで生きのびるために「動くな」という体の警告であり，生体の防衛反応としての自律神経の副交感神経の優位な状態である。

表1の方法で学校でANを疑い病院に紹介する。その際，親子には，あくまでも身体疾患の有無の診察を勧めるにとどめ，理解ある小児科医にあらかじめ連絡しておく。

小児科における早期発見診断（表2）

学校から紹介された生徒に対し，小児科医は表2の早期発見ガイドラインに沿って，問診，診察，鑑別診断を行う。身体疾患が否定された後，必要なカロリーを摂らないで体重が横ばいか減少のまま，食物や容姿に強くこだわる特徴をもつ子どもはANと診断できる。

● 検　査

血液検査では，白血球減少，ALP低値，電解質異常，IGF-I低値，T_3，TSH，free-T_3低値，E_2低値。胸部X線上，心肺係数が低下する。MRI上，脳萎縮，エコーにて卵巣子宮発育不全，骨密度低下，骨粗鬆症などが認められる。飢餓状態による全身臓器の機能不全（循環不

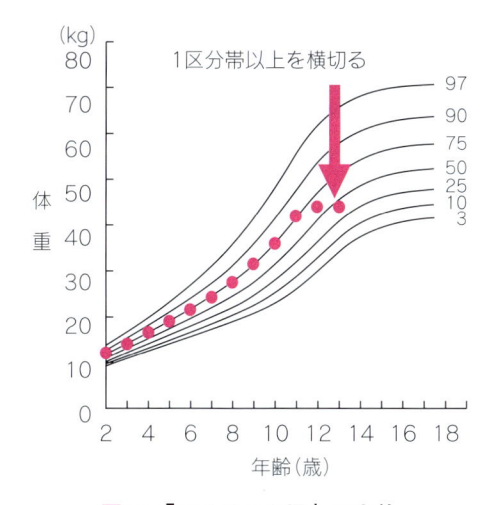

図2 「ハイリスク児」の定義
体重の成長曲線上のチャンネル低下≧1チャンネル

表2 ガイドライン2
小児科における神経性食欲不振症の予防と早期発見

【予防と早期発見のポイント】
1) 身長・体重の測定　　　　　　　肥満度　−15％未満
2) 成長曲線（身長・体重）の作成　　体重の低下　1チャンネル以上
3) 脈拍数の測定　　　　　　　　　脈拍　60/min 未満
　上記で1つ以上（＋）のとき，思春期やせ症を念頭においた疾患の鑑別を行う
【全身状態の評価】
低血圧，低体温，皮膚の乾燥・黄色化・産毛密生・脱毛・「床ずれ」，唾液腺の腫脹・圧痛，便秘，浮腫，無月経，記憶力・集中力の低下
【他疾患の鑑別】
脳腫瘍他の悪性腫瘍，口腔消化器疾患（炎症性腸疾患を含む）・感染症・薬物・その他の全身性疾患（糖尿病・甲状腺機能亢進症など）

全，甲状腺機能低下症，間脳下垂体機能不全，卵巣子宮発育不全，造血機能不全など）の現れである。24時間ホルター心電図では昼間に交感神経，夜には副交感神経が活発となる昼夜のリズムが消えて，全日，副交感神経優位となる。

●観察のポイント

　成長期の子どもが食べないのは変だ，と気づく常識が大切である。子どもが急激にやせながら，平然と明るく振舞う場合にはダイエット・ハイが疑われる。成長曲線に記入された体重と脈拍をみていく。

Ⅲ　心理・社会的問題

● 診　断

早期確定診断には成長曲線と脈に加え，GOS 診断基準を用いる．成人用の DSM 診断基準に該当する場合は晩期病型と診断される．

GOS 診断基準
15 歳未満は以下の 1）〜3）を満たせば AN の診断とする．
1）頑固な拒食，減食
2）思春期の発育スパート期に身体疾患・精神疾患がなく体重増加の停滞・体重減少がある．
3）以下の症状が 2 つ以上
　　① 体重へのこだわり，② カロリー摂取へのこだわり，③ 歪んだ身体像，④ 肥満恐怖，
　　⑤ 自己誘発嘔吐，⑥ 過度の運動，⑦ 下剤の乱用．

DSM 診断基準
1）身体疾患がないのに体重が −15％
2）正常体重の維持と回復に抵抗する
3）やせ願望，肥満恐怖
4）無月経 3 カ月以上

進行した病型診断には成人と同じ DSM −Ⅳの診断基準を適用する．診断基準に当てはまれば進行した，あるいは慢性化した神経性食欲不振症であり，もはや難治性であるので精神科医，小児精神科医に紹介するか連携すべきである．

● 疾患の種類

AN には摂食量を減らす制限型，過食，嘔吐，下剤，利尿薬使用を伴う過食型，排泄型，あるいは AN の特徴があいまいな非定型 AN などがあり，小児の病像は多様で幅広く，経過とともに変化もする．

● 治　療

小児科における初期治療（表 3）
小児科では初期治療として，まず身体機能の回復をめざし，1）病気の説明，2）安静臥床，3）栄養摂取に取り組む．

1）病気の丁寧な説明
患者に AN であることの認識を与え，体を壊していることに気づかせることが，治療の第一歩である．子どもの目の前で成長曲線をつけ，成長期の体重曲線の下降は，重症疾患か身体破壊であることを説明する．爪床が白い，爪を指で圧迫して放した後の血液のもどりが遅い，皮膚の黄染，月経不順や無月経などを確認する．これらは低栄養による異化作用の徴候であり，また循環不全，内分泌機能不全を意味する．子どもの主体的な治療への参加が重要である．

表3 ガイドライン3
小児科における神経性食欲不振症の初期治療

1) 病気の説明
  ・やせの結果生じた身体の異常を一つひとつ丁寧に教える
  ・「体の治療」の必要性をわかりやすく伝える
  ・脈拍数の定期的なチェックを保護者にしてもらう
2) 安静臥床（運動制限）
  ・臥位，食後1～2時間の絶対安静，睡眠の確保
  ・食事の介助，清拭なども保護者にしてもらう
  ・軽症でも体育は禁止
3) 栄養摂取
  ・1日3回決まった時刻に摂取，残さず決められた量を完食
  ・足りないエネルギーを経腸栄養剤で（クスリとして）摂取

2) 安静臥床（運動制限）

脈を測り，昼間の寝た状態の脈が60未満の徐脈は，生きのびるために「動くな」と体が警告していることを伝える。じっとすることの大切さが理解できるよう親も真剣に寄り添う。

3) 栄養摂取

毎日決まった時刻に残さず決められた量を完食し，足りないエネルギーを経腸栄養剤でクスリとして摂取する。飢餓状態から離脱する途上で，脳内麻薬の分泌が減り，脱毛，だるさ，不安，不機嫌などの不快な症状が出現する。急激な栄養補給による低リン血症などの再栄養症候群の危険を説明し，身体とよく相談しながら慎重に栄養摂取を進める。

● 回復過程

初期治療が軌道にのるとバイタルサインが改善し，代謝機能が正常化し，顔色や機嫌がよくなり体重も回復する。子どもを「心の未熟児」とみなし，スキンシップを図りながら心をこめたケアを重ねる。1週間に0.5～1.0kgの体重回復が安全なペースである。飢餓から回復してくると，食後に眠くなり，夜間の脈が55以上になる。血液の代謝機能データが健康な若者の正常下限に回復してから，徐々に活動を増やしていく。

回復につれ喜怒哀楽の感情もよみがえり，飢餓時の強迫的症状や精神病様症状がうすらぎ消えていく。朗らかになる子もいる反面，抑うつ，不安，怒りや焦りが湧き，万引き，盗み，過食嘔吐，捨食，衝動行動も生じやすい。回復期に食物を捨て，嘘をついてごまかすのは付きものであり，見逃さず，そのつど話し合う。ANは再発のたびに治りにくくなるので，初期治療が成功するよう治療者と親が一枚岩でしっかり子どもを受け止める。

見た目に元気でも体力の回復には時間がかかる。時期尚早の学校復帰は再発や慢性化につながる。学校の協力を得て受け入れ態勢をつくり，慎重にスモールステップで無理のないペースで復帰させる。

心身の発育期ゆえ，一刻も早く異常なやせ状態から脱出し，健康な心身の発達に戻すことが目標である。それには親子と治療者との信頼関係が必須である。身体的治療，心理的治療，家

族治療，学校による支援体制の4つを調和的に進める。身体機能が正常化し，体重が本来の約8割位まで回復すると，健康な情緒反応がよみがえり心理治療も実りやすい。

● 心理治療と家族支援

ANの治癒には，身体機能の回復を基盤に，長期的に自己肯定感の再獲得を課題として取り組む必要がある。ありのままの自分を受け入れる自己肯定感が治癒につながる。母親にしっかり抱きとめてもらい甘えなおすことのできる子ほど心身の治癒に至る率が高い。それには娘を丸ごと包めるように母親を支えていく父親の役割が要となる。患者が自分のペースで心身の回復に専念できるよう学校の協力を得て家族を支える。ANは難治性であるが，粘り強く，本人と家族を支え，体重の回復と維持，排卵性生理の確立と指標を積み重ね，3～5年は少なくともフォローを続ける。

■ 文　献

1) Bruch, H.：Eating Disorders：Obesity. Anorexia Nervosa and the Person Within Basic Books, New York, 1973.
2) Pallazolli, M.S.：Self‐Starvation. Jason Aronson, New York, 1974.
3) 福岡秀興：危険がいっぱい思春期ダイエット，芳賀書店，東京，2001.
4) 渡辺久子，徳村光昭・編：思春期やせ症の診断と治療ガイド，文光堂，東京，2005.
5) Lask, B. B. and Bryant‐Waught, R.：Anrexia Nervosa and Related Eating Disorders in Childhood and Adolescence. 3rd edition, Psychology Press, Sussex, 2007.
6) 渡辺久子，徳村光昭・編：思春期やせ症；小児診療にかかわる人のためのガイドライン，文光堂，東京，2008.
7) 渡辺久子・編：心身症クリニック；症例から学ぶ子どものこころ，南山堂，東京，2003.
8) 厚生労働科学研究（子ども家庭総合研究事業）思春期やせ症と思春期の不健康やせの実態把握および対策に関する研究班：思春期やせ症の予防と早期診断，2006（フランス語版2006，英語版2007）．
　（いずれも　請求先：慶應義塾大学医学部小児科　FAX：03-4477-5288）
9) 井ノ口美香子：成長曲線評価による小児期発症神経性食欲不振症のハイリスク児の抽出の意義．日小児会誌，111：451-453, 2007.

〔渡辺　久子〕

不登校

ケアに対するポイント
- 登校することよりも，まず安心できる居場所の確保を目標にする。
- 症状を軽減する工夫と，本人が不安なことへの現実的な対処を考える。
- 自ら動こうとすることには焦らせずに忍耐強く見守り，困難には温かく手をさしのべる。

● 不登校とは

　文部科学省の採用している定義は，「なんらかの心理的，情緒的，身体的あるいは社会的要因・背景により，登校しないあるいはしたくてもできない状況にあるため年間30日以上欠席した者のうち，病気や経済的な理由による者を除いたもの」である。医療が担う不登校児童・生徒に対するアプローチは，学校医やスクールカウンセラーといった学校保健を担う役職によるものと，医療機関を受診する不登校児童・生徒への対応に分けられる。本項では，後者のうち一般小児科での不登校児童・生徒の診療について述べる。

　小児科を受診するケースとしては，上記の不登校の定義を満たしていない，断続的な欠席や登校しぶりといった不登校前段階にある者が多い。主訴としては，頭痛・腹痛・嘔気・下痢・食欲不振・倦怠感・疲労感・微熱などの不定愁訴や，気管支喘息などの慢性疾患の増悪，睡眠・覚醒リズムの障害によって登校が困難になることなどである。診察・検査による身体疾患の診断や，投薬による身体症状の改善がおもな受診動機である。

● 疫　学

　文部科学省の統計[1]によると，平成18年度の小・中学校の不登校児童・生徒数は，1.18%（85人に1人）にのぼり，小・中学を通して学年が上がるごとに増加し，中学3年がもっとも多い。中学1年では新規に不登校となる生徒がもっとも多い。前年度から不登校が継続している者は少なくとも37%である。平成17年度まで不登校児童・生徒の総数は漸減していたが，平成18年度は再び増加に転じた。

　高校生の不登校は，高校が義務教育ではなく，中学年代の不登校生徒すべての受け皿となっているわけではないので，必ずしも学校における調査が全体像を反映しているとはいえないが，全国の国公私立高等学校における不登校の割合は1.65%である。高校1年の不登校生徒の

Ⅲ 心理・社会的問題

うち，中学生時に長期欠席があったと高等学校で把握しているものは28.2%である。

小児科で診療機会の多い不登校前段階にあると思われる児童・生徒の母数は，これらよりも多くなると考えられる。

● 病　態

不登校はそもそも疾患概念ではなく現象をさす概念であり，身体的，心理・社会的要因（学校の状況，家庭の状況，本人の精神発達的問題など）が複合的に関与して成立する[2]。診断のつかない不登校もあり得るが，ほとんどの例で，以下にあげるなんらかの診断がつくものと思われる。

小児科を受診する不登校児童・生徒の診断として，身体的要素と心理的要素の比重から分類すると以下のようになる。

・（不登校の定義からははずれるが）身体疾患が原因として発見されるもの
・心理・社会的要因が関与する身体疾患（気管支喘息，起立性調節障害，過敏性腸症候群，反復性腹痛，慢性頭痛など狭義の心身症）
・身体症状を主訴とし精神科的診断がつくもの（広義の心身症は，この一部を含む概念）
・精神疾患によって身体的な問題をもたらす場合（食欲不振による栄養障害，自傷など）
・詐病，虚偽性障害

また，不登校児童・生徒にみられる精神科的診断としては，
・適応障害
・外傷後ストレス障害
・不安障害（社会不安障害，全般性不安障害，分離不安障害，パニック障害）
・身体表現性障害（身体化障害，転換性障害，疼痛性障害，心気症など）
・気分障害（うつ病性障害，双極性障害）
・強迫性障害
・統合失調症

が，あげられる。

小児科領域では身体的症状を主訴として受診し，器質的問題がないことより"心身症"という診断となることが多い。ここで言う"心身症"は，さまざまな使われ方をしていると思われるが，心身症とは，「身体疾患のうち，その発症と経過に心理・社会的因子が密接に関与し，器質的ないし機能的障害の認められる病態を呈するもので神経症やうつ病など，他の精神疾患は除外する」と日本心身医学会は定義している。小児科では，神経症的な病態を背景にもつものも心身症ととらえる傾向にあるので，日本心身医学会の定義を＜狭義の＞，後者を＜広義の＞，と区別しておく。また，心身症と身体表現性障害はオーバーラップする概念と思われるが，いずれの診断名を使用するかはアプローチの違いにより使い分けてよいだろう。

背景としての発達障害の有無を検討することは重要で，学習障害（learning disorder；LD），注意欠陥/多動性障害（attention deficit/hyperactivity disorder；AD/HD），広汎性発達障害（pervasive developmental disorder；PDD），精神遅滞などが診断されないまま，学習の困難や対人関係の不適応，二次障害により不登校となっているケースが経験される。とくに，障害が見過ごされているが，療育的なかかわりで不適応が改善されるケースもあり，適切なサポート環境を得るためには診断が望ましい。

その他，いじめ問題などで学校での居場所を失っている場合は，環境調整を求める必要がある。虐待や家庭内暴力といった家庭環境における問題が背景にある場合は，児童相談所に通告すべきことにも留意する。

● 診　断

身体疾患の除外と心身症の診断

身体症状に対しては丁寧に問診し，症状に応じた診察を大切に行う。検査が必要となることもある。血液，尿，頭部画像（CT か MRI），脳波，起立試験などが行われることが多い[3]が，心身症と考えられる場合は，身体疾患の鑑別は最小限の検査で行うように心がけ，過剰・不必要な検査を繰り返すことは慎みたい。治療者自身の「器質的疾患を見落としていないかという不安」や「自分の診療能力に疑問をもたれる不安」への対処行動として検査に頼ってしまいがちであるが，疾患への不安を煽り，過剰な検査・症状の遷延の原因ともなる。検査で異常が見つかる可能性が低いと判断されること，治療方針の変わる可能性が低いことを毅然と示すことが安心につながることもある。

身体疾患の除外と同時に，以下の所見などを参考として，心身症であるかどうかを診断する。心身症を疑わせる所見として，以下の7項目のうち5項目以上を満たす場合とされる[4]（感度 76.5％，偽陽性率 27.4％）。

・心理的ストレスが改善されると身体症状が改善される
・学校を休むと症状が軽減する
・身体症状が再発・再燃を繰り返す
・気にかかっていることを言われたりすると症状が増悪する
・1日のうちで身体症状の程度が変化する
・身体的訴えが2つ以上にわたる
・日によって身体症状が次から次へと変化する

精神障害の診断

一般小児科の診療のなかでは，身体症状がある場合には身体からのアプローチを行い，支持的な支援や環境調整を行うことが中心となるであろう。重篤な不安障害や気分障害，および統合失調症などの精神病様症状があるときには，専門診療科に紹介して，薬物療法や心理療法を併用するほうが治療効果のあがる可能性がある。

精神疾患の除外診断には，各疾患の診断基準や，各種の問診票・調査票（例として梶原らの作成した「不登校診断のアルゴリズム」[4]）を参考にする。しかし，各項目を機械的に聴取するのではなく，子どもや家族に自由に話をしてもらうことを優先させるほうがよい。また，切迫している状況と感じられる際には，希死念慮に関する質問などは躊躇しすぎずに聞くほうがよい。この質問に対する不安は子どもの側ではなく，医療者の側にある。明らかな幻覚，妄想，興奮などの陽性症状があるときも，冷静にその状況をつかむ必要がある。子どもの時期には，統合失調症の症状以外にも，解離症状としての幻覚や，発達障害の子どもの認知の問題に基づく妄想的こだわりもある。専門家の判断が必要と考えられるときには躊躇せず相談すべきである。逆に，陰性症状が主体のときには切迫感が乏しいため，専門家への相談が遅れがちになる。

Ⅲ 心理・社会的問題

専門機関に紹介するきっかけとなる具体的な状況の例として，家や自室の外に出ることがほとんどない，身なりや清潔に極端に無頓着になる，過剰なこだわりがある，非現実的な強い不安がある，突然の暴力行為の反復，強い疲労感，食欲が著明に落ちる，口をきかなくなる，理由なくメソメソする，イライラしている，希死念慮があるなどの日常生活での所見や，診察時の会話で反応に違和感がある（反応潜時が長い，内容が乏しい，内容の了解が困難，極端にまとまりがない話，などの）場合，家庭内暴力・家庭環境の問題・学校における重大な問題がある場合は，専門機関での診察・相談を勧めたい。

発達障害の有無の判断

生育・発達歴の聴取を行う。対人関係のトラブル，成績など学習に関する困難をチェックし，問題があるときには専門機関，教育相談機関につなげる。

心理・社会的状況の評価

家庭および学校での日常生活の基本的事項（生活リズム，食事，活動など）から尋ねていく。家庭や学校で困っていることや，生活環境の変化などがないか尋ねるのもよい。いじめなどに関しては，初診時には話せなくても徐々に打ち明けることもある。また，その他のトラウマ症状（悪夢，睡眠障害など）にも注意する。自分自身がいじめられていなくても，目撃したことで発熱などの強い身体症状が出現することもある。

● 治　療

症状への対応

身体化症状に対しては，暖める，さするなど物理的な対応を主として，不必要な投薬は避けるべきである。一方，過敏性大腸炎や喘息などの狭義の心身症に対しては，それに対応する治療を行う。対症療法が必要と判断したときには，一般小児科で使い慣れた鎮痛薬，整腸薬などを適宜使用する。しかし，効果が十分でないからとむやみに増量していくことは望ましくない。また，精神科的薬物を安易に使用することは，思わぬ害をもたらす他に，児のSOSサインに蓋をして問題を先送りにしている可能性もあることに注意する。

心理面を含めたコーディネートについて

心理面への対応は，小児科としては，保護者と児の双方に負荷がかかっているという視点をもち，それぞれが少しでも楽になる対応を心がけたい。しかし，一般小児科における診療の枠内では無理せず，できることは拾い上げ，できないことは専門機関につなげるように配慮することがよいと思われる。以下に対応の一例をあげる。

保護者と児に対して，
① 丁寧な診察と必要最低限の検査によって，深刻な疾患がないことを説明し保証することで身体症状に対する不安を軽減する。
② 身体症状のつらさには共感的に応じる（言葉よりも態度・診察が重要）。
③ 心身相関についてわかりやすく言及する（心理的ストレスが身体症状を悪化させ，それがまた生活の質を下げて心理的ストレスとなり，悪循環に陥る）。
④ 不登校を責めず，なんらかの理由があることを告げる。

⑤ 一般小児科での診療の範囲を越える要因・症状がある場合や，特別な問題はなくても違和感が感じられる場合には，専門機関に相談を勧める，あるいは紹介する。治療者の一方的判断ではなく，紹介目的を家族とよく話し合っておくことが望ましい。

保護者に対しては，

⑥ 保護者の努力・心労をねぎらう。
⑦ 身体面・心理面の両方のサポートが必要であることを説明する。
⑧ 小児科で提供できる身体面のサポートについて説明する。
⑨ 地域の教育・社会資源が利用できることを説明する。
⑩ 児への対応の助言（温かい見守り，自信を失いやすいことへの配慮など）。

児に対しては，

⑪ 症状の訴えに対しては傾聴しつつ，それについてどうすればよいと思うか（あるいはどう対応しているか）児のアイデアを尋ねてみる。児の意見を踏まえ，症状に対する現実的な対応（薬物治療や生活指導）を提案し，試みてもよさそうかを尋ね，意欲がありそうなら実行する。
⑫ 結果をフィードバックしてもらいながら診療を継続する。継続した通院というかかわり自体にも治療的な意味合いが含まれるので，来院をねぎらい次回の予約を入れるのも小さなことにみえるが大切にしたい。

　経過観察を行うことは必要である。医療者が症状に対する苦しみの存在を認め，それに対処する姿勢をみせることは，児と家族の情緒的安定につながると期待される。診察や検査結果の説明の際に「どこも悪くありません」という説明や，「心因なので薬はない」といった対応だと，「なにもしてもらえない」という印象を与え，医療者に対する否定的感情を生むことがしばしばみられる。

　保護者が「病気かどうか」の判断を求めて，本人の希望する受診ではないことも多い。「病気」でなく気持ちの問題であるとして本人を責めて登校刺激を強めたり，特定の要因（例えば学校の対応，クラスメイトのかかわり，家族の誰かが悪いなど）に責任があるという結論を導いたり，育て方が悪いと自責したりしても治療的ではない。一方，親子とも「病気があるはずだ」として，心因が関与しているという視点がもてないときもある。その場合も，無理に心因の要素を強調するより，重大な疾患がない保証を与え，対処方法を提供し，心因の要素を受け入れられる「心の安定」のためにも身体の安定をめざす姿勢をみせる。

　相談内容としては，心身を安定させるための現実的な対処方法を検討することに重点をおくのがよいと思われる。心理・社会的因子に関与するテーマがあがってくるとき，安易に原因と決めつけるのではなく，一つひとつ解決していく姿勢を支援する。また，治療者が取り扱えないこと（診療の枠内を越えると思われること）については，適切と思われる人・機関と相談できるように援助する。

● 学校や地域社会資源との連携

　一般小児科で学校などへの交渉の前面に立つことは診療の枠を越えているという考えもある。しかし，医療機関のみで抱えることには限界があり，連携は重要である。また，児と保護者が安心できる場所，活動する場所を得るために，社会資源を利用することは有用である。継

続して診療する一専門家として得られる情報・意見は、児・家族・学校にとって新しい視点となる。ただし、虐待通告などの場合を除いては、学校や地域の社会資源との連携は本人と家族の了解を得ることが原則である。地域の医療のかかわりが不登校児童・生徒の減少に関与したと思われるケースもみられ[5]、継続したかかわりは触媒的に働くと期待したい。利用できる社会資源の例としては、都道府県の教育相談センター、区市町村の教育相談所（室）、児童相談所、大学の教育系・心理系学部の相談窓口、保健所・市町村保健センター、小児心身・児童青年精神の専門診療を行う医療機関、フリースクールなどがある。

● 予 後

小・中学生年代の不登校児童・生徒の長期予後調査では、学校生活や社会人としての社会適応が良好な群は 56～88%、不適応群は 12～44%範囲の数字を示しているという[6]。中学卒業後 5 年にわたって追跡した文部科学省の「不登校経験者の実態調査」[2]で、中学を卒業してすぐ高校へ進学した者は 65.3%、就労した者は 28.3%であった。高校へ進学した者のうち、37.9%は中退していた（中退者のうち転学も就職もしなかった者は 42.2%）。大学へ進学した者は 12.9%であった。20 歳時点での未就学かつ未就労の者の割合は 22.8%であった。

つまり、中学年代までの不登校については、7 割強がなんらかの形で社会適応できていると考えられる。このことは、先行きに大きな不安を感じている不登校児童・生徒とその家族に楽観的な視点をもたらすことで、よい影響を与える情報として利用できるかもしれない。一方、ひきこもりの 90%が不登校経験者であるという[7]。大半の不登校児童・生徒がひきこもりとはならないが、高校生年代の不登校に関する調査は十分でないこともあり、今後のデータの蓄積と研究が待たれる。

■文 献

1) 平成 18 年度「児童生徒の問題行動等生徒指導上の諸問題に関する調査」について．http://www.mext.go.jp/b_menu/houdou/19/11/07110710/001.htm
2) 今後の不登校への対応の在り方について（報告）．http://www.mext.go.jp/b_menu/public/2003/03041134.htm
3) 梶原荘平：身症的愁訴を有する不登校．心身医学，48：229-234, 2008.
4) 梶原荘平，齋藤万比古，樋口重典，他：不登校の心身症的側面を評価するための問診票．日小児会誌，108：45-57, 2004.
5) 伊藤文之：こどもの心の問題；新潟県 T 町における不登校児 63 名についての検討．慈恵医大誌，116：243-251, 2001.
6) 齋藤万比古：不登校の児童・思春期精神医学，金剛出版，東京，2006.
7) 斎藤環：社会的ひきこもり；終わらない思春期，PHP 出版，東京，1998.

■参考資料

・齋藤万比古・編：不登校対応ガイドブック，中山書店，東京，2007.
・宮本信也：不登校；心因を主とする不登校．子どもの心の健康問題ハンドブック，平成 14 年度厚生科学研究費補助金（子ども家庭総合研究事業）小児心身症対策の推進に関する研究班・編，2002，pp.115-119.
・「子どもの心の診療医」テキスト．http://www.mhlw.go.jp/bunya/kodomo/kokoro-shinryoui.html

〔奥山眞紀子／前田 洋佐〕

自閉症

ケアに対するポイント
・ソーシャルスキル
・行動療法
・生活空間の構造化

　自閉症（autism）は，対人関係の障害，言語遅滞ないしはその使用の障害と，特定の物や場所あるいは行為へのこだわり，特定の感覚への過敏などを主徴とする発達障害である．近年，典型的な自閉症だけでなく，言語遅滞のみられないタイプ（Asperger症候群）や，その主徴の一部だけを呈するものを含めて，自閉症スペクトラム障害（autistic spectrum disorders；ASD）というやや広い障害概念として取り扱われることも多い．

● 原　因

　1943年に，アメリカのLeo Kannerは言葉の遅れ，対人関係の障害，こだわり行動などを特徴とする11名の小児（男児8名，女児3名）について報告し，対人関係の障害から自閉症（autism）という名称を与えた[1]．

　11名に共通する症状の特徴をKannerは次のように記述している．「生まれたときから，通常の方法で他人やその場の状況と自分とを関連させることができない」「自分自身で完結している」「殻の中にいるようだ」「一人きりでいるときが一番幸せそう」「まるで他人がそこにいないように振舞う」．11名中，8名に言葉の遅れがあり，3名はまったく言葉をしゃべらなかった．これらの子どもの特徴として，変化を嫌い，位置や形を変えないものを好んだ．部屋に入るとまず目に付いたおもちゃや積み木に関心を示すが，そこにいる他人にはまったく関心を示さない，などの特徴も有していた．

　原因については述べていないものの，Kannerは自閉症の子どもたちは「生まれつき他人への情緒的な接触の能力がない状態でこの世に生まれてきている」とし，生得的（生まれつき）の発達障害であると推定している．

　現在のような脳科学的手法や，遺伝学的な研究がまだできなかったため，さまざまな原因についての推論がなされた．著名な心理学者であったアメリカのBettelheimは，感受性の低い母親（冷蔵庫母）との愛着形成障害が原因であるという説を展開し，大きく受け入れられた．遺伝子の関与については，当初は世代を通じた発症例がほとんどないことから，否定的な見方が強かった．イギリスのRutterらは言語中枢の障害説から出発したが，一卵性双生児での発

症率（60%）が，二卵性双生児での発症率（5%）より高いことなどから，遺伝性要因を背景とした発達障害説を主張した。世代間での発症がないことは，自閉症者が結婚して子どもを作ることがほとんどないことで説明できる，とRutterは述べている[2]。

Rutterらの研究に触発され，後に大規模な一卵性双生児の自閉症発症についての研究から，1つの遺伝子ではなく，2〜5個の複数遺伝子がその発症に関与している可能性が高いことが明らかになった。2003年に，遺伝子研究を専門とする小児神経科医であるZoghbiは，自閉症はシナプスの疾患であるという仮説を提唱した[3]。自閉症家系を対象とした，遺伝子座の検索が精力的に行われ，7番染色体上のneuroligin遺伝子や，11番染色体上のneurexin遺伝子が自閉症発症に関与していることが明らかになった[4]。これらの遺伝子産物（neuroligin，neurexin）は，いずれもシナプスにおける神経伝達物質の放出と取り込みに関与しており，Zoghbiの仮説が正しかったことを裏付けている。しかし，これらの遺伝子異常だけで説明できる自閉症患者は全体の数％にとどまっており，自閉症の多くは，イギリスでの大規模な研究で明らかになったように，単独の遺伝子ではなく，数個の遺伝子（自閉症感受性遺伝子）が関与して発症するというシナリオが正しいのであろうと考えられている。また，一卵性双生児でも100％が両者ともに自閉症を発症しないことなどから，① DNAは同じであるが，遺伝子の周囲の環境によってその発現（転写，翻訳，蛋白合成）に後から加わった修飾（エピジェネティックス）や，② 出生後の環境因子，も臨床的な症状の発症に関与していると思われる。

● 症状と診断

自閉症の診断はもっぱら，その症状（発達経過，行動特性）によって行われる。原因の項で述べたように，一部の家族性自閉症においては遺伝子異常があり，また後述するように，近年の脳機能画像検査で特徴的な所見が得られることもあるが，そうした所見を一般臨床現場で診断の補助として利用するまでには至っていない。Kannerの報告以来，多くの自閉症研究者によって，その臨床的特徴のうち，中核的な症状を組み合わせて診断基準を作成する試みがなされてきている。Wingが，歴史的経過を踏まえながら表1に示すような診断基準の比較を行っている[5]。

「社会関係」とは，他人との関係のなかで行動する能力のことである。友人をつくったり，集団のなかで自分の場所を定め行動する能力の障害を示す。

「社会的コミュニケーション」は，「社会関係」の基礎となる言語的あるいは非言語的な伝達能力を示す。挨拶や賞賛，詫びなどの言語的コミュニケーションだけでなく，相手の顔色や気分を推察したり，ジェスチャーを理解する能力を含む。

「社会的想像力」はわかりにくい概念である。他人の言動から，ある特定の操作やものの扱いを推察して適切に行動する能力のことである。小児期における人形やおもちゃの遊び方（扱い）にその特徴が表れる。いわゆる「こだわり的」行動はこの社会的想像力の欠如とみなされる。

「言語」の障害は，言語獲得の遅れ（言語遅滞）や，その使用法の偏りなどのことである。まったく言語を獲得しない例から，通常の会話は成り立つが，比喩や暗喩あるいはお世辞といった話法の理解ができない例まであり，その程度はさまざまである。診断基準として採用していない研究者がいるのはそのためであろう。

表1　自閉症の診断基準の比較（Wingのものを一部改変）

異常のある領域	Kanner 1943	Lotter 1966	Rutter 1978	ICD-10 1990	DSM-III 1980	DSM-IIIR 1987
社会関係	○	○	○	○	○	○
社会的コミュニケーション	○	○	○	○	○	○
社会的想像力			○	○		○
反復動作	○	○	○	○	○	○
言語	○					
感覚反応					○	
身体運動					○	
特異的な技能	○				○	
初発年齢（年）	0～2.5		0～2.5	0～3	0～2.5	

「感覚反応」は，音や光あるいは触覚刺激への過敏性や，痛みへの鈍感さ，あるいは身体を回転する刺激を好む，などの身体感覚への特異的な反応である．大きな音がすると耳を押さえて音を避けようとする行動は，もっともよく経験される感覚反応の異常である．

「身体運動」は，つま先歩き，特異な手の格好あるいは体をゆするなどの行動特性のことを示す．

「特異的な技能」は，サバン症候群（savant syndrome）ともよばれ，音楽的・絵画的な才能や，数学的才能のことである．一度見ただけの風景を正確に描いたり，多数の数字やカレンダーなどを記憶したり，計算する能力などが知られている．

現在，自閉症の診断にもっともよく使用されるのは，Wingの表にあるアメリカ精神医学会の精神疾患の診断基準（DSM-III）の次の版であるDSM-IVの診断基準である．**表2**にDSM-IVの診断基準を示す[6]．

自閉症の症状が顕在化する年齢は，Wingのまとめた診断基準（表1）から伺われるように，言語や社会性の発達が著しい2～3歳である．しかし，近年の研究によって，乳児期にも特徴的な行動がみられることが明らかになり，早期診断法の研究が盛んに行われている．

● 自閉症スペクトラムと併存障害

Kannerによる自閉症の報告の翌年，オーストリアのAspergerは，言語遅滞や精神遅滞はないが，対人関係の発達の遅れや，特定のことがらへの強いこだわりなどを特徴とする4人の男子について報告し，Kannerと同様に自閉的精神障害として報告した[7]．言語遅滞がみられないことから，自閉症とは似ているが異なる疾患概念として前出のWingによってAsperger症候群と名づけられた[8]．研究者の間で，自閉症をKanner型とAsperger型に分けて論じられることもあったが，現在では議論はあるものの，ともに，より広い概念である「自閉症スペクトラム」あるいは「広汎性発達障害」に含まれるものとして扱われるようになっている．

表2 自閉症の診断基準（DSM-Ⅳ）

1. 以下のうち，少なくとも2つ以上により示される，対人的な相互作用（or 対人相互作用）における質的な障害
   - 目と目で見つめ合うこと，顔の表情，体の姿勢，感情表現などを，読み取り理解する非言語性行動がきわめて困難
   - 発達の水準に相応した友人・仲間をつくることができない
   - 喜び，興味，成果を他人と共有することを自発的に求めない
   - 対人的あるいは情緒的相互性の欠如
2. 以下のうち少なくとも1つによって示される意思伝達の質的障害
   a. 話し言葉の発達の遅れまたは完全な欠如（身振りや物まねのような代わりの意思伝達の仕方により補おうという努力を伴わない）
   b. 十分会話のある者では，他人と会話を開始し継続する能力の著明な障害
   c. 常同的で反復的な言語の使用または独特な言語
   d. 発達水準に相応した，変化に富んだ自発的なごっこ遊びや社会性を伴った物まね遊びの欠如
3. 行動，興味および活動が限定され，反復的で常同的な様式で以下の少なくとも1つによって明らかになる
   a. 強度または対象において異常なほど，常同的で限定された型の，1つまたはいくつかの興味にだけ熱中すること
   b. 特定の，機能的でない習慣や儀式にかたくなにこだわるのが明らかである
   c. 常同的で反復的な衒奇的運動
   d. 物体の一部に持続的に熱中する

〔文献6）より〕

　自閉症はその約80％に精神遅滞を合併するが，精神遅滞を合併しない20％の自閉症に対して「高機能自閉症」という診断名が使われる。高機能自閉症は，乳幼児期には言語遅滞が認められるが，次第に会話能力を身につける。年長の高機能自閉症と，Asperger症候群は，臨床的には区別がつかず，同じものだとする考え方もある。近年の脳機能画像検査（後述）では，高機能自閉症もAsperger症候群もほぼ同じような脳内過程の特徴を有することも，そうした議論の後押しをしている。同一家系内に，自閉症とAsperger症候群の個人がいることも，しばしば経験される。

　自閉症の15％に，てんかんが合併する。また臨床的なてんかん発作はなくても，約50％の自閉症で，てんかん性の脳波異常が認められる。

　DSM-Ⅳでは，社会性の障害，言語遅滞，そして社会的想像力の問題，の3つの症状が診断基準の柱となっているが，これらの3つの基準のうち1つないし2つしか満たさない症例が少なからずいることも知られており，「その他の広汎性発達障害」（pervasive developmental disorders not otherwise specified：PDDNOS）という診断名が与えられている。

　「原因」の項で述べたように，Kannerによって初めて記載された自閉症は，現在は複数の遺伝子異常を背景にもつ，より広い疾患概念「自閉症スペクトラム」として再定義されるようになったのである。

● 自閉症の脳機能と脳機能画像

fMRI，PET，脳磁図といった近年の脳機能画像検査によって，自閉症の脳内過程についての多くのことが明らかになりつつある。通常のMRI撮影では，小脳がやや大きいことや，大脳白質の容積が大きいことなどが報告されているが，明らかな構造異常はない。

自閉症の心理モデルとして，「心の理論障害」仮説がある。心の理論とは，自分と他人は違うことを考えていることを理解する能力であり，定型発達児では4～5歳で獲得されるが，自閉症ではその獲得が不十分であるとされる。「心の理論障害」仮説を提唱したBaron-Cohenらは，高機能自閉症の成人を対象として心の理論課題を遂行しながら，PET検査を行った。その結果，心の理論の中枢があると考えられる前頭前野の血流増加部位が，自閉症では定型発達者と少し異なることが明らかになった[9]。

自閉症児は，他人の顔認知の発達が遅れることから，他人の顔認知部位である側頭葉の紡錘回の活動を調べたfMRIによる研究では，予想どおり，その部分の血流増加分が自閉症では少ないことが示された。他人の視線や身体運動（ジェスチャー）を理解する上側頭回についても，紡錘回と同様に，血流の増加がみられないことも複数の研究者によって一致した結果が得られている。さらに，不安，恐怖などの情動の中枢である扁桃体においても，自閉症児・者で血流増加が不十分であるという結果が得られている。

こうした脳機能画像の変化は，原因というより，シナプス機能などのより根本的な原因の脳内局在が顕在化したものであろう。

● 治療・療育

自閉症の根本的な治療法はない。遺伝子異常によるシナプス機能の変異が，脳の複数の部位で顕在化し，それが臨床症状の根底にあることが，根本的な治療法が困難である理由である。単一遺伝子異常症ではないことから，遺伝子異常の研究が進んでも，遺伝子治療の対象にはなりにくいだろう。ただし，シナプス機能の変異に対して，将来有効な薬物療法が開発される可能性はある。現在，感覚過敏症やそれに伴うパニック障害に対して，抗セロトニン，ドパミン作用をもつ，リスペリドン（リスパダール®）が，一定の効果をあげている（日本では保険適用にはなっていない）。

現在，自閉症の治療の中心は，現代社会のなかで生きてゆくためのスキル（ソーシャルスキル）を，行動療法などを通じて身につけることである。また，自閉症の行動特性を配慮した環境の整備（生活空間の構造化）によって，社会生活上の困難を軽減することも重要である。言語的コミュニケーションが困難な場合には，カードや単純化したサインを使った非言語的コミュニケーションツールを利用する。

行動療法を基調とした，応用行動分析療法（applied behavioral analysis）や，社会への適応を目指した総合的なアプローチであるTEACCH（Treatment and Education of Autistic and related Communication-handicapped CHildren）法などが広く行われ効果をあげている。

■ 文 献

1) Kanner, L.：Autistic disturbances of affective contacts. Nerv. Child., 2：217-250, 1943.

2) Rutter, M.：Genetic influence and autism. *In* Handbook of Autism and Pervasive Developmental Disorders. ed. by Volkmar, F.R., et al., John Wiley & Sons, New Jersey, 2005.
3) Zoghbi, H.：Postnatal neurodevelopmental disorders：Meeting at the synapse? Science, 302：826-830, 2003.
4) The Autism Genome Project Consortium：Mapping autism risk loci using genetic linkage and chromosomal rearrangements. Nat. Genet., 39：319-328, 2007.
5) Wing, L.：The relationship between Asperger syndrome and Kanner's autism. *In* Autism and Asperger Syndrome. ed. by Frith, U., Cambridge University Press, 1991.
6) American Psychiatric Association：Diagnostic and Statistical Manual of Mental Disorders. 4th ed., American Psychiatric Pub., Washington, DC, 1994.
7) Asperger, H.：Die autistischen Psychopathern im Kindersalter. Archiv fur Psychiatrie und Nervenkrankenheiten, 177：76-136, 1944.
8) Wing, L.：Asperger's syndrome：A clinical account. Psychol. Med., 11：115-129, 1981.
9) Baron-Cohen, S., Ring, H.A., Wheelwright, S., et al.：Social intelligence in the normal and autistic brain：An f MRI study. Eur. J. Neurosci., 11：1891-1898, 1999.

〔榊原　洋一〕

被虐待児症候群

ケアに対するポイント
- 外傷・事故の反復は虐待を疑う。
- 過剰ななれなれしさは愛着の問題を疑う。
- 小学生の非行反復は虐待を疑う。
- 被虐待児は無意識的に周囲の人を操作する：振り回されないように注意

概　要

　被虐待児症候群は，Kempeらが，アメリカ国内の児童虐待事例を調査し1962年に報告した論文において，養育者からの身体的暴力により重篤な身体外傷を受けている小児の状態を示した用語 "battered child syndrome" の訳語である。"batter" とは「殴打する」という意味であり，アメリカでは，この用語は主として身体的虐待により身体的外傷を負っている小児に対して用いられる。一方，わが国においては，同様に身体的虐待を受けた小児に対して用いられる場合と，広くいろいろな虐待を受けた小児に対して用いられる場合の2通りがある。前者は原文の "battered" の意味を受けた立場であり，後者は "battered" の訳語が「殴打された」ではなく「被虐待」とされたことの意味を受けた立場ということができる。

　現在，わが国でも，児童虐待に対する関心が高まり，身体的虐待以外の虐待があることが知られるようになってきている状況を考慮すると，後者の立場で被虐待児症候群の用語を使用するほうが，実際的なように思える。

　なお，被虐待児症候群と，法令用語としての児童虐待や学際領域で用いられるようになってきている子ども虐待という用語は同義ではない。被虐待児症候群は，虐待による重篤な心身の異常（通常は身体的異常）をきたしている小児の状態像をさす用語であり，医学領域以外で使用されることはまれである。一方，児童虐待・子ども虐待は，保護者による虐待があるという家庭状況を意味しているだけで，小児がどのような状態にあるかについての情報を含んでいない用語である。

成　因

　被虐待児症候群は，一般に，保護者の要因，家庭の要因，子どもの要因の3つの要因の関係のなかで生じるといわれている。そのなかで，もっとも大きなものは保護者の要因である。

保護者の要因

保護者についてよくいわれるのは，未熟な人格ということである。未熟な人格とは，共感性に乏しく，感情的になりやすく，物事を被害的に受けとめやすいということである。このため，子どもが自分の思うようにならないときに，そうした子どもの行動を被害的に受けとめ，子どもが自分を攻撃しているように感じてしまいやすく，子どもへの攻撃とつながりやすくなることが考えられる。その他，子どもや育児に対する不適切な考えや，子どもよりも自分の生活を優先させるという個人主義的な価値観もみられることが多い。

こうした保護者の特徴は，保護者自身が幸せな子ども時代を送っていないことが大きく影響していると考えられている。虐待する親は自ら虐待されていたことが多いとは，よくいわれることであり，世代間伝達とよばれる。しかし，虐待する保護者で被虐待体験をもつのは30〜50％ともいわれ，必ずしも当てはまるわけではない。

家庭の要因

「孤立」というのが家庭要因のポイントである。地域での人とのつきあいもあまりなく，そのために，近所の人もその家族に声をかけにくい雰囲気にあることが多い。また，自分の親族からも孤立しており，困ったことに関して，家族・親戚からの支援を得られない状況にあることも多い。

子どもの要因

子どもの要因は，育児に関して保護者に心身の負担を感じさせる事柄とまとめることができる。

低出生体重児が虐待ハイリスクである理由として，以前は，出生後，長期間，保護者が育児に参加できないこと，機械につながれた子どもの状態が保護者に違和感を与えること，子どもの将来についてネガティブなこと（後遺症など）をいろいろ説明されることなどがあげられてきた。最近，低出生体重で生まれるという妊娠経過をとってしまう状況自体が，妊娠中の母胎の心身の安静が保たれにくかった状況を思わせ，そうした状況自体が出生後に虐待のハイリスク要因となるという考え方も出てきている。

その他，女性は，妊娠を告げられたときから子育てを始めるといわれるようになってきている。お腹の中にいる子どもが生まれた後のことをいろいろ想像し，生まれたらこんなふうにしようなどと考える過程が，すでに想像上の子育てであるとする考え方である。そうした想像上の子育てのなかで，母親は，自分の理想の子ども像を作り上げていくとされる。ところが，現実の子どもや育児は，想像していたものとはかなり異なるものである。ほとんどの親は，この理想と現実のギャップを，実際の子育てのなかでうまく折り合いをつけていくが，前述したような特性をもつ保護者の場合，その折り合いがつけられず，自分の理想の子どもと食い違う現実の子どもに対してネガティブな感情をもってしまうことがある。このギャップは，低出生体重児ではとくに大きく，それが，低出生体重児が虐待ハイリスクとされるもうひとつの理由と考えられるようにもなってきている。

表 1　被虐待児に認められる身体所見

1. 全身所見
    低身長，栄養障害
2. 皮膚所見
    不潔
    新旧の傷の混在，パターンのある傷，複数の火傷痕，円形の火傷痕
3. 皮膚以外の所見
    骨折：反復する骨折，多発骨折
    硬膜下血腫
    眼：眼底出血，外傷性網膜剥離，硝子体出血，強膜出血，視力障害
    耳：鼓膜破裂，外耳道出血，聴力障害
    口腔：多数の齲歯，歯肉炎，口腔内裂傷，歯牙損傷・欠損
    外陰部：腟裂傷，処女膜裂傷，腟炎，外陰部炎，肛門裂傷，性感染症
    その他：反復する事故・中毒，腹部臓器損傷，突然死，妊娠

● 症　状

身体面

　虐待を受けた子どもの身体面の特徴を**表1**に示した。一般的な身体所見は身体的虐待やネグレクトによるが，外陰部，時に口腔内所見は性的虐待によることもある。新しい傷と古い傷の混在は，よく指摘される所見である。保護者に尋ねると，転びやすいとか，きょうだいでよくけんかする，などと答えられることが多い。入院させると新しい傷ができないのが特徴である。パターンのある傷とは，ベルトで叩かれた痕など，道具による暴力で，使われた道具による傷跡のことで，通常の事故やけんかで見ることはあまりないものである。円形の火傷痕は，タバコによるものがほとんどであるが，まれに線香によることもある。

行動・精神面

　虐待を受けている子どもが示す行動・精神面の問題には，年代ごとに，ある程度の特徴がある。一般に，幼児期は過度の警戒心や接近などの個別の対人行動の問題として，学童期は集団からの逸脱行動として，青年期は非行や神経症性障害（抑うつ，不安）として，成人期は犯罪や人格障害として，問題が表面化しやすい。

　小児期にみられやすい問題を**表2**にまとめた。年少児では，食行動の問題と対人行動の問題が出やすい。対人行動の問題は反応性愛着障害ともいわれ，外向性の問題のほうが多い。年少児にみられる行動面の問題は，被虐待児に比較的特有に認められるものが多い。それに比べ，年長児では，さまざまな問題がみられるものの，それらは学校で通常問題とされるものと同様のものが多く，とくに被虐待児に特有のものは少ないことに留意する必要がある。

　虐待の種類により，子どもにみられる行動にある程度の特徴がある。身体的虐待では暴力や攻撃的行動が，心理的虐待では何でも人のせいにするという自己防衛的行動や自分に対する言動に敏感に反応したり自信のなさなどが，性的虐待では性的な言動や自己嫌悪感・うつ状態が，ネグレクトでは反抗や非行が多い傾向がある。性的虐待では，無気力となり成績低下も起

III 心理・社会的問題

表 2 被虐待児に認められる行動・精神面の問題

1. 幼児～学童前半
    1) 食行動の異常（過食，異食，反芻）
    2) 痛み刺激に鈍感
    3) 身辺の衛生に無頓着（失禁しても平気）
    4) 保護者からの隔離に無頓着
    5) 集団行動をとらない
    6) 対人関係の特徴：「子どもらしさ」に欠ける対人行動 ── 反応性愛着障害
        内向性の問題
            自発的に人とかかわらない，人からの働きかけに反応しない，視線が合わない，
            周囲に無関心，好奇心が乏しい，話さない，返事をしない，動きが少ない，
            動作が緩慢，無気力，敏感，おどおど，人が近寄ると緊張
        外向性の問題
            誰にでも向かう一方的なかかわり（過剰で無差別な接近），過度になれなれしい，
            知らない人でも平気，やさしい人を独占したがる，よく話すが一方的，
            要求の繰り返し（誰にでも），動きが激しい，じっとしていられない，離席，
            遊びが長続きしない，突発的に行動し予測が立たない，動作が乱暴で加減をしない，
            すぐに叩いたり蹴ったりする
2. 学童後半～思春期
    1) 学校内での問題行動
        離席，抜け出し，集団行動をとらない，怠学，不登校
    2) 教師・大人への態度の問題
        指示に従わない，反抗的，虚言
    3) 衝動的・攻撃的な言動
        多動，突発的行動，暴力，友人とのトラブル，器物破壊，動植物への残酷な行為
    4) 非行行為
        盗み，徘徊，家出，喫煙，飲酒
    5) 抑うつ的言動
        希死的ことば，希死的行動
    6) 性的虐待にとくに認められやすい問題
        非行，性的逸脱行為，不定愁訴，無気力，不活発，成績低下

こりやすい。

検 査

　検査は，主訴に関して必要な検査の他に，出血症状（皮下出血，内出血を含む）があった場合は，既往歴から出血傾向が疑われなくても，必ず出血傾向の検査もしておく。後に，保護者から出血傾向のせいだと言われないようにするためである。

　全身骨のX線写真は，古い骨折痕を確認するために行う。普通は，入院した子どもが対象となる。骨折の既往歴がなくても実施する。乳幼児では，骨折に気がつかれないまま，自然治癒していることも少なくないからである。同様に，頭部外傷の既往がなくても，頭部MRIまたはCTも実施する。

　また，眼底検査も必須であるが，詳細な所見をとるためには眼科に依頼するのがよい。

表3 虐待状況の保護者に多い特徴

1. 臨床において
   1) 保護者の訴えと臨床所見が矛盾する
   2) 外傷を子ども自身やきょうだいのせいにする
   3) 情報の提供に抵抗する
   4) 話される内容が保護者間，日によって変わる
   5) 保護者の態度が子どもの問題・症状の重症度に合わない
   6) 医療機関を受診するのが遅い（evening visit）
2. 乳幼児健診において
   1) 子どもに対するネガティブな発言
      この子はかわいくない，この子はずるい，など
   2) 育児に対する疲労感の発言
      育児に自信がない，育児をしていて楽しくない・イライラする，など
   3) 自分の子どものことをあまり知らない。質問されても十分答えられない
   4) ことば：きつい，ひどい，あざける，ばかにしたことば
   5) 行動：乱暴に扱う，叩く，強く引っ張っていく，引きずる
   6) 態度：苦々しい表情，ばかにした表情，他人事のような態度

● 観察のポイント

虐待を疑うポイント

虐待を疑う一番のポイントは，小児の状況がどのようなものであれ，診察・検査で明らかになった小児の身体所見と保護者からの問診で聴取した内容が合わない状況である。保護者が述べたような状況で患児にみられる状態が起こることが，医師としての知識・経験から考えにくいと感じられたときは，虐待の可能性を必ず考えなければならない。

虐待を疑う所見

身体面では，外傷，骨折，火傷，事故が反復される状況は，まず，虐待を疑わなければいけない。子どもがけがをした場合，保護者は，自分の不注意を反省し，その後は必要以上に慎重になるのが普通である。それが，同じようなことが反復されるということは，反復されやすい状況が何かあることが疑われるからである。また，乳児の骨折は，1回だけでも虐待を疑う。乳児の骨は柔らかく，かなりの力が加わらないと折れないもので，交通事故など納得できる理由がない限り，不自然な力が加わったことが考えられるからである。その他，低栄養・小さな体格・不潔さにも注意が必要である。

行動面では，年少児では過食と過度のなれなれしさ，小学生では盗みとうそ，中学生では家にいない非行に注意する。小学生で単独で，盗みと，すぐばれるうそ（作話）を繰り返している場合には，ほとんどがネグレクトである。

その他

虐待している保護者が医療機関を受診したときにみられやすい特徴を**表3**にまとめた。

Ⅲ 心理・社会的問題

表4 子ども虐待に関して医師に期待される役割

1. すべての医師
   1) 発見
   2) 通告（疑いの段階で）
   3) 身体面の安全確保（入院が原則）
   4) 身体的問題の治療
   5) 再発・悪化の監視
2. 小児科医師
   1) 保護者の養育意欲の回復・維持
   2) 子どもの問題への助言
   3) 保護者の相談役
   4) 子どもの聞き役
3. 「専門的立場」の医師
   1) 虐待の可能性に関する専門的意見（診断）
   2) 医療における初期対応
   3) 子どもの精神的ケア
   4) 保護者の精神的ケア
   5) 「対応チーム」のコーディネート

● 対 応

　通常，ほとんどの医師に要求される対応は，発見，初期対応，通告，身体的異常状態の治療までである（**表4**）。

　初期対応とは，子どもの心身の安全を確保するまでの対応である。診察により，家庭に帰しても安全かどうかを判断する。以下の1つでも認められた場合には，帰せないと判断する。それらは，①入院治療を必要とする外傷・熱傷・重篤な身体状況，②治療を必要とする外傷・熱傷が複数個存在，③点滴治療が必要な脱水，栄養障害，④性的虐待，⑤保育所・幼稚園・学校を5日間以上持続して欠席，⑥保護者が「殺してしまいそう」と述べる，などである。この場合，何らかの理由をつけて入院させる。自施設に入院設備がない場合には，入院できる機関へ紹介する。

　通告は，普通，市町村の児童福祉関係の窓口，福祉事務所，児童相談所に対し，診察後に行う。入院させたときには，子どもの安全が確保されているので，その日すぐにでなくてもよい。自宅に帰したときには，できるだけ早く通告を行うのがよい。なお，児童福祉関係の機関になじみがなければ，地域の保健所や市町村の保健センターに通告してもよい。子ども虐待の疑いをもった場合，医師は，そのことを関係機関に通告しなければならない（児童福祉法第25条，児童虐待防止法第6条）。通告に際して知っておくべきことがある。それは，通告は，虐待を疑った時点で行うものであり，虐待を確認する必要はないということである。

　通告後は，要請に応じて患児のケースカンファランスに出席し，医師としての見立て，意見を述べて協力していくことになる。

■文　献

1) Reece, R.M., ed.：Child Abuse：Medical Diagnosis and Management. Lea & Febiger, Philadelphia, 1994.
2) 坂井聖二：子どもの虐待救急マニュアル，子どもの虐待防止センター，1999.
3) 坂井聖二，奥山眞紀子，井上登生・編：子ども虐待の臨床，南山堂，東京，2005.
4) 桃井真里子・編・著：小児虐待；医学的対応マニュアル，真興交易医書出版部，東京，2006.
5) 宮本信也：問診・診察方法・診療記録記載方法．小児科臨床，60：651-656, 2007.
6) 日本小児科学会子ども虐待問題プロジェクト：子ども虐待診療手引き，日本小児科学会ホームページ，2007. http：//www.jpeds.or.jp/guide/index.html

〔宮本　信也〕

索 引

あ

愛着障害　341
朝顔症候群　329
アザチオプリン　184, 197
アスペルギルス　149
アセトン血性嘔吐症　27
アデノイド切除術　336
アデノイド肥大　335
アナフィラキシー　281
　──ショック　31
アポトーシス能　118
甘えなおす　346
アルドステロン　306
α-ジストログリカン　230
アルブミン　95
アレルギー　115
安静臥床　345
アンドロイド肥満　312
アンバウンドビリルビン　96

い

異化作用　341
意識障害　37
維持水分量　28
異常言動　156
異常ヘモグロビン症　254
胃食道逆流　236
　──現象　171
　──症　18, 171
維持療法　268
胃洗浄　71
イソニアジド　148
1型糖尿病　299
一次性頭痛　41

一酸化窒素（NO）吸入療法　92
1度房室ブロック　141
1p の loss of heterozygosity（LOH）　273
遺伝子局在　232
遺伝子融合　266
遺伝性出血性毛細血管拡張症　258
遺伝素因　314
遺伝病　314
陰核・腟形成術　310
陰核肥大　307
インスリン抵抗性　302
インスリン分泌不全　299, 302
陰性 T 波　127
インターフェロン製剤　197
院内感染　107
インフリキシマブ　185
インフルエンザ桿菌　144, 145
インフルエンザ菌　332

う

ウイルス性髄膜炎　147
ウイルス排除能　119
ウイルス分離　105
うそ　363
右側大動脈弓　128
うっ血　133

え

栄養摂取　345
壊死性腸炎　84
壊疽性膿皮症　186

エリスロポエチン　84
炎症性サイトカイン　3
炎症性腸疾患　15, 178
塩喪失型　307
エンテロウイルス　147

お

横隔膜ヘルニア　88, 236
黄色ブドウ球菌　239, 336
黄疸　65, 93
嘔吐　15, 189
黄斑低形成　327
応用行動分析療法　357
大島分類　162

か

回腸嚢炎　186
概日リズムの乱れ　341
灰白色便　200
潰瘍性大腸炎　178
化学療法　276
下気道炎　104, 105, 106
芽球　265
核黄疸　98
核磁気共鳴像　97
学習障害　348
覚醒状態　73
拡張型心筋症　231
拡張期雑音　123, 124
拡張期ランブル　124
過呼吸症候群　51
仮性麻痺　238
仮性メレナ　71
画像診断　36
家族機能不全　341

索　引

家族性滲出性硝子体網膜症　325
家族性低身長　11
肩関節　241
カタラーリス菌　332
学校　351
　　──での予防と早期発見　342
滑脳症　236
合併症　161
カテーテルアブレーション　141
カテーテルインターベンション　296
カテコラミン感受性多形性心室頻拍　140
過粘度症候群　89
化膿性髄膜炎　143
過敏性大腸炎　350
過敏性腸症候群　62
下部食道括約筋　171
花粉食物アレルギー症候群　279
過膨張　104, 105
肝移植　198, 202
寛解導入療法　268, 270
肝硬変　198
カンジダ　149
間質性腎炎　216
間質性肺炎　111
関節拘縮　287
関節穿刺　241
間接ビリルビン　254
関節裂隙　241
完全寛解　268
感染患児の隔離　107
完全大血管転位症　128
緩速均等輸液　28
冠動脈バイパス手術　296
冠動脈瘤　291
肝肺症候群　203
陥没呼吸　53, 85, 105, 125

γ-グロブリン　146
　　──大量静注療法　260
顔面神経麻痺　337
肝門部　199

き

気管支炎　105
気管支肺異形成　88, 107
気管支肺胞洗浄液　117
起坐位　55
基底膜網状層の肥厚　117
気道ウイルス感染　118
気道炎症　116
気道過敏性　115
気道閉鎖　86
機能性腹痛　61
気分障害　349
偽膜性大腸炎　17
奇脈　53
逆回転性頻拍　138
虐待　263
脚長不等　239
逆流性腎症　221
旧FAB分類　265
吸気性喘鳴　86
^{99m}Tc-DTPAシンチグラフィー　223
急性胃炎　62
急性胃腸炎　61
急性胃粘膜病変　65
急性ウイルス性症候群　57
急性壊死性脳症　151
急性可塑性変形　243
急性化膿性耳炎　332
急性肝炎　193
急性下痢　15
急性呼吸不全　55
急性細気管支炎　104
急性腎不全　215
急性中耳炎　5, 332
急性虫垂炎　61

急性尿細管壊死　216
急性腹症　57
急性腹痛　57
急性ミオグロビン尿症　236
急性溶連菌感染後糸球体腎炎　206
急速初期輸液　28
強化療法　268, 271
強心薬　136
胸部　274
　　──X線写真　124
巨細胞性肝炎　194
巨赤芽球性貧血　252
巨大尿管　224
起立性調節障害　43
菌血症　6
均衡多電解質液　28
緊張型頭痛　43
菌毒性　239

く

クリプトコッカス　149
グルココルチコイド　305
クレアチンキナーゼ　231
クローン病　178

け

経過観察　276
経口補水液　20
経口補水療法　27
経静脈輸液療法　28
経腸成分栄養剤　20
頸部　274
痙攣　34
　　──重積　36
　　──重積型脳症　151
外科的治療　276
劇症肝炎　193
血液浄化　214
　　──療法　219

血液電解質　214
血液培養　6, 238
血液分布異常性ショック　31
結核性髄膜炎　148
血管拡張薬　136
血管新生阻害薬　277
血管性紫斑病　66, 259
血行再建術　296
血行性転移　274
血清 anti-streptolysin O（ASO）　207
血清学的診断　106
血清 17-OHP　26
血清鉄　252
血清フェリチン　252
結節性紅斑　186
血栓性血小板減少性紫斑病　259
血栓性微小血管障害症　259
血尿　206
血友病　262
ケトン性低血糖　236
　　──症　27
解熱薬　6
下痢　15
検尿　5
原発性硬化性胆管炎　186

こ

5-ASA（amino-salicylic acid）　182
抗 IL-6 レセプター抗体　287
高圧浣腸または空気整復　72
後遺障害　242
高カリウム血症　208
交感神経節　274
交換輸血　101
高機能自閉症　356
後弓反張　98
抗菌薬　6

口腔アレルギー症候群　279
高血圧　206, 218, 219
　　──緊急症　208
抗血栓療法　293
膠原病　118
高サイトカイン血症　290
抗酸化物質　94
好酸球・マスト細胞　117
酵素補充療法　320
好中球殺菌能／貪食能検査　112
高張性　24
　　──脱水症　29
行動療法　357
　　──的　317
高度脱水　219
厚脳回　236
広汎性発達障害　348, 355
高頻度振動換気　83
　　──法　92
後負荷の増大　133
項部硬直　143
後部尿道弁　227
硬膜下水腫・硬膜下膿瘍　146
肛門周囲病変　179
コートリル　310
股関節　241
呼気性喘鳴　86
呼気性閉塞　104
呼吸窮迫　48, 125
　　──症候群　81, 87
呼吸困難　112
呼吸促迫　51
呼吸不全　48
国際頭痛分類第 2 版　40
黒色表皮腫　316
極低出生体重児　80
心の理論障害　357
鼓室形成術　337
骨幹端　239
　　──の骨折　249

骨柩　241
骨系統疾患　14
骨髄異形成症候群　256
骨髄移植　268, 322
骨髄炎　238
骨髄再発　269
骨髄針　32
骨端線　239
　　──損傷　239
　　──損傷の分類　243
骨盤腔内　274
骨病変　218
骨密度　10
古典型　307
子ども虐待　359
鼓膜穿孔　336
鼓膜チューブ留置術　336
コルチゾール　305
コロボーマ　329
混合型肺炎　111
昏睡　75
コンプライアンス　269

さ

再栄養症候群　345
再感染　105
細気管支炎　105
細菌性下痢　16
細菌性腸炎　66
再生不良性貧血　253
臍帯血移植　268
サイトカイン　283
　　──ストーム　151
再発 ALL　269
再発 AML　271
再発性無菌性髄膜炎　147
細胞外液型溶液　28
細胞表面マーカー　266
酢酸フルドロコルチゾン　310
左室起源心室頻拍　141

索　引

左室駆出率　135
左心低形成症候群　130
嗄声　125
サバン症候群　355
サラセミア　252
サラゾスルファピリジン　182
酸塩基平衡　214
三尖弁閉鎖　123
　　――症　129
酸分泌抑制薬　61
3β-水酸化ステロイド脱水素酵素欠損症　309

し

ジアゼパム　37
シートン法　186
自我形成不全　341
耳管機能不全　335
色素失調症　326
糸球体濾過率　214
子宮内発育不全性低身長　12
シクロスポリン　197, 212
　　――-A　184
自己抗体　152
自己肯定感　346
自己のモニタリング　317
自己破壊の精神病理　341
自己免疫　299
思春期早発症　11
視触診　238
ジストロフィン　230
次世代の育児に影響　341
自然免疫　105
持続性心室頻拍　140
肢帯型筋ジストロフィー　234
弛張熱　285
疾患活動性　286
児童虐待　359
児童相談所　364

シナジス　107
紫斑　258
自閉症　353
　　――感受性遺伝子　354
　　――スペクトラム障害　353
自閉的傾向　234
若年性特発性関節炎　283
斜視　325
11β-水酸化酵素欠損症　309
周期性ACTH-ADH分泌症候群　27
周期性呼吸　90
周産期感染　2
収縮期雑音　123
重症アトピー性皮膚炎　27
重症喘息　116
重篤感　3
17α-水酸化酵素欠損症　309
17-OHP　306
17-ヒドロキシプロゲステロン　306
縮瞳　51
受精卵期　9
出血傾向　362
出血性ショック　31
出血性大腸炎　17
出生体重　80
循環血液量減少性ショック　31
消化管アレルギー　18
消化管造影検査　59
消化管内視鏡検査　60
消化性潰瘍　62
症候性肥満　312
症状コントロール　115
脂溶性ビタミン　199
常染色体劣性遺伝形式　319
小多脳回　236
小児急性中耳炎診療ガイドライン　333

小児呼吸器感染症診療ガイドライン　113
小児周期性症候群　43
小児喘息　116
小児のメタボリックシンドロームの判定基準　316
小児肥満症の診断基準　317
上皮細胞傷害　117
上皮傷害　117
上腕骨外顆骨折　244
上腕骨顆上骨折　244
初期治療　344
食道炎　171, 175
食道潰瘍　175
食道狭窄症　175
食道静脈瘤　203
食道pHモニタリング　173
食物アレルギー　278
食物依存性運動誘発アナフィラキシー　279
食物経口負荷試験　280
女児外性器男性化　307
除脂肪組織　313
女性型肥満　312
除脳硬直姿勢　77
除皮質硬直姿勢　77
徐脈　342
心因性紫斑　263
腎盂尿管移行部　222
腎盂尿管吻合　224
心音異常　123
腎外症候性急性糸球体腎炎　207
真菌　336
　　――性髄膜炎　149
呻吟　85
　　――呼吸　53
心筋保護薬　136
心筋抑制物質　31
神経学的所見　36
神経芽腫　273
神経原性ショック　31

神経細胞遊走障害　235
神経性食欲不振症　340
神経節細胞　188
心原性ショック　31
人工呼吸管理　55
人工紫斑　263
心雑音　123
心室中隔欠損症　125
真珠腫性中耳炎　332
滲出炎　109
滲出性中耳炎　332
心身症　348, 349
新生児一過性多呼吸　83, 87
新生児黄疸　98
新生児高ビリルビン血症　101
新生児蘇生法　91
心臓カテーテル検査　124
心臓超音波検査　124
迅速診断　105, 108
身体的虐待　361
身体表現性障害　348
新WHO分類　265
診断の手引き　291
人畜共通感染症　16
身長　10
心電図　124
浸透圧性下痢　18
浸透圧(性)利尿薬　77, 146
心内膜床欠損症　127
腎濃縮力障害　26
深部温　5
腎不全　214
心房細動　138
心房粗動　138
心房中隔欠損症　126
心理的虐待　361

す

髄液検査　36
髄外再発　269
髄注　268
水頭症　146, 148, 167, 169
髄膜炎　337
スクリーニング　321
ステロイド経口　260
ステロイド産生急性調節蛋白　309
ステロイド薬　114, 148, 197, 286, 295
ステロイド療法　211
ストレス　61
ストレプトマイシン　148

せ

聖域　268
正回転性頻拍　137
生検　240
性腺低形成　315
成長　8
　——曲線　10, 316, 342
　——曲線と脈を用いたスクリーニング法　342
　——障害　8, 179, 186, 219
　——ホルモン分泌不全性低身長　14
性的虐待　361
生物学的製剤　284
生物学的療法　185
成分栄養剤　181
生理的黄疸　96, 200
脊髄空洞症　169
脊髄係留症候群　169
脊髄癒合不全　167
責任蛋白質　232
切開排膿　241
赤血球恒数　252
赤血球酵素　250
赤血球浸透圧抵抗　256
摂取水分量　22
接触感染予防策　107
摂食障害　340

線維性骨異形成症　247
遷延性黄疸　99, 100
全身型関節炎　283
全身骨　362
全身性炎症反応症候群　3
喘息　350
　——重症度　117
　——児予後調査　116
仙腸関節炎　241
前庭動眼反射の有無　76
先天性筋緊張ジストロフィー　89
先天性甲状腺機能低下症　14
先天性心疾患　107
先天性腎尿路疾患　216
先天性中枢性肺胞低換気症候群　90
先天性ネフローゼ症候群　209
先天性風疹症候群　121
先天性副腎過形成症　25, 305
先天性胞性腺腫様奇形　88
先天性網膜異常　325
先天網膜分離症　327
前負荷の増大　132
喘鳴　53, 105, 111

そ

臓器機能不全　340
早期治療　340
早期発見　198, 340
造血幹細胞移植　271, 277
早産児　80
巣状分節性糸球体硬化症　210, 216
総鉄結合能　252
搔爬　239
総肺静脈還流異常症　129
早発黄疸　99
層別化　267, 275
ソーシャルスキル　357

371

即時型反応 278
促進性心室固有リズム 140

た

第一呼吸 87
第一次硝子体過形成遺残 327
体液喪失 22
体液量 214
胎芽期 9
胎児期 9
胎児治療 310
体質性思春期遅発症 11
胎児発育遅延 80
胎児プログラミング 315
　——仮説 81
体脂肪の蓄積 312
体脂肪分布 312
代謝性アシドーシス 24, 218
体重 10
　——増加不良 125, 217
　——測定グラフ 317
第XIII因子欠乏症 262
対症・支持療法 107
代償性ショック 30
対症的治療 116
耐性菌 7
大腿骨頸部骨折 245
大腿骨骨幹部骨折 245
大腸菌 144, 145
大腸リンパ濾胞増殖症 71
大動脈弓離断 123
　——症 131
大動脈縮窄 123
　——症 131
胎便吸引症候群 88
胎便排泄遅延 189
多因子疾患 301
多関節型関節炎 284
託児所 332
タクロリムス 184

多呼吸 51, 85
多剤耐性緑膿菌 336
多施設共同研究 272
脱水症 22
ダニ 119
　——抗原 119
　——抗原曝露 118
多尿 217
多嚢胞性異形成腎 225
多脾症(候群) 131, 198
多毛 307
単一遺伝子肥満 314
単一冠動脈 128
胆管炎 198, 201
胆汁酸 203
単純X線撮影 59
単純性肥満 312
単純男性化型 307
男性腟 228
蛋白尿 206
単発性骨腫 247

ち

チアノーゼ 51
地域社会資源 351
遅延型牛乳アレルギー 262
チオペンタール 38
父親の役割 346
知能発達遅滞 235
遅発性神経細胞死 152
注意欠陥/多動性障害 348
中心性肥満 312
注腸造影検査 190
中和試験 106
腸炎 190
　——後腸症 18
超音波検査 60
腸管アデノウイルス 16
腸管外合併症 186
腸管出血性大腸菌 16
腸肝循環 95

腸重積症 66
聴性脳幹反応 97
超大量化学療法 277
超低出生体重児 80
腸閉塞症状 189
聴力検査 335
直接ビリルビン値 201
直腸肛門内圧検査 190
直腸粘膜生検 191
治療関連性 AML 270
治療の効率 115
チロシンキナーゼ阻害薬 277

つ

通告 364

て

低クロール性代謝性アルカローシス 25
低形成/異形成腎 216
低血糖 74
低酸素血症 51, 122
低酸素性虚血性脳症 36
低酸素性脳症 74
低酸素発作 122
低出生体重児 80, 360
低張性 24
低補体血症 207
低リン血症 345
ティンパノグラム 335
摘脾 256
鉄 250
　——芽球性貧血 253
　——欠乏性貧血 251
　——剤 84, 255
デルタ肝炎 195
てんかん 36, 74, 146
転座 266
点状出血 258

索　引

と

頭位変換眼球運動　76
頭蓋照射　268
頭蓋内出血　199
登校刺激　351
統合失調症　349
糖鎖合成　236
等張性　24
糖尿病性ケトアシドーシス　27, 74
動脈管依存性心疾患　123, 127
動脈管開存　83
　　――症　127
動揺性歩行　231
特異IgE抗体　279
特発性血小板減少性紫斑病　259
閉じ込め症候群　73
徒手整復　72
トランスフェリン飽和度　252
トリグリセライド　312

な

内耳炎　337
内視鏡検査　70
内視鏡的硬化療法　203
内臓脂肪蓄積　312
難治性下痢　17
難聴　147

に

2型糖尿病　301
肉眼的血尿　219
二次性AML　270
二次性頭痛　41
二次性低カルニチン血症　152
21-水酸化酵素欠損症　25, 305, 307
22q11.2欠失症候群　121
24時間ホルター心電図　343
2度房室ブロック　141
二分陰囊　228
二分脊椎　167, 168
二分頭蓋　167
日本コーマスケール　75
乳児ALL　269
乳児期の肥満　316
尿管膀胱移行部　224
　　――狭窄　223
尿細管　214
尿中硫酸抱合型胆汁酸　200
尿道下裂　227
尿崩症　26
尿路感染症　221
人形の眼現象　76
人形の眼反応　76

ぬ

盗み　363

ね

ネグレクト　361
熱性痙攣　36
ネフローゼ症候群　118, 209
粘膜層の慢性的腫脹　117
粘膜病変　60

の

脳回の異常　236
脳幹網様体　73
脳機能画像　357
脳梗塞　74, 148
脳室周囲白質軟化症　83
脳室内出血　82
脳出血　74
脳腫瘍　74
脳性麻痺　158
脳内麻薬　341
脳膿瘍　337
脳波検査　36
脳梁膨大部病変　155
ノロウイルス　16

は

肺炎　105, 109
　　――球菌　144, 145, 332
敗血症　3, 202
肺高血圧　123
　　――症　203
バイタルサイン　54, 65, 76
肺動脈弁閉鎖　123, 128
　　――症　129
肺内シャント　203
　　――率　114
排尿時膀胱尿道造影　222
排便障害　189, 190
肺胞性肺炎　111
肺胞低換気　109
ハイリスク児　106, 342
白色瞳孔　325, 330
播種性血管内凝固　263
発育障害　340
発達　8
　　――障害　147, 350
パリビズマブ　107
パルスオキシメータ　54
半陰陽　228
反応性愛着障害　361
反復性嘔吐　173
反復性中耳炎　336

ひ

皮下脂肪型　312

索引

光異性体　96
光療法　101
非乾酪性類上皮細胞肉芽腫　180
ひきこもり　352
脾機能亢進状態　203
被虐待児症候群　248, 359
非行　363
肥厚性幽門狭窄症　25
非古典型　307
微小変化型　209
非ステロイド性抗炎症薬　288
脾臓摘出　256
非即時型反応　278
非代償性／低血圧性ショック　30
ビタミンK　199
必須脂肪酸　203
ヒトパルボウイルスB19　250
ヒト免疫グロブリン大量療法　291, 293
ヒドロコルチゾン　310
皮膚色素沈着　307
皮膚テスト　279
皮膚の緊張感　23
非ヘム鉄　255
飛沫感染　106
肥満　312
　　――へのアプローチ　315
びまん性メサンギウム硬化症　209
病期4S　274
病気の説明　344
標準予防策　107
病態の理解　115
病的骨折　247
鼻翼呼吸　53, 125
ビリベルジン　94
　　――還元酵素　94

ビリルビン　93
　　――代謝　94
　　――UDP-グルクロン酸転移酵素　93, 95
疲労骨折　247
貧血　65, 250
頻呼吸　51

ふ

不安障害　349
フィンランド型先天性ネフローゼ症候群　209
フェニトイン　37
不完全右脚ブロック　126
不規則な呼吸　53
腹腔鏡補助下手術　191
副交感神経優位　343
副雑音　111
福祉事務所　364
副腎　274
　　――皮質刺激ホルモン　305
　　――皮質ステロイド　146, 183, 201
　　――不全　305
フクチン　236
副鼻腔炎　335
腹部膨満　189
腹膜刺激症状　59
福山型筋ジストロフィー　230
浮腫　206, 219
不定愁訴　347
不登校　347
　　――経験者　352
　　――児童・生徒数　347
ブドウ膜炎　286
部分肺静脈還流異常　126
不明熱　2
フルコナゾール　149
プレドニン　202

フローサイトメトリー　266
プロスタグランジンE_1　129, 130
プロトコール治療　272
プロバイオティクス　281
フロリネフ　310
ブロンズベビー症候群　101
分泌細胞過形成　117
分泌性下痢　18
分娩骨折　246
噴門形成術　175

へ

平滑筋細胞の肥大・過形成　117
平均赤血球容積　252
閉塞性ショック　31
閉塞性腎症　216
β-グルクロニダーゼ　95
ペニシリン系抗菌薬　333
ヘパプラスチンテスト　69
ヘムオキシゲナーゼ　94
ヘム鉄　255
ヘモグロビン　95, 250, 251
　　――尿　252
ヘリコバクターピロリ　255
ベルナール・スーリエ症候群　261
ベルヌーイの式　134
ヘルペスウイルス属　194
ベロ毒素　19
変形　239
ペンシルサイン　54
片頭痛　43
便潜血検査　70
便秘　190

ほ

包括的診療システム　340
膀胱尿管逆流　221

房室結節リエントリー性頻拍 137
房室中隔欠損症 127
放射線被曝 267
放射線療法 276
乏尿 217
発作性上室性頻拍 137
発作性夜間血色素尿症 254

ま

膜型人工肺 92
マクロファージ活性化症候群 284
マクロライド系抗菌薬の少量長期投与 336
マスト細胞 119
末梢血幹細胞移植 268
末梢循環不全 23
末梢性肥満 312
慢性炎症性疾患 283
慢性化膿性中耳炎 332
慢性肝炎 193
慢性下痢 15
慢性腎不全 216
慢性中耳炎 332
慢性肺疾患 83, 88

み

未熟網膜症 84
ミダゾラム 38
ミニマムハンドリング 91
ミネラルコルチコイド 306
ミルクアレルギー 71

む

無害性雑音 123
無気肺 105
無菌性髄膜炎 143

無呼吸 53, 90
　——発作 89, 173
ムコ多糖症Ⅰ型 319
無脾症候群 131
無フィブリノゲン血症 262

め

迷走神経刺激 139
メサラジン 183
メタボリックシンドローム 312
メトトレキサート 184, 288
メラノコルチン受容体異常症 314
免疫病態 290
免疫療法 277

も

毛細管再充満時間 125
毛細血管増生 117
毛細血管の再充血時間 23
網状赤血球 253
網膜芽細胞腫 329
モノクローナル抗体 107
門脈圧亢進症 203

や

薬剤性肝炎 195
薬剤耐性 332

ゆ

有機陰イオン 95
揺さぶられっこ症候群 77

よ

溶血性黄疸 99

溶血性尿毒症症候群 19, 71, 216, 250, 259
溶血性貧血 254
葉酸 170
幼児期の肥満 316
予後因子 267, 270
予後の改善 115
予後不良因子 242
予防 340

ら

ライノウイルス 118
ラ音 111
落陽現象 98
ラミブジンの併用 197

り

リウマトイド因子 283
リウマトイド疹 285
リスク因子 275
リステリア菌 144, 145
リソソーム病 319
利胆薬 201
リドカイン 38
利尿薬 136
リハビリテーション 287
リバビリン 107
リファンピシン 148
リポイド過形成症 309
リモデリング 116
隆起骨折 243
緑膿菌 336
臨床研究 272

る

ループスアンチコアグラント 261

索 引

れ

レトロトランズポゾンの挿入変異 236
レニン-アンギオテンシン-アルドステロン系 132
レプチン 314
──欠損症 314
連続性雑音 123

ろ

6-MP 184
6-メルカプトプリン 184
ロタウイルス 16

わ

若木骨折 243

欧文

A

A群β溶血性連鎖球菌 206
ABPC 335
ACTH 305
acute bronchiolitis 104
acute encephalopathy syndrome characterized by biphasic seizures and late reduced diffusion 151
acute infantile encephalopathy predominantly affecting the frontal lobes (AIEF) 151
acute plastic bowing 243
ADAMTS13 260
adrenocorticotropic hormone 305
AFD (appropriate for date) 80
Alagille症候群 199
ALL 265
ALP低値 342
ALTE 172
AML 269
AMPC/CVA 333
Andersen症候群 140
Anderson-Hynes法 224
APL 271
aplastic crisis 250
apparent life-threatening event 172
Apt試験 70
Asperger症候群 353
asymmetrical IUGR 81
Auerbach神経叢 188
autoimmune hepatitis 196
AZP 184

B

B型肝炎ウイルス 194
B群連鎖球菌 144, 145
Barker仮説 81, 315
Barrett食道 175
battered child syndrome 359
BCR/ABL 271
Becker型筋ジストロフィー 235
Bloch-Sulzberger syndrome 326
BMD 235
BNP 134
BRの物理化学 93
bright tree appearance 154
Bryant法 246
BUN 217
Burugada症候群 140

C

Ca 217
CAH 305
capillary refill 30
carnitine palmitoyl transferase II 152
CCAM 88
CCHS 90
CD4/CD8 112
CD44 275
CDTR-PI 333
Cheyne Stokes呼吸 53
Chiari奇形 169
chronic lung disease 83
CK 231
class 1 food allergy 278
class 2 food allergy 278
CLD 83
clinically mild encephalitis/encephalopathy with a reversible splenial lesion 151
CLSI 113
CML 271
CNF 209
CNS 209
Coats病 326
coloboma 329
coma 75
congenital adrenal hyperplasia 305
congenital nephrotic syndrome 209
──of the Finnish type 209
corner fracture 249
CPT II 152
Cr 217
CT・MRI検査 60

CTRX 335
Cushing 症候群 316
CyA 184

D

DBPCFC 280
DC ショック 141
diffuse mesangial sclerosis 209
DMD 230
DMS 209
DOHaD 315
Down 症候群 12, 121, 267, 271, 316
DSM-Ⅳ 355
Duchenne 型筋ジストロフィー 230
ductal shock 123
dysferlin 235

E

E 型肝炎 195
E_2 低値 342
ECMO 92
Eisenmenger 症候群 125
Ellis-van Creveld 症候群 121
enzyme replacement therapy 320
epigenetics 315
ERT 320

F

F 蛋白 104, 106, 107
Fabry 病 319
Fallot 四徴症 128
familial exudative vitreoretinopathy 325
FEIAn 279
FENa 24

FEVR 325
FK-506 184
focal segmental glomerulosclerosis 210
Fontan 型手術 129, 130
frame shift 234
Frank-Starling の法則 132
FSGS 210
fukutin 236
fusion protein 104

G

Gaucher 病 319
GFR 214
Glanzman 血小板無力症 261
Glasgow coma scale 75
goose neck sign 127
GOS 診断基準 344
Gowers 徴候 231
green-stick fracture 243

H

Helicobacter pylori 59
──(Hp)感染症 65
hematochezia 64
hemiconvulsion-hemiplegia 症候群 150
hemorrhagic shock and encephalopathy 150
Henoch-Schnlein 紫斑病 62
HFO 83
HFOV 92
HHV-6 encephalopathy with cluster of convulsions during eruptive stage 155
high frequency oscillatory ventilation 83
hip spica cast 固定 246

Hirschsprung 病 188
──類縁疾患 192
HLA 198
──タイピング 285
Holt-Oram 症候群 121
HSE 150
Hutchinson 手技 72
hydroxyprogesterone 26
hyperinflation 112

I

ICD 141
IFN-γ 産生能 119
IFX 185
IGF-Ⅰ 低値 342
IgG サブクラス分画 112
implantable cardioverter defibrillator 141
in frame 234
INPC 275
INSS 275
intertrigo in fat folds 316
intrauterine growth restriction 80
intraventricular hemorrhage 82
IUGR 80
IVH 82
IVIG 療法 291, 293

J

Japan coma scale 75
Jatene 手術 129
JMML 272

K

Kaup 指数 11
Kussmaul 呼吸 53

L

LBM　315
lean body mass　315
Leber 先天黒内障　327
LFD　80
LGMD　234
light for date　80
locked-in syndrome　73

M

magnetic resonance cholangiopancreatography　60
MAP 療法　288
MAS　88
MCDK　225
MCNS　210
MCV　252
MDS　31, 271
Meissner 神経叢　188
melena　64
MIBG　277
minimal change nephrotic syndrome　209
Mollaret meningitis　147
Monteggia 骨折　245
MR スペクトロスコピー　152
MRCP　60
MRSA　336
MTX　184
muscle-eye-brain 病　230
MYCN　273
myocardial depressant substance　31

N

NASH　196
NEC　84
necrotizing enterocolitis　84
nephrotic syndrome　209
Noonan 症候群　14, 121
Norrie 病　330
NS　209
NSAID　288

O

OAS　279
occult bacteremia　6
OD　43
opsoclonus-myoclonus 症候群　274
orthostatic dysregulatoin　43
osteomyelitis　238

P

P450 oxidoreductase（POR）欠損症　310
palivizumab　107
patent ductus arteriosus　83
PCDAI　186
PDA　83
periventricular leukomalacia　83
persistent hyperplastic primary vitreous　327
Philadelphia 染色体　269
PHPV　327
Pi　217
Pompe 病　319
Potter 症候群　225
Prader-Willi 症候群　12, 315
Prune-Berry 症候群　225
PTH　217
PUJ　222
PVL　83
pyeloureteric junction　222

Q

QRS 延長　139
QT 延長症候群　140

R

RDS　81, 87
respiratory distress syndrome　81
respiratory syncytial virus　104
retinopathy of prematurity　84
rhinovirus　118
ROP　84
RS ウイルス　104
RSV　104

S

Salter-Harris 分類　244
Sandifer 症候群　172
sarcoglycanopathy　235
sarcolemmopathy　235
savant syndrome　355
sepsis workup　3
SFD　80
SIRS　3
small for date　80
Still 雑音　123
subacute encephalopathy　155
SvO_2　33
symmetrical IUGR　81
systemic inflammatory response syndrome　3

T

TEACCH　357

Timothy 症候群　140
TNF-α 阻害薬　295
"to-and-fro" 雑音　124
torus fracture　243
transient tachypnea of newborn　83
Treitz 靱帯　64
TrkA　273
TTN　83
TTNB　87
turgor　23
Turner 症候群　12, 121

V

valve bladder　227
VCUG　222
VEC 療法　329
voiding cystourethrography　222
Volkmann 拘縮　244
von Willebrand 病　262
VUR　221

W

Walker-Warburg 症候群　230

WHO 分類　270
Wilsonian fulminant hepatitis　197
Wilson-Mikity 症候群　88
Wilson 病　196
Wolff-Parkinson-White　137
WPW　137
　──症候群　138

X

X 連鎖劣性遺伝形式　321

JCOPY	〈(社)出版者著作権管理機構 委託出版物〉

本書の無断複写は著作権法上での例外を除き禁じられています。
複写される場合は，そのつど事前に，下記の許諾を得てください。
(社)出版者著作権管理機構
TEL. 03-3513-6969　FAX. 03-3513-6979　e-mail：info@jcopy.or.jp

ナースのための小児の病態生理事典

定価（本体価格 4,200 円＋税）

2009 年 2 月 10 日　第 1 版第 1 刷発行
2011 年 5 月 10 日　第 1 版第 2 刷発行

監　修　山城雄一郎
発行者　岩井　壽夫
発行所　株式会社　へるす出版
　　　　〒164-0001　東京都中野区中野 2-2-3
　　　　電話　（03）3384-8035（販売）　（03）3384-8155（編集）
　　　　振替　00180-7-175971
印刷所　三報社印刷株式会社

〈検印省略〉

Ⓒ 2009, Yuichiro YAMASHIRO, Printed in Japan
落丁本，乱丁本はお取り替えいたします。
ISBN978-4-89269-633-6